Walter Eichendorf | Jörg Hedtmann (Hrsg.)

Praxishandbuch

# Verkehrsmedizin

Walter Eichendorf | Jörg Hedtmann (Hrsg.)

# Praxishandbuch Verkehrsmedizin

## Prävention | Sicherheit | Begutachtung

UniversumVerlag uv

Impressum

Dr. Walter Eichendorf | Dr. Jörg Hedtmann (Hrsg.)
Praxishandbuch Verkehrsmedizin
Prävention | Sicherheit | Begutachtung

Universum Verlag GmbH, Taunusstraße 54, 65183 Wiesbaden,
Telefon: 06 11/90 30 0, Internet: www.universum.de, E-Mail: info@universum.de
Vertretungsberechtigte Geschäftsführer: Siegfried Pabst und Frank-Ivo Lube
Die Verlagsanschrift ist zugleich ladungsfähige Anschrift der im Impressum genannten Vertretungsberechtigten des Verlags.
Redaktion: Berit Felgentreff, Dr. Michael Fritton,
Ute Meinert-Kaiser M.A. (verantwortlich), Wiesbaden
Lektorat: Sabine Rock, Frankfurt am Main, www.druckreif-rock.de
Herstellung: Harald Koch, Wiesbaden
Titelfoto: „fast truck“ © Jon Le-Bon, fotolia
Umschlaggestaltung: Karin Neumert-Marutschke, Trashline Studios, Rüsselsheim
Grafische Gestaltung, Satz: Format·Absatz·Zeichen, Niedernhausen
Druck: fgb · freiburger graphische betriebe, Bebelstraße 11, 79108 Freiburg, www.fgb.de



Stand: Januar 2012



ISBN 978-3-89869-301-1

**Ihr Vorteilsangebot**
Auf der Seite *www.universum.de/downloads* stehen Ihnen als Käufer dieses Buchs zusätzliche Angebote zum Buch und rund um den Themenbereich **Verkehrsmedizin** kostenlos zur Verfügung. Mit Hilfe Ihres Leserpassworts können Sie sich für den Bereich **Verkehrsmedizin** registrieren.
Ihr persönliches Leserpasswort lautet: **brQX15p**

# Inhalt

## Themen der Verkehrsmedizin

## Technik und Arbeitsschutz



## Lernen aus Unfällen



## Anhang

# Vorwort der Herausgeber

Wir stehen am Beginn einer Dekade, die in ganz besonderem Maße der Verkehrssicherheit gewidmet ist. Die UNO hat das Jahrzehnt 2011 bis 2020 zur „Dekade der Verkehrssicherheit" erklärt. Die EU hat ebenfalls für diese zehn Jahre ein Aktionsprogramm zur Verkehrssicherheit mit quantitativen Zielen und konkreten Aktionen vorgelegt. Die Bundesregierung hat für Deutschland ein hierzu passendes nationales Verkehrssicherheitsprogramm 2011 bis 2020 entwickelt, das ebenfalls quantitative Ziele, zum Beispiel 40 Prozent weniger Verkehrstote, und ein breites Bündel an Maßnahmen vorsieht.

Diese Fokussierung auf ein Jahrzehnt der Verkehrssicherheit lenkt die Aufmerksamkeit auf alle Disziplinen, die zur Verkehrssicherheit beitragen. Dazu gehört in besonderem Maße die Verkehrsmedizin.

Die Verkehrsmedizin spielt in nahezu allen Bereichen ärztlichen Handelns eine Rolle: von der Beratung und Untersuchung über die Therapie bis zur Begutachtung. Die Verantwortung des Arztes geht dabei deutlich über den einzelnen Patienten hinaus. Für manche Aspekte der Verkehrsmedizin hat der Gesetzgeber die Rahmenbedingungen definiert, andere sind ausschließlich der ärztlichen Kunst überlassen. Verkehrsteilnehmer, die sich mit einer verkehrsmedizinischen Frage an ihre Ärztin, an ihren Arzt wenden, erwarten klare Auskünfte – nach Möglichkeit solche, die ihnen die uneingeschränkte weitere Teilnahme am Straßenverkehr ermöglichen. Der Arzt steht dabei immer wieder vor einer großen Herausforderung.

Dieses Buch haben wir bewusst nicht als Kochbuch der Verkehrsmedizin gestaltet. Es ist weder Konkurrenz noch Ergänzung zu den gutachterlichen Leitlinien. Wir wollen neben der Diskussion wichtiger verkehrsmedizinischer Einzelthemen dem Leser die Möglichkeit geben, sich auch ein abgerundetes Bild von den Anforderungen an den berufsbedingten Straßenverkehr einschließlich der beruflichen Rahmenbedingungen zu verschaffen. Deshalb kommen die renommierten Fachautoren nicht nur aus der Medizin, sondern auch aus der Technik und aus Organisationen rund um die Fahrtätigkeit. Natürlich liegt der Schwerpunkt beim Straßenverkehr, wir erlauben uns aber auch ein paar Ausflüge in die spannenden Besonderheiten des Verkehrs auf der Schiene, zu Wasser und in der Luft.

Verkehrsmedizin ist ein wichtiger Bestandteil der Verkehrssicherheit. Wir haben deshalb bewusst in der Einleitung zur „Vision Zero" und im Abschnitt „Prävention" den Bogen etwas weiter gespannt. Richtschnur ist hier die Strategie der Vision Zero; sie wird plakativ beschrieben mit den Worten: „Keiner kommt um. Alle kommen an." In der Luftfahrt und im Bahnverkehr ist die Vision Zero seit Langem selbstverständlich.

Die Strategie der Vision Zero kann ihre Wirkung nur entfalten, wenn alle Elemente der Verkehrssicherheit optimal zusammenwirken. Dies gilt insbesondere für die Verkehrserziehung und -aufklärung, für das Sicherheitsmanagement und die Sicherheitspsychologie. All diesen Themen sind deshalb jeweils eigene Beiträge gewidmet.

In jüngster Zeit profitiert die Verkehrsmedizin von einer erfolgreichen Entwicklung im Bereich des Arbeitsschutzes. Dort wurde EU-weit mit großem Erfolg die sogenannte Gefährdungsbeurteilung für alle Arbeitsplätze in Europa verbindlich eingeführt. Nun gibt es mit GUROM (**G**efährdungsbeurteilung **u**nd **R**isikobewertung **o**rganisationaler **M**obilität) eine speziell für den Verkehr entwickelte Gefährdungsbeurteilung, die der Verkehrssicherheit und der Verkehrsmedizin einen besseren Zugang zu den Arbeitsplätzen und eine stärker standardisierte Beurteilung und Dokumentation erlaubt. Sie dürfte in Kürze ihren Durchbruch im Gesamtbereich des berufsbedingten Straßenverkehrs erleben.

Die Gefährdungsbeurteilung wird von uns daher als ein wichtiger Baustein bei der Verwirklichung der Vision Zero angesehen. Sie kann der Verkehrsmedizin eine ganz neue Basis schaffen und einen Quantensprung für die Verkehrssicherheit darstellen. Damit werden die ambitionierten Ziele der „Dekade der Verkehrssicherheit" realistisch.

Wir haben das *Praxishandbuch Verkehrsmedizin* für den erfahrenen verkehrsmedizinischen Gutachter oder Betriebsarzt zusammengestellt. Es soll aber ebenso eine Handlungs- und Entscheidungshilfe für den Hausarzt darstellen. Interessierte Unternehmer und betriebliche Führungskräfte, insbesondere die Fachkräfte für Arbeitssicherheit, werden dem Praxishandbuch ebenfalls wertvolle Hinweise für die tägliche Praxis entnehmen können.

Ärztliche Entscheidungen in verkehrsmedizinischen Fragen haben immer eine erhebliche Tragweite für die Betroffenen. Sie haben Einfluss auf den Ablauf des Alltags, oft auf die berufliche Tätigkeit, nicht selten auch auf Dritte. Zur Wahrnehmung dieser verantwortungsvollen Aufgabe bedarf es umfassender Kenntnisse, Erfahrung, Mut und Fingerspitzengefühl. Dafür wünschen wir stets eine glückliche Hand und „Gute Fahrt"!

Im September 2011

Dr. Walter Eichendorf

Dr. Jörg Hedtmann

# Einleitung

Walter Eichendorf

## Vision Zero

**Abstract**
Die Vision Zero ist die weltweite Strategie zur Vermeidung tödlicher und schwerer Unfälle im Straßenverkehr und am Arbeitsplatz. Die Entstehungsgeschichte, Bedeutung und Definition der Strategie werden vorgestellt. Es folgen vier Grundsätze der Vision Zero. Erstens: Das Leben ist nicht verhandelbar. Zweitens: Der Mensch ist fehlbar. Drittens: Die tolerierbaren Grenzen liegen in der Belastbarkeit des Menschen. Viertens: Die Menschen haben ein Recht auf ein sicheres Verkehrssystem und eine sichere Arbeitswelt. Es folgen der Ausblick bis zum Jahr 2020 und eine Darstellung, welche Maßnahmen zur Umsetzung der Strategie prioritär sind: Gurtnutzung – Alkoholverbot – angepasste Geschwindigkeit.

### Eine Vision entsteht

Gelegentlich auch als Philosophie oder als Vision bezeichnet, ist die Vision Zero tatsächlich eine Strategie. Diese Strategie, die wir seit wenigen Jahrzehnten unter diesen Namen fassen, hat ihren Ursprung in verschiedenen Kontinenten und unterschiedlichen Epochen, aber sie geht letztlich auf die chemische Industrie zurück.

Die ältesten bekannten Wurzeln liegen bei Éleuthère Irénée du Pont de Nemours (1771 bis 1834). E. I. du Pont erwarb 1802 das seitdem als Ursprung des DuPont-Konzerns bekannte Grundstück am Brandywine River nahe Wilmington (Delaware, USA) und gründete den Schwarzpulverhersteller E. I. du Pont de Nemours and Company. Schon in den ersten Betriebsjahren gab es mehrere schwere Arbeitsunfälle durch heftige Explosionen, später explodierten sogar drei Waggonladungen mit Schwarzpulver während der Fahrt mitten in Wilmington. Mehrere Tote waren zu beklagen, etliche Gebäude wurden zerstört.

Als Konsequenz der schweren Arbeitsunfälle stellte du Pont bereits 1811 die ersten Sicherheitsregeln auf, in denen insbesondere dem Management die Verantwortung für die Sicherheit im Unternehmen übertragen wurde. Dies ging so weit, dass du Pont den Managern auferlegte, mit ihren Familien mitten auf dem Betriebsgelände zu wohnen. Damit demonstrierte die Betriebsleitung die Verantwortung für Leben und Gesundheit der Mitarbeiter – und ebenso das Vertrauen in das inzwischen erreichte Niveau der Arbeitssicherheit.

Jeder Unfall ist vermeidbar – diese Überzeugung erwies sich als wirksamer Motor der Prävention. Dies drückte sich schon früh (und bis heute) zum Beispiel in dem Prinzip aus, sämtliche Unfälle und auch Beinaheunfälle schnell und gründlich zu erfassen und auszuwerten. Bis heute gilt der Konzern weltweit als führend in Fragen der Sicherheit und Gesundheit seiner Beschäftigten. Ein wesentlicher Bestandteil dieser Sicherheitskultur von DuPont ist eine Arbeitsumwelt, in der man Fehler verzeiht. Diese Anschauung ist inzwischen ein besonders wichtiger Bestandteil der Vision Zero.

In Europa bekam die Vorstellung von „null Unfällen" in den 1990er Jahren Gewicht bei der Entwicklung politischer Strategien zur Verkehrssicherheit. In Schweden, wo man die Risiken der chemischen Industrie nach den Katastrophen von Seveso und Bhopal sehr intensiv diskutiert und kurzzeitig sogar ein vollständiges Verbot dieses Industriezweigs erwogen hatte, übertrug das Verkehrsministerium die Grundzüge der Null-Unfälle-Philosophie offiziell auf den Bereich der Verkehrssicherheit und bezeichnete diese erstmals als Vision Zero. „Die Nullvision", heißt es in einer Veröffentlichung von „Vägverket" – dem damaligen schwedischen Zentralamt für Straßenwesen –, „ist das Bild einer Zukunft, in der niemand im Straßenverkehr getötet oder so schwer verletzt wird, dass er lebenslange Schäden davonträgt." (1997) Das ist die bis heute gültige Definition der Strategie Vision Zero.

Die gemeinsame Verantwortung von Verkehrsraum, Fahrzeug und Verkehrsteilnehmern wird dabei erstmals klar beschrieben: „Verkehrssicherheitsarbeit im Sinne der Nullvision bedeutet, dass Straßen und Fahrzeuge in höherem Maße an die Voraussetzungen des Menschen angepasst werden müssen und dass diejenigen, die das Straßenverkehrssystem gestalten und nutzen, sich die Verantwortung für dessen Sicherheit teilen." (Vägverket, 1997)

Seit 1997 ist die Vision Zero durch das in diesem Jahr vom schwedischen Parlament verabschiedete Gesetz die Grundlage der schwedischen Verkehrspolitik.

### Was bedeutet Vision Zero?

Vision Zero geht von vier Grundsätzen aus.

### Erstens: Das Leben ist nicht verhandelbar.

Kein anderes Gut kann so wichtig sein, dass es gegen das menschliche Leben aufgerechnet werden darf. Seit 1953 werden die Zahlen der im Straßenverkehr in Deutschland verunglückten Personen durch das Statistische Bundesamt erfasst. Seitdem starben in Deutschland bei Verkehrsunfällen insgesamt 732.151 Menschen. Dies ist deutlich mehr als die Einwohnerzahl von Frankfurt am Main. Auch 2010, als die Zahl der bei Straßenverkehrsunfällen Getöteten mit 3.648 einen historischen Tiefstand erreicht hat, starben in Deutschland an jedem Tag im Durchschnitt zehn Menschen im Straßenverkehr.

Versetzen wir gedanklich E. I. du Pont aus dem Jahre 1802 in die Gegenwart und nehmen wir an, das Automobil sei noch nicht erfunden. Nun kommt du Pont und eröffnet der Politik, den Medien und der Öffentlichkeit in Deutschland, er habe nach der von ihm perfektionierten Schwarzpulverherstellung nunmehr eine ganz neue Technik erfunden, welche die persönliche Mobilität durch motorisierte, individuell steuerbare Fahrzeuge auf eine völlig neue Basis stellt. Allerdings sei nach Einführung dieser Technik mit einer neuen Art von Unfällen, nämlich den Verkehrsunfällen, zu rechnen. Sie würden nach seiner

Schätzung im Durchschnitt zehn Todesopfer täglich kosten.

Man kann sich gut vorstellen, dass aufgrund dieser Prognose die neue Technik nie eingeführt würde – der Vorschlag des Erfinders würde vielmehr auf starke Ablehnung oder sogar Empörung stoßen. Wer könnte es verantworten, eine Technik einzuführen, die zehn Tote an jedem Tag fordert! Politik, Gesellschaft und Medien wären sich in ihrer Ablehnung sicherlich einig.

Das Recht auf Leben und auf körperliche Unversehrtheit steht an zentraler Stelle im Grundgesetz der Bundesrepublik Deutschland – und nichts anderes fordert die Vision Zero. Dieses Recht zu schützen ist Aufgabe der staatlichen Organe. Zwar lässt sich daraus keine konkrete Maßnahme ableiten, Gesetzgeber und Exekutive sind jedoch aufgefordert, alles zu unternehmen, um Schäden von diesem Verfassungsgut abzuwenden. Angesichts der vielfältigen verfügbaren Möglichkeiten und des in Nachbarländern wie Schweden erreichten Niveaus der Verkehrssicherheit kann man durchaus kritisch hinterfragen, ob das Recht auf Leben und körperliche Unversehrtheit in Deutschland und vielen anderen EU-Staaten mit ähnlichen Verfassungsregelungen wirklich mit allen verfügbaren Mitteln geschützt wird.

**Zweitens: Der Mensch ist fehlbar.**

Vision Zero geht von der Erfahrungstatsache aus, dass sich Fehler im Straßenverkehr ebenso wie am Arbeitsplatz (oft ist die Straße auch der Arbeitsplatz) nicht vollständig vermeiden lassen. Evolutionär ist der Mensch auf eine Fortbewegung mit maximalen Geschwindigkeiten zwischen 20 und 30 Stundenkilometern ausgelegt. Jahrtausendelang war das der Bereich, in dem sich Menschen bewegt haben. Jahrtausendelang waren Motorik und Koordination, aber auch Wahrnehmung und Informationsverarbeitung des Menschen auf diese Maximalgeschwindigkeit ausgerichtet. Die wissenschaftliche Forschung auf dem Gebiet der Sensomotorik hat gezeigt, wie begrenzt die menschliche Kapazität ist, wenn es darum geht, die wichtigsten Informationen aus dem Umfeld aufzunehmen, zu verarbeiten und mit gespeicherten Informationen abzugleichen. Es ist evident, dass in Geschwindigkeitsbereichen, in denen sich unsere motorisierte Verkehrsteilnahme überwiegend abspielt, Fehlentscheidungen des Menschen nicht die Ausnahme, sondern eher die Regel sind.

Hinzu kommen Fehler des Menschen durch emotionale, motivationale oder stressbedingte Prozesse. Deshalb ist es auf den ersten Blick nicht erstaunlich, wenn die Unfallforschung im Straßenverkehr ebenso wie am Arbeitsplatz deutlich konstatiert, dass der überwiegende Anteil aller Unfallursachen in menschlichem Fehlverhalten zu suchen ist. Genau hier liegt aber auch der falsche Denkansatz: Wenn der Mensch mit seiner evolutionär verfügbaren Motorik, Koordination, Wahrnehmung und Informationsverarbeitung zumeist schlicht nicht in der Lage sein *kann*, den heutigen Straßenverkehr fehlerfrei zu bewältigen, dann können wir ihm viele Fehler nicht vorwerfen. Oder anders formuliert: Selbst bei bestem Wissen und Gewissen des Verkehrsteilnehmers ist es nur eine Frage der Wahrscheinlichkeit, wie hoch die jeweils aktuelle Fehlerquote ist. Bei hohen Geschwindigkeiten und/oder komplexen Verkehrssituationen wird diese Fehlerquote hoch sein. Ebenso ist es nur eine Frage der (zum Glück allerdings recht niedrigen) Wahrscheinlichkeit, dass es zu einem Unfall kommt. Dies hat allerdings noch eine andere Konsequenz: Wir können bei fast jedem Verkehrsunfall und bei vielen Arbeitsunfällen davon ausgehen, dass in der Kausalkette der Unfallverursachung an vielen Stellen menschliche Fehler zu finden sein werden.

Die entscheidende Frage besteht letztlich darin, welche Fehler wir dem Menschen überhaupt vorwerfen können. Unser heutiges Straßenverkehrssystem ist viel zu selten an die Tatsache angepasst, dass Menschen Fehler machen. Weltweit, EU-weit und deutschlandweit sterben jeden Tag Verkehrsteilnehmer, weil ihnen selber oder anderen Verkehrsteilnehmern Fehler unterlaufen. Meistens sind es Fehler, die sich tausendfach ereignen und wegen der geringen Unfallwahrscheinlichkeit meistens ohne Folgen bleiben. In einer speziellen Konstellation von Umgebungs- und Straßenbedingungen oder einer besonderen Interaktion mit anderen Verkehrsteilnehmern werden tausendfach begangene Fehler plötzlich mit dem Tod oder einer schweren Verletzung bestraft.

„Fehler dürfen nie mit dem Tod bestraft werden“, heißt es folgerichtig in der Konzeption von Vision Zero.

**Drittens: Die tolerierbaren Grenzen liegen in der Belastbarkeit des Menschen.** Gerade wenn man davon ausgeht, dass Menschen Fehler machen, muss dafür gesorgt werden, dass die dadurch entstehenden Unfälle nicht zu ernsthaften Personenschäden führen. „Keiner kommt um, alle kommen an“ – auf diese Formel hat es der Deutsche Verkehrssicherheitsrat (DVR) gebracht, als er sich für die Vision Zero als Handlungsstrategie entschieden hat. Gradmesser und Kriterium für die Gestaltung des Verkehrssystems ist nach dem Ansatz von Vision Zero die biologische Toleranz des Menschen, etwas salopp gesagt also das, was er aushält. Die Unfallforschung liefert hier wissenschaftlich belegte Grenzwerte. Die meisten Menschen, die (außerhalb von Fahrzeugen) von einem Fahrzeug mit einer Geschwindigkeit von bis zu 30 Stundenkilometern angefahren werden, können dies überleben. Mit weiter optimiertem Fahrzeugdesign und eventuellen Außenairbags wird es möglich sein, diesen Wert noch anzuheben. Ein Pkw bietet beim heutigen Stand der passiven Sicherheit den Insassen bei einem Frontalaufprall mit einer Geschwindigkeit bis etwa 70 Stundenkilometer ausreichenden Schutz, bei einem Seitenaufprall liegt die kritische Geschwindigkeit derzeit bei etwa 50 Stundenkilometern. Auch diese Werte können durch die Weiterentwicklung der passiven Sicherheitssysteme sicher noch weiter erhöht werden. Aktive Sicherheitssysteme wie die automatische Einleitung einer Notbremsung werden es außerdem zunehmend ermöglichen, im Moment des Unfalls unter die kritischen Geschwindigkeiten zu kommen.

Diese Werte berücksichtigen allerdings keine individuellen Unterschiede. So sind zum Beispiel ältere Menschen stärker gefährdet, da ihre körperliche Widerstandsfähigkeit oft geringer ist und Verletzungen schlechter heilen. Auch für Kinder gelten teilweise andere Bedingungen, da beispielsweise bei einem Pkw-Fußgänger-Unfall je nach Körpergröße der angefahrenen Person andere Bewegungsabläufe auftreten.

Da wir angesichts der langen Zeitzyklen der Evolution die Widerstandsfähigkeit des Menschen nicht in einigen Jahrzehnten erhöhen können, ist die Schlussfolgerung klar: Das gesamte System Straßenverkehr muss an den Menschen angepasst werden, nicht umgekehrt. Das Ziel ist die Vermeidung ernsthafter Personenschäden – bei weiterhin als unvermeidbar anzusehenden Unfällen.

**Viertens: Die Menschen haben ein Recht auf ein sicheres Verkehrssystem.**
Die Bürger können allein kein sicheres Verkehrssystem schaffen. Es ist Aufgabe des Staates und der Unternehmen, sich an dieser Aufgabe zu beteiligen beziehungsweise diese zu gestalten. Der Einzelne wird dadurch aber nicht aus der Verantwortung entlassen. Jeder Mensch muss sich vielmehr der Risiken bewusst sein, die er durch das eigene Handeln oder Unterlassen für sich und andere erzeugt. In Schweden spricht man in diesem Zusammenhang von „geteilter Verantwortung". Der einzelne Mensch ist für die Einhaltung der Gesetze und Bestimmungen verantwortlich, während die Systemgestalter dafür zu sorgen haben, dass das System als Ganzes sicher ist. Zu den Systemgestaltern gehören in erster Linie die Behörden, die für Bau und Unterhaltung der Straßen zuständig sind, die Fahrzeughersteller, die Transportunternehmer, die gewerblich Güter transportieren und Personen befördern, aber auch die Politiker, die Gesetzgebung, die Rechtsprechung und die Polizei.

Diese systemische Betrachtung in der Vision Zero ist vielleicht die wichtigste Veränderung gegenüber der heute noch weit verbreiteten Sichtweise: Im Straßenverkehrsrecht zum Beispiel wird primär der einzelne Verkehrsteilnehmer in die Pflicht genommen. Die Verantwortung der Systemgestalter hingegen kommt dort nur am Rande vor. Claes Tingvall, Leiter der Abteilung für Verkehrssicherheit des Schwedischen Zentralamts für Straßenwesen, der als einer der Väter der Vision Zero gilt, hat die veränderte Sichtweise einmal mit einem interessanten Vergleich erläutert: „Wir im Verkehrswesen haben gewiss nicht absichtlich Menschen getötet, aber die Sicherheit war nicht unser Hauptanliegen. Vor ein paar hundert Jahren sagte man, dass Menschen krank werden, weil sie unmoralisch seien und nicht nach Gottes Willen lebten. Bei Verkehrsunfällen ist die Auffassung heute noch mehr oder weniger die gleiche: Wir haben begriffen, dass Bakterien und Viren krank machen. Bei Unglücksfällen beschuldigen wir aber immer noch die Opfer der Dummheit und Verantwortungslosigkeit."

**Vision Zero setzt sich durch**
Nach der Jahrtausendwende wurde die neue Betrachtungsweise von Vision Zero in zahlreichen anderen Ländern aufgegriffen, so zum Beispiel in Dänemark, Norwegen, Finnland, der Schweiz, den Niederlanden und in Großbritannien. Claes Tingvall von Vägverket stellte die neue Betrachtungsweise auf zahlreichen internationalen Kongressen und Symposien vor. Der Vorstand des DVR beteiligte sich an der Diskussion und setzte eine spezielle Arbeitsgruppe ein, um die Übernahme der Vision Zero für die Verkehrssicherheitsarbeit in Deutschland zu prüfen. Nach intensiven Diskussionen fasste der Vorstand des DVR am 16. Oktober 2007 den Beschluss, die Vision Zero zur Grundlage seiner Verkehrssicherheitsarbeit zu machen.

Bedenken und Einwände gegen die Vision Zero beruhten oft auf der Frage: Warum machen wir nicht so weiter wie bisher? Wir waren doch erfolgreich, oder? Dazu muss man die aktuelle Situation in der Verkehrssicherheitsarbeit in Deutschland betrachten: Deren Erfolge sind unstrittig. Der Weg von 21.332 Verkehrstoten im Jahr 1970 hin zu 3.648 Verkehrstoten 40 Jahre später war ein weiter und zweifellos erfolgreicher Weg, an dem sich viele Institutionen und Organisationen intensiv beteiligt haben. Am 26.6.1969, kurz vor dem Höchststand der Zahl der Verkehrstoten, wurde auf Anregung von Bundesverkehrsminister Georg Leber der DVR gegründet, dem schon in der Geburtsstunde 93 Mitglieder angehörten. Im Gründungsmanifest wurde festgehalten, dass die bisherigen Maßnahmen nicht ausreichten und etwas Neues geschehen muss. Vor allem aber wurde gemeinsam konstatiert, dass im DVR erstmals die Bemühungen aller beteiligten Organisationen zusammengefasst und auf einheitliche Ziele gelenkt werden. Der Staat hatte hierzu eindeutig erklärt, dass er bereit sei, zu helfen und im DVR die Plattform für Gespräche unter Gleichberechtigten zu sehen.

Die mittlerweile erreichte niedrige Zahl von 3.648 Verkehrstoten und die Zahl der Schwerverletzten ist aber ebenso wenig zu akzeptieren wie der damit verbundene volkswirtschaftliche Schaden – auch wenn diese Entwicklung angesichts des durch die Wiedervereinigung viel größeren Staatsgebiets und der enormen Zunahme des Straßenverkehrs durchaus erstaunlich positiv ist. Die volkswirtschaftlichen Kosten durch Straßenverkehrsunfälle (Personen- und Sachschäden) belaufen sich nach aktuellen Angaben der Bundesanstalt für Straßenwesen (BASt) auf gut 30 Milliarden Euro pro Jahr.

Kritiker merken gelegentlich auch an, die Vision Zero sei unrealistisch oder Ausdruck einer ideologisch einseitigen Haltung. Die Vision gibt aber nur das Ziel und die Strategie vor. Sie ist weniger eine quantitative als vielmehr eine qualitative Vorgabe. Und bekanntlich gilt ja: Wer das Bestmögliche erreichen will, muss das unmöglich Scheinende fordern. Quantitative Ziele, wie etwa die Halbierung der Getötetenzahlen in einer Dekade, können erst als Folge der Strategie formuliert werden. Die Vision Zero will von ihrer ursprünglichen Definition und den Beschlüssen des DVR-Vorstandes her ausdrücklich nicht alle Unfälle vermeiden. Ihr Ziel ist, um nochmals Vägverket zu zitieren, „das Bild einer Zukunft, in der niemand im Straßenverkehr getötet oder so schwer verletzt wird, dass er lebenslange Schäden davonträgt". (1997)

Kritikern der Vision Zero muss man aber vor allem die erfolgreiche Umsetzung bei anderen Verkehrsträgern vor Augen führen. In der Luftfahrt und im Bahnverkehr ist die Vision Zero seit Langem der Goldstandard und wurde in Deutschland in diesen Verkehrsbereichen auch schon weitestgehend erreicht. An dieser Stelle zeigt sich aber der durch Gewohnheit entstandene unterschiedliche Denkansatz: Wer würde in Deutschland ein Flugzeug besteigen, wenn wir zum Beispiel 3.000 Tote jährlich durch Flugzeugunfälle hätten? Wer würde sich einer Fluggesellschaft anvertrauen, die als Ziel bei den jährlichen Todesopfern eine Zahl x nennen würde – selbst wenn es eine niedrig dreistellige Zahl wäre? Dasselbe gilt für das Besteigen eines Zuges: Es ist für uns eine gesellschaftliche Selbstverständlichkeit, dass der schienengebundene Verkehr in Deutschland weder zu Toten noch zu Schwerverletzten führt. In den seltenen Fällen schwerer Zugunglücke entsteht dementsprechend eine enorme mediale Resonanz und es folgen intensive Untersuchungen mit dem Ziel, dass es nie mehr zu einem derartigen Unfall kommen kann. Wenn wir hingegen einen Pkw oder einen Bus besteigen, verschwenden wir keinen Gedanken daran, dass wir uns einem Verkehrssystem anvertrauen, das immer noch mehr als 3.600 Tote und über 60.000 Schwerverletzte pro Jahr fordert. Wir haben uns einfach daran gewöhnt.

Auf den ersten Blick nicht von der Hand zu weisen ist allerdings das Argument, dass die Umsetzung der Vision Zero Mobilität teurer macht. Dies lässt sich aber auf den zweiten Blick leicht widerlegen. Es gibt

Sicherheit zwar nicht zum Nulltarif. Aber Prävention lohnt sich – Unfallfolgen sind ungleich teurer. In Schweden hat sich gezeigt, dass der Neubau oder Umbau von Straßen nach dem Audit zur Vision Zero durch die sorgfältigere Planung preiswerter wird – und sicherer werden die Straßen zusätzlich. Wenn man die derzeit 30 Milliarden Euro pro Jahr an volkswirtschaftlichen Schäden durch Verkehrsunfälle in Deutschland betrachtet, wird deutlich, wie hoch das finanzielle Einsparpotenzial durch Investitionen in die Prävention generell und die konsequente Umsetzung der Vision Zero im Speziellen ist.

**Vision Zero und Verkehrssicherheit 2020**

So war es nur folgerichtig, die Vision Zero auch im Eckpunktepapier „Verkehrssicherheit 2020" des DVR (2010) zu verankern. Angesichts des menschlichen Leids und der immensen wirtschaftlichen Folgekosten, die mit Verkehrsunfällen einhergehen, so heißt es darin, müsse Verkehrssicherheitsarbeit im gesellschaftlichen Umfeld betrachtet werden. Maßgebend sei die Perspektive der Nachhaltigkeit mit dem Ziel einer sicheren, effizienten, sozial und ökologisch vertretbaren Mobilität. Wörtlich heißt es weiter: „Das Verkehrssystem ist an den Menschen anzupassen und nicht umgekehrt. Gefordert sind hierbei alle Akteure im Bereich der Verkehrssicherheit."

Seit Ende 2007 hat der DVR die Vision Zero verstärkt in die Öffentlichkeit getragen und für die neue Strategie geworben. Erfreulich ist die positive Resonanz. So beschloss im Oktober 2008 die Verkehrsministerkonferenz der Länder: „Die Verkehrsministerkonferenz sieht in der Vision Zero eine geeignete Grundlage, als langfristiges qualitatives Ziel der zukünftigen Verkehrssicherheitsarbeit zu dienen." Mehrere Bundesländer haben die Vision Zero zur Grundlage ihrer Verkehrssicherheitsarbeit beziehungsweise ihrer Verkehrspolitik gemacht, explizit in Koalitionsverträgen haben das Nordrhein-Westfalen (2005), Brandenburg (2010) und Baden-Württemberg (2011) getan. Bei der DVR-Mitgliederversammlung am 3. Dezember 2009 in Berlin sagte der Parlamentarische Staatssekretär Dr. Andreas Scheuer (Bundesministerium für Verkehr, Bau und Stadtentwicklung, BMVBS): „Der positive Trend rückläufiger Zahlen bei den im Straßenverkehr Getöteten und Verletzten muss sich fortsetzen. Unser Ziel ist es, weitere Fortschritte zu erreichen hin zur Vision Zero. Ich kann diese Vision als ein ambitioniertes Leitbild der Verbandsarbeit nur unterstützen." Die EU-Kommission hat sich in ihrem Weißbuch „Fahrplan zu einem einheitlichen europäischen Verkehrsraum – Hin zu einem wettbewerbsorientierten und ressourcenschonenden Verkehrssystem" deutlich zur Vision Zero bekannt.

Auch die Empfehlungen des Wissenschaftlichen Beirats beim BMVBS greifen Vision Zero auf. Diese Expertise gehörte zu den Vorarbeiten für das für 2011 angekündigte Grundsatzprogramm der Bundesregierung für mehr Sicherheit im Straßenverkehr. Auf der Basis wissenschaftlicher Arbeiten in verschiedenen Disziplinen bezieht der Wissenschaftliche Beirat deutlich Position. Wörtlich heißt es dort: „Ein international kompatibles, zukunftweisendes Konzept wie Vision Zero (...) würde auf gesellschaftlicher Ebene einen konsensualen Rahmen für die Verkehrssicherheitsarbeit im kommenden Jahrzehnt schaffen. (...) Eine derartige Zielsetzung setzt das Minimierungsgebot in Bezug auf Straßenverkehrsunfälle öffentlich wahrnehmbar und überprüfbar um, sie schafft eine Atmosphäre pro Verkehrssicherheit und vermittelt gemeinsame Verantwortung für die

Sicherheit des Verkehrssystems. Ein mit der konsequenten Umsetzung der hier vorgelegten Empfehlungen erreichbares Zwischenziel ist nach Auffassung des Wissenschaftlichen Beirats eine Halbierung der Anzahl der im Straßenverkehr getöteten Menschen bis 2020. Im Jahr 2020 sollte damit die Anzahl der tödlich verunglückten Straßenverkehrsteilnehmer unter 2.000 Menschen liegen." Konsequenterweise tragen die Empfehlungen des Wissenschaftlichen Beirats den Titel: „Sicherheit zuerst – Möglichkeiten zur Erhöhung der Straßenverkehrssicherheit in Deutschland." (2010)

Die Deutsche Gesetzliche Unfallversicherung (DGUV) hat ebenso eindeutig Stellung bezogen, indem sie die Vision Zero in ihre Präventionsgrundsätze aufgenommen hat. Schon am 28. November 2008 verständigten sich die Vertreter der Versicherten und der Arbeitgeber in der Mitgliederversammlung der DGUV einstimmig auf ein Positionspapier, dessen Titel bereits die Antwort auf die Frage des „Warum" beinhaltet: „Prävention lohnt sich!" Das neue Positionspapier bezieht sich gleichermaßen auf die Arbeitswelt und die Bildungseinrichtungen. In der Einleitung heißt es klar und unmissverständlich: „Arbeitswelt und Bildungseinrichtungen sind so zu gestalten, dass Arbeits-, Schul- und Wegeunfälle, Berufskrankheiten und arbeitsbedingte Gesundheitsgefahren mit allen geeigneten Mitteln verhindert werden (Vision Zero)." Dies kann man getrost als Paradigmenwechsel bezeichnen. Weiter sagt das Positionspapier wörtlich, dass „Arbeitswelt und Bildungseinrichtungen so zu gestalten sind, dass menschengerechte und gesundheitsförderliche Maßnahmen die Menschen in die Lage versetzen, unabhängig von ihren persönlichen Voraussetzungen zur wirtschaftlichen und gesellschaftlichen Wertschöpfung beitragen zu können". Besser und verständlicher kann man den gesetzlichen Präventionsauftrag „mit allen geeigneten Mitteln" kaum beschreiben.

Die Vision Zero der DGUV ist zugleich enger und weiter als die des DVR. Entsprechend dem gesetzlichen Auftrag der Mitglieder dieses Spitzenverbandes geht es um die Verhütung von Arbeitsunfällen, Wegeunfällen und Berufskrankheiten, also um ein breiteres Spektrum als nur beim Straßenverkehr. Im Straßenverkehr selber betrachtet die DGUV mit ihren Mitgliedern aber nur die Wegeunfälle auf den Wegen zwischen Arbeitsplatz und Wohnung sowie die Straßenverkehrsunfälle von Personen, die dort ihren Arbeitsplatz haben, wie zum Beispiel Taxifahrer, Busfahrer, Lkw-Fahrer oder Dienstreisende.

### Die künftigen Aufgaben

Welche Handlungsfelder sind nun besonders für die Umsetzung der Vision Zero geeignet oder eröffnen das größte Potenzial? Und wo liegen dann die Aufgaben für die gesellschaftlichen Gruppen? Mit der Vision Zero erhalten die Bereiche der Verkehrswege – insbesondere der Straße – und der Verkehrsmittel, also der Fahrzeuge, zwangsläufig ein besonderes Gewicht. Auch wenn die Information und Motivation der Verkehrsteilnehmer und das Einfordern ihrer Mitverantwortung nicht vernachlässigt werden darf, so erlangt bei der Umsetzung der Vision Zero die Nutzung noch nicht ausgeschöpfter (technischer) Potenziale bei Verkehrswegen und Verkehrsmitteln eine besondere Bedeutung.

Die Strategie Vision Zero erfordert die Formulierung von klaren Etappenzielen. Voraussetzung hierfür ist eine umfassende Analyse des Unfallgeschehens unter Berücksichtigung des Gefährdungspotenzials und besonderer Gewichtung der hohen

Zahl der Schwer- und Schwerstverletzten sowie der Getöteten. Darüber hinaus ist ein Handlungsprogramm zu entwickeln, in dem die Beiträge der verschiedenen Systemgestalter vorgezeichnet werden. Sicherheit muss als zentrale Zielsetzung auf allen Handlungsebenen verstanden werden. Dies ist mit einer intensiven gesellschaftlichen Diskussion zu verbinden.

Das Eckpunktepapier „Verkehrssicherheit 2020" des DVR (2010) enthält eine Reihe von konkreten Aufgaben und Zielformulierungen für die Bereiche Fahrzeug, Mensch und Straße, die an anderer Stelle in diesem Handbuch erläutert werden. Diese Maßnahmen sind unter dem Dach des DVR im Konsens aller mehr als 200 Mitglieder verabschiedet worden. Darüber hinaus gibt es aber auch Themen, die unter den DVR-Mitgliedern heute noch umstritten sind, die aber nach Meinung des DVR-Vorstands in naher Zukunft auf die Tagesordnung gehören, wenn Vision Zero wirklich ernst gemeint ist. In diesem Zusammenhang wird eine bekannte Fragestellung unter dem Blickwinkel von Vision Zero neu betrachtet werden müssen: die Frage nach dem richtigen Gleichgewicht zwischen Freiheit und Reglementierung. Dies soll an drei Beispielen erläutert werden; europaweit sprechen die Unfallforscher von den „drei Killern", die für eine Vielzahl von Straßenverkehrsunfällen und für einen großen Teil der tödlichen und der Unfälle mit Schwerverletzten verantwortlich sind. Vision Zero umsetzen heißt auch, diesen drei Hauptunfallursachen den Kampf anzusagen.

### 100 Prozent Gurtnutzung

Der Sicherheitsgurt ist im Bereich der passiven Sicherheit zweifellos als Lebensretter Nummer eins anzusehen. Die Unfallforscher von Volvo gehen davon aus, dass der Sicherheitsgurt die Zahl der tödlichen Verkehrsunfälle um 40 Prozent reduziert. Die Geschichte seiner Einführung in Deutschland zeigt jedoch auch, dass es verhängnisvoll sein kann, bei der Einführung von gesetzlichen Regelungen zu zögerlich zu verfahren. Zur Erinnerung: Es gab in der Politik bereits seit Ende der 1960er Jahre Willensbekundungen, das Sicherheitspotenzial des Gurtes zu nutzen. 1974 kam die Ausrüstungsvorschrift für Pkw auf Vordersitzen. Zwei weitere Jahre gingen bis zur Festlegung einer Gurtbenutzungspflicht ins Land, und die Bußgeldbewehrung erfolgte erst im Jahre 1984. In den zehn Jahren bis zu diesem Zeitpunkt stieg die Anlegequote auf den Vordersitzen trotz zahlreicher Bemühungen in der Erwachsenenaufklärung und Öffentlichkeitsarbeit von knapp 40 auf nur etwa 60 Prozent. Erst mit Einführung der Bußgeldbewehrung sprang die Quote schlagartig auf 92 Prozent im Durchschnitt aller Straßen. Die Zahl der getöteten und schwerverletzten Insassen von Pkw ging in der Folge deutlich zurück. Dr. Horst Heldmann, der als Ministerialdirektor im Bundesverkehrsministerium diese Entwicklung mitgestaltete und die politischen Auseinandersetzungen um die Gurtanlegepflicht hautnah miterlebte, kommentierte 1999 in der Zeitschrift für Verkehrssicherheit den vermeidbaren Zeitverlust bis zur Erreichung einer hohen Gurtanlegequote so: „Selten, außer in Kriegen, verursachten falsche Entscheidungen so viele und zählbare Opfer wie in diesem Fall. Ein dunkles und schmerzliches Kapitel deutscher Straßenverkehrssicherheitspolitik." (1999)

Heute ist die Gurtanlegequote teilweise erfreulich hoch: Die BASt registriert bei ihren regelmäßig durchgeführten Erhebungen eine Gurtanlegequote von 99 Prozent auf der Autobahn, 98 Prozent auf der Landstraße und 97 Prozent in innerstädtischem Verkehr. Diese Zahlen beziehen sich auf erwachsene Pkw-Insassen. Rücksitzpassagiere sind auf der Autobahn zu 99 Prozent angegurtet und auf der Landstraße zu 97 Prozent. Im Stadtverkehr sinkt die Gurtanlegequote auf den Rücksitzen allerdings auf 94 Prozent. Gerade in der Stadt, wo der Gurt aufgrund der dort gefahrenen Geschwindigkeiten meist sicherstellen kann, dass Insassen auf den Rücksitzen gar nicht oder nur leicht verletzt werden, wird gelegentlich auf diesen Schutz verzichtet. Erschreckend ist, dass unter den tödlich verunglückten Fahrzeuginsassen ein deutlich überproportionaler Anteil nachweislich nicht angeschnallt war.

Deutlich schlechter ist die Gurtanlagequote im Nutzfahrzeugbereich: Während sich in leichten Lkw bis 3,5 Tonnen auf der Autobahn und der Landstraße im Durchschnitt 94 Prozent der Fahrer anschnallen, beträgt die Quote bei den Lkw über 3,5 Tonnen nur 81 Prozent und bei den Lastzügen und Sattelzügen nur 79 Prozent (alle Angaben beziehen sich auf das Jahr 2010) – und dies alles, obwohl zahlreiche Untersuchungen belegt haben, wie hoch die Schutzwirkung durch den Sicherheitsgurt gerade auch im schweren Lkw ist.

Zwei Wege können helfen, um die Gurtanlagequote auf die nötigen 100 Prozent zu bringen: erstens der verstärkte Einsatz von Erinnerungssystemen mit optischen und akustischen Warnsignalen, auch für die Rücksitze, zweitens eine erhöhte Kontrolldichte, möglicherweise verbunden mit einer Erhöhung der Sanktionen. Dazu ein Vergleich: Warum wird ein Verstoß gegen die Feinstaubverordnung (Einfahren in eine Umweltzone ohne die entsprechende Plakette) mit einem Punkt im Verkehrszentralregister sanktioniert, ein Verstoß gegen die Gurtpflicht hingegen nicht?

**Kein Alkohol**

Beim Thema Alkohol im Straßenverkehr hat sich erfreulicherweise in den letzten Jahren ein deutlicher Stimmungswandel vollzogen. Anders als früher gilt es nicht mehr als Kavaliersdelikt, sich alkoholisiert ans Steuer zu setzen. Es gibt eine große Zustimmung in der Bevölkerung dafür, dass für das motorisierte Fahren im Straßenverkehr die klare Regelung „Kein Alkohol" gelten muss. Bei einer im Auftrag des DVR durchgeführten repräsentativen Befragung sprachen sich knapp 60 Prozent für ein absolutes Alkoholverbot am Steuer aus, nur 28,6 Prozent waren dagegen.

Die Gesetzgebung und auch die Überwachungsdichte bleiben dahinter deutlich zurück. Es existiert ein verwirrendes Nebeneinander von verschiedenen Grenzwerten,

- beginnend mit dem Alkoholverbot für Fahranfänger und unter 21-jährige Personen,
- der 0,3 Promille-Grenze nach dem Strafgesetzbuch (Trunkenheit im Verkehr bzw. Gefährdung des Straßenverkehrs),
- der 0,5 Promille-Grenze, ab der eine Ordnungswidrigkeit vorliegt,
- über die 1,1 Promille-Grenze für absolute Fahruntüchtigkeit
- bis hin zur 1,6 Promille-Grenze für Radfahrer,

die kaum ein Verkehrsteilnehmer auseinanderhalten kann. Im Sinne von Vision Zero wäre angesichts der hohen Zahlen von Getöteten und Schwerverletzten nur die Einführung eines klaren und eindeutigen Alkoholverbots ohne Wenn und Aber logisch und konsequent.

Nach langen Diskussionen wurde übrigens erst vor wenigen Jahren das Alkoholverbot für Fahranfänger und Personen unter 21 Jahren Gesetz. Die Entwicklung der Unfallzahlen hat gezeigt, dass diese Maßnahme enorm wirksam war: Der Rückgang der Alkoholunfälle bei den jungen Fahrern fiel wesentlich stärker aus als bei den Verkehrsteilnehmern insgesamt. Dennoch wurden 2009 in Deutschland bei Alkoholunfällen 22.000 Menschen verletzt und 440 getötet. Alkohol im Straßenverkehr ist eine der Hauptunfallursachen. Warum, so fragt man sich, soll „Kein Alkohol beim Fahren" oder „Entweder trinken oder fahren" nicht für alle gelten? Hier ist eine klare Regelung zur Umsetzung der Vision Zero nötig.

Der Wissenschaftliche Beirat weist in seinen Empfehlungen besonders darauf hin, dass Alkohol im Straßenverkehr auch als Problem einer Teilgruppe in Erscheinung tritt, der eine konsequente Trennung von Alkohol und Fahren nicht gelingt. Im Übergang zu Abhängigkeit oder Alkoholmissbrauch, heißt es in den Empfehlungen, führen entsprechende Gewohnheiten in Verbindung mit schwacher Selbstkontrolle zu einer hohen Wiederholungsgefahr. Das technische Instrumentarium, mit dem sich nach einer Auffälligkeit Wiederholungstaten ausschließen lassen, ist jedoch vorhanden. Pkw-Hersteller haben so genannte Alcolock-Systeme entwickelt, die eine Nutzung des Fahrzeugs nur nach einer Atemalkoholkontrolle zulassen. Der schwedische Hersteller Volvo bietet Alcolocks werksseitig in Serienfahrzeugen an, sowohl in Pkw als auch in Nutzfahrzeugen. In jedem vierten derzeit von Volvo verkauften Truck ist bereits ein Alcolock eingebaut. In Schweden dürfen Arbeitgeber ihre Mitarbeiter in Arbeitsverträgen dazu verpflichten, bei der Nutzung der Fahrzeuge die sensorische Zündsperre zu nutzen. In Finnland und Frankreich gibt es gesetzliche Regelungen, die diese Einrichtungen in Schulbussen vorschreiben. Bei uns ist der rechtliche Rahmen hingegen noch nicht abgesteckt, obwohl es überwiegend aus den USA stammende wissenschaftliche Belege dafür gibt, dass mit den Geräten gefährliche Alkoholfahrten wirksam verhindert werden können.

### Zu schnelles Fahren

Überhöhte oder besser nicht angepasste Geschwindigkeit ist in Deutschland seit Jahrzehnten eine Hauptunfallursache. Zahlreiche Aktionen sind auf dieses Thema gerichtet, nicht zuletzt die 2008 gestartete Kampagne „Runter vom Gas!". Die überwältigende Resonanz auf diese Kampagne, die wegen ihrer konfrontierenden Stilmittel anfangs durchaus umstritten war, und die vielen Preise für die Kampagne sprechen eine klare Sprache. Nicht angepasste Geschwindigkeit ist ein Problem, das sich auf allen Straßen zeigen kann – in Wohngebieten, auf Landstraßen und auf Autobahnen.

Tempo 30 in reinen Wohngebieten ist für uns mittlerweile zu einer Selbstverständlichkeit geworden. Tempo 100 auf Landstraßen, bei seiner Einführung im Jahr 1972 heiß umkämpft, wird seit Langem von den Verkehrsteilnehmern akzeptiert. Zu eindeutig erscheint uns heute der Sicherheitsgewinn, als dass wir dies infrage stellen würden. Auf Autobahnen gibt es in Deutschland keine generelle Begrenzung, sondern eine Richtgeschwindigkeit von 130 Stundenkilometern, deren Bedeutung praktisch unbekannt ist. Allerdings ist der weitaus größte Teil des Autobahnnetzes durch individuelle örtliche Begrenzungen geregelt, meist im Bereich zwischen 100 und 130 Stundenkilometern. Im europaweiten Vergleich der Verkehrsunfälle auf Autobahnen nach gefahrenen Kilometern zeigen sich die Autobahnen in der Schweiz, in den Niederlanden und in Dänemark als besonders sicher. Deutschland liegt in diesem Vergleich auf Platz 8.

Der Wissenschaftliche Beirat beim BMVBS kommt in seinen Empfehlungen zu dem Schluss, dass gerade auch im Interesse des grenzüberschreitenden Verkehrs eine einheitliche Geschwindigkeitsregelung in Europa sinnvoll ist.

Generell geht es aber eher darum, die tatsächlich gefahrenen Geschwindigkeiten den vorgegebenen Grenzen anzunähern, was primär nur durch eine verstärkte Überwachung möglich ist. Besonders geeignet hierfür sind verstärkte Kontrollen mit unmittelbarem Anhalten sowie die Section Control, bei der die Geschwindigkeit über eine längere Strecke hinweg gemessen wird. Hinsichtlich der nicht angepassten Geschwindigkeit als Unfallursache ist allerdings auch festzuhalten, dass die in Deutschland bei einer ohnehin nicht hohen Kontrolldichte verhängten Bußgelder bei Geschwindigkeitsübertretungen im europäischen Vergleich mit den niedrigsten Sätzen am unteren Ende der Skala stehen.

Der Staat entkräftet seine eigenen Vorschriften, wenn er sie nicht angemessen sanktioniert. Oder ist in anderen Ländern, zum Beispiel in Skandinavien, das Recht auf körperliche Unversehrtheit ein höheres Gut als in Deutschland? Nach Schätzungen des European Transport Safety Council (ETSC) könnten 50 Prozent aller Unfälle verhindert werden, wenn die Verkehrsteilnehmer lediglich die geltenden Verkehrsregeln einhalten würden.

Die Vision Zero gibt das Ziel vor und ist Ansporn zugleich.

## Literatur

Beschluss-Sammlung der Verkehrsministerkonferenz am 7./8. Oktober 2008 in Dessau-Roßlau, einsehbar unter: http://www.bundesrat.de – Gremien und Konferenzen – Konferenzen der Fachminister – Verkehr – Termine und Beschlüsse (8.4.2011)

Bundesanstalt für Straßenwesen (BASt): Volkswirtschaftliche Kosten durch Straßenverkehrsunfälle, Bergisch Gladbach 2010

Deutsche Gesetzliche Unfallversicherung (DGUV): Prävention lohnt sich. Die Position der Selbstverwaltung der gesetzlichen Unfallversicherung zur Prävention, Fulda 2008

Deutscher Verkehrssicherheitsrat (DVR): Vision Zero. Im Zweifel für die Verkehrssicherheit (Stand: August 2010), einsehbar unter http://www.dvr.de/download/vision_zero.pdf (18.08.2011)

Deutscher Verkehrssicherheitsrat (DVR): Verkehrssicherheit 2020 – Eckpunktepapier, verabschiedet vom DVR-Vorstand am 26.10.2010

DPA/tmn: Pusten, damit der Motor läuft: Atem-Alkoholsperren. In: DIE ZEIT, 11.04.2011, einsehbar unter http://www.zeit.de (31.3.2011)

Europäische Kommission: Weißbuch „Fahrplan zu einem einheitlichen europäischen Verkehrsraum – Hin zu einem wettbewerbsorientierten und ressourcenschonenden Verkehrssystem“, Brüssel 2011

Eichendorf, W./Perlebach, E.: Prävention lohnt sich. In: Sicherheitsingenieur 6/2009, S. 10 ff.

Heldmann, H.: 15 Jahre Strafbewehrung der Gurtanlegepflicht. In: Zeitschrift für Verkehrssicherheit 45, 3/1999, S. 146-159

Schlitz, A.: Der unterschätzte Erfolgsfaktor. Arbeitssicherheit als Katalysator für Kulturwandel im Unternehmen. In: stahl und eisen 130 (2010) Nr. 3, S. 2 ff.

Vägverket (Schwedisches Zentralamt für Straßenwesen): Die Nullvision, Borlänge 1997, einsehbar unter http://www.dvr.de/download/vaegverket_die_nullvision.pdf (6.4.2011)

Wiles, D.: Die schwedische Version zur Verkehrssicherheit kommt gut an (7.05.2007), einsehbar unter http://www.sweden.se (29.03.2011)

Wissenschaftlicher Beirat beim Bundesverkehrsminister für Verkehr, Bau und Stadtentwicklung (BMVBS): Sicherheit zuerst – Möglichkeiten zur Erhöhung der Straßenverkehrssicherheit in Deutschland. In: Zeitschrift für Verkehrssicherheit 4/2010, S. 171 ff.

Jörg Hedtmann | Michael Fischer

# Tätigkeiten in der Verkehrsbranche

**Abstract**
Auch wenn das Hauptaugenmerk in der Verkehrsmedizin auf die Fahrer von Pkw und Lkw gerichtet ist, spielen andere Tätigkeiten eine relevante Rolle – innerhalb und außerhalb der Straßenverkehrsbranchen. Vielen, aber nicht allen Tätigkeiten stehen verkehrs- oder arbeitsmedizinische Untersuchungen gegenüber. Zur Beurteilung verkehrsmedizinischer Fragen ist die Kenntnis des jeweiligen Tätigkeitsbildes, der damit einhergehenden Belastungen und der Rahmenbedingungen, unter denen die Tätigkeit ausgeübt wird, von Bedeutung.

## Arbeit in der Verkehrswirtschaft

Die Transport- und Verkehrswirtschaft ist eine Branche, in der zahlreiche Menschen Arbeit gefunden haben und die nicht umsonst als „Schmierstoff" der deutschen Wirtschaft bezeichnet wird. Auf Deutschland bezogen ist die Logistik, die alle Prozesse der Güter- und Personenströme einschließlich der vor- und nachgelagerten Dienstleistungen umfasst, eine der größten Industriezweige. Sie rangiert nach dem Automobilbau und dem Maschinenbau auf dem dritten Platz der deutschen Wirtschaftsbranchen. Im Jahr 2011 werden laut Angaben der Bundesvereinigung Logistik e.V. (BVL) voraussichtlich 222 Milliarden Euro umgesetzt und wir befinden uns anscheinend erst am Anfang einer Spirale nach oben. Zwischen dem Jahr 2000 und dem Jahr 2020 wird das europaweite Passagieraufkommen um 31 Prozent und das europaweite Frachtaufkommen um 75 Prozent zunehmen (European Agency for Safety and Health at Work, 2011).

Betrachtet man heute auf dem Globus die Orte, an denen die weltweiten Metropolen zu finden sind, wird leicht erkennbar, dass es sich um ehemalige Verkehrsknotenpunkte handelt. Beinahe alle großen Städte liegen verkehrsgünstig an Flüssen oder Handelswegen. An diesen Orten wurden bereits in der Antike und im Mittelalter die Waren produziert, gehandelt, umgeschlagen oder verbraucht. Menschen fanden Arbeit, partizipierten am Warenverkehr und ließen sich nieder – die Städte wuchsen, denn der Transport war ihre Lebensader. So geht es bis heute. Dort, wo Personen oder Waren befördert werden, finden Menschen Arbeit: an Land, auf dem Wasser oder in der Luft. Menschen arbeiten im Gütertransport und in der Personenbeförderung, inner- wie außerbetrieblich. Klassische Beispiele für die Verkehrsbranche sind Güterkraftverkehr, Speditionen und Logistikunternehmen, Kurier-, Express- und Postdienstleister, Personenbeförderung mit Taxis, Bussen und Bahnen, die Entsorgungswirtschaft, Luftfahrtunternehmen, Binnenschifffahrt und Seeverkehr. Hinzu kommen zahlreiche kleinere nachgelagerte Dienstleistungssparten, die für die Durchführung ihrer Aufgaben auf Fahrzeuge angewiesen sind.

### Diversität der Berufsbilder und allgemeine Anforderungen

Die Arbeit in der Transportbranche ist sehr vielseitig und dementsprechend vielschichtig sind auch die Berufsbilder. Die beruflichen Anforderungen treten in einer Bandbreite auf, die kein homogenes Berufsbild erfüllen kann. Trotz großer Unterschiede bestehen auch Gemeinsamkeiten, denn sowohl der Fahrradkurier als auch der Pilot erbringen eine Dienstleistung und befördern Güter. Der Unterschied liegt nicht nur darin, dass der eine Briefe bringt und der andere vielleicht gekühlten Edelfisch für ein Luxusrestaurant, sondern auch in den berufsspezifischen Belastungen. Für den Kurier kann der Hund des Kunden eine Belastung sein und sein Kollege über den Wolken fürchtet manchmal die Landung bei schlechtem Wetter.

Dieser kleine Exkurs soll verdeutlichen, dass es zwar Gemeinsamkeiten bei der Arbeit in der Transportbranche gibt, dass jedes Berufsbild beziehungsweise jede Berufsgruppe aber einer genauen Betrachtung bedarf. In erster Linie prägt der Kundennutzen die Arbeitsabläufe in der Verkehrsbranche. Schnell, flexibel, leistungsstark, nachhaltig und günstig soll der Dienstleister sein. Um diesen Kundenanforderungen gerecht zu werden, wird die Arbeit häufig mithilfe von Schichtdienst und wechselnden Dienstplänen durchgeführt. Diese Belastung kann noch größer werden, wenn die Anzahl der Mitarbeiter im Betrieb klein und der Professionalisierungsgrad niedrig ist. Fehlzeiten können dann nicht ausreichend abgefedert werden und der Zeitdruck für die wenigen Mitarbeiter nimmt zu. Urlaub kann oft nicht genommen werden und die tägliche Arbeitszeit erhöht sich. Da viele Bereiche in der Transportwirtschaft von Kleinunternehmen geprägt sind, ist dort die Belastung der Mitarbeiter durch wechselnde Arbeitszeiten hoch. Wechselhaft sind auch die Kundenbindungen. Echte Kontraktlogistik, bei der Kunde und Logistiker langfristig per Vertrag gebunden sind, wird zwar von vielen Transportdienstleistern angestrebt, kann aber nach wie vor selten realisiert werden. Vielmehr kann die Unsicherheit, den Marktanforderungen nicht mehr zu genügen und weniger oder gar keine Kunden mehr akquirieren zu können, als stark belastend empfunden werden. Jeden Tag müssen neue Anforderungen erfüllt werden, denn nie ist ein Tag wie der andere. Das kostet Zeit und belastet die Psyche. Darüber hinaus haben wechselnde Kundenbeziehungen direkten Einfluss auf die Sicherheit des Fahrers. Durch die oberflächliche und wechselhafte Beziehung zum Kunden werden die Dienstleister häufig nicht ausreichend in sicherheitsrelevante Themen eingeweiht. Diese sind aber für die korrekte Erfüllung des Auftrages unabdingbar, denn jede Gefahr für den Dienstleister ist auch eine Gefahr für den Kunden.

Ein gutes Beispiel ist die Dienstleistung für ein Unternehmen der chemischen Industrie, dessen Produkte für den Transport die Bereithaltung einer bestimmten persönlichen Schutzausrüstung (PSA) erfordern. Diese Information wird aber nur unzureichend an die Logistiker kommuniziert. Der Fahrer wird oft nur als Transporteur gesehen und nicht als Teil der Produktions- und Handelskette wahrgenommen. Schließlich kann er schon morgen durch einen anderen Dienstleister ersetzt werden. Wozu braucht er dann also tiefgründiges Wissen? Die Antwort auf diese Frage ist eigentlich ganz einfach: Es kann zu Arbeitsunfällen kommen, die auch das Image und die Mitarbeiter des Chemiekonzerns betreffen. Auf der anderen Seite muss sich der Fahrer wiederum darauf einstellen, schon morgen nicht mehr Chemieprodukte zu fahren, sondern beispielsweise biologische Arbeitsstoffe für Krankenhäuser.

Oftmals sehr belastend für die Fahrer ist außerdem der Zeitdruck. Er ist allgegenwärtig und scheint, nicht nur subjektiv betrachtet, stetig zuzunehmen. Hinzu kommt bei der Personenbeförderung häufig die Verantwortung für die anvertrauten Fahrgäste. Alkohol und Drogen kommen, als gesellschaftliches Phänomen, auch in der Transportbranche vor. Weitere nicht unerhebliche Belastungen sind Monotonie, lange Abwesenheitszeiten vom sozialen Umfeld, Angst vor Überfällen, falsches Heben und Tragen und die Besonderheiten des umgebenden Mediums, etwa in der Luftfahrt oder im Schiffsverkehr. Beispiele für dominante Belastungen werden in *Tabelle 1* aufgeführt.

### Verkehrsarten: Fakten

#### Straßenverkehr

In Deutschland sind etwa 2,4 Millionen Lastkraftwagen zugelassen. Hinzu kommen laut Homepage des Kraftfahrt-Bundesamts noch etwa 3,2 Millionen Kleintransporter. Nicht erfasst sind die zahlreichen Fahrzeuge, die gleichermaßen privat und beruflich genutzt werden. Die Berufsgruppe der Fahrer fällt besonders durch die hohe Zahl der meldepflichtigen Unfälle auf. Im Wirtschaftszweig Verkehr kommt es zu 37 meldepflichtigen Arbeitsunfällen pro 1.000 Vollarbeiter (Tausendmannquote), im Ver-

| Beispiele Berufsgruppen | Dominante Belastungen |
|---|---|
| Taxifahrer | Unfälle, Gefährdung durch gewaltbereite Fahrgäste |
| Fahrradkurier | Unfälle, körperliche Ausdauerbelastung, Zeitdruck |
| Lkw-Fahrer | Zeitdruck, Monotonie, fehlender Handlungsspielraum |
| Pilot | Kognitive Anforderungen, Klima, Zeitzonenverschiebung, Lärm, Vibration, kosmische Strahlung |
| Flugbegleiter | Gefährdung durch Passagiere, Klima, Schieben und Ziehen von Lasten, kosmische Strahlung |
| Müllwerker | Lärm, biologische Arbeitsstoffe, Lastenhandhabung |
| Außendienstmitarbeiter | Ungesunde Ernährung, Heben/Tragen, Zeitdruck |
| Lokführer | Gefahr von Personenunfällen, Monotonie |
| Zugbegleiter | Gefährdung durch Fahrgäste |
| Kurierfahrer | Zeitdruck, Heben und Tragen |

**Tab. 1: Die Diversität der Herausforderungen und Belastungen in der Verkehrsbranche**
(© Michael Fischer, BG Verkehr)

gleich zu 25 im Durchschnitt aller gewerblichen Berufsgenossenschaften (Zahlen aus einer Statistik der BG Verkehr für das Jahr 2009, Hamburg). Bei den neuen Arbeitsunfallrenten ist das Verhältnis noch ungünstiger und schon seit geraumer Zeit treten in der Verkehrswirtschaft die meisten tödlichen Arbeitsunfälle auf: 2009 waren es 107 von 421 bei allen gewerblichen Berufsgenossenschaften (Zahlen aus einer Statistik der BG Verkehr für das Jahr 2009, Hamburg). Dies liegt vor allem am nach wie vor gefährlichen Arbeitsplatz Straße. Knapp ein Viertel aller tödlichen Arbeitsunfälle steht also im Zusammenhang mit der Verkehrsbranche. Die Unfallhäufigkeit und Schwere sind somit im Straßenverkehr besonders hoch.

### Luftverkehr

Deutschland ist der verkehrsreichste Luftraum in Europa. Er hat ein Aufkommen von rund drei Millionen Flugbewegungen jährlich. Dafür sorgen auch die immerhin 21.703 deutschen Luftfahrzeuge (Angaben laut Homepage des Luftfahrt-Bundesamts). Die Luftverkehrswirtschaft als ein wesentlicher Teil des Wirtschaftsstandorts ist einer der Eckpfeiler der globalen Vernetzung. Dabei erweist sich das Netz aus 15 internationalen Flughäfen in den dezentralen Wirtschaftsräumen Deutschlands im Verbund mit den beiden Luftverkehrs-Drehscheiben (engl. Hubs) in Frankfurt und München als sehr leistungsstark. Für das Jahr 2011 wird mit einem Passagierzuwachs von bis zu 5 Prozent gerechnet. Damit würde erstmals die Marke von 200 Millionen ein- und aussteigenden Fluggästen an den deutschen Flughäfen erreicht werden. Der Luftverkehr hat einen, im Verhältnis zu den anderen Verkehrsarten, hohen Anteil weiblicher Arbeitnehmer. Etwas mehr als ein Drittel aller Arbeitnehmer sind Frauen (European Agency for Safety and Health at Work, 2011).

### Schienenverkehr

Der Schienenverkehr ist ein wichtiger Verkehrsträger in Deutschland. Allein 17 Prozent des deutschlandweiten Güterverkehrs und 9,5 Prozent des deutschlandweiten Personenverkehrs entfallen auf den Schienenverkehr. Die Bahnen stehen zusammen mit den Schienenfahrzeugproduzenten, deren Zulieferern und den Bahnbaufirmen für insgesamt 580.000 Arbeitsplätze in Deutschland und einen Jahresumsatz von 50 Milliarden Euro. Bereits heute werden 70 Prozent aller langlaufenden Containerverkehre sowohl im Export als auch im Import über den Hamburger Hafen auf der Schiene transportiert. Auch die anderen deutschen Seehäfen setzen auf die Bahn. Als Haupttransitland in der Mitte Europas profitiert Deutschland mehr denn je von einem leistungsstarken Schienengüterverkehr, denn die globalisierte Wirtschaft transportiert Waren über immer längere Strecken – genau hier liegt eine besondere Stärke der Güterbahnen. Rund 60 Prozent des Schienengüterverkehrs sind grenzüberschreitend (siehe Homepage der Allianz pro Schiene).

### Binnenschifffahrt

Seit dem Jahr 2003 hat die Binnenschifffahrt in Deutschland bei den Gütermengen einen kontinuierlichen Aufwärtstrend zu verzeichnen, der im Jahr 2007 in knapp 250 Millionen Tonnen und einer Verkehrsleistung von 65 Milliarden Tonnenkilometern gipfelte. Die Binnenschifffahrt ist im Jahr 2010 beim Gütertransport um 12,8 Prozent gewachsen. Die Beförderungsmenge auf dem 7.400 Kilometer umfassenden Wasserstraßennetz stieg gegenüber 2009 um 26 Millionen Tonnen auf knapp 230 Millionen Tonnen an. Die Containerbeförderung erzielte ebenfalls wieder gute Werte: 2.186.000 TEU (Twenty-Foot-Equivalent-Unit/Standardcontainer) wurden im Jahr 2010 auf deutschen Flüssen und Kanälen transportiert – in keinem anderen Jahr zuvor sind so viele Güter in Binnenschiffscontainern befördert worden. In deutschen und europäischen Logistikketten stellt die Binnenschifffahrt ein wichtiges Glied dar. Ein modernes, 110 Meter langes Binnenschiff fasst eine Ladungsmenge von 3.000 Tonnen. Die deutsche Binnenschiffsflotte ist nach den Niederlanden die zweitgrößte in Europa: Aktuell werden neben den 2.676 Schiffen für den Gütertransport auch noch 966 Tagesausflugs- und 47 Fahrgastkabinenschiffe im deutschen Schiffsregister geführt. Im Bereich der Fahrgastschifffahrt ist Deutschland damit sogar Europameister. Die 1.100 Unternehmen der gewerblichen Binnenschifffahrt erzielten mit ihren 7.600 Beschäftigten im Jahr 2008 einen Umsatzerlös von rund 1,67 Milliarden Euro (siehe Homepage des Bundesverbands der Deutschen Binnenschifffahrt e.V.).

### Seeschifffahrt

Die maritime Wirtschaft in Deutschland sorgt in erheblichem Umfang für Beschäftigung. Rund 400.000 Arbeitsplätze sind direkt von ihr abhängig. Allein die deutschen Reeder beschäftigen 30.000 Mitarbeiter, 22.000 davon in den Landbetrieben vor allem in den norddeutschen Küstenländern. Über 90 Prozent des Welthandels, fast 95 Prozent des Außenhandels der Europäischen Union und nahezu 70 Prozent des deutschen Im- und Exports werden über den Seeweg abgewickelt. Im Jahr 2010 nahm nach vorläufigen Angaben des Statistischen Bundesamtes (Destatis) der Seegüterumschlag deutscher Häfen um 5 Prozent zu, der Containerverkehr sogar um über 10 Prozent. Die 2010 in den deutschen Seehäfen erzielte Umschlagsmenge liegt bei 276 Millionen (siehe Homepage des Verbands Deutscher Reeder).

### Belastungen

#### Klima und UV-Strahlung

Die Zahl der temperaturgeführten Transporte nimmt zu. Nicht nur Medikamente und Nahrungsmittel werden mithilfe von Kühltransporten befördert. Zahlreiche weitere Waren bedürfen einer Kühlung während des Transports. Im Nahverkehr betritt der Fahrer immer wieder den gekühlten Laderaum, um die Ware zu entnehmen. Er setzt sich so extremen Temperaturunterschieden aus. Wenn auch im Langstreckenverkehr die Klimaanlage im Fahrzeug mittlerweile Standard ist, gilt das nicht flächendeckend und nur bedingt im Kurzstreckenverkehr und in der Entsorgungswirtschaft. Auch in der Binnenschifffahrt sind Klimaanlagen keine Selbstverständlichkeit. Ältere Fahrzeuge werden gelegentlich mit Klimageräten nachgerüstet, die zu Problemen mit Zugluft führen können. Ein großer Anteil der täglichen Arbeit in der See- und Binnenschifffahrt, aber auch in anderen Berufen des Transportgewerbes, findet im Freien statt. Dabei sind die Beschäftigten der natürlichen UV-Strahlung ausgesetzt, die ebenfalls als Gesundheitsrisiko zu betrachten ist.

#### Ionisierende Strahlung

Alle Tätigkeiten in der Verkehrsbranche unterliegen einer ionisierenden Strahlung aus natürlichen Quellen. Hier ergibt sich kein Unterschied zur übrigen Bevölkerung. An einzelnen Ländergrenzen werden Lkw zu Kontrollzwecken durchleuchtet. Für den Fall, dass der Fahrer dabei im Fahrzeug bleibt, muss durch technische Maßnahmen eine Strahlenbelastung des Fahrers ausgeschlossen werden. Deutlich höher belastet ist jedoch aufgrund der kosmischen Höhenstrahlung das fliegende Personal. Die Strahlenschutzverordnung (StrlSchV) fordert eine jährliche Untersuchung von fliegendem Personal, bei dem eine effektive Dosis von 6 Millisievert (mSv/a) überschritten werden kann. Dieser Grenzwert wird jedoch so gut wie nie erreicht. Die Strahlenbelastung von Luftfahrzeugführern und Flugbegleitern wird für jeden einzelnen Flug dokumentiert und gespeichert. Die zuständige Behörde ist das Luftfahrt-Bundesamt. Gesundheitliche Auswirkungen im Sinne einer erhöhten Mortalitätsrate konnten in einer umfangreichen historischen Kohortenstudie (Blettner u. a., 2002) und deren Follow-up-Untersuchungen bislang nicht nachgewiesen werden.

### Lärm

Lärmschwerhörigkeit nimmt bei den anerkannten Berufskrankheiten im Verkehrsgewerbe den ersten Platz ein. Nicht unproblematisch ist die Gehörvorsorge dort, wo gesundheitsschädlicher Lärm mit Tätigkeiten im öffentlichen Straßenverkehr verbunden ist. Wenn Gehörschutz überhaupt zulässig ist, muss er speziell ausgewählt werden. Ein Beispiel sind die Betroffenen im Entsorgungsgewerbe (DGUV, 2008).

### Bandscheibenbedingte Erkrankungen

Besonders betroffen sind hier die Tätigkeiten Möbellader, Flugzeuglader und Entsorger. Auch im Güterkraftverkehr müssen die Fahrer häufig schwer heben und tragen. Die Voraussetzungen für die Anerkennung einer Berufskrankheit sind jedoch häufig nicht gegeben. Dennoch sollten Fahrer und Unternehmer entsprechend betriebsärztlich beraten werden.

### Tropenkrankheiten

Tropenkrankheiten sind typisch für die globale Vernetzung der Verkehrsströme. In der Verkehrsbranche ist vor allem das fliegende Personal betroffen. Auch wenn es nur selten zu lebensbedrohlichen Verläufen kommt, bedarf es stets einer qualifizierten Beratung und gegebenenfalls Untersuchung der betroffenen Beschäftigten.

### Ernährung und Bewegung

Sich gesund zu ernähren ist unterwegs nicht immer ganz einfach. Die Folgen sind nicht unerheblich, denn Bewegungsmangel und falsche Ernährung gehen eine unheilvolle Allianz ein. Die Folge dieses Verhaltens ist oft Übergewicht und damit einhergehend eine eingeschränkte Lebensqualität, Stoffwechselstörungen und ein koronares Risiko. Bei sämtlichen Themen rund um einen gesunden Lebensstil ist eine aktive Beratung durch den Betriebsarzt notwendig.

### Ermüdung

Ein großer Anteil der tödlichen Lkw-Unfälle ist auf Ermüdung oder gar Einschlafen am Steuer zurückzuführen. Die Literatur geht von 20 bis 25 Prozent aus (Evers/ Auerbach, 2005; Langwieder u. a., 1994). In einer Studie gaben 25 Prozent der befragten Lkw-Fahrer zu, sich an ein Einnicken am Steuer im Vormonat zu erinnern (Müller u. a., 2006). Bei einer pupillografischen Schläfrigkeitsmessung zeigten 23 Prozent der Lkw-Fahrer pathologische Werte (Wilhelm u. a., 2003).

### Psychische Belastungen

25 Stunden am Tag, acht Tage die Woche – so würde der eine oder andere Mitarbeiter in der Verkehrsbranche seine Arbeitszeit beschreiben. Wochenendarbeit und Schichtdienste sind so selbstverständlich wie die tägliche Mehrarbeit.

Neben häufigen Themen wie Stress und Mobbing gibt es in vielen Verkehrsberufen problematische Situationen, die im ungünstigsten Fall zu lebenslanger Traumatisierung führen können (Hedtmann/Harbeck, 2005). Verkehrsunfälle, bei denen der Unfallgegner oder Unbeteiligte schwer verletzt oder getötet werden, sind für viele Fahrer von Lkw, Bussen und Bahnen (Selbstmörder!) eine schlimme Angstvorstellung oder bereits selbsterlebte Realität. Die Entwicklung eines posttraumatischen Belastungssyndroms (PTBS) erfolgt unabhängig davon, ob den Betroffenen eine juristische Schuld trifft oder nicht. Die gleiche Bedeutung haben Psychotraumata, die aus Überfallsituationen bei Taxi- und Busfahrern oder bei Beschäftigten von Geld- und Werttransportunternehmen resultieren.

### Tätigkeits- und gefährdungsbezogene arbeits- und verkehrsmedizinische Untersuchungen

Diesen Gefährdungen kann durch arbeits- wie verkehrsmedizinische Untersuchungen begegnet werden. Dabei ist zu berücksichtigen, dass arbeitsmedizinische Untersuchungen unter anderem die Frage zu klären haben, ob die Tätigkeit eine Gefährdung für den Betroffenen impliziert, während die verkehrsmedizinische Untersuchung vorrangig die Tauglichkeit für eine bestimmte Tätigkeit feststellen soll. Die Basis für arbeitsmedizinische Untersuchungen legt die „Verordnung zur arbeitsmedizinischen Vorsorge" (ArbMedVV). Sie sind dem Arbeitsmediziner, vorzugsweise dem Betriebsarzt des jeweiligen Unternehmens, überlassen. Verkehrsmedizinische Untersuchungen haben ihre Grundlage im Verkehrsrecht, so zum Beispiel in der Fahrerlaubnis-Verordnung (FeV). Eine Übersicht über verschiedene verkehrsmedizinische Untersuchungen gibt *Tabelle 2.*

Zu berücksichtigen ist, dass es eine Reihe von Berufen in der Verkehrswirtschaft gibt, die keine eigene Steuertätigkeit beinhalten, aber dennoch erheblichen Einfluss auf das Verkehrsgeschehen nehmen. Für einige davon gibt es verkehrsmedizinische Untersuchungen (Fluglotsen), für andere nicht (Disponenten, Betriebsdienstleiter). Die Kenntnis der berufstypischen Belastungen ist jedoch in beiden Fällen für eine verantwortliche ärztliche Betreuung erforderlich.

Für eine Früherkennung beziehungsweise Vorbeugung arbeitsbedingter Erkrankungen oder Berufskrankheiten gehört mit etwa 700.000 Untersuchungen jährlich die Untersuchung nach dem DGUV-Grundsatz „Fahr-, Steuer- und Überwachungstätigkeiten" G 25 zu den häufigsten arbeitsmedizinischen Untersuchungen (DGUV, 2010). Nach ArbMedVV handelt es sich derzeit jedoch weder um eine Pflicht- noch um eine Angebotsuntersuchung. Der § 11 des Arbeitsschutzgesetzes (ArbSchG) räumt den Beschäftigten allerdings ein Recht auf die Untersuchung ein. Wird dieses Recht in Anspruch genommen, handelt es sich um eine sogenannte „Wunschuntersuchung" nach ArbMedVV. Als arbeitsmedizinischer Grundsatz gibt der G 25 dem Arbeitsmediziner Hinweise für Stellungnahmen zur Beurteilung der Eignung, die aufgrund einer Gefährdungsbeurteilung, Betriebsvereinbarung, arbeitsvertraglichen Regelung oder einer Fragestellung im Einzelfall erforderlich werden. Der G 25 ist eine gängige Methode zur Feststellung der körperlichen und geistigen Eignung von Fahr- oder Bedienpersonal und kann als anerkannte und angewandte Regel der Arbeitsmedizin eingesetzt werden.

In Abhängigkeit von der Gefährdungsbeurteilung werden darüber hinaus die in *Tabelle 3* genannten arbeitsmedizinischen

| Verkehrsart | Rechtsgrundlage | Qualifikation oder formelle Voraussetzung | Zuständige Institution |
|---|---|---|---|
| Straßenverkehr | Fahrerlaubnis-Verordnung (FeV) | Körperliche Screeninguntersuchung nach Anlage 5: jeder Arzt; ansonsten in Abhängigkeit von der Untersuchung: Arbeits-/Betriebsmediziner, Augenarzt, verkehrsmedizinisch qualifizierter Facharzt | Verkehrsmedizinische Qualifikation für Fachärzte: Ärztekammer |
| Luftverkehr | Luftverkehrszulassungsverordnung (LuftVZO) Flugsicherungspersonalausbildungsverordnung (FSPersAV) | Flugmedizinischer Sachverständiger | Luftfahrt-Bundesamt beziehungsweise Luftfahrtbehörden der Länder |
| Schienenverkehr | Leitlinie „Betriebsdiensttauglichkeit" des Verbandes Deutscher Verkehrsunternehmen (VDV Schrift 714) in Verbindung mit der Eisenbahn-Bau- und Betriebsordnung (EBO) | Mindesterfahrung in der arbeits-/verkehrsmedizinischen Betreuung von Verkehrsunternehmen | Jeweiliger Verkehrsbetrieb |
| Binnenschifffahrt | Rheinpatentverordnung (RheinPatV), Rheinschiffuntersuchungsordnung (RheinSchiffUO) | Erfahrung, Ermächtigung beziehungsweise Vertrag | Unter anderem BG Verkehr, Wasser- und Schifffahrtsdirektion |
| Seeschifffahrt | Verordnung über die Seediensttauglichkeit (SeeDTauglV) in Verbindung mit dem Seemannsgesetz | Ermächtigung beziehungsweise Vertrag | BG Verkehr |

**Tab. 2: Verkehrsmedizinische Untersuchungen und Anforderungen an die Qualifikation des Arztes** (Quelle: Michael Fischer, BG Verkehr, nach Hedtmann, 2009, S. 85)

Untersuchungen im Verkehrsgewerbe regelmäßig angewendet.

Eine Sonderrolle nimmt die Betriebsdiensttauglichkeit ein. Hier wird eine Fragestellung aufgeworfen, die zwischen Arbeits- und Verkehrsmedizin steht. Da in Verkehrsbetrieben neben dem Fahrer auch der Betriebsdienstleiter Verantwortung für die sichere Beförderung der Passagiere trägt, steht ihm mit der Betriebsdiensttauglichkeit ein Instrument zur Verfügung, das ihm bei der Disposition der Fahrer helfen soll. Ausführender Arzt ist meist der Betriebsarzt. Der Status der Untersuchung kann sich jedoch je nach Bundesland unterscheiden. Rechtsgrundlagen sind die Verordnung über den Betrieb von Kraftfahrunternehmen im Personenverkehr (BOKraft)

| Branche | G 20, Lärm | G 24, Hauterkrankungen | G 25 | G 26, Atemschutzgeräte | G 35, Arbeitsaufenthalt im Ausland | Weitere Hinweise |
|---|---|---|---|---|---|---|
| Straßenverkehr | X | | X | | | |
| Luftverkehr | X | | | X | X | BGI 768, Arbeitsmedizinische Vorsorge bei fliegendem Personal |
| Entsorgung | X | X | X | X | | BGI 5093, Abfallbehandlungsanlagen |
| Schienenverkehr | | | X | | | VDV Schrift 714 |
| Binnenschifffahrt | | | X | | | |
| Krankentransport- und Rettungsdienste | | X | X | | | |
| Seeschifffahrt | | | X | X | X | |

**Tab. 3: Arbeitsmedizinische Untersuchungen** (Quelle: Hedtmann, 2009, S. 86)

und die Verordnung über den Bau und Betrieb der Straßenbahnen (BOStrab).

### Exkurs: zwei Berufe der Verkehrsbranche

#### Lkw-Fahrer

Tätigkeiten im Straßenverkehr sind vor allem durch das Transportmittel geprägt. Allgegenwärtig scheint der Lastkraftwagen zu sein, der in vielfältiger Weise und auf allen Straßen unterwegs ist. Die Fahrer sind vorrangig im Kundenauftrag unterwegs, oft auch im innerbetrieblichen Verkehr. In beiden Fällen gibt es eine konkrete Arbeitsanforderung, die auf eine bestimmte Art und Weise in einer fest definierten Zeitspanne erledigt werden muss. Von diesem Auftrag leitet sich ein erheblicher und hochkomplexer organisatorischer Aufwand ab. Vielfach sorgt der Fahrer für die Bereitstellung der ihm anvertrauten Güter. Er prüft, ob Gefahrgüter dabei sind, und stattet sich bei Bedarf mit der jeweils dafür vorgesehenen PSA aus. Bei der Beladung des Fahrzeugs achtet der Fahrer auf die Ladungssicherung, damit ihm und den weiteren Verkehrsteilnehmern die physikalischen Kräfte, die auf die Ladung wirken, nicht zum Verhängnis werden. Dabei ist er aber angehalten, die Reihenfolge der Beladung intelligent vorzunehmen, denn nicht jeder Kunde bestellt einen „Full-Truck-Load“. Das heißt, dass nicht immer ein Kunde die gesamte Ladung erhält, sondern mehrere Kunden angesteuert werden und gemäß einer bestimmten Reihenfolge entladen wird. Das geschieht aber natürlich erst, wenn der

Fahrer die Strecke bis zum Kunden bewältigt hat. Aufgrund seiner Fahrausbildung verfügt der Fahrer über ausreichende Kompetenzen, um das Fahrzeug an seinen Bestimmungsort zu bringen. Schlechtes Wetter, Müdigkeit und Verkehrsbehinderungen können jedoch seinen Weg zum Kunden erschweren oder unmöglich machen. Nicht selten kommt es dabei zu Unfällen, die tödlich ausgehen können. Nach wie vor gehört der Arbeitsplatz Straße zu den gefährlichsten, die wir in unserer Gesellschaft kennen.

Gemäß dem Motto „Der Kunde ist König" ist bei diesen Tätigkeiten ein hohes Maß an Sozialkompetenz gefragt. Es wird darüber entschieden und mit viel Geschick verhandelt, wann entladen wird und ob die Ware anstandslos angenommen wird. Hierbei muss der Fahrer seine Interessen und die seines Unternehmens wahren – immer unter der Voraussetzung, dass er unbeschadet, auch bei widrigen Sichtverhältnissen, über das unbekannte Betriebsgelände des fremden Unternehmens gelangen konnte. Auf dem Weg zum nächsten Kunden sitzt er wieder in seinem Fahrzeug, das vielen Fahrern oft tagelang ein zweites Zuhause wird. Auch wenn es in der Kabine eng ist, findet man daher häufig ein Ambiente vor, in dem eine Reihe zusätzlicher Ausstattungselemente eine heimische Umgebung schaffen sollen. Das damit individualisierte Innere der Fahrerkabine erleichtert dem Fahrer schließlich für einige Zeit die Trennung vom sozialen Umfeld. Im günstigen Fall lässt ihm die Individualisierung noch ausreichend Sicht nach außen. In einer romantisierten Darstellung mancher Medien steht der „King of the road" im Vordergrund. Damit wird das Bild des scheinbar unabhängigen und von Alltagssorgen losgelösten Fahrers beschworen. Dieser Typ Fahrer ist heute eine Ausnahmeerscheinung. Just-in-time-Verkehre, bei denen es um Minuten geht, und GPS-Ortung – um nur zwei von zahlreichen transportoptimierenden Mitteln zu nennen – lassen in zunehmenden Maße die Fahrerromantik verblassen.

### Küstenfischer

Küstenfischerei wird meist von Familien betrieben. Vater und Sohn fahren genauso wie Cousin und Schwager gemeinsam zur See. Häufig finden sich die Betriebe direkt in Hafennähe, wenn sie nicht sogar schon Teil eines Hafens sind. Denn hier wird nicht nur der Fang angelandet, sondern auch veredelt, das heißt geräuchert und/oder verpackt, vermarktet und abtransportiert. Die Küstenfischerei kann oftmals nur weiter bestehen, wenn die Familie an der gesamten Wertschöpfungskette beteiligt ist. Das Geld, das auf dem Wochenmarkt mit dem geräucherten Aal verdient wird, muss wieder in den Erhalt des Kutters gesteckt werden. Ausbesserungen und Reparaturen werden, sofern das machbar ist, auch von den Familienmitgliedern durchgeführt. In der deutschen Küstenfischerei werden derzeit etwa 2.000 Fahrzeuge eingesetzt.

Bevor die Mannschaft in die küstennahen Gebiete aufbricht, muss sie nicht nur die politischen Rahmenbedingungen wie Fangzeiten- und Mengenbeschränkungen sowie Maschengrößen der Netze berücksichtigen, sondern auch die berufsspezifischen Anforderungen erfüllen (Neubauer, 2003). Es ist eine Vielzahl von Aufgaben zu bewältigen. Das Schiff und alle damit in Verbindung stehenden Maschinen werden bedient, gewartet und nötigenfalls repariert. Hinzu kommen die seemännischen Aufgaben und auch der Umgang mit dem Fang. Die Zusammenarbeit erfordert einen Teamgeist, der für die Arbeit auf See unerlässlich ist. Die körperliche Belastungshöhe und -dauer wird durch die jeweilige Fangmenge mitbestimmt. Mechanische Belastungen der Wirbelsäule und des gesamten Muskel-Skelett-Systems bei manueller Bergung von Netzen und Fanggeschirr müssen berücksichtigt werden. Zudem bestimmt das gesamte Umfeld des Schiffs auf See die Situation. Häufige Nässe und Kälte, Seegang, Schiffsbewegungen und Seeschlag beeinträchtigen die Arbeit an Deck. Gerade bei Berufsanfängern gibt es, verursacht durch einen Sturz vom Deck, die höchste Unfallhäufigkeit in der Fischerei (Neubauer, 2003). Die Rate tödlicher Unfälle in der Küstenfischerei ist im Vergleich zu den Landberufen erhöht. Eine hohe Ertrinkungsgefahr besteht bei einem Sturz in die See ohne Rettungsweste. Unfälle werden durch die beeinträchtigte Kommunikation auf dem Fangdeck begünstigt (Neubauer, 2003). Lüfter und Winden haben oftmals einen Lärmpegel über 85 dB(A) (Schalldruckpegel in Dezibel). Auch in diesem Beruf kommt es zu psychischen Belastungen, die auf dem Unternehmer an Bord lasten. Er trägt Verantwortung – zum einen für den Fangerfolg, zum anderen für die Sicherheit seiner Mannschaft. Die Arbeitszeit wird durch die Fischgründe und die Kapazität des Schiffs mitbestimmt. Das Private muss dem beruflichen Erfolg untergeordnet werden.

Die Tauglichkeitsvoraussetzungen für eine Tätigkeit als Fischer sind Bestandteil der „Seediensttauglichkeitsverordnung“ (SeeDTauglV). Eine dreijährige Ausbildung in einem Ausbildungsbetrieb und einer Berufsschule zum Fischwirt mit Schwerpunkt „Kleine Hochsee- und Küstenfischerei“ ist die Voraussetzung für den Berufseinstieg. Hinzu kommen noch nautische Befähigungszeugnisse für Fischereifahrzeuge, die sich nach Fahrzeuggröße und Fahrtgebiet gliedern. Das Mindestalter beträgt 18 Jahre, der Bewerber muss seediensttauglich sein und eine bestimmte Zeit im Deckdienst absolviert haben. Eine weitere Ausbildung zum Kapitän ist möglich, ebenso existieren zahlreiche sonstige Weiterbildungs- und Ausbildungsmöglichkeiten (Neubauer, 2003).

### Aussichten

Transportiert wird immer, bislang ist auch in Krisenzeiten noch nichts liegen geblieben. Allerdings folgt die Transportbranche grundsätzlich dem Verlauf der übrigen Wirtschaft, ohne sie selbst maßgeblich zu beeinflussen. Die Verkehrswirtschaft ist zukünftig gut aufgestellt, wenn sie klar erkennen kann, wohin neue Trends führen, und wenn sie den Nachwuchsmangel erfolgreich bekämpfen kann. Bei dieser Analyse ist der Arbeits- und Gesundheitsschutz frühzeitig zu berücksichtigen. Ein Beispiel ist der zunehmende Anteil älterer Arbeitnehmer. Hierfür müssen Rahmenbedingungen geschaffen werden, die „lebenslanges Lernen“ und ein „Arbeiten bis zur Altersrente“ ermöglichen. Der Arbeits- oder Verkehrsmediziner kann hierbei mit seiner fachlichen Expertise einen wertvollen Beitrag leisten. Mobilitätsszenarien der Zukunft werden heute entwickelt, auch um einer eingeschränkten Mobilität älterer Menschen entgegenzuwirken.

### Gesetze und Verordnungen

Eisenbahn-Bau- und Betriebsordnung (EBO)

Gesetz über Betriebsärzte, Sicherheitsingenieure und andere Fachkräfte für Arbeitssicherheit (Arbeitssicherheitsgesetz – ASiG)

Gesetz über die Durchführung von Maßnahmen des Arbeitsschutzes zur Verbesserung der Sicherheit und des Gesundheitsschutzes der Beschäftigten bei der Arbeit (Arbeitsschutzgesetz – ArbSchG)

Luftverkehrs-Zulassungs-Ordnung (LuftVZO)

Verordnung über den Bau und Betrieb der Stra-

ßenbahnen (Straßenbahn-Bau- und Betriebsordnung – BOStrab)
Verordnung über den Betrieb von Kraftfahrunternehmen im Personenverkehr (BOKraft)
Verordnung über den Schutz vor Schäden durch ionisierende Strahlen (Strahlenschutzverordnung – StrlSchV)
Verordnung über die Seediensttauglichkeit (Seediensttauglichkeitsverordnung – SeeDTauglV)
Verordnung zur arbeitsmedizinischen Vorsorge (ArbMedVV)
Verordnung zur Einführung der Rheinschiffsuntersuchungsordnung (RheinSchUEV, RheinSchUO)
Verordnung zur Zulassung von Personen zum Straßenverkehr (Fahrerlaubnis-Verordnung – FeV)

## DGUV-Regelwerk

BGF: Arbeitshilfe zur Durchführung von arbeitsmedizinischen Vorsorgeuntersuchungen bei fliegendem Personal, BGI 768, 2. Auflage 2003
BGF: Fahrzeugaufbereitung, BGI 5025, 2005
BG Verkehr: Gesundheitsschutz, Hygiene und arbeitsmedizinische Vorsorge in Abfallbehandlungsanlagen, BGI 5093, 2007
BG Verkehr: Unfallverhütungsvorschrift Fahrzeuge, BGV D29, 2000
DGUV: Maßnahmen zur Minderung der Lärmgefährdung bei der Abfallsammlung, GUV-I 8611, 2008
DGUV Grundsätze für arbeitsmedizinische Vorsorgeuntersuchungen, BGG 904
DGUV: Leitfaden für Betriebsärzte zur Durchführung des G 25 (DGUV Grundsatz „Fahr-, Steuer- und Überwachungstätigkeiten"), 2010

## Literatur

Blettner, M./Zeeb, H./Langner, I./Hammer, G. P.: Epidemiologische Studie beim fliegenden Personal der Deutschen Lufthansa und der LTU. In: Deutsches Ärzteblatt Jg. 99, Heft 51-52, 23.12.2002, S. A-3462–A-3469
European Agency for Safety and Health at Work: Osh in figures: Occupational safety and health in the transport sector – an overview, Luxembourg 2011
Evers, C./Auerbach K.: Verhaltensbezogene Ursachen schwerer Lkw-Unfälle. In: Berichte der Bundesanstalt für Straßenwesen (BASt), Unterreihe Mensch und Sicherheit, M 174, Bergisch Gladbach 2005, S. 1–39
Hedtmann, J./Felten, C./Boese, A./Mleczko, A.: Nutrition as an aspect of work-related health hazards to professional drivers. Tools for the application of European Directives on health at workplace. ISSA Symposium Proceedings, Athen 2003
Hedtmann, J./Harbeck, M.: Posttraumatic Stress Disorder (PTSD). In: Professional Drivers, Medizin und Mobilität, Kongressband, 2005
Hedtmann, J.: Verkehr. In: Petersen, J./Wahl-Wachendorf, A.: Praxishandbuch Arbeitsmedizin, Universum Verlag, Wiesbaden 2009
Langwieder, K./Sporner, A./Hell, W.: Struktur der Unfälle mit Getöteten auf Autobahnen im Freistaat Bayern im Jahre 1991, HUK-Verband, München 1994, S. 1–92
Müller, L.D./Drysch, K./Brehme, U./Dietz, K.: Schlafverhalten und Schläfrigkeit bei Lkw-Fernfahrern. In: Arbeitsmedizin Sozialmedizin Umweltmedizin 41. Jg., 10, 2006, S. 464–474
Neubauer, B.: Berufe der (Hoch-)Seefischerei in Arbeitsmedizin, Sozialmedizin und Umweltmedizin, Behörde für Umwelt und Gesundheit (Hrsg.), Stuttgart 2003
Verband Deutscher Verkehrsunternehmen (VDV): Leitlinien für die Beurteilung der Betriebsdiensttauglichkeit in Verkehrsunternehmen, VDV-Schriften 714, 2006
Wilhelm, B./Weeß, H.G./Binder, R.: Objektive Erfassung von Tagesschläfrigkeit bei deutschen Autofahrern. In: Arbeitsmedizin Sozialmedizin Umweltmedizin 38. Jg., 3, 2003, S. 122

## Internet

Allianz pro Schiene (Zahlen zum Schienengüterverkehr) www.allianz-pro-schiene.de → Güterverkehr → Bedeutung → Schienengüterverkehr Wirtschaftsstandort Deutschland
BG Verkehr www.bg-verkehr.de
Bundesverband der Deutschen Binnenschifffahrt (BDB) www.binnenschiff.de
Bundesverband Güterkraftverkehr, Logistik und Entsorgung (BGL) www.bgl-ev.de
Bundesvereinigung Logistik e. V. www.bvl.de
Kraftfahrt-Bundesamt (Download der Informationen über die Anzahl der Kleintransporter)

www.kba.de → Statistik → Fahrzeuge → Bestand → Größenklassen → Kleintransporter
Luftfahrt-Bundesamt (Informationen uber Anzahl der Luftfahrzeuge) www.lba.de →Presse- und Öffentlichkeitsarbeit → Statistiken → Statistik Luftfahrzeuge
Statistisches Bundesamt www.destatis.de
Verband Deutscher Reeder (VDR): Daten der deutschen Seeschifffahrt 2011 http://www.reederverband.de

Olaf Hagemeyer | Jürgen Bünger | Thomas Brüning

# Gefährdungen, Belastungen, Beanspruchungen

**Abstract**

Unter den verschiedenen Verkehrssystemen treten die meisten Unfälle im Straßenverkehr auf, wobei Lastkraftwagen (Lkw) überproportional viele Unfälle mit Todesfällen verursachen. Bei den Arbeitsunfällen ist der innerbetriebliche Verkehr als Unfallschwerpunkt anzusehen. Belastungen und Beanspruchungen durch Verkehrssysteme sind komplex und treten in der Regel als Mehrfachbelastungen auf. Gemeinsam sind ihnen körperliche und meist im Vordergrund stehende geistige Belastungen, aus denen Unfälle und Krankheiten resultieren. Die Analyse der Gefährdungsfaktoren zeigt ein großes Präventionspotenzial.

## Zahlen, Daten, Fakten

Der Handel mit begehrten Waren lässt sich seit Jahrtausenden nachweisen, Transport und Mobilität haben jedoch durch die industrielle Revolution und die bis heute nicht beendete technische Entwicklung von Verkehrsmitteln massiv zugenommen. Daten zur Transportleistung verschiedener Verkehrssysteme zeigen die *Tabellen 1 und 2.*

Deutschland hatte im Jahr 2009 81,8 Millionen Einwohner. Am 1. Januar 2011 waren 50,9 Millionen Kraftfahrzeuge und Anhänger zum Straßenverkehr zugelassen (Statistisches Bundesamt, 2011).

Hinter diesen nüchternen, wenngleich beeindruckenden Zahlen verbirgt sich eine der wesentlichen Quellen unserer hohen Lebensqualität. Verkehr hat aber auch eine Schattenseite: Im Zusammenspiel von Mensch und Maschine treten Unfälle mit materiellen Schäden und mit Personenschäden auf.

Hieraus erwuchsen allein der Kraftfahrzeughaftpflichtversicherung Kosten in Höhe von mindestens 11,8 Milliarden Euro im Jahr 2009 (Gesamtverband der Deutschen Versicherungswirtschaft, 2011). Die volkswirtschaftlichen Kosten für Straßenverkehrsunfälle im Jahr 2009 werden auf 30,5 Milliarden Euro beziffert, wobei hiervon 13,3 Milliarden Euro auf Personenschäden entfielen (Bundesanstalt für Straßenwesen, 2011).

Dem Statistischen Bundesamt sind folgende Unfallzahlen mit Personenschäden durch polizeilich gemeldete Unfälle bekannt geworden *(siehe Tab. 3):*

| Verkehrsmittel | Beförderungsmenge (1.000 t) | Beförderungsleistung (Mill. km) |
|---|---|---|
| Straßengüterverkehr | 3.107.100 | 427.300 |
| See- und Binnenschifffahrt | 463.379 | 55.652[1)] |
| Eisenbahn | 312.087 | 95.834 |
| Luftverkehr | 3.398 | keine Angabe |

1) Nur Binnenschifffahrt

**Tab. 1: Verkehrsleistung: Transportleistung verschiedener Verkehrssysteme im Güterverkehr im Jahr 2009** (Quelle: Statistisches Bundesamt, 2011)

| Verkehrsmittel | Beförderte Personen (in Millionen) |
|---|---|
| Motorisierter Individualverkehr | 57.128 |
| Linienverkehr (Bus, Straßenbahn)[1)] | 8.923 |
| Eisenbahn[1)] | 2.323 |
| Luftverkehr | 159 |
| Gelegenheitsverkehr (Bus) | 83 |

1) Ohne Kleinunternehmen

**Tab. 2: Personenbeförderung in Deutschland im Jahr 2009** (Quelle: Statistisches Bundesamt, 2011)

| | 2007 | 2008 | 2009 | 2010 |
|---|---|---|---|---|
| Unfälle (auch ohne Personenschaden) | 2.335.005 | 2.293.663 | 2.313.453 | 2.398.414 |
| Verunglückte insgesamt davon: | 436.368 | 413.524 | 401.823 | 374.818 |
| Getötete | 4.949 | 4.477 | 4.152 | 3.648 |
| Schwerverletzte | 75.443 | 70.644 | 68.567 | 62.620 |
| Leichtverletzte | 355.976 | 338.403 | 329.104 | 308.550 |

**Tab. 3: Unfälle und Verunglückte im Straßenverkehr** (Quelle: Statistisches Bundesamt, 2011)

Die verschiedenen Verkehrsmittel sind an diesem Unfallgeschehen ungleichmäßig beteiligt (*siehe Tab. 4;* hinsichtlich der Unfallschwere siehe auch: Lefering, 2010).

| Verunglückte durch Unfälle mit | 2006 | 2007 | 2008 | 2009 |
|---|---|---|---|---|
| Pkw (als Insassen) davon | 240.563 | 244.145 | 226.968 | 223.462 |
| Getötete | 2.683 | 2.624 | 2.367 | 2.110 |
| Zweirädern insgesamt: | 130.776 | 135.304 | 132.272 | 126.081 |
| davon Fahrräder davon: | 77.054 | 79.004 | 79.423 | 75.797 |
| Getötete | | 435 | 456 | 462 |
| Schwerverletzte | | 14.701 | 14.399 | 14.182 |
| Leichtverletzte | | 63.878 | 64.568 | 61.153 |
| davon Motorräder davon: | 34.332 | 34.802 | 30.640 | 30.370 |
| Getötete | | 807 | 656 | 650 |
| Schwerverletzte | | 10.742 | 9.506 | 9.689 |
| Leichtverletzte | | 23.253 | 20.478 | 20.031 |
| davon Mofas, Mopeds davon: | 19.390 | 21.498 | 22.209 | 19.914 |
| Getötete | | 100 | 110 | 99 |
| Schwerverletzte | | 4.138 | 4.187 | 3.708 |
| Leichtverletzte | | 17.260 | 17.912 | 16.107 |
| Güterkraftfahrzeugen davon: | 49.257 | 48.757 | 46.279 | 43.081 |
| Getötete | 1.197 | 1.095 | 1.004 | 890 |
| Schwerverletzte | 8.808 | 8.476 | 7.992 | 7.207 |
| Leichtverletzte | 9.630 | 9.853 | 9.053 | 8.428 |
| Fußgängern davon: | 33.840 | 34.428 | 33.356 | 32.182 |
| Getötete | 710 | 695 | 653 | 591 |
| Bussen davon: | 8.953 | 8.335 | 8.669 | |
| Getötete | 101 | 78 | 68 | |
| Insassen | 5.252 | 5.005 | 5.235 | |
| davon: Getötete | 5 | 4 | 3 | |
| Straßenbahnen dabei: Verletzte davon: | 1.499 | 1.412 | 1.423 | |
| Fahrgäste | 581 | 528 | 531 | |
| Bahnbedienstete | 97 | 113 | 67 | |
| Sonstige Personen | 821 | 771 | 825 | |
| Straßenbahnen dabei: Getötete davon | 49 | 43 | 42 | |
| Fahrgäste | 2 | 1 | 0 | |
| Bahnbedienstete | 0 | 1 | 0 | |
| Sonstige Personen | 47 | 41 | 42 | |

**Tab. 4: Verunfallte Personen im Straßenverkehr nach Fahrzeugart und Unfallschwere**
(Quelle: Statistisches Bundesamt, 2008, 2009, 2010, 2011)

Die Daten geben nur die Zahl der polizeilich erfassten Unfälle wieder, sodass eine Dunkelziffer anzunehmen ist (Hautzinger, 1993). Die Anzahl der verunfallten Fußgänger kann in den angegebenen Unfallzahlen von Güterkraftfahrzeugen enthalten sein.

Insgesamt sind die Benutzer von Pkw am meisten betroffen. Dieses ist in Anbetracht der Zahl der Pkw und ihrer intensiven Nutzung nicht erstaunlich. Auch die Zahl der Fahrradunfälle ist groß, allerdings werden gerade die vielen Fahrradfahrer nicht durch technische Maßnahmen vor Körperschäden geschützt. Während die meisten Fahrradunfälle nur zu leichten Verletzungen führen und Unfälle mit Todesfolge bei Pkw-Benutzung am häufigsten sind, werden durch Güterkraftfahrzeuge überproportional viele Todesfälle verursacht.

Im Vergleich zum Straßenverkehr sind die anderen Verkehrsträger deutlich seltener durch Personenunfälle belastet *(siehe Tab. 5 und 6)*:

| | 2006 | 2007 | 2008 | 2009 |
|---|---|---|---|---|
| Unfälle mit Personenschaden<br>dabei: | 622 | 622 | 540 | 524 |
| Verletzte<br>davon: | 750 | 689 | 600 | 595 |
| Reisende und Bahnbetriebsangehörige | 435 | 364 | 348 | 353 |
| Bahnfremde | 325 | 325 | 252 | 242 |
| Getötete<br>davon: | 186 | 200 | 182 | 185 |
| Reisende und Bahnbetriebsangehörige | 10 | 16 | 10 | 8 |
| Bahnfremde | 176 | 184 | 172 | 177 |

**Tab. 5: Personenschäden im öffentlichen Eisenbahnverkehr** (Quelle: Statisches Bundesamt, 2010)

| | 2007 | 2008 | 2009 | 2010 |
|---|---|---|---|---|
| Unfälle gesamt<br>dabei: | 127 | 115 | 85 | 95 |
| Verletzte[1)] | 187 | 151 | 149 | keine Angabe |
| Schwerverletzte | 30 | 17 | 18 | 29 |
| Getötete | 47 | 34 | 27 | 20 |

1) vgl. Vorndran, 2010

**Tab. 6: Unfälle und Personenschäden im Luftverkehr** (Quelle: Bundesstelle für Fluguntersuchung, 2010 (1), 2010 (2); Vorndran, 2010). Angaben ohne Reisemotorsegler, Segelflugzeuge, Freiballone und sonstige Luftfahrzeugarten

Im Jahr 2009 wurde bei 875 Suiziden die Eisenbahn missbraucht (Eisenbahn-Bundesamt, 2010).

Im Flugverkehr gibt es die höchsten Unfall- und Verletztenzahlen bei Flugzeugen bis zwei Tonnen Gewicht, größere Flugzeuge sind sicherer. Für den Schiffsverkehr liegen seit 1999 keine bundesweiten Unfallstatistiken mehr vor, in der Literatur wird ein erhöhtes Unfallrisiko beschrieben (Oldenburg u.a., 2010).

Arbeitsunfälle und Berufskrankheiten stellen Versicherungstatbestände der gesetzlichen Unfallversicherung dar *(siehe Tab. 7 und 8)*.

| | 2005 | 2006 | 2007 | 2008 | 2009 |
|---|---|---|---|---|---|
| **Straßenverkehr** | | | | | |
| Meldepflichtige Unfälle | 142.334 | 137.786 | 129.222 | 134.068 | 127.175 |
| Neue Unfallrenten (nur BG*) | 5.400 | 5.141 | 4.773 | 4.443 | 4.293 |
| Getötete | 750 | 770 | 667 | 591 | 463 |
| **Luftverkehr** | | | | | |
| Meldepflichtige Unfälle | 2.003 | 3.665 | 3.755 | 1) | 1) |
| Neue Unfallrenten (nur BG) | 116 | 19 | 21 | 1) | 1) |
| Getötete | 25 | 1 | 1 | 1) | 1) |
| **Schiffsverkehr** | | | | | |
| Meldepflichtige Unfälle | 804 | 806 | 544 | 1) | 1) |
| Neue Unfallrenten (nur BG) | 14 | 36 | 19 | 1) | 1) |
| Getötete | 3 | 6 | 4 | 1) | 1) |
| **Innerbetrieblicher Verkehr** | | | | | |
| Meldepflichtige Unfälle | 223.996 | 225.022 | 226.038 | 227.539 | 203.826 |
| Neue Unfallrenten (nur BG) | 4.469 | 4.436 | 4.155 | 4.130 | 4.099 |
| Getötete | 155 | 168 | 142 | 146 | 116 |

* Berufsgenossenschaften
1) Wegen einer Umstellung des Kodierschlüssels liegen keine direkt vergleichbaren Daten vor.

**Tab. 7: Das verkehrsbedingte Arbeitsunfallgeschehen (Arbeits- und Wegeunfälle) 2005 bis 2009** (Quelle: Standke, 2011)

| Berufskrankheit | Straßenverkehr | Schienenverkehr | Schiffsverkehr | Flugverkehr | Innerbetrieblicher Verkehr |
|---|---|---|---|---|---|
| 1201 Kohlenmonoxid | 1 | | | | 1 |
| 1202 Schwefelwasserstoff | 1 | | | | |
| 1301 Aromatische Amine | 4 | | | 1 | 2 |
| 1302 Halogenkohlenwasserstoffe | 1 | | | | |
| 1303 Benzol | 9 | | | 5 | 1 |
| 1305 Schwefelkohlenstoff | 1 | | | | 1 |
| 1312 Säuren (Zähne) | 1 | | | | |
| 1315 Isocyanate | 2 | | | | |
| 1317 Organische Lösungsmittel | 2 | | | | |
| 1318 Benzol, Blut und lymphatisches System | 1 | | 1 | 2 | |
| 2101 Sehnenscheiden | | | | 1 | |
| 2102 Meniskusschäden | | 5 | | | 1 |
| 2103 Vibration (Druckluftwerkzeuge) | 1 | | | | 7 |
| 2104 Vibration (Hände) | 1 | | | | 1 |
| 2105 Schleimbeutel | | | | | 1 |
| 2108 Lendenwirbelsäule, Heben und Tragen | 56 | 1 | | | 9 |
| 2110 Lendenwirbelsäule, Ganzkörperschwingungen | 15 | | | | 20 |
| 2301 Lärm | 370 | 42 | 16 | 127 | 954 |
| 2402 Ionisierende Strahlen | 3 | 31 | | 1 | 2 |

| Berufskrankheit | Straßen-verkehr | Schienen-verkehr | Schiffs-verkehr | Flugverkehr | Inner-betrieblicher Verkehr |
|---|---|---|---|---|---|
| 3101 Infektions-krankheiten | 1 | 1 | | 1 | 1 |
| 3102 Zoonosen | 9 | 1 | | 2 | 9 |
| 3104 Tropen-krankheiten | 1 | | | 4 | 5 |
| 4101 Silikose | 8 | 4 | | | 13 |
| 4102 Siliko-Tuberkulose | | | | | 1 |
| 4103 Asbestose | 79 | 6 | 12 | 75 | 66 |
| 4104 Lungen-/Kehl-kopfkrebs, Asbest | 38 | 3 | 6 | 24 | 26 |
| 4105 Mesotheliom, Asbest | 63 | 7 | 5 | 24 | 32 |
| 4110 Kokerei-rohgase | | | | | 3 |
| 4111 Bronchitis/ Emphysem der Bergleute | | 1 | | | 1 |
| 4112 Lungenkrebs, Quarz | | | | | 3 |
| 4201 Alveolitis | 4 | | | | |
| 4301 Atemwegs-erkrankung allergisch | 17 | | 1 | | 2 |
| 4302 Atemwegs-erkrankung toxisch | 4 | | | | 2 |
| 5101 Hautkrank-heiten | 146 | 3 | | 3 | 75 |
| 5102 Hautkrebs | 1 | | | | |
| § 9 Abs. 2 SGB VII | 2 | 5 | 3 | | 2 |

**Tab. 8: Anerkannte Fälle von Berufskrankheiten mit und ohne Rente in verschiedenen Verkehrssystemen im Zeitraum 2005 bis 2009, Männer und Frauen** (Quelle: Butz, 2011)

Neben Berufskrankheiten, die nur in Einzelfällen anerkannt wurden, führt *Tabelle 8* auch Erkrankungen auf, die auf frühere, heute nicht mehr mögliche Expositionen zurückzuführen sind (Asbest, ionisierende Strahlung durch den Uranerzabbau in der DDR) oder die wegen verbessertem Arbeitsschutz heute nicht mehr zu erwarten sind (Silikose). Andere Erkrankungen sind nach wie vor aktuell (z.B. Lärmschwerhörigkeit und Hauterkrankungen).

**Belastung und Beanspruchung**

Beim Bewegen aller Verkehrsmittel handelt es sich um Interaktionen von Mensch und Maschine: Der Mensch steuert ein Fahrzeug, wobei er Informationen aufnimmt, sie verarbeitet und reagiert. Fahr- und Steuertätigkeit ist mit körperlicher und geistiger Belastung gekoppelt.

Zwar sollte im Mensch-Maschine-System die Maschine möglichst dem Menschen angepasst werden, aber auch optimale ergonomische Bedingungen können noch körperliche Belastungen verursachen (siehe Kap. „Bedienergonomie").

Zur Bedienung von Fahrzeugen muss der Mensch eine bestimmte Körperposition einnehmen. Vermehrtes Sitzen kann einen Bewegungsmangel zur Folge haben. Bedeutung erlangt Bewegungsmangel bei Piloten und Berufskraftfahrern, die hierüber gehäuft klagen (Evers, 2010). Zu wenig Bewegung ist ein Risikofaktor für Erkrankungen der Wirbelsäule, der Muskulatur, des Kreislaufs und des Stoffwechsels (Marcinkiewicz/Szosland, 2010). Die durchschnittliche Dauer der Arbeitsunfähigkeit von Kraftfahrzeugführern betrug 2005 überdurchschnittlich lange 18 Tage, wobei die führenden Gründe der Arbeitsunfähigkeit Stoffwechsel-, Muskel-Skelett-, Kreislauferkrankungen und Erkrankungen des Verdauungssystems waren (Michaelis, 2008).

In allen Fahrzeugen treten Schwingungen auf, die zum Teil zu relevanten Belastungen führen. Während – unter Berücksichtigung der Körperposition – für Traktoren, verschiedene Baumaschinen und Busse die Vibrationseinwirkung hoch sein kann und bei Lkw und Pkw eher im mittleren Bereich liegt, ist sie bei Motorrädern eher gering (Raffler u.a., 2010; Hauptverband der gewerblichen Berufsgenossenschaften, 2006). Präventiv werden Federungskonstruktionen der Sitze verbessert. Als Berufskrankheit können schwingungsbedingte Bandscheibenschäden der Lendenwirbelsäule anerkannt werden *(siehe Tab. 8)*.

Das Muskel-Skelett-System kann bei Berufskraftfahrern durch Ladetätigkeiten, bei Motorradfahrern durch Haltearbeit bei höheren Geschwindigkeiten und im Eisenbahn-, Flug- und Schiffsverkehr durch unterschiedlichste Tätigkeiten belastet werden.

Sorgfältiger Ladetätigkeit kommt wegen häufiger Unfälle durch nicht ausreichend gesicherte Ladung (etwa 13% aller Lkw-Unfälle) besondere Bedeutung zu (Tischendorf, 2007). Physikalische Gesetze lassen sich auch durch den (scheinbar) cleversten Mitarbeiter nicht ausschalten. Nur Kenntnisvermittlung und das Beachten von Grundregeln helfen (www.risiko-raus.de).

Nicht zu unterschätzen ist der Lärm, dem Berufskraftfahrer ausgesetzt sein können. In vielen Fällen stört er schon bei niedrigen Schallpegeln und stellt eine psychomentale Belastung dar (z.B. bei Flugbegleitern und Busfahrern). Beim Überschreiten der Grenzwerte können irreversible Schädigungen des Innenohrs zur Lärmschwerhörigkeit führen, zum Beispiel beim Bedienen eines Ladekrans und mehrstündigen Ladetätigkeiten, beim Entladen von Tankfahrzeugen oder beim Bedienen von Rüttlern auf Baustellen (Berufsgenossenschaft für Transport und Verkehrswirtschaft, 2011). Bei Berufskraftfahrern ist die Lärmschwerhörigkeit die häufigste Berufskrankheit *(siehe Tab. 8)*.

Eine weitere physikalische Einwirkung ist die Temperatur. Zwischen 1995 und 2002 starben in den USA 171 Kinder im Alter bis zu fünf Jahren an Hitzschlag im Auto (Guard/Gallagher, 2005). Auch bei unseren Witterungsbedingungen muss mit Hitzebelastung gerechnet werden, denn schon bei Außentemperaturen von 22 bis 35 Grad Celsius kann die Innenraumtemperatur infolge Sonneneinstrahlung um bis zu 40 Grad Celsius steigen (McLaren u. a., 2005). Erhöhte Unfallzahlen bei höheren Fahrzeuginnenraumtemperaturen sind auch in Deutschland belegt (siehe Kap. „Klima und Luftqualität").

Fliegen in großen Höhen ist nur unter Verwendung einer druckdichten Kabine möglich, wobei vor dem Start ein Drucktest erfolgt und der Kabinendruck während des Fluges erniedrigt wird. Insgesamt resultieren deutliche Druckschwankungen (siehe BGI 768-2). Der erniedrigte Kabinendruck bedingt auch einen verminderten Sauerstoffpartialdruck. Langstreckenflüge gehen mit einer zusätzlichen Strahlenbelastung einher. Dass diese aber zu gesundheitlichen Auswirkungen führt, ist derzeit noch nicht belegt (Blettner u. a., 2002).

Durch Exposition gegenüber biologischen und chemischen Stoffen können ebenfalls körperliche Belastungen verursacht werden. Wohl eher kasuistische Bedeutung haben Schimmelpilzbefall (z. B. der Klimaanlage) und Allergien durch Kunststoffmaterialien (Taketomi u. a., 2006; Wurps/Merk, 2010). In der Luft in Innenräumen von Kraftfahrzeugen können verschiedene organische Verbindungen sowie Feinstaub nachgewiesen werden, wobei die Konzentration dieser Stoffe von Lüftungsverhältnissen und dem Einsatz von Klimaanlagen bestimmt wird (Fedoruk/Kerger 2003; Gabrio/Köngeter, 2011; Vonberg u. a., 2010). Inwieweit aus diesen Belastungen eine Gesundheitsgefahr resultiert, ist unklar. Hingegen können Kraftstoffe, die früher erhebliche Benzolgehalte hatten, und zahllose transportierte Güter zu Erkrankungen führen. Bei Berufskraftfahrern wird ein erhöhtes Lungen- und Blasenkrebsrisiko beschrieben, wobei aber die hohe Raucherprävalenz in dieser Berufsgruppe zu berücksichtigen ist (Birdsey u. a., 2010).

Der Luft in Flugzeugkabinen werden zum Teil Pestizide zugesetzt, um das Einschleppen unerwünschter Krankheitsvektoren zu verhindern. Begasungen von Containern erfolgen aus dem gleichen Grund (siehe TRGS 512). Während aber nur einzelne Intoxikationen durch den Pestizideinsatz in Flugzeugen in der Literatur diskutiert werden, lagen den deutschen Giftinformationszentren bis zum Jahr 2008 71 Intoxikationsfälle (meist durch Methylbromid) infolge des Umgangs mit begasten Containern vor (Sutton u. a., 2007; Hahn/Meyer, 2008). Wichtig ist, dass eine mögliche Gefährdung bei allen Personen besteht, die mit den begasten Containern in Kontakt kommen.

Bei den Verkehrsberufen stellen Hauterkrankungen zahlenmäßig bedeutsame Berufskrankheiten dar *(siehe Tab. 8)*. Den überwiegend toxisch-irritativen Ekzemen liegt ein Umgang mit zahlreichen hautbelastenden Gefahrstoffen zugrunde (z. B. Kraftstoffe, Hydraulik- und Kühlflüssigkeiten oder transportierte hautgefährdende Gefahrstoffe). Unter Umständen kann die Haut auch durch natürliches UV-Licht belastet werden, wodurch ein zusätzliches Krebsrisiko entstehen kann (Schmalwieser u. a., 2010).

Auslandsaufenhalte bedingen besondere Belastungen. Neben den klimatischen Umgebungsbedingungen (und Innenraumbedingungen in Schiffen, insbesondere im Maschinenraum), höherer UV-Exposition sowie Zeitumstellungen besteht ein erhöhtes Infektionsrisiko. Im Flugverkehr sind Flugbegleiter gehäuft von Infekten der oberen Atemwege infolge des Passagierkontakts und der trockenen Kabinenluft betroffen (Whelan u.a., 2003). Besatzungsmitglieder von Seeschiffen werden darüber hinaus auch von impfpräventablen Erkrankungen betroffen (Oldenburg u.a., 2010). Malaria stellt – unabhängig von der konkreten Berufstätigkeit – in vielen tropischen Ländern ein beachtenswertes Risiko dar.

Neben körperlichen sind die psychomentalen Belastungen von erheblicher Bedeutung. Jeder Verkehrsteilnehmer nimmt ununterbrochen Informationen auf (vornehmlich visuell), verarbeitet sie und reagiert zum Teil in Sekundenschnelle.

Die Informationswahrnehmung im Verkehr erfolgt überwiegend visuell, weshalb ausreichendes Sehvermögen eine Grundvoraussetzung für das Führen eines jeden Fahrzeugs ist (siehe Kap. „Kraftfahreignung"). Verminderte Sehkaft oder – subjektiv eher wahrgenommen – eingeschränkte Sichtverhältnisse wegen Dunkelheit, Regen, Nebel oder anderer Umstände belasten den Fahrzeugführer und erhöhen das Unfallrisiko.

Ein ausgewogenes Maß an Reizen wird von jedem Menschen für sein Wohlbefinden benötigt, Monotonie kann aber ebenso belasten wie eine Reizüberforderung (siehe Kap. „Bedienergonomie").

Monotonie im Straßenverkehr setzt gleichförmige Umweltbedingungen, eingeschränkte Handlungsoptionen sowie aversiv wahrgenommene Situationen voraus und kann alle Kraftfahrzeugfahrer betreffen (Reitter, 2000). Monotones Fahren ermüdet. Reizüberflutung und Überforderung betrifft vielfach Kinder im Straßenverkehr, aber auch Autofahrer (Limbourg, 2001).

Während der private Kraftfahrzeugfahrer oft die Fahrt zu einer Zeit durchführen kann, in der er ausreichend erholt ist, ist dies bei Berufskraftfahrern im Güterfernverkehr nicht immer möglich (Landesgesundheitsamt Baden-Württemberg, 2008).

Die legale Lenkzeit beträgt 12 Stunden, wird aber in vielen Fällen überschritten.

Bei einer Befragung von knapp 13.000 Lkw-Fahrern gaben 50 Prozent an, häufig oder meistens nachts zu arbeiten.

Zwei Drittel der Fahrer übernachten in ihren Fahrzeugkabinen (Ausstattung?), oft tagsüber und an Autobahnen, wo Lärmbelastung besteht. Erholsamer Schlaf ist unter diesen Bedingungen kaum zu erwarten.

Bei Busfahrern, Lokführern und Piloten führen lange und unregelmäßige Arbeitszeiten und nächtliche Arbeit zu Müdigkeit (Geissler u.a., 2010; Niederl, 2007). Darüber hinaus gibt es weitere Ursachen von Tagesschläfrigkeit (siehe Kap. „Tagesschläfrigkeit"). An dieser Stelle soll lediglich erwähnt werden, dass in Studien bis zu 24 Prozent berufstätiger Männer Symptome des Schlaf-Apnoe-Syndroms zeigten (Robert Koch-Institut, 2005). Diese Erkrankung ist nicht nur häufig, sondern – für Berufskraftfahrer besonders relevant – ihr wichtigster Risikofaktor ist das Übergewicht (Moreno u.a., 2004). Müdigkeit ist eine relevante Unfallursache: Bei bis zu 20 Prozent aller Verkehrsunfälle wird Müdigkeit als wesentliche Ursache angesehen (Thoren/Gundel, 2003; Robb u.a., 2008).

Störungen von Konzentration und Vigilanz können durch weitere Ursachen hervorgerufen werden, zum Beispiel durch schlechtes Sehvermögen, ungeeignete Nahrungszufuhr, Nebentätigkeiten und psychosoziale Belastungssituationen.

Zu den beliebtesten Nebentätigkeiten zählt die Handybenutzung. Zweifellos führt Handybenutzung nicht nur bei Kraftfahrern, sondern auch bei Radfahrern und Fußgängern vermehrt zu Unfällen (De Waard, 2010; Nasar u.a., 2008; Neider, 2010). Das Ausmaß der Nebentätigkeiten kann bei Berufskraftfahrern erheblich sein: Anrufe des Logistikers, Dokumentieren und Routenplanung fallen an. Nebentätigkeiten werden nicht immer freiwillig durchgeführt, es ist eher von einer Fremdbestimmung auszugehen: Zeit- und Termindruck und ungünstige Routenpläne werden häufig von Berufskraftfahrern als Belastungen beklagt (Michaelis, 2008).

Auch schwierige Fahrsituationen, aggressive Verkehrsteilnehmer, die Wetterverhältnisse und Umgebungsbelastungen, Lärm und die Lichtverhältnisse werden als Belastungen angesehen (Evers, 2010). Im Flugverkehr sind aggressive Passagiere ein zunehmendes Problem, im Eisenbahnverkehr werden Lokführer insbesondere durch Eisenbahnsuizide traumatisiert und auch in der Seeschifffahrt ist die psychosoziale Belastung erheblich (Oldenburg, 2008).

Die Summe aus vermeidbaren und nicht vermeidbaren Belastungen führt zu negativem Stress, welcher das Risiko für verschiedene Erkrankungen erhöht (Pedrosa Gil, 2005): Bluthochdruck, Gefäß- und Herzerkrankungen, Durchblutungsstörungen des Gehirns, Stoffwechselveränderungen, Diabetes mellitus, Übergewicht und psychische Erkrankungen sollen hier beispielhaft genannt werden. Die überwiegende Zahl der Verkehrsteilnehmer empfindet verkehrsbedingten Stress: Drei Viertel aller Pkw-Fahrer fühlen sich zumindest „ab und zu" gestresst und bei Motorradfahrern konnten körperliche Stressreaktionen nachgewiesen werden (Bartl/Hager, 2006; Institut für Zweiradsicherheit, 2008). Von krankmachender Bedeutung ist negativer Stress sicherlich bei Berufskraftfahrern im Transportwesen (Evers, 2010). In dieser Berufsgruppe treten Hypertonie, Herz-Kreislauf-Erkrankungen und Rückenschmerzen sowie verschiedene Krebserkrankungen gehäuft auf (Michaelis, 2008). Auch die oben erwähnten Risikofaktoren Bewegungsmangel sowie Fehlernährung sind mit ursächlich für diese Erkrankungen.

Stress kann auch zu Unfällen führen. 2009 wurde ein menschliches Fehlverhalten 394.397-mal als (Mit-)Unfallursache bei Unfällen mit Personenschaden festgestellt (Statistisches Bundesamt, 2010). Das Auftreten von Fehlern ist natürlich von den individuellen Ressourcen bestimmt, aber auch bei gut trainierten Flugzeug-Piloten zeigt sich ein Anstieg der Fehlerrate in Abhängigkeit von der psychischen Belastung (Brunhofer, 2005).

Die Verarbeitung von Belastungen ist von den individuellen Möglichkeiten einer Persönlichkeit abhängig. Es handelt sich daher bei diesen arbeitsbedingten Erkrankungen nicht um ein grundsätzlich schicksalhaftes Geschehen, das der Prävention nicht zugänglich wäre: Piloten klagen zum Beispiel über Bewegungsmangel und sind durch ungünstige Schichtpläne belastet, zeigen aber eine niedrige Prävalenz von Übergewicht und Rauchen (Niederl, 2007). Vermutlich induzieren die regelmäßigen medizinischen Untersuchungen und der Zwang zum Erhalt der Flugtauglichkeit Konsequenzen bezüglich des Umgangs mit vermeidbaren Risikofaktoren (Blettner u.a., 2002).

Auch zur Vermeidung von Müdigkeit, zur Aufmerksamkeitssteigerung und zum Stressabbau werden Kaffee, Zigaretten, Alkohol, Medikamente und Drogen konsumiert (Helmert/Borgers, 1998; Nolle, 2005; Michaelis, 2008) (siehe Kap. „Psychotrope Substanzen“). Alkoholbedingte Unfälle werden vornehmlich von männlichen Pkw-Fahrern im Alter bis zu 55 Jahren verursacht. Diese Unfälle treten besonders am Wochenende auf. 2008 wurden 22.175 Menschen bei alkoholbedingten Straßenverkehrsunfällen verletzt und 440 Menschen getötet (Statistisches Bundesamt, 2009). Etwa 1.400 Verunfallte waren 2007 bei drogenbedingten Unfällen zu verzeichnen, 54 Menschen wurden getötet (Bund gegen Alkohol und Drogen im Straßenverkehr, 2011).

Bedingt durch die hohen Mobilitätsanforderungen und die häufige Abwesenheit vom Wohnort können Berufskraftfahrer Ärzte nur schwer und nicht regelmäßig aufsuchen (Schmucker u.a., 2011). Dieser Zustand unzureichender medizinischer Versorgung kann gerade bei dieser hoch belasteten Berufsgruppe nicht zufriedenstellen, aber auch die hohe Sterblichkeit durch Herz-Kreislauf-Erkrankungen in der Seeschifffahrt erfordert bessere (telemedizinische) Versorgung.

In ihren Ressourcen begrenzt sind von Natur aus Kinder und alte Menschen. Während Kinder leicht ablenkbar sind und Verkehrssituationen noch nicht richtig einschätzen können, sind alte Menschen durch altersbedingte körperliche und geistige Involution sowohl bei der Informationsaufnahme, ihrer Verarbeitung und in der Schnelligkeit der Reaktionen eingeschränkt. Fahrinformationssysteme können ältere Menschen überfordern (Winkler u.a., 2010). Eine hohe Unfallgefährdung ist in beiden Altersgruppen nachweisbar.

**Eine besondere Gefahrensituation: innerbetrieblicher Verkehr**

Innerbetrieblicher Verkehr betrifft jedes Unternehmen, die Unfallzahlen im innerbetrieblichen Verkehr sind hoch *(siehe Tab. 7)*. Etwa ein Fünftel aller Arbeitsunfälle sind dem innerbetrieblichen Verkehr zuzuordnen. Häufige Unfallauslöser sind:

- Unsichere Fußböden
- Der Transport von Lasten mit der Hand, Rollwagen oder Gabelstaplern
- Paletten
- Die Benutzung von Lkw (Süssner, 2010)

Unfallträchtige Tätigkeiten im Betrieb sind:

- Umgang mit Lkw (Ladetätigkeit, Rangieren)
- Wege
- Materialtransport auf Baustellen
- Umgang mit Gabelstaplern und mit handgeführten Flurförderfahrzeugen. Gabelstapler und Lkw führen zu vielen schweren und tödlichen Unfällen

Unfälle können oft durch technische Maßnahmen verhindert werden: Die Ausweisung und Gestaltung von Verkehrs- und Transportwegen ist in Betrieben durch Vorschriften geregelt, an unübersichtlichen Stellen kann durch technische Maßnahmen Gefahrenminderung betrieben werden. Die Sichtverhältnisse sind auch beim Rückwärtsfahren von Lkw eingeschränkt, durch Einweisung kann die Gefahr gemindert werden.

Menschliches Fehlverhalten wird bei der Hälfte aller tödlichen Unfälle als Unfallursache angesehen. Zum Fehlverhalten zählen hierbei unter anderem unsachgemäßer Gebrauch von Arbeitsmaschinen und der Aufenthalt im Gefahrenbereich. Menschliches Verhalten hat Ursachen: Mit Transportaufgaben werden meist wenig qualifizierte Mitarbeiter beauftragt, gleichwohl sind die Anforderungen an die Wahrnehmung möglicher Gefahren in diesem Bereich hoch (siehe Kap. „Gefährdungsbeurteilung"). Mitarbeiter müssen nun nicht nur eine Vielzahl von Gefahrensituationen kennen, sondern sie müssen auch neue Gefahrensituationen aus geänderten Betriebsabläufen ableiten. Wird eine Gefahr hierbei nicht wahrgenommen oder nicht für relevant erachtet, kommt es zu riskantem Verhalten. Natürlich spielen auch die oben dargestellten Faktoren wie Müdigkeit, Zeitdruck, Stress und Ablenkungen eine Rolle und führen zu mangelnder Konzentration, welche ebenfalls riskantes Verhalten bedingen kann.

### Regeln und Informationen

BGI 649: Ladungssicherung auf Fahrzeugen

BGI 768-2: Arbeitshilfe zur Durchführung von arbeitsmedizinischen Vorsorgeuntersuchungen bei fliegendem Personal (Cockpit)

TRGS 512 Begasungen

### Literatur

Bartl, G./Hager, B.: Unfallursachenanalyse bei Pkw-Lenkern, Institut Gute Fahrt (Hrsg.), Wien 2006

Berufsgenossenschaft für Transport und Verkehrswirtschaft: Transport von Stückgut – Kraftfahrer. http://www.bg-verkehr.de (7.7.2011)

Birdsey, J./Alterman, T./Li, J. u.a.: Mortality among members of a truck driver trade association. In: American Association of Occupational Health Nurses Journal 58, 2010, S. 473–480

Blettner, M./Zeeb, H./Langner, I. u.a.: Epidemiologische Studie beim fliegenden Personal der Deutschen Lufthansa und der LTU. In: Deutsches Ärzteblatt 99, 2002, S. A3462-3469

Brunhofer, F.: Die Belastungs-Beanspruchungssituation bei Langstreckenpiloten: eine empirische Studie von Belastungs- und Beanspruchungsfaktoren bei Langstreckenpiloten in Abhängigkeit von der Unternehmensorganisation des Flugbetriebes, Dr. Kovac, Hamburg 2005

Bund gegen Alkohol und Drogen im Straßenverkehr: Drogenunfälle im Straßenverkehr 2011 http://www.bads.de (11.07.2011)

Bundesanstalt für Straßenwesen: Volkswirtschaftliche Kosten für Straßenverkehrsunfälle 2009 http://www.bast.de (2.7.2011)

Bundesstelle für Flugunfalluntersuchung: Jahresbericht 2008, Bundesstelle für Flugunfalluntersuchung, Braunschweig 2010 (1) http://www.bfu-web.de (2.7.2011)

Bundesstelle für Flugunfalluntersuchung: Ereignisse in der Zivilluftfahrt in Deutschland 2010 (2), http://www.bfu-web.de (2.7.2011)

Butz, M. (DGUV): Persönliche Mitteilung, 2011

De Waard, D./Schepers, P./Ormel, P. u.a.: Mobile phone use while cycling: incidence and effects on behaviour and safety. In: Ergonomics 53, 2010, S. 30–42

Eisenbahn-Bundesamt: Bericht des Eisenbahn-Bundesamtes gemäß Artikel 18 der Richtlinie über Eisenbahnsicherheit in der Gemeinschaft (Richtlinie 2004/49/EG, „Sicherheitsrichtlinie") über die Tätigkeit als Sicherheitsbehörde, Eisenbahn-Bundesamt, Bonn 2010 http://www.eba.bund.de/ (2.7.2011)

Evers, C.: Stress und Belastungen bei Lkw-Fahrern – Auswirkungen auf die Verkehrssicherheit. In: Griefahn, B./Golka, K./Hengstler, J. u.a. (Hrsg.): Dokumentationsband der 50. Tagung der Deutschen Gesellschaft für Arbeits- und Umweltmedizin, Dortmund 2010, S. 60 ff. http://www.dgaum.de (4.7.2011)

Fedoruk, M.J./Kerger, B.D.: Measurement of volatile organic compounds inside automobiles. In: Journal of Exposure Analysis and Environmental Epidemiology 13, 2003, S. 31–41

Gabrio, T./Köngeter, W.: Erste Untersuchungen von Feinstaub und Ultrafeinstaub in Kraftfahrzeugen. In: Staub Reinhaltung der Luft 71, 2011, S. 108–112

Gesamtverband der Deutschen Versicherungswirtschaft: Auto und Verkehr http://www.gdv.de (2.7.2011)

Geissler, B./Hagenmeyer, L./Meinken, K. u.a.: Arbeitsbedingungen von Reisebusfahrern. In: Somnologie 14, 2010, S. 178–186

Guard, A./Gallagher, S.: Heat related deaths to young children in parked cars: an analysis of 171 fatalities in the United States, 1995–2002. In: Injury Prevention 11, 2005, S. 33–37

Hahn, A./Meyer, H.: Vergiftungen durch begaste Container. Vortrag auf dem BfR-Expertengespräch „Gesundheitsrisiken durch begaste Container" am 5.11.2008 http://www.bfr.bund.de (15.7.2011)

Hauptverband der gewerblichen Berufsgenossenschaften (Hrsg.): Vibrationseinwirkung an Arbeitsplätzen – Kennwerte der Hand-Arm- und Ganzkörper-Schwingungsbelastung. In: BGIA-Report 6/2006, Sankt Augustin 2006, S. 57 ff.

Hautzinger, H.: Dunkelziffer bei Unfällen mit Personenschäden, Wirtschaftsverlag NW, Bremerhaven 1993

Helmert, U./Borgers, D.: Rauchen und Beruf. In: Bundesgesundheitsblatt 41, 1998, S. 102–107

Institut für Zweiradsicherheit e.V.: Körperliche Beanspruchung beim Motorradfahren 2008 Download unter http://www.ifz.de →Tipps & Tricks A bis Z → Körperliche Beanspruchung beim Motorradfahren (11.7.2011)

Landesgesundheitsamt Baden-Württemberg: Belastungen und Beanspruchungen von Lkw-Fahrern. Beitrag des Workshops „Gesundheitsgefahren bei Lkw-Fahrern – Wege der Prävention“ am 5.6.2008 http://www.baua.de (5.7.2011)

Lefering, R.: Abschätzung der Gesamtschwerstverletzten in Folge von Straßenverkehrsunfällen in Deutschland, Bundesanstalt für Straßenwesen, Bergisch Gladbach 2010 http://www.bast.de (2.7.2011)

Limbourg, M.: Psychologische Grundlagen der Lern- und Leistungsfähigkeit von Kindern im Straßenverkehr. Vortrag auf dem 39. Deutschen Verkehrsgerichtstag 2001 in Goslar http://duepublico.uni-duisburg-essen.de

Marcinkiewicz, A./Szosland, D.: Selected risk factors of diabetes mellitus among road transport drivers. In: International Journal of Occupational Medicine and Environmental Health 16, 2010, S. 175–180

McLaren, C./Null, J./Quinn, J.: Heat stress from enclosed vehicles: moderate ambient temperatures cause significant temperature rise in enclosed vehicles. In: Pediatrics 116, 2005, S. 109–112

Michaelis, M.: Gesundheitsschutz und Gesundheitsförderung von Berufskraftfahrern, Forschungs-Bericht F 2038. Bundesanstalt für Arbeitsschutz und Arbeitsmedizin, Berlin 2008 http://www.baua.de (4.7.2011)

Moreno, C.R./Carvalho, F.A./Lorenzi, C. u.a.: High risk for obstructive sleep apnea in truck drivers estimated by the Berlin questionnaire: prevalence and associated factors. In: Chronobiology International 21, 2004, S. 871–897

Nasar, J./Hecht, P./Werner, R.: Mobile telephones, distracted attention, and pedestrian safety. In: Accident Analysis and Prevention 40, 2008, S. 69–75

Neider, M.B./McCarley, J.S./Crowell, J.A. u.a.: Pedestrians, vehicles, and cell phones. In: Accident Analysis and Prevention 42, 2010, S. 589–594

Niederl, T.: Untersuchungen zu kumulativen psychischen und physiologischen Effekten des fliegenden Personals auf der Kurzstrecke, wirtschafts- und sozialwissenschaftliche Dissertation, Universität Kassel 2007

Nolle, T.: Mobile Berufe – eine Untersuchung der Arbeitsbedingungen und der Ernährung im Hinblick auf die Gesundheit, humanwissenschaftliche Dissertation, Universität Dortmund 2005

Oldenburg, M.: Stressbelastung auf deutschen Schiffen. In: Deutsche Gesellschaft für Arbeitsmedizin und Umweltmedizin (Hrsg.): Dokumentationsband der 48. Wissenschaftlichen Jahrestagung, 12.–15. März 2008, Hamburg, S. 112 ff. http://www.dgaum.de → jahrestagungen (11.7.2011)

Oldenburg, M./Baur, X./Schlaich, C.: Occupational risks and challenges of seafaring. In: Journal of Occupational Health 52, 2010, S. 249–256

Pedrosa Gil, F.: Aktuelles zur psychosomatischen und endokrinologischen Stressforschung. In: Deutsche Medizinische Wochenschrift 130, 2005, S. 102–106

Raffler, N./Hermanns, I./Sayn, D. u.a.: Assessing combined exposures of whole-body vibration and awkward posture – further results from application of a simultaneous field measurement methodology. In: Industrial Health 48, 2010, S. 638–644

Reitter, C.: Beanspruchung des Autofahrers durch Monotonie, ingenieurwissenschaftliche Dissertation, Technische Universität Berlin 2000

Robert Koch-Institut (Hrsg.): Schlafstörungen. Gesundheitsberichterstattung des Bundes, Heft 27, Robert Koch-Institut, Berlin 2005 http://www.rki.de (8.7.2011)

Robb, G./Sultana, S./Ameratunga, S./Jackson, R.: A systematic review of epidemiological studies investigating risk factors for work-related road traffic crashes and injuries. In: Injury Prevention 14, 2008, S. 51-58

Schmalwieser, A.W./Cabaj, A./Schauberger, G. u.a.: Facial solar UV exposure of Austrian farmers during occupation. In: Photochemistry and Photobiology 86, 2010, S. 1404–1413

Schmucker, U./Seifert, J./Haasper, C. u.a.: Unfälle, Erkrankungen und Verletzungen im Güterkraftverkehr. In: Der Unfallchirurg 2011, online http://www.springerlink.com (15.7.2011)

Standke, W. (DGUV): Persönliche Mitteilung 2011

Statistisches Bundesamt: Bevölkerungsstand, http://www.destatis.de (1.7.2011)

Statistisches Bundesamt: Eisenbahnverkehr: Betriebsdaten des Schienenverkehrs, Fachserie 8 Reihe 2.1, Statistisches Bundesamt, Wiesbaden 2010 http://www.destatis.de (1.7.2011)

Statistisches Bundesamt: Fahrzeugbestand http://www.destatis.de/ (1.7.2011)

Statistisches Bundesamt: Personenbeförderung, http://www.destatis.de (1.7.2011)

Statistisches Bundesamt: Polizeilich erfasste Unfälle. Unfälle und Verunglückte im Straßenverkehr http://www.destatis.de/ (1.7.2011)

Statistisches Bundesamt: Schienenverkehrsunfälle. Unfälle und Verunglückte im Straßenbahnverkehr nach Personengruppen, http://www.destatis.de (5.7.2011)

Statistisches Bundesamt: Verkehr. Verkehrsunfälle Februar 2011, Fachserie 8 Reihe 7, Statistisches Bundesamt, Wiesbaden 2011 http://www.destatis.de (2.7.2011)

Statistisches Bundesamt: Verkehrsleistung, http://www.destatis.de (1.7.2011)

Statistisches Bundesamt: Verkehrsunfälle. Alkoholunfälle im Straßenverkehr, Statistisches Bundesamt, Wiesbaden 2009 http://www.destatis.de (11.7.2011)

Statistisches Bundesamt: Verkehrsunfälle. Unfälle im Straßenverkehr nach Geschlecht 2007, Statistisches Bundesamt, Wiesbaden 2008 http://www.destatis.de (2.7.2011)

Statistisches Bundesamt: Verkehrsunfälle. Unfälle von Frauen und Männern im Straßenverkehr 2009, Statistisches Bundesamt, Wiesbaden 2010 http://www.destatis.de (2.7.2011)

Statistisches Bundesamt: Verkehrsunfälle. Unfälle von Güterkraftfahrzeugen im Straßenverkehr 2009, Statistisches Bundesamt, Wiesbaden 2010 http://www.destatis.de (2.7.2011)

Statistisches Bundesamt: Verkehrsunfälle. Unfälle von Kraftomnibussen im Straßenverkehr 2009, Statistisches Bundesamt, Wiesbaden 2010 http://www.destatis.de (4.7.2011)

Statistisches Bundesamt: Verkehrsunfälle. Zweiradunfälle im Straßenverkehr 2007, Statistisches Bundesamt, Wiesbaden 2009 http://www.destatis.de (2.7.2011)

Statistisches Bundesamt: Verkehrsunfälle. Zweiradunfälle im Straßenverkehr 2008, Statistisches Bundesamt, Wiesbaden 2009 http://www.destatis.de (2.7.2011)

Statistisches Bundesamt: Verkehrsunfälle. Zweiradunfälle im Straßenverkehr 2009, Statistisches Bundesamt, Wiesbaden 2010 http://www.destatis.de (2.7.2011)

Statistisches Bundesamt: 2010: Unfallreiches Jahr, aber weniger Verkehrstote denn je, Pressemitteilung Nr. 252 vom 6.7.2011

Süssner, U.: Innerbetrieblicher Transport. In: Deutscher Verkehrssicherheitsrat e.V. (Hrsg.): Fachliche Beiträge zur Kampagne Risiko Raus, Bonn 2010, S. 121–147

Sutton, P.M./Vergera, X./Beckman, J. u.a.: Pesticide illness among flight attendants due to aircraft disinsection. In: American Journal of Industrial Medicine 50, 2007, S. 345–356

Taketomi, E.A./Justino, C.M./Pereira, F.L./Segundo, G.R./Sopelete M.C./Sung, S.J./Silva, D.A.: Taxis but not private cars are mite allergen reservoirs. In: Brazilian Journal of Investigations in Allergology and Clinical Immunology, 2006, 16(1), S. 34–36

Thoren, C. T./Gundel, A.: Müdigkeit als Unfallursache im Stadtbereich – eine Befragung von Unfallbeteiligten. In: Somnologie 7, 2003, S. 125–133

Tischendorf, M.: Ladungssicherung auf Lastkraftwagen. In: Sicherheitsingenieur 2007, S. 18–24

Vonberg, R.-P./Gastmeier, P./Kenneweg, B. u.a.: The microbiological quality of air improves when using air conditioning systems in cars. In: BMC Infectious Diseases 10, 2010, S. 146–152

Vorndran, I.: Unfallstatistik – Verkehrsmittel im Risikovergleich. In: Wirtschaft und Statistik, 12, 2010, S. 1083 http://www.destatis.de (2.7.2011)

Whelan, E.A./Lawson, C.C./Grajewski, B. u.a.: Prevalence of respiratory symptoms among female flight attendants and teachers. In: Occupational and Environmental Medicine 60, 2003, S. 929–934

Winkler, R./Ziefle, M./Kraus, T.: Altersbedingte Unterschiede bei der Handhabung komplexer

Fahrinformationssysteme. In: Deutsche Gesellschaft für Arbeitsmedizin und Umweltmedizin (Hrsg.): Dokumentationsband der 50. Wissenschaftlichen Jahrestagung, 16.–19. Juni 2010 Dortmund, S. 130 ff. http://www.dgaum.de → jahrestagungen (11.7.2011)

Wurps, G./Merk, H.F.: Allergie gegen Autositz. In: Der Hautarzt 61, 2010, S. 933–934

## Internet

BG Verkehr www.bg-verkehr.de

DocStop (Initiative zur medizinischen Unterwegsversorgung von Berufskraftfahrern/-Innen) www.docstoponline.eu

Präventionskampagne Risiko raus! www.risiko-raus.de

Karlheinz Schmidt

# Straßengüterverkehr

**Abstract**

Straßengüterverkehr (= Güterkraftverkehr) bezeichnet Gütertransporte, die mit Kraftfahrzeugen auf dem Verkehrsträger Straße stattfinden. Der gewerbliche Straßengüterverkehr durch spezialisierte Dienstleister ist im Gegensatz zum Werkverkehr (= Güterkraftverkehr für eigene Zwecke eines Unternehmens) erlaubnis- und versicherungspflichtig. Anhand von Daten und Fakten werden Art und Umfang des Straßengüterverkehrs veranschaulicht. Weiterhin wird auf die wirtschaftliche Lage der deutschen Transportlogistikunternehmen eingegangen, ebenso wie auf rechtliche und politische Rahmenbedingungen des Straßengüterverkehrs. Von wesentlicher Bedeutung hierbei sind Infrastrukturausbau und -finanzierung, sowohl auf deutscher als auch europäischer Ebene. Vor dem Hintergrund der Prognose zur zukünftigen Entwicklung des Güterverkehrs wird die Notwendigkeit moderner Transport- und Logistikkonzepte im Straßengüterverkehr deutlich. In den anschließenden Hauptkapiteln geht es zunächst um das Thema „Ladungssicherheit und korrekte Beladung", insbesondere um die Verantwortungsbereiche des Fahrers, des Verladers und des Unternehmers, und abschließend um die relevanten Arbeits- und Sozialvorschriften.

## Gewerbestruktur

### Begriff

Straßengüterverkehr (= Güterkraftverkehr) bezeichnet Gütertransporte, die mit Kraftfahrzeugen auf dem Verkehrsträger Straße stattfinden. Nach § 1 Abs. 1 Güterkraftverkehrsgesetz (GüKG) ist Güterkraftverkehr die „geschäftsmäßige oder entgeltliche Beförderung von Gütern mit Kraftfahrzeugen, die einschließlich Anhänger ein höheres zulässiges Gesamtgewicht als 3,5 Tonnen (t) haben". Dabei ist zwischen der Güterbeförderung für das eigene Unternehmen auf eigene Rechnung bei gleichzeitigem Beförderungsverbot für Dritte (= Werkverkehr, siehe unten) und gewerblichem Straßengüterverkehr durch spezialisierte Dienstleister zu unterscheiden. Letzterer ist erlaubnis- und versicherungspflichtig. Die Erteilung einer Lizenz zum Güterkraftverkehrsunternehmer ist an die **persönliche Zuverlässigkeit,** die **finanzielle Leistungsfähigkeit** sowie die **fachliche Eignung** geknüpft, gemäß der Verordnung über den Zugang zum Beruf des Kraftverkehrsunternehmers (VO EG 1071/2009).

Je nach zurückgelegter Transportstrecke spricht man von **Binnenverkehr** (= Gütertransport innerhalb des Inlandes) oder **grenzüberschreitendem Verkehr** (bilateraler Verkehr, Dreiländerverkehr oder Transitverkehr).

### Abgrenzung zum Werkverkehr

Werkverkehr ist gemäß § 1 Abs. 2 GüKG Güterkraftverkehr **für eigene Zwecke** eines Unternehmens, wobei die Beförderung nur eine Hilfstätigkeit im Rahmen der gesamten Tätigkeit des Unternehmens darstellen darf. Konkret ist Werkverkehr nur dann zulässig, wenn die nachfolgenden Bedingungen erfüllt sind:

- Die beförderten Güter müssen Eigentum des Unternehmens oder von ihm verkauft, gekauft, vermietet, gemietet, hergestellt, erzeugt, gewonnen, bearbeitet oder instandgesetzt worden sein.
- Die Beförderung muss der Anlieferung der Güter zum Unternehmen, ihrem Versand vom Unternehmen, ihrer Verbringung innerhalb oder zum Eigengebrauch außerhalb des Unternehmens dienen.
- Die für die Beförderung verwendeten Kraftfahrzeuge müssen vom eigenen Personal des Unternehmens geführt werden. Im Krankheitsfall ist es dem Unternehmen jedoch gestattet, sich für den Zeitraum von bis zu vier Wochen anderer Personen zu bedienen. Ab dem 4.12.2011 kann auch Fahrpersonal eingesetzt werden, das dem Unternehmen im Rahmen einer vertraglichen Verpflichtung zur Verfügung gestellt wurde (Art. 1 Abs. 5 d) iii der Verordnung EG Nr. 1072/2009).
- Die Beförderung darf nur eine Hilfstätigkeit im Rahmen der gesamten Tätigkeit des Unternehmens darstellen.

Sollte eine der genannten Voraussetzungen fehlen, ist nach der Definition des GüKG von gewerblichem Güterkraftverkehr auszugehen.

### Daten und Fakten

Bezogen auf die Gesamttransportleistung in Deutschland lag der Anteil deutscher und ausländischer Lastkraftwagen (Lkw) für das Jahr 2009 bei 71 Prozent. Deutsche Unternehmen des gewerblichen Straßengüterverkehrs beförderten 2,75 Milliarden Tonnen Güter bei einer Transportleistung von 275,6 Milliarden Tonnenkilometern. *Abbildung 1* veranschaulicht die prozentuale sowie absolute Verteilung der Gesamttransportleistung im deutschen Güterverkehr entsprechend der einzelnen Verkehrsträger.

#### *Art und Umfang des gewerblichen Güterkraftverkehrs*

Laut einer Unternehmensstatistik des Bundesamtes für Güterverkehr (BAG) mit Stand November 2009 existierten im gewerblichen Güterkraftverkehr in Deutschland zirka 50.350 Unternehmen mit rund 581.600 Beschäftigten, davon etwa 447.200 Fahrer. Dabei ist die Größenstruktur dieser Unternehmen vorwiegend von kleinen und mittelständischen Betrieben geprägt; beinahe 98 Prozent haben weniger als 50 Fahrzeuge. Die Unternehmen besitzen 374.310 Motorfahrzeuge (219.710 Lkw und 154.590 Sattelzugmaschinen) sowie zirka 316.180 Anhänger (115.230 Lkw-Anhänger und 200.950 Sattelanhänger).

#### *Art und Umfang des Werkverkehrs*

Nach Angaben der BAG-Unternehmensstatistik betrieben 2009 in Deutschland zirka 39.530 Unternehmen verschiedener Wirtschaftszweige Werkverkehr; fast 90 Prozent davon mit bis zu zehn Fahrzeugen und knapp 99 Prozent mit bis zu 50 Fahrzeugen.

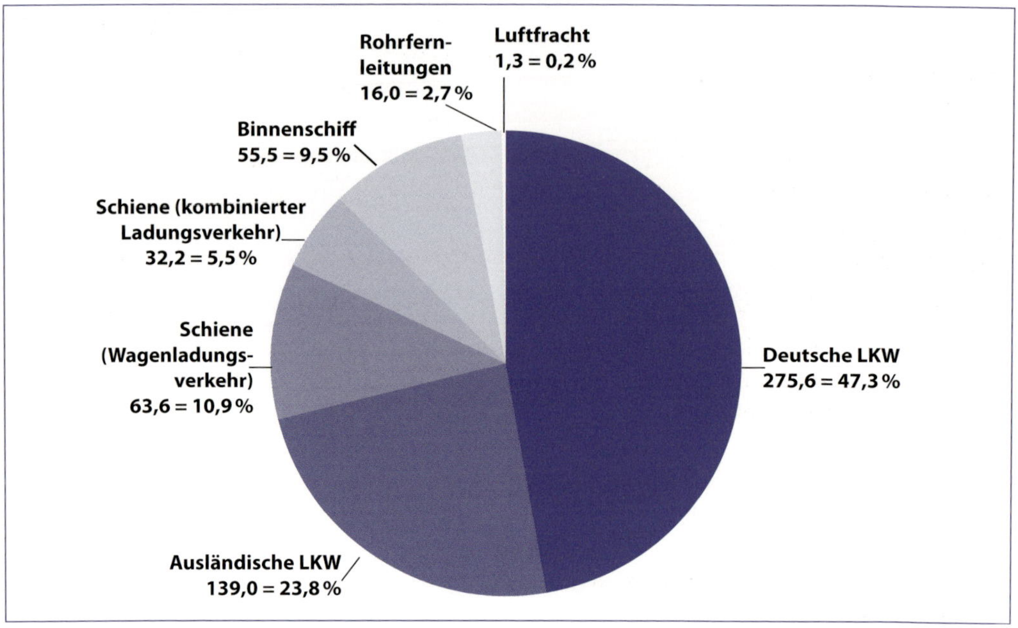


**Abb. 1: Marktanteile der Verkehrsträger an der Gesamttransportleistung in Deutschland 2009** (Quelle: Statistisches Bundesamt; ITP Intraplan Consult; Berechnungen des Bundesverbandes Güterkraftverkehr, Logistik und Entsorgung e.V.)

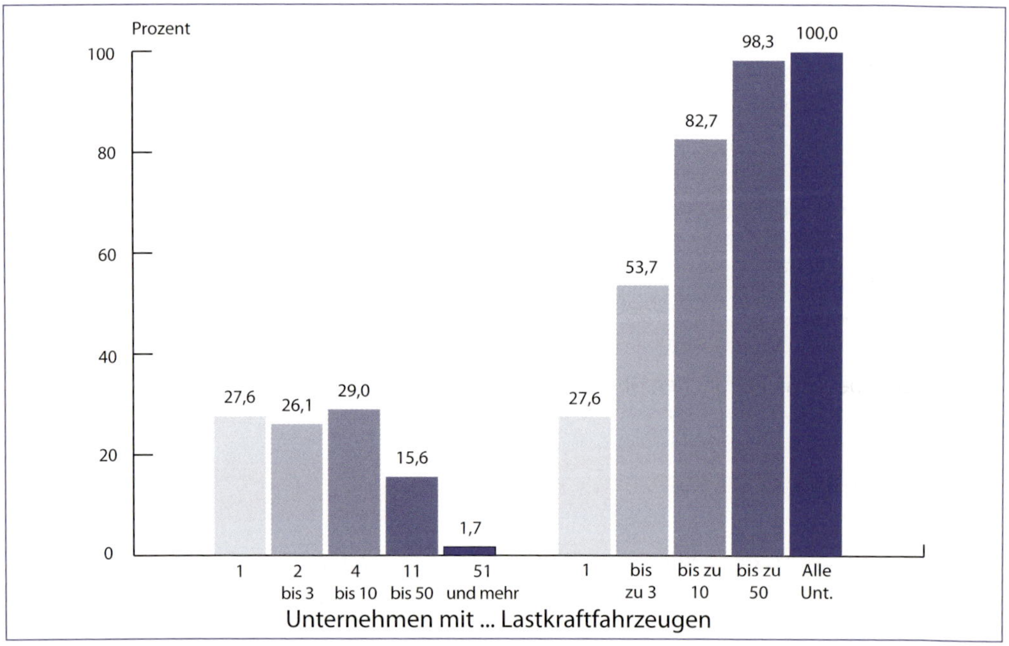


**Abb. 2: Unternehmen des gewerblichen Straßengüterverkehrs nach der Zahl der Lastkraftfahrzeuge, Stand November 2009** (Quelle: Bundesamt für Güterverkehr; Berechnungen des Bundesverbandes Güterkraftverkehr, Logistik und Entsorgung e.V.)

| Unternehmensschwerpunkt | Unternehmen nach Schwerpunkt der wirtschaftlichen Tätigkeit | |
|---|---|---|
| | Anzahl | Anteil in Prozent |
| | 1 | 2 |
| Land- und Forstwirtschaft, gewerbliche Jagd, Fischerei und Fischzucht | 3.172 | 8,0 |
| Bergbau, Gewinnung von Torf, Steinen und Erden sowie Erdöl und Erdgas | 502 | 1,3 |
| Ernährungsgewerbe und Tabakverarbeitung | 1.746 | 4,4 |
| Holz-, Glas-, Papier-, Verlags- und Druckgewerbe, Herstellung von Möbeln, Schmuck, Musikinstrumenten, Sportgeräten, Spielwaren und sonstigen Erzeugnissen | 2.970 | 7,5 |
| Kokerei, Mineralölverarbeitung, chemische Industrie, Herstellung von Gummi- und Kunststoffwaren | 545 | 1,4 |
| Metallerzeugung und -bearbeitung, Herstellung von Metallerzeugnissen | 3.050 | 7,7 |
| Maschinenbau, Herstellung von Büromaschinen und DV-Geräten, Optik, Elektrotechnik, Nachrichtentechnik, Mess- und Regelungstechnik, Feinmechanik | 830 | 2,1 |
| Herstellung von Kraftwagen und Kraftwagenteilen, sonstiger Fahrzeugbau, Kraftfahrzeughandel, Instandhaltung und Reparatur von Kraftfahrzeugen, Tankstellen | 1.389 | 3,5 |
| Baugewerbe | 8.586 | 21,7 |
| Handelsvermittlung, Groß- und Einzelhandel (ohne Handel mit Kraftfahrzeugen und ohne Tankstellen), Reparatur von Gebrauchsgütern | 10.280 | 26,0 |
| Verkehr und Nachrichtenübermittlung sowie jeweilige Hilfs- und Nebentätigkeiten | 1.293 | 3,3 |
| Vermietung beweglicher Sachen ohne Bedienungspersonal, Erbringung von Dienstleistungen überwiegend für Unternehmen | 724 | 1,8 |
| Abwasser- und Abfallbeseitigung und sonstige Entsorgung, Recycling | 1.532 | 3,9 |
| Erbringung von sonstigen Dienstleistungen | 2.912 | 7,4 |
| Insgesamt | 39.531 | 100,0 |

**Tab. 1: Unternehmen des Werkverkehrs nach dem Schwerpunkt der wirtschaftlichen Tätigkeit, Stand November 2009** (Quelle: Bundesamt für Güterverkehr; Berechnungen des Bundesverbandes Güterkraftverkehr, Logistik und Entsorgung e.V.)

| Verkehrszweig | 2009 | 2008 | 2009/2008 |
|---|---|---|---|
| | 1 | 2 | 3 |
| **Beförderte Güter** in Mio. t bzw. ± Prozent | | | |
| **Straßengüterverkehr** | 3091 | 3433 | - 10,0 |
| Gewerblicher Güterkraftverkehr | 1736 | 1890 | - 8,2 |
| Binnenverkehr | 1626 | 1759 | - 7,5 |
| Grenzüberschreitender Verkehr | 109 | 131 | - 16,6 |
| Werkverkehr | 1015 | 1156 | - 12,2 |
| Binnenverkehr | 999 | 1137 | - 12,1 |
| Grenzüberschreitender Verkehr | 16 | 20 | - 18,3 |
| Ausländische Fahrzeuge | 341 | 387 | - 12,1 |
| **Schienenverkehr** | | | |
| Frachtpflichtiger Verkehr | 312 | 371 | - 15,9 |
| **Binnenschiffsverkehr** | 204 | 246 | - 17,0 |
| **Rohrleitungsverkehr mit Rohöl** | 88 | 91 | - 2,9 |
| **Güterverkehr insgesamt** | 3695 | 4142 | - 10,8 |
| | | | |
| **Transportleistung** in Mrd. tkm bzw. ± Prozent | | | |
| **Straßengüterverkehr** | 427 | 474 | - 9,9 |
| Gewerblicher Güterkraftverkehr | 218 | 239 | - 8,6 |
| Binnenverkehr | 190 | 204 | - 7,0 |
| Grenzüberschreitender Verkehr | 28 | 35 | - 18,0 |
| Werkverkehr | 57 | 63 | - 8,5 |
| Binnenverkehr | 55 | 60 | - 8,0 |
| Grenzüberschreitender Verkehr | 2 | 3 | - 20,5 |
| Ausländische Fahrzeuge | 152 | 173 | - 12,1 |
| **Schienenverkehr** | | | |
| Frachtpflichtiger Verkehr | 96 | 116 | - 17,1 |
| **Binnenschiffsverkehr** | 56 | 64 | - 13,1 |
| **Rohrleitungsverkehr mit Rohöl** | 16 | 16 | 1,8 |
| **Güterverkehr insgesamt** | 595 | 670 | - 11,2 |
| Hinweis: Abweichungen bei den Veränderungsraten durch Verwendung von Nachkommastellen möglich. | | | |

**Tab. 2: Güterverkehrsentwicklung 2008/2009 im Bundesgebiet nach Verkehrszweigen** (Quelle: Kraftfahrt-Bundesamt; ITP Intraplan Consult; Berechnungen des Bundesverbandes Güterkraftverkehr, Logistik und Entsorgung/BGL)

Diese Unternehmen setzen zirka 368.490 Lkw, Sattelzugmaschinen und Anhänger ein, die über eine Ladekapazität von etwa 3.228.130 Tonnen verfügen.

Im Jahr 2009 transportierten deutsche Fahrzeuge im Werkverkehr im In- und Ausland zirka 1,16 Milliarden Tonnen Güter und erzielten dabei eine Beförderungsleistung von rund 62,8 Milliarden Tonnenkilometern. Bezogen auf den gesamten Straßengüterverkehr deutscher Lastkraftfahrzeuge belief sich das Werkverkehrsaufkommen auf 38,0 Prozent bei der Tonnage und 20,8 Prozent bei der Transportleistung. Der Hauptteil der 2008 im Werkverkehr beförderten Gütermenge entfiel auf die Gütergruppe „Steine und Erden einschließlich Baustoffe" (632 Mio. t). Mit weitem Abstand folgten „Andere Nahrungs- und Futtermittel" (130 Mio. t) sowie „Fahrzeuge, Maschinen, sonstige Halb- und Fertigwaren, besondere Transportgüter" (94 Mio. t).

## Entwicklung und Rahmenbedingungen des Straßengüterverkehrs

### *Marktordnung des Straßengüterverkehrs*

Mit der Liberalisierung des EU-Verkehrsmarktes sind im gewerblichen Güterkraftverkehr alle objektiven Marktzugangsbeschränkungen wie zum Beispiel Kontingente oder sonstige Mengenbegrenzungen aufgehoben worden. Seither gelten für den Marktzugang lediglich subjektive Zulassungskriterien zum Beruf des Güterkraftverkehrsunternehmers. Rein rechtlich gesehen wurden der europäische Binnenmarkt und die volle Dienstleistungsfreiheit im Straßengüterverkehr mit der Einführung der Kabotage zum 1. Juli 1998 hergestellt (Kabotagefreiheit erlaubt gebietsfremden Transportunternehmen aus der EU die Durchführung von Inlandstransporten). Seit dem Wegfall der Kabotagekontingente konnten Güterkraftverkehrsunternehmer aus anderen EU-Mitgliedsstaaten mit der Euro-Lizenz ohne Kapazitätsbeschränkungen zeitweilig Transporte innerhalb Deutschlands durchführen. Der unbestimmte Rechtsbegriff der Zeitweiligkeit als alleiniges Abgrenzungskriterium der Kabotage zur Niederlassungsfreiheit erwies sich jedoch als ungeeignet, da verschiedene Mitgliedsstaaten diesen Begriff durch nationale Rechtsverordnungen unterschiedlich auslegten. Mit den Artikeln 8 und 9 der EU-Marktzugangsverordnung Nr. 1072/2009, die seit dem 14. Mai 2010 in Kraft sind, wurden die Voraussetzungen für die Zeitweiligkeit der Kabotage neu definiert. Im Anschluss an einen grenzüberschreitenden Transport darf ein Güterkraftverkehrsunternehmer aus einem anderen Mitgliedsstaat mit demselben Fahrzeug bis zu drei Inlandsbeförderungen innerhalb von sieben Tagen nach der letzten Entladung der in den Aufnahmestaat eingeführten Lieferung durchführen. Die grenzüberschreitende Beförderung ist mit dem CMR-Frachtbrief (CMR von franz. Convention relative au contrat de transport international de marchandises par route), die Kabotagebeförderungen sind durch das in Art. 8 Abs. 3 Verordnung (EG) Nr. 1072/2009 vorgeschriebene Beförderungsdokument nachzuweisen. Nach einer Leereinfahrt ist lediglich ein Kabotagetransport erlaubt, wenn er innerhalb von drei Tagen nach Grenzübertritt und innerhalb von sieben Tagen nach der letzten Entladung einer vorangegangenen grenzüberschreitenden Beförderung ausgeführt wird.

### *Dienstleistungsfreiheit erhöht den Wettbewerbsdruck*

Die völlige Dienstleistungsfreiheit hat zu einer deutlichen Erhöhung der Kapazitäten in den Transportmärkten geführt. Marktstörungen aufgrund ungleicher Wettbewerbsbedingungen heimischer und gebietsfremder Unternehmen sind eine weitere Folge der Deregulierung. Zwar waren die Deregulierungsbeschlüsse im Jahre 1985 mit dem politischen Postulat verknüpft, bestehende Wettbewerbsverzerrungen während der Übergangszeit zur Schaffung des europäischen Binnenmarktes zu beseitigen. Dennoch sind erforderliche Harmonisierungsschritte zur Behebung der Unterschiede bei der Kontrolle (Kontrollintensität) und Ahndung der Einhaltung der Sozialvorschriften und insbesondere zur Angleichung der fiskalischen

| Mitgliedsstaaten | -a- Mindestzahl der zu kontrollierenden Arbeitstage | -b- Zahl der kontrollierten Arbeitstage (eigene Staatsangehörige) | -c- Zahl der kontrollierten Arbeitstage (fremde Staatsangehörige) | -d- Zahl der insgesamt kontrollierten Arbeitstage | -e- Zahl der insgesamt kontrollierten Arbeitstage im Verhältnis zur Zahl der zu kontrollierenden Arbeitstage (d/a) |
|---|---|---|---|---|---|
| Österreich | 470.736 | 875.914 | 510.678 | 1.386.592 | 2,95 |
| Belgien | 726.000 | 965.414 | 152.065 | 1.117.479 | 1,54 |
| Zypern | 77.589 | 4.738 | | 4.738 | 0,06 |
| Tschechische Republik | 265.491 | 1.159.843 | 219.308 | 1.379.151 | (5,19) |
| Dänemark | 220.000 | 284.455 | 27.985 | 312.440 | 1,42 |
| Estland | 61.160 | 37.189 | 2.290 | 39.479 | 0,65 |
| Finnland | 334.000 | 379.920 | 79.033 | 458.953 | 1,37 |
| Frankreich | 2.505.000 | 8.958.405 | 2.073.646 | 11.032.051 | 4,4 |
| Deutschland | 5.717.462 | 7.571.798 | 5.586.304 | 13.158.102 | 2,3 |
| Griechenland | 6.402 | 29.646 | 917 | 30.563 | (4,77) |
| Ungarn | 560.000 | 639.530 | 132.494 | 772.024 | 1,37 |
| Irland | 904.700 | 632.710 | 89 | 632.799 | 0,70 |
| Italien | 3.268.176 | 7.441.167 | 934.095 | 8.375.262 | 2,56 |
| Lettland | 305.662 | 485.697 | 73.915 | 559.612 | 1,83 |
| Litauen | 251.660 | 237.567 | 78.807 | 316.374 | 1,26 |
| Luxemburg | 51.201 | 72.091 | 15.923 | 88.014 | 1,72 |
| Malta | 103 | 1.001 | 65 | 1.066 | (10,34) |
| Niederlande | 595.405 | 471.571 | 59.831 | 531.402 | 0,89 |
| Polen | 1.286.126 | 5.063.096 | 3.479.674 | 8.542.770 | 6,64 |
| Portugal | 585.077 | 99.613 | 518 | 100.131 | 0,17 |
| Rumänien | 410.106 | 428.043 | 72.680 | 500.723 | 1,22 |
| Slowakei | 164.027 | 202.278 | 1.519 | 203.797 | 1,24 |
| Slowenien | 80.000 | | | 81.059 | (1,01) |
| Spanien | 1.912.819 | 4.138.122 | 438.912 | 4.577.034 | 2,39 |
| Schweden | 528.000 | 414.891 | 96.227 | 511.118 | 0,97 |
| Schweiz | 412.040 | 1.646.858 | 331.930 | 1.978.788 | 4,80 |
| Vereinigtes Königreich | 2.254.506 | 3.157.534 | 484.546 | 3.642.080 | 1,62 |

**Tab. 3: Auszug aus dem 24. Kontrollbericht der EU-Kommission zu den Lenk- und Ruhezeiten im Zeitraum 2005–2006** (Quelle: EU-Kommission)

Wettbewerbsbedingungen immer noch nicht in zufriedenstellendem Ausmaß erfolgt. So liegt beispielsweise die deutsche Energiesteuer auf Dieselkraftstoff weit über dem vorgegebenen EU-Mindestsatz sowie über dem Steuerniveau in den wichtigsten Konkurrenzländern. Gleiches gilt für die Kontrolle und Ahndung der Lenk- und Ruhezeiten für das Fahrpersonal.

**Anmerkung:** Zu den aus Deutschland gemeldeten Kontrollzahlen ist anzumerken, dass mit fast 13,2 Millionen kontrollierten Arbeitstagen auch für den Zeitraum vom 01.01.2005 bis 31.12.2006 nach wie vor absolut am meisten im Vergleich zu den anderen Mitgliedsstaaten kontrolliert wird. Zwar liegt die Zahl der Kontrollen unter der Kontrollzahl des 23. Kontrollberichts (2003/04) von 15,1 Millionen. Da sich im gleichen Zeitraum nach deutschen Angaben „die Zahl der Fahrzeuge, die in den Geltungsbereich der Verordnung (EWG) Nr. 3820/85 fallen, und daher die Zahl der Mindestkontrollen seit dem letzten Berichtszeitraum fast verdoppelt hat“, ist die Kontrollquote statistisch von 5,06 auf 2,30 Prozent gesunken.

Als Folge ist der Marktanteil deutscher Transportunternehmer an grenzüberschreitenden Verkehren seit vielen Jahren von starken Disparitäten betroffen und auf etwa ein Fünftel der Verkehrsleistung zurückgegangen. Im grenzüberschreitenden Güterkraftverkehr mit den mittel- und osteuropäischen (MOE) Staaten liegt der Marktanteil deutscher Unternehmen lediglich bei unter 10 Prozent.

Der Trend zur Auslagerung von Fuhrparkkapazitäten hat sich im Zuge der Wirtschafts- und Finanzkrise verstärkt. Gemäß der amtlichen Mautstatistik des Bundesamts für Güterverkehr (BAG) konnten in Deutschland zugelassene deutsche Lkw im Jahr 2010 ihre Mautkilometer nur um 3,6 Prozent gegenüber dem gleichen Vorjahreszeitraum steigern, Lkw aus den MOE-Staaten legten dagegen um 14,0 Prozent zu. Auf ihr Konto gehen über die Hälfte der in diesem Zeitraum zusätzlich gefahrenen Mautkilometer; deutsche Unternehmen verzeichnen dagegen nur einen Anteil von 42 Prozent an den zusätzlichen Mautkilometern. Darüber hinaus zeigt der insgesamt 5,6-prozentige Anstieg der Mautfahr-

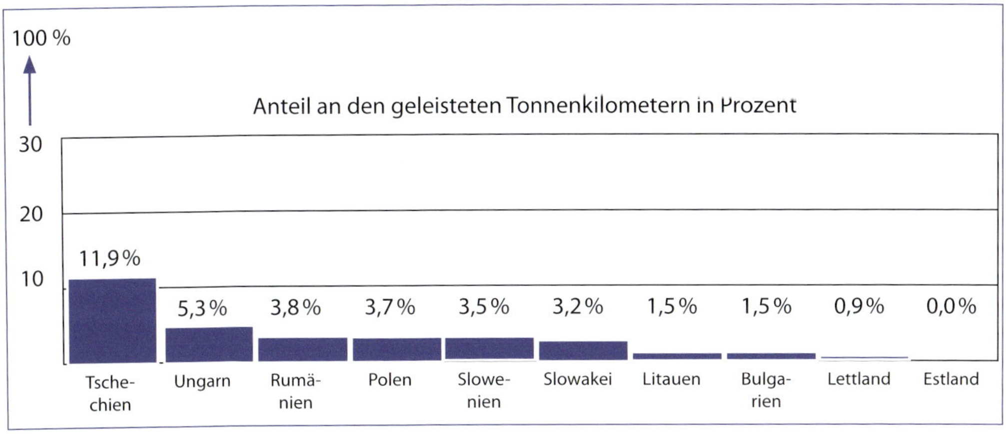


**Abb. 3: Marktanteile deutscher Lkw am bilateralen Verkehr mit den EU-Beitrittsstaaten 2009** (Quelle: Kraftfahrt-Bundesamt)

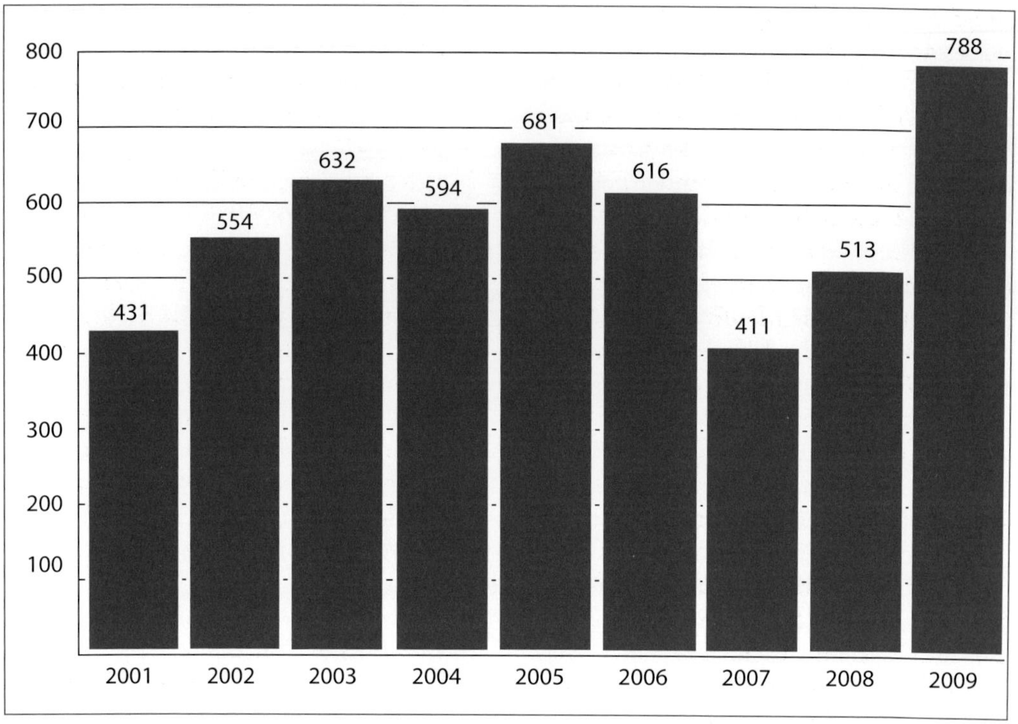


**Abb. 4: Betriebsschließungen durch Insolvenz: Gewerblicher Güterkraftverkehr und K-Speditionen – ohne die Insolvenzverfahren, die mangels Masse nicht eröffnet wurden** (Quelle: Berufsgenossenschaft für Transport und Verkehrswirtschaft – vormals Berufsgenossenschaft für Fahrzeughaltungen; Berechnungen des Bundesverbandes Güterkraftverkehr, Logistik und Entsorgung e.V., Stand Januar 2010)

leistungen, wie weit der Güterverkehr auf deutschen Straßen noch davon entfernt ist, die drastischen, wirtschaftskrisenbedingten Rückgänge des Vorjahres (mehr als 10%) wieder „aufzuholen“. So ist im Jahr 2009 gegenüber 2008 die Anzahl der Betriebsschließungen durch Insolvenz um 56 Prozent gestiegen.

*Verkehrsinfrastrukturfinanzierung*
Seit 1995 war in Deutschland im Rahmen des Eurovignettenverbundes (zusammen mit Belgien, den Niederlanden, Luxemburg, Dänemark und Schweden) eine zeitbezogene und seit 2001 auch emissionsbezogene Autobahnbenutzungsgebühr für schwere Nutzfahrzeuge zu entrichten. Allerdings spielten für die Erhebung dieser Gebühren die tatsächlichen Fahrleistungen keine Rolle, sodass es sich aus verkehrspolitischer Sicht lediglich um den „Einstieg“ in eine verursachergerechtere Anlastung der Wegekosten handelte. Die von der Europäischen Kommission geforderte Umfinanzierung der Verkehrsinfrastruktur von der Steuer- auf die Nutzerfinanzierung – mit dem Ziel, dem Straßengüterverkehr die von ihm verursachten Kosten für den Ausbau und Erhalt der Verkehrsinfrastruktur anzulasten – wurde mit der Mauteinführung zum 31. August 2003 umgesetzt. Für Lkw und Fahrzeugkombinationen ab

zwölf Tonnen zulässigem Gesamtgewicht ist seitdem eine streckenbezogene Autobahnbenutzungsgebühr (= Lkw-Maut) zu entrichten. Dabei sind je nach Achsenzahl und Emissionsklasse (Euro-Norm) des eingesetzten Fahrzeugs die Mautsätze gestaffelt. Die Mauterhebung ist durch das am 12. April 2002 in Kraft getretene Autobahnmautgesetz für schwere Nutzfahrzeuge (ABMG) sowie die Mauthöheverordnung (MautHV) und die LKW-Maut-Verordnung (LKW-MautV) geregelt. Der Beginn der kassenwirksamen Erhebung verzögerte sich allerdings aus technischen Gründen bis zum 1. Januar 2005. Trotz der hohen Zusatzeinnahmen von derzeit zirka 4,5 Milliarden Euro jährlich haben sich die Haushaltsmittel für Bau und Erhalt der Straßeninfrastruktur nicht erhöht. Etwa 2,5 Milliarden Euro jährlich fehlen weiterhin für einen qualifizierten Ausbau und Erhalt der Straßeninfrastruktur.

Zum Ausgleich der bereits durch Mineralölsteuerzahlungen gedeckten Wegekosten wird das Gewerbe durch ein Innovations- sowie Aus- und Weiterbildungsprogramm und De-minimis-Beihilfen für sicherheits- und umweltschutzfördernde Maßnahmen mit zirka 450 Millionen Euro jährlich vor einer Doppelbelastung geschützt. Die Kfz-Steuer wurde mit der Mauteinführung auf europäisches Mindestniveau gesenkt (jährlicher Entlastungseffekt 150 Mio. Euro). Trotz großen Zuspruchs leiden die Förderprogramme unter bürokratischen Hemmnissen. Erfreulich stark vertreten sind Maßnahmen der Unternehmen zur Förderung der Aus- und Weiterbildung. Die Zahl der Ausbildungsverhältnisse von Berufskraftfahrern konnte mehr als verdoppelt werden.

*Europäische Entwicklung*

Zwar hielt die EU-Kommission in ihrem 2001 verabschiedeten Weißbuch zur europäischen Verkehrspolitik bis 2010 noch an der Theorie einer Entkoppelung von Wirtschafts- und Verkehrswachstum fest und leitete daraus Verkehrsvermeidungs- und Verkehrsverlagerungsstrategien ab – hauptsächlich durch die Verteuerung des Straßengüterverkehrs. Auch in den inzwischen zur Änderung der Wegekostenrichtlinie formulierten Vorschlägen finden sich Elemente zur Regulierung des Verkehrs über den Preis (Road-Pricing). Alle von der Straße erhobenen Mittel und die Anlastung externer Kosten sollen, gleichgültig ob sie aus der Anlastung von Infrastrukturkosten oder aus Stau- oder Umweltkosten (externe Kosten) stammen, „zum Nutzen des Verkehrssektors und zur Optimierung des Gesamtverkehrssystems eingesetzt werden". Eine Quersubventionierung der Verkehrsträger ist vorgesehen. Der Rat der EU-Verkehrsminister hat sich zunächst darauf geeinigt, ausschließlich schweren Nutzfahrzeugen durch Lärm und Abgase entstehende externe Kosten über die Lkw-Maut anzulasten. Die EU-Kommission ist mit diesen Einschränkungen zunächst einmal mit ihrer Absicht gescheitert, dem Straßengüterverkehr auch sogenannte Staukosten als externe Kosten überzustülpen. Wissenschaftlich und methodisch steht außer Frage, dass Staukosten von den Nutzern des Systems voll „internalisiert" sind und deshalb nicht angelastet werden können. Nach den Vorgaben des Ministerrats sollen externe Lärm- und Luftverschmutzungskosten nicht für die Minderung von Umweltschäden zweckgebunden werden. Für alle anderen Verkehrsträger fehlt noch ein Konzept zur Anlastung externer Kosten, obwohl das EU-Parlament und der Rat dieses von der Kommission angefordert hat.

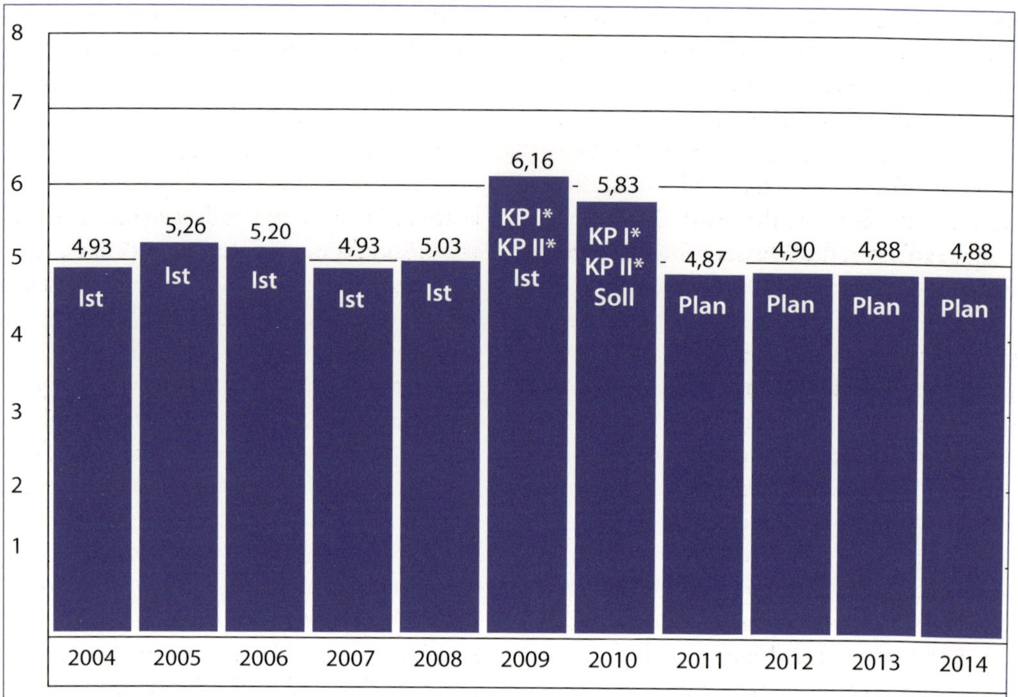


* KP I + KP II = Konjunkturpakete I + II; KP I Ist 2009 = 592 Mio. EUR, Soll 2010 = 400 Mio. EUR; KP II Ist 2009 = 310 Mio. EUR, Soll 2010 = 540 Mio. EUR.

**Abb. 5: Straßen-Verkehrsinvestitionen des Bundes 2004–2014** (Quelle: Bundesministerium der Finanzen; Bundesministerium für Verkehr, Bau und Stadtentwicklung; Pro Mobilität; Kabinettsvorlage vom 02.07.2010; Berechnungen des Bundesverbandes Güterkraftverkehr, Logistik und Entsorgung e.V.)

*Transport- und Logistikkonzepte im Straßengüterverkehr*

Die Schiene dominierte bis zum Ersten Weltkrieg die Transport- und Verkehrswirtschaft. Zu ersten Veränderungen führte die Einführung nutzlaststarker Lkw. Eine Brüning'sche Notverordnung regelte deshalb schon ab den 1930er Jahren Mengen und Preise im Straßengüterverkehr zum Schutz der Eisenbahnen. Nach dem Zweiten Weltkrieg verlagerten sich Fertigungsstätten in die Fläche (und nicht mehr wie zuvor entlang der Schienenverkehrswege). Der Lkw und seine Flexibilität in der Netzbildung machten die Dezentralisierung der Wirtschaft über eine kluge Regionalpolitik erst möglich. Die zunehmende Arbeitsteilung im Zuge der Schaffung des EU-Binnenmarktes verstärkte diesen „Flächeneffekt". Im Gegensatz dazu konnte die Schiene als Massentransportmittel kaum Anteil an dieser Entwicklung nehmen. Ausnahmen bildeten allenfalls kombinierte Verkehre auf verkehrsstarken Relationen. Bisher operieren die Bahnen trotz Binnenmarktentwicklung vor allem national. Aus der Entwicklung des eingangs erwähnten Modal Split wird deutlich, dass fast das gesamte Wachstum an Gütertransporten gewissermaßen auf der Straße stattgefunden hat. Im Jahr 2009 entfielen in Deutschland 71 Prozent der Verkehrsleistung auf die Straße, 16 Prozent auf die Schiene und 10 Prozent auf das Binnenschiff. Selbst in langfristigen Prognosen bleibt der hohe Modal-Split-Anteil der Straße erhalten, während die Schiene ihre Anteilsverbesserungen zulasten des Massenverkehrsträgers Binnenschiff erzielt.

Im Zuge arbeitsteiliger und global ausgerichteter Prozesse benötigen moderne Industriestandorte immer filigranere Logistikstrukturen. Insbesondere die Netzbildungsfähigkeit und die Flexibilität in der Flächenbedienung gewinnen für immer kleinteiliger werdende Sendungsstrukturen ständig an Bedeutung. Aus logistischer Sicht ist allein der Lkw in der Lage, jede beliebige Sendungsgröße zu beliebigen Empfängern in der Fläche zu befördern und Wirtschaftsbeziehungen auch in strukturschwachen Regionen zu ermöglichen. Schiene und Binnenschiff haben dagegen als Massenverkehrsträger gute Chancen, bei langströmigen Verkehren über Bündelungseffekte eine „neue Rolle" bei der Bildung von Transport- und Logistikketten zu finden. Komodalität soll dazu führen, dass jeder Verkehrsträger in den Verkehrssystemen die Rolle übernimmt, für die er in einem arbeitsteilig gestalteten Prozess die beste Eignung besitzt. Die Politik verspricht sich aus der neu definierten Komodalität eine bessere volkswirtschaftliche Arbeitsteilung der Verkehrsträger. Ziel ist es auch, Infrastrukturengpässe durch die Vernetzung der Verkehrsträger zu „entschärfen".

Einschneidende Veränderungen der Rahmenbedingungen für den Straßengüterverkehr haben noch vor der EU-Liberalisierung vor allem die Ölkrisen der 1970er und 1980er Jahre bewirkt. Diese gaben den Anstoß für eine grundlegende logistische Neuorientierung, die bis heute andauert. Von der bis in die 1970er Jahre üblichen „Produktion auf Verdacht" (ohne konkrete Kundenbestellung), die sich an kostenoptimalen Losgrößen orientierte und zu hohen Lagerbeständen und Kapitalbindungskosten führte, gingen Industrie und Handel zur „Produktion auf Bestellung" über. Das Ergebnis dieser Ver- und Entsorgungsstrategie ist die Notwendigkeit der logistischen Vernetzung unterschiedlicher Produktionsstandorte, damit eine ausufernde Lagerwirtschaft unterbleibt und Absatzrisiken hoher Lagerbestände vermieden werden. Immer kleinere Sendungsgrößen müssen dazu produktions- und verbrauchssynchron durch Logistikunternehmen „just in time" angeliefert werden. Die Komplexität dieser Aufgaben wird durch die Internationalisierung der Märkte enorm gesteigert. Bedingt durch die EU-Erweiterung und die fortschreitende Globalisierung hat der grenzüberschreitende Straßengüterverkehr kontinuierlich zugenommen; die durchschnittlichen Beförderungsleistungen erhöhen sich entsprechend.

### Ausblick

Nach der Prognose der deutschlandweiten Verkehrsverflechtungen 2025 von ITP Intraplan Consult und BVU Beratergruppe Verkehr+Umwelt (2007) sollen die tonnenkilometrischen Leistungen im Zeitraum 2004 bis 2025 um etwa 75 Prozent anwachsen. Zwar geht eine neuere Studie zur Entwicklung des Güterverkehrs in Deutschland bis zum Jahr 2020 von ProgTrans, Basel, davon aus, dass wirtschaftskrisenbedingt die Verkehrsströme schwächer anwachsen werden. Doch trotz drastisch revidierter sozioökonomischer Rahmenbedingungen sehen die Baseler Prognoseexperten ein Wachstum des Güterverkehrsmarkts in Deutschland um 23 Prozent zwischen 2008 und 2020 voraus. Im Durchschnitt sind dies knapp 1,7 Prozent Verkehrszuwachs. Entgegen den bisherigen Trends, die das Verkehrswachstum in etwa 2,5- bis 3,0-mal größer als das Wirtschaftswachstum veranschlagen, würde der Verkehr in der nächsten 12-Jahres-Periode etwas gedämpfter wachsen. Doch die unerwartet stark zurückgenommenen Prognosen aus Basel für die Entwicklung der deutschen Volkswirtschaft lassen sich zumindest aus der kurzfristigen Entwicklung nicht bestätigen. Das für Schiene und Straße prognostizierte und reale Verkehrswachstum in den Jahren nach der Krise wird deutlich von den realen Zuwächsen übertroffen. Für die Straße bedeutet die Fortschreibung des derzeitigen Entwicklungstrends, dass bereits 2012 der Vorkrisenstand bei den Verkehrsleistungen wieder erreicht sein wird. Ein Wachstumspfad auf nur noch 506 Milliarden Tonnenkilometer im Jahr 2020, wie er von ProgTrans vorhergesagt wird, ist nur dann plausibel, wenn es zu erdrutschartigen Verschiebungen im Gefüge der Weltwirtschaft kommt und der Standort Deutschland nachhaltig ins Hintertreffen gerät.

Trotz ausgeklügelter Logistiksysteme zur Transportbündelung werden die Fahrleistungen schwerer Nutzfahrzeuge weiterhin stärker ansteigen als die Wirtschaftsleistung. Grund ist der immer höhere Grad der Arbeitsteilung, der Deutschland mit einer globalisierten Wirtschaft verbindet. Damit verknüpft sind hohe Erwartungen an die Schaffung einer adäquaten Verkehrsinfrastruktur. Trotz der steigenden Mauteinnahmen des Staates sind weitere Engpässe in der Verkehrsinfrastruktur vorgezeichnet.

| **Verkehrsmittel** | **Verkehrsaufkommen** | | | | |
|---|---|---|---|---|---|
| | **2004** | | **2025** | | **2004–2025** |
| | **Mio. t** | **Anteil in %** | **Mio. t** | **Anteil in %** | **ges. in %** |
| Schiene | 322,0 | 16,0 | 430,8 | 14,5 | 34 |
| *dabei KV* | *52,4* | *16,3* | *113,3* | *26,3* | *116* |
| Straßengüterfernverkehr | 1.450,4 | 72,2 | 2.249,1 | 75,9 | 55 |
| Binnenschiff | 235,9 | 11,7 | 282,8 | 9,5 | 20 |
| **Zwischensumme ohne Straßengüternahverkehr** | **2.008,2** | **100,0** | **2.962,7** | **100,0** | **48** |
| *dabei Seehafenhinterlandverkehr* | *195,1* | *9,7* | *451,1* | *15,2* | *131* |
| Straßengüternahverkehr | 1.615,2 | 44,6 | 1.659,2 | 35,9 | 3 |
| Straße gesamt | 3065,5 | 84,6 | 3.908,4 | 84,6 | 27 |
| **Summe** | **3.623,4** | | **4.622,0** | | **28** |

**Tab. 4a: Entwicklung des Güterverkehrs nach Verkehrsträgern** (Quelle: ITP Intraplan Consult/ BVU, 2007)

| Verkehrsmittel | Verkehrsleistung | | | | | Transportweite | | |
|---|---|---|---|---|---|---|---|---|
| | 2004 | | 2025 | | 2004–2025 | 2004 | 2025 | 2004–2025 |
| | Mrd. tkm | Anteil in % | Mrd. tkm | Anteil in % | ges. in % | km | Anteil | ges. in % |
| Schiene | 91,9 | 17,6 | 151,9 | 16,7 | 65 | 285 | 353 | 24 |
| *dabei KV* | *24,4* | *26,.6* | *55,9* | *36,8* | *129* | *466* | *493* | *6* |
| Straßengüterfernverkehr | 366,5 | 70,2 | 675,6 | 74,4 | 84 | 253 | 300 | 19 |
| Binnenschiff | 63,7 | 12,2 | 80,2 | 8,8 | 26 | 270 | 284 | 5 |
| **Zwischensumme ohne Straßengüternahverkehr** | **522,1** | **100,0** | **907,7** | **100,0** | **74** | **260** | **306** | **18** |
| *dabei Seehafenhinterlandverkehr* | *57,2* | *11,0* | *153,1* | *16,9* | *168* | *293* | *339* | *16* |
| Straßengüternahverkehr | 25,9 | 4,7 | 28,8 | 3,1 | 11 | 16 | 17 | 8 |
| Straße gesamt | 392,5 | 71,6 | 704,3 | 75,2 | 79 | 128 | 180 | 41 |
| **Summe** | **548,1** | | **936,5** | | **71** | **151** | **203** | **34** |

**Tab. 4b: Entwicklung des Güterverkehrs nach Verkehrsträgern** (Quelle: ITP Intraplan Consult/BVU, 2007)

## Ladungssicherung und korrekte Beladung – Verantwortlichkeiten Fahrer/Verlader/Unternehmer

### Einleitung

Die Verpflichtung und Verantwortlichkeit zur Ladungssicherung auf Straßenfahrzeugen wird durch verschiedene öffentlich- und zivilrechtliche Vorgaben bestimmt. Dieser Abschnitt gibt einen Überblick darüber, wer unter welchen Bedingungen tatsächlich Verantwortung trägt und unter welchen Kriterien Verantwortlichkeiten auf Dritte übertragen werden können. Auf die Verantwortlichkeit des Fahrzeughalters, des Fahrers und des Verladers zur Ladungssicherung wird gesondert eingegangen. Ebenso werden die bußgeld- und strafrechtlichen Konsequenzen bei Verstößen gegen die Vorschriften zur Ladungssicherung beleuchtet. Die Überladung eines Fahrzeugs kann wie eine fehlende oder unsachgemäße Ladungssicherung die Verkehrssicherheit eines Fahrzeugs wesentlich beeinträchtigen. Aus diesem Grund werden auch der Tatbestand der Überladung von Fahrzeugen sowie die Verantwortlichkeiten zur Einhaltung des zulässigen Gesamtgewichts eines Fahrzeugs thematisiert.

### Ladungssicherung

Die Pflicht und Verantwortung zur richtigen Beladung eines Fahrzeugs und zur Ladungssicherung wirft in der Praxis immer wieder Probleme auf. Wer ist verantwortlich? Wer haftet? Kann die Pflicht zur Einhaltung des zulässigen Gesamtgewichts beim Beladen oder zur Ladungssicherung vertraglich geregelt oder delegiert werden?

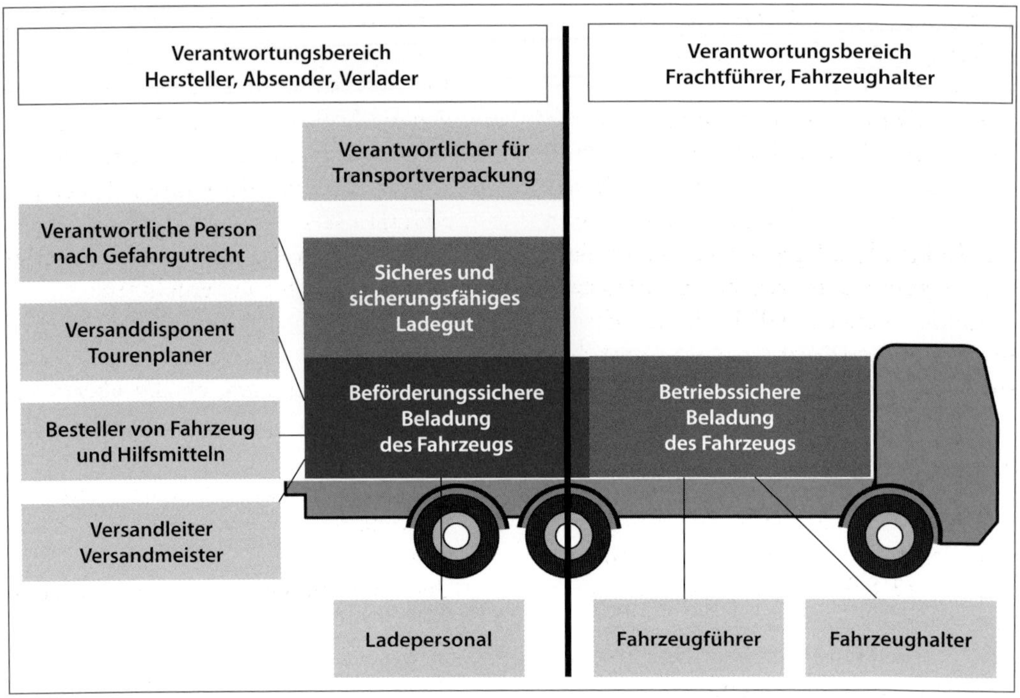


**Abb. 6: Verantwortlichkeiten für die Ladungssicherung** (Quelle: Bundesverband Güterkraftverkehr, Logistik und Entsorgung e. V.)

Dies sind häufig gestellte Fragen. Um sie zu beantworten, muss jeweils der Einzelfall betrachtet werden. Der Gesetzgeber weist allen, die am Ladevorgang beteiligt sind, also Frachtführer, Transportlogistikunternehmer, Fahrzeughalter, Fahrer, Absender, Verlader und Lademeister bestimmte Verantwortlichkeiten zu. Grundsätzlich gilt, dass derjenige, der durch sein Handeln oder Unterlassen die Ursache für einen verkehrsunsicheren Zustand oder für einen Schaden setzt, dafür einstehen, also haften muss beziehungsweise bußgeldrechtlich belangt werden kann. Dabei ist zu unterscheiden zwischen Vorgaben des öffentlichen Rechts und des Zivilrechts.

*Bestimmungen im Handelsgesetzbuch*

Nach § 412 Handelsgesetzbuch (HGB) ist der Absender beziehungsweise Verlader für die beförderungssichere Verladung des Ladegutes verantwortlich. Der Frachtführer und damit auch sein Fahrer sind für die betriebssichere und damit verkehrssichere Verladung verantwortlich. Diese Verpflichtung des Absenders ist auch in den Vertragsbedingungen für das Güterkraftverkehrsgewerbe (VBGL) festgelegt. Im Allgemeinen ist diese Aufteilung der Verantwortlichkeiten sinnvoll, denn der Frachtführer/Fahrer kennt das Fahrzeug und dessen Fahrverhalten, der Verlader beziehungsweise Absender kennt das Ladegut und kann daher am besten beurteilen, wie das Gut gegen Beförderungseinflüsse geschützt, gesichert und gestapelt werden kann.

*Bestimmungen aus der Straßenverkehrsordnung und der Straßenverkehrs-Zulassungs-Ordnung*

Die Straßenverkehrsordnung (StVO) gibt in § 22 vor, dass die Ladung so zu sichern ist, dass sie nicht verrutschen oder herabfallen kann. Wer dagegen verstößt, wird mit Bußgeld und gegebenenfalls Punkten im Verkehrszentralregister in Flensburg geahndet. Verantwortlich für den Einsatz und die Inbetriebnahme eines vorschriftsmäßigen, betriebs- und verkehrssicheren Kraftfahrzeuges sind nach § 22 StVO und § 31 Straßenverkehrs-Zulassungs-Ordnung (StVZO) der Fahrzeugführer und der Kfz-Halter (i. d. R. der Transportunternehmer). Die Verpflichtung zur Ladungssicherung nach § 22 StVO richtet sich aber nicht ausschließlich an Fahrer und Halter. Gegen diese Vorschrift handelt vielmehr jeder zuwider, der für die Ladung verantwortlich ist. Neben dem Fahrer ist dies insbesondere auch der Verlader (Lademeister).

*Privatrechtliche Vereinbarungen*

Häufig wird der Versuch unternommen, mithilfe privatrechtlicher Vereinbarungen (z.B. in Form von Frachtverträgen, Sondervereinbarungen usw.) jedwede Verantwortung für die Verladung dem Transportlogistikunternehmen zu übertragen. § 412 HGB ist dispositiv, sodass grundsätzlich vereinbart werden darf, dass der Frachtführer/Fahrer die Verpflichtung zur beförderungssicheren Verladung übernimmt. Eine Vereinbarung über Beladepflichten, die vom Frachtführer/Fahrer allerdings aufgrund der güterspezifischen Eigenarten oder fehlenden Spezialkenntnisse nicht ausgeführt werden kann, verstößt gegen Treu und Glauben und ist unwirksam.

Rechtswirksam übertragen kann der Verlader ihm obliegende Pflichten nach § 9 II Ordnungswidrigkeitengesetz (OwiG) nur unter folgenden Voraussetzungen:

- Es muss der ausdrückliche Auftrag vorliegen, Aufgaben des Auftraggebers in eigener Verantwortung zu übernehmen.
- Der Transportlogistikunternehmer beziehungsweise Fahrer muss fachlich geeignet und in der Lage sein, die Verladung technisch zu übernehmen.
- Der Verlader (Absender) muss stichprobenartige Kontrollen durchführen und dokumentieren, ob die übertragenen Pflichten sachgerecht durchgeführt werden.
- Bei erkannten Sicherheitsmängeln sind Maßnahmen zu ergreifen, um diese abzustellen.
- Bei Missachtung dieser Kriterien bleibt der Verlader (Absender) in der Verantwortung und ist neben dem Fahrzeugführer und dem Fahrzeughalter (i.d.R. Transportlogistikunternehmer) bußgeldrechtlich verantwortlich.

*Verantwortung des Fahrzeughalters und Fahrers*

Die Verantwortung des Fahrzeughalters wird durch die StVZO bestimmt. Hiernach darf der Halter die Inbetriebnahme eines Fahrzeugs nicht anordnen oder zulassen, wenn ihm bekannt ist oder bekannt sein muss, dass die Ladung nicht vorschriftsmäßig ist oder dass die Verkehrssicherheit des Fahrzeugs durch die Ladung leidet. Daraus lässt sich der Rückschluss ziehen, dass der Fahrzeughalter zur Mitgabe von Ladungssicherungsmaterial verpflichtet ist. Das heißt: Er muss den Fahrzeugführer in die Lage versetzen, eine ordnungsgemäße Ladungssicherung überhaupt durchzuführen. Hinsichtlich des Einsatzes von geeigneten Ladungssicherungsmaterialien ist zu empfehlen, sich mit dem Verlader entsprechend abzustimmen. Der Verlader verfügt über das Wissen um die Eigenschaften seines Ladegutes und kann daher auch beurteilen, welche Ladungssicherungsmittel zur Ladungssicherung geeignet sind, ohne dass das Ladegut dadurch beschädigt wird.

Handelt es sich beim Ladegut um Gefahrgut, dann sind die Vorschriften über die Beförderung gefährlicher Güter (ADR) anzuwenden. Hiernach sind der Beförderer, der Fahrzeugführer und der Verlader *gemeinsam* für die Ladungssicherung verantwortlich. Im Sinne des Gefahrgutrechts sind der Verlader und der Beförderer keine juristischen Personen, sondern jeweils das Unternehmen, das verlädt beziehungsweise den Transport durchführt.

Die Verhängung eines Bußgeldes aufgrund eines Verstoßes gegen die Vorschriften zur Ladungssicherung setzt keine konkrete Gefährdung, Schädigung, Behinderung oder auch nur Belästigung (z.B. durch Klappergeräusche) voraus. Es genügt hier die Feststellung durch die zuständige Bußgeldbehörde, dass die Ladung nicht verkehrssicher gestaut und gegen Herabfallen besonders gesichert ist. In diesem Fall wird also eine abstrakte, das heißt mögliche Gefährdung von Personen, Tieren oder Sachen zugrunde gelegt.

*Strafrecht*

Zu einem Strafverfahren kann es kommen, wenn strafrechtliche Tatbestände, wie zum Beispiel Sachbeschädigung, Körperverletzung, fahrlässige Tötung, erfüllt worden sind. Eine strafrechtliche Verurteilung setzt neben der rechtswidrigen Erfüllung der Tatbestandsmerkmale ein schuldhaftes, vorsätzliches oder fahrlässiges Verhalten voraus. In diesen Fällen ermittelt die Staatsanwaltschaft gegen *alle* Personen, die an der Beladung beziehungsweise Ladungssicherung beteiligt waren und die nach den gesetzlichen Vorgaben hierzu verantwortlich sind.

Die Tatsache der gemeinsamen Verantwortlichkeiten legt nahe, dass die erforderlichen Maßnahmen für eine sachgemäße Ladungssicherung *vor dem Transport* zwischen Transportlogistikunternehmer und Auftraggeber/Verlader vereinbart werden sollten. Ladungssicherung ist keine Angelegenheit, die erst an der Ladestelle und dort alleine zwischen Fahrer und Verladepersonal zum Thema werden sollte.

**Vermeidung von Überladung von Fahrzeugen und Achslasten**

Die Grundregeln zu Gesamtgewichten, Achslasten und Anhängelasten sind im § 34 der StVZO hinterlegt. Überladung ist kein Kavaliersdelikt. Sie kann die Betriebs- und Verkehrssicherheit des Fahrzeugs erheblich nachteilig beeinflussen. Der Fahrer darf die Fahrt mit einer Überladung *nicht* antreten (§ 23 StVO). Der Halter darf die Fahrt *nicht* zulassen oder anordnen, wenn ihm die Überladung bekannt ist oder bekannt sein müsste (§§ 31II, 34 StVZO). Im Unterschied zur Regelung des § 22 StVO richten sich die Vorschriften zur Einhaltung der Gesamtgewichte und Achslasten ausschließlich an Fahrer und Halter und begründen keine unmittelbare Verantwortung des Verladers. Grundsätzlich ist es daher Sache des Fahrers, den Verlader und dessen Personal auf die gesetzlich nach der StVZO vorgeschriebene Grenze des Gesamtgewichts und des Gewichts der Achslasten hinzuweisen.

Ladepersonal, Betriebsleiter oder Disponent können dann mit Verwarnungs- beziehungsweise Bußgeld und Eintragungen ins Verkehrszentralregister belegt werden, wenn sie den Halter oder Fahrer zur Überladung veranlassen. Unter der Voraussetzung des § 14 OwiG kann der Verlader zur Verantwortung gezogen werden, wenn er sich vorsätzlich an einer vorsätzlich begangenen Überladung beteiligt (sog. „doppelter" Vorsatz). Vorsätzlich handelt auch derjenige, der die Überladung billigend in Kauf nimmt.

Wer oft Fahrzeuge belädt, kennt in der Regel die gebräuchlichen Fahrzeugtypen und ihr zulässiges Gesamtgewicht und ist im Allgemeinen auch fähig, die zulässige Nutzlast eines Fahrzeugs abzuschätzen. Zumindest aber weiß er, dass bei der Beladung das zulässige Gesamtgewicht nicht überschritten werden darf und er sich gegebenenfalls vor der Beladung entsprechend informieren muss. Bei erheblichen Überschreitungen des zulässigen Fahrzeuggesamtgewichts kann man daher meist auch dann von einer vorsätzliche Teilnahme des Verladers oder seines Personals ausgehen, wenn sie nicht von dem Fahrzeugführer auf die maximal erlaubte Zuladung hingewiesen worden sind.

Leider wird in den Bußgeldtatbeständen der einschlägigen Gesetze und Verordnungen nicht der Tatsache Rechnung getragen, dass der eigentliche Anlass für die ordnungswidrige Handlung der Überladung auch vom Auftraggeber ausgehen kann. Nachvollziehbar ist deshalb auch das Bestreben der Ahndungsbehörden, die durch eine rechtswidrige Handlung erzielten Vermögensvorteile abzuschöpfen. In der Regel profitieren weder Transportlogistikunternehmer noch Fahrer von einer Überladung, sondern lediglich der Verlader beziehungsweise Auftraggeber.

## Arbeitsschutz und Sozialvorschriften

### Einleitung

Neben anderen Faktoren sind oftmals die Wartezeiten beim Be- und Entladen ausschlaggebend, ob das Fahrpersonal bei langströmigen Verkehren die vorgeschriebenen Lenk- und Ruhezeiten einhalten kann und den Tourenumlauf schafft. Nicht vorhersehbare Wartezeiten an den Rampen bringen die gesamte Tourenplanung durcheinander und lösen meist Lenk- und Ruhezeitenverstöße aus. Oft können Wochenenden nicht zu Hause verbracht werden, wenn die zulässigen Lenk- und Arbeitszeiten überschritten werden. Lange Wartezeiten erhöhen folglich den Druck auf den Fahrer oder die Fahrerin. Die Optimierung der Rampenabfertigung ist für die verlässliche Disposition und damit als Sofortmaßnahme zur Stressreduzierung beim Fahrpersonal überfällig.

### Einhaltung der Lenk- und Ruhezeiten

Zum Schutz der Gesundheit des Fahrpersonals und im Interesse der allgemeinen Verkehrssicherheit hat der europäische Verordnungsgeber europaweit gültige Lenk- und Ruhezeitvorschriften erlassen, an die sich im europäischen Güterkraftverkehr alle Fahrer von Fahrzeugen mit einer zulässigen Gesamtmasse von mehr als 3,5 Tonnen halten müssen (Verordnung (EG) Nr. 561/2006 bzw. Verordnung (EWG) Nr. 3820/85). Diese Vorschriften sehen eine regelmäßige tägliche Lenkzeit von neun Stunden vor, die zweimal in der Woche auf zehn Stunden verlängert werden darf. Nach spätestens viereinhalb Stunden ununterbrochener Lenkzeit muss der Fahrer eine Fahrtunterbrechung von mindestens 45 Minuten einlegen. Diese Unterbrechung kann auf zwei Teilabschnitte von mindestens 15 und mindestens 30 Minuten aufgeteilt werden. In der Praxis bedeutet dies, dass der Fahrer beispielsweise nach zweieinhalb Stunden Lenkzeit eine Unterbrechung von 15 Minuten und nach weiteren zwei Stunden Lenkzeit – insgesamt viereinhalb Stunden Lenkzeit – eine weitere Unterbrechung von 30 Minuten einlegen kann, um die gesetzlichen Vorgaben zu erfüllen. Legt der Fahrer nach einer Lenkzeit von zweieinhalb Stunden eine mindestens fünfundvierzigminütige Pause ein, so darf er nach deutscher Auffassung einen neuen Lenkzeitblock von ununterbrochenen viereinhalb Stunden beginnen. Nach dieser Systematik hat der Fahrer bei einer neunstündigen Lenkzeit mindestens eine, bei einer zehnstündigen Lenkzeit mindestens zwei Fahrtunterbrechungen von je mindestens 45 Minuten, gegebenenfalls auch in Teilabschnitten, zu absolvieren. Ihm bleibt es selbstverständlich unbenommen, zusätzliche Fahrtunterbrechungen entsprechend seiner persönlichen Verfassung einzulegen. Hier ist allerdings zu beachten, dass zusätzliche Pausen, die geringer sind als 15 Minuten, nicht als wirksame Fahrtunterbrechungen angesehen werden können; sie verlängern aber ebenso wie zeitlich ausreichende Pausen die Schichtzeit des Fahrers, unter der man „Arbeitszeit plus Pausen" versteht. Siehe dazu *Abbildung 7*.

### Pausenproblematik in der Praxis

Bei allem Verständnis für die Berücksichtigung individueller Fahrerbedürfnisse wird kein Disponent Zusatzpausen gerne sehen, zumal die produktive Arbeitszeit dringend zur Bewältigung der zunehmend rücksichtsloser und aufgrund enger Zeitfenster immer hektischer werdenden Rampenabfertigung gebraucht wird. Oft muss der Fahrer sich nach seiner Ankunft beim Verlader oder Empfänger des Gutes in die Schlange der bereits wartenden Fahrzeuge einreihen und sein Fahrzeug alle paar Minuten ein paar Meter vorziehen, wenn er nicht Gefahr laufen will, von seinen Kollegen überholt und aus der Schlange geworfen zu werden. Oftmals ist die Wartezeit bis zum nächsten Vorziehen zu kurz, um die Qualität einer Fahrtunterbrechung zu erfüllen. Dies hat zur Folge, dass die Wartezeit des Fahrers als Arbeitszeit und das Vorziehen des Fahrzeugs als Lenkzeit gezählt wird. Da die Lenkzeit nicht sekundengenau, sondern je nach verwendetem Tachographen mehr oder weniger großzügig im Minutenraster registriert wird, geht bei vielen Stopps entsprechend viel Lenkzeit verloren. Deshalb birgt eine wünschenswerte und dringend erforderliche Optimierung der Rampenabfertigung erhebliches Potenzial zur Verbesserung der Arbeitsbedingungen des Fahrpersonals und zur Vereinfachung der Fahrzeugdisposition.

Sollte der Fahrer die Wartezeit als Fahrtunterbrechung nutzen können – was nach

| | | | | | | | | | | |
|---|---|---|---|---|---|---|---|---|---|---|
| 2 Std. Lenkzeit | 15 Min. Pause (LZU) | 30 Min. Lenkzeit | 10 Min. Pause | 1 Std. Lenkzeit | 10 Min. Pause | 1 Std. Lenkzeit | 30 Min. Pause (LZU) | 2:30 Std:Min Lenkzeit | 10 Min. Pause | 2 Std. Lenkzeit | Ruhezeit |

**Schichtzeit 10:15 Std:Min**

**Insgesamt:** 09:00 Std:Min Lenkzeit
01:15 Std:Min Pausen (davon 00:45 Std:Min Lenkzeitunterbrechung)
**10:15 Std:Min Schichtzeit**

**Abb. 7: Beispiel für eine Verteilung von Lenkzeiten und Ruhepausen** (Quelle: Bundesverband Güterkraftverkehr, Logistik und Entsorgung e.V.)

den legislativen Voraussetzungen erlaubt und an einigen Rampen auch möglich ist –, könnten ein effizienterer Fahrzeugumlauf erzielt und unter Umständen zumindest zusätzliche Pausen auf „offener Strecke" vermieden werden. Dafür muss dem Fahrer jedoch in etwa die Zeitspanne mitgeteilt werden, nach der er direkt zur Rampe fahren kann. Innerhalb dieser Zeitspanne muss der Fahrer aber sicher sein, dass er nicht in Anspruch genommen werden kann.

### Zumutbare Wochenruhezeiten

Die Realisierung eines solchen Ablaufs betrifft in erster Linie die Rampenorganisation durch den Kunden. Diese spielt im Fernverkehr eine entscheidende Rolle bei der Frage, ob der Fahrer sein Wochenende im Kreise seiner Familie verbringen kann. Nicht nur die Tages-, sondern auch die Wochenlenkzeit ist reglementiert. Sie beträgt in einer Woche maximal 56 Stunden und verringert sich in der folgenden Woche auf 34 Stunden. In einem Doppelwochenzeitraum stehen somit maximal 90 Stunden als Lenkzeit zur Verfügung.

Die Fahrzeugdisposition ist normalerweise darauf ausgelegt, dass die zur Verfügung stehende Lenkzeit mit Lenktätigkeit im tatsächlichen Sinne genutzt wird. Ist dies möglich, so wird der Fahrer die geplante Tour schaffen und er kann sein Wochenende zu Hause verbringen. Stellt sich die Situation aber so dar, dass viele Stopps beim Vorziehen an den Rampen Lenkzeit und auch die verfügbaren Schichtzeiten quasi „wegfressen", wird der Fahrer den geplanten Umlauf nicht rechtzeitig abschließen können, bevor eine Wochenruhezeit fällig wird. Im ungünstigsten Falle bleibt dem Fahrer dann nichts anderes übrig, als seine nach sechs 24-Stunden-Zeiträumen zwingend vorgeschriebene Wochenruhezeit von 45 Stunden auf einem unbewirtschafteten Autobahnrastplatz einzulegen. Damit wird der Erholungsgedanke und der sozialpolitische Zweck der Wochenruhezeit verfehlt.

### Unwägbarkeiten

Natürlich spielen auch viele andere Faktoren, wie zum Beispiel die Verkehrs- oder Witterungsverhältnisse, bei der Ausführung eines Transports eine Rolle. Während diese Faktoren aber nur schwer bei der Disposition berücksichtigt werden können, könnte eine Optimierung der vielfach äußerst unbefriedigenden Rampenabläufe in überschaubarer Frist zu einer deutlichen Entlastung des Fahrpersonals führen. Das in unregelmäßigen Intervallen geforderte Vorziehen des Lkw stellt allgemein eine – durch Studien der Bundesanstalt für Straßenwesen (BASt) nachgewiesene – Stresssituation für den Betroffenen dar. Diese könnte sich auf die Verkehrssicherheit nachteiliger auswirken als beispielsweise eine kurze Lenkzeitüberschreitung. Nicht zuletzt deshalb wäre es aus arbeitsmedizinischer Sicht wünschenswert, dass der Fahrer unvermeidbare Wartezeiten an den Rampen als echte Pausen oder als Fahrtunterbrechungen im Sinne der Sozialvorschriften zu seiner Erholung nutzen kann.

### Europäische Ahndung

Eine weitere Belastung für das Fahrpersonal stellt die in den Sozialvorschriften niedergelegte Befugnis dar, Verkehrsunternehmen und Fahrer grenzüberschreitend für Verstöße haftbar zu machen, die auf dem Territorium eines anderen Mitgliedsstaates begangen wurden. Ein Beispiel: Ein Fahrer gerät in Deutschland in einen Stau und muss seine zulässige Tageslenkzeit überziehen. Er rechtfertigt diese Lenkzeitüberschreitung, indem er den Grund auf einem Kontrollgerätausdruck vermerkt und den Ausdruck während der Nachweispflicht von

28 Tagen mit sich führt. Wochen später (z.B. am 27. Tag nach dem Ereignis) gerät der Fahrer in Frankreich in eine Straßenkontrolle. Der Kontrollbeamte bemerkt den Lenkzeitverstoß und kann nun die Rechtfertigung akzeptieren – oder auch nicht. Eine Verifizierung, dass der Fahrer knapp vier Wochen zuvor tatsächlich in einem Stau auf Deutschlands Straßen stand, dürfte ihm vor Ort kaum möglich sein. Vermutlich wird der Kontrolleur deshalb eine Sicherheitsleistung verlangen, die aus dem im Vergleich zu Deutschland ungleich höheren Bußgeld sowie den zu erwartenden Verfahrenskosten besteht. Fahrer und Unternehmer haben dann im Nachhinein das Problem, den wahren Sachverhalt glaubhaft zu machen. Dies ist im Hinblick auf die Umkehrung des strafrechtlichen Grundsatzes „in dubio pro reo" eine unhaltbare Situation.

## Gesetze und Verordnungen

Autobahnmautgesetz für schwere Nutzfahrzeuge (ABMG)

Brüning'sche Notverordnung

Europäisches Übereinkommen über die Beförderung gefährlicher Güter auf der Straße (ADR - Accord européen relatif au transport international des marchandises Dangereuses par Route)

Gesetz über Ordnungswidrigkeiten (OwiG)

Güterkraftverkehrsgesetz (GüKG)

Handelsgesetzbuch (HGB)

LKW-Maut-Verordnung (LKW-MautV)

Mauthöheverordnung (MautHV)

Richtlinie 2006/38/EG des Europäischen Parlaments und des Rates zur Änderung der Richtlinie 1999/62/EG über die Erhebung von Gebühren für die Benutzung bestimmter Verkehrswege durch schwere Nutzfahrzeuge (Wegekosten-Richtlinie)

Straßenverkehrsordnung (StVO)

Straßenverkehrs-Zulassungs-Ordnung der Fahrzeugführer (StVZO)

Verordnung (EG) Nr. 1072/2009 des Europäischen Parlaments und des Rates über gemeinsame Regeln für den Zugang zum Markt des grenzüberschreitenden Güterkraftverkehrs

Verordnung (EG) Nr. 1071/2009 des Europäischen Parlaments und des Rates zur Festlegung gemeinsamer Regeln für die Zulassung zum Beruf des Kraftverkehrsunternehmers und zur Aufhebung der Richtlinie 96/26/EG des Rates

Verordnung (EWG) Nr. 3820/85 des Rates über die Harmonisierung bestimmter Sozialvorschriften im Straßenverkehr

Verordnung zur Durchführung des Fahrpersonalgesetzes (Fahrpersonalverordnung – FPersV)

Vorschriften über die Beförderung gefährlicher Güter (ADR)

## Literatur

Bundesamt für Güterverkehr (BAG): Mautstatistik, einsehbar unter www.bag.bund.de

Bundesamt für Güterverkehr (BAG): Unternehmensstatistik (Stand November 2009), einsehbar unter www.bag.bund.de

Bundesverband Güterkraftverkehr, Logistik und Entsorgung (BGL) e.V.: Verkehrswirtschaftliche Zahlen (VWZ), einsehbar unter www.bgl-ev.de

EU-Kommission: 24. Kontrollbericht zu den Lenk- und Ruhezeiten 2004–2006

Europäischen Kommission: Weißbuch: Die europäische Verkehrspolitik bis 2010: Weichenstellungen für die Zukunft, 2001

ITP Intraplan Consult/BVU Beratergruppe Verkehr+Umwelt: Prognose der deutschlandweiten Verkehrsverflechtungen 2025, München, Freiburg 2007

Vertragsbedingungen für den Güterkraftverkehrs-, Speditions- und Logistikunternehmer (VBGL), einsehbar unter www.bgl-ev.de

## Internet

Berufsgenossenschaft für Transport und Verkehrswirtschaft www.bg-verkehr.de

Bundesanstalt für Straßenwesen (BASt) www bast.de

Bundesministerium der Finanzen (BMF) www.bundesfinanzministerium.de

Bundesministerium für Verkehr, Bau und Stadtentwicklung (BMVBS) www.bmvbs.de

Bundesverband Güterkraftverkehr, Logistik und Entsorgung e.V. www.bgl-ev.de

Kraftfahrt-Bundesamt www.kba.de

ProgTrans www.progtrans.com

Pro Mobilität e.V. – Initiative für Verkehrsinfrastruktur www.promobilitaet.de

Statistisches Bundesamt www.destatis.de

# Prävention

Walter Eichendorf

## Verkehrssicherheitsarbeit in Deutschland

**Abstract**
Man mag es kaum sagen – aber Verkehrssicherheitsarbeit ist in Deutschland ebenso wie in der Europäischen Union (EU) und in den meisten Staaten der Welt eine zutiefst institutionalisierte Aufgabe. Eine besondere Rolle spielt stets der Staat, der eine spezielle Verpflichtung bezogen auf die Verkehrsinfrastruktur und die Definition des rechtlichen Rahmens hat. Wirksame und nachhaltige Verkehrssicherheit kann aber nur im Zusammenspiel vieler Akteure erreicht werden. Dieser Beitrag schildert den institutionellen Rahmen der Verkehrssicherheitsarbeit in Deutschland und setzt Schwerpunkte für die Diskussion entsprechender Detailfragen.

### Der Preis hoher Mobilität

In ganz Europa und insbesondere in Deutschland verzeichnen wir seit Jahrzehnten eine enorm wachsende Mobilität und damit ein stark zunehmendes Verkehrsaufkommen. Eine hohe, oft grenzüberschreitende Mobilität der Arbeitnehmerinnen und Arbeitnehmer und damit lange Pendelstrecken zum Arbeitsplatz sind nicht selten und der staatenübergreifende Gütertransport ist in der EU geradezu typisch geworden. Selbst der Freizeitverkehr ist zunehmend auf längere Strecken ausgerichtet: Shopping am Sonntag in den Niederlanden, Besuch der Märkte in Österreich, Abendessen im Elsass, Zahnarztbehandlungen in Polen und Kuren in Tschechien – all das ist in der EU mittlerweile selbstverständlich.

Kleinräumiger Verkehr ist lenkbar; großräumiger Freizeitverkehr mag durch verschiedene, auch steuerliche Maßnahmen beeinflussbar sein, aber der großräumige, vor allem der grenzüberschreitende Güterverkehr ist es kaum. Und gerade beim Wachstum des Gütertransports gibt es praktisch keine Alternative zur Straße mehr, da Schiene und Wasserstraßen unter anderem durch das Nadelöhr Rheintal in Deutschland weitgehend ausgelastet sind. Die Binnenwasserstraßen bieten innerhalb Deutschlands praktisch keine Erweiterungsmöglichkeiten mehr. Zur Schiene gibt es eine Entschließung des Europäischen Parlaments vom 15. Juni 2010 zur „Schaffung eines europäischen Schienennetzes für einen wettbewerbsfähigen Güterverkehr" (Europäisches Parlament,

2010). Ihre Umsetzung würde aber aufwendige, großräumige Neubautrassen, zum Beispiel als Ersatz für die Rheinschiene zwischen Köln und Frankfurt/Mainz, erfordern, die nur auf Zeitskalen von mindestens 20 Jahren, also nicht vor dem Jahr 2030 realistisch sind.

Die zunehmende Mobilität, die wachsende Zahl der Verkehrsteilnehmer und der steigende grenzüberschreitende Transport bergen wachsende Sicherheitsrisiken, denen bereits im Vorfeld durch eine intensivierte Verkehrssicherheitsarbeit begegnet werden muss. Wichtig dabei sind begründete, verbindliche, akzeptierte, ständig aktualisierte und der gesellschaftlichen und wirtschaftlichen Entwicklung angepasste Regeln, Standards und Verhaltensweisen, auf deren Einhaltung sich alle Beteiligten verlassen können.

### Die Botschaft der Unfallstatistik

Nach Angaben des Statistischen Bundesamts (www.destatis.de, aktuelle statistische Daten zur Unfallentwicklung in Deutschland beim Bundesministerium für Verkehr, Bau und Stadtentwicklung, BMVBS, www.bmvbs.de) geht die Zahl der Toten, Schwerverletzten und Leichtverletzten bei Unfällen im Straßenverkehr zurück. 2010 wurden 3.648 Menschen bei Unfällen im Straßenverkehr getötet, 62.620 schwer verletzt und es gab 308.550 Leichtverletzte (Statistisches Bundesamt, 2011). Im Vergleich dazu gab vier Jahre zuvor im Jahr 2007 noch 4.949 Getötete, 75.443 Schwerverletzte und 355.976 Leichtverletzte bei polizeilich erfassten Unfällen im Straßenverkehr (Statistisches Bundesamt, 2008). Zum Vergleich: Im Jahr 1970 waren es noch 21.332 Tote im Straßenverkehr.

Die insgesamt rückläufige Anzahl der Personenschäden bei polizeilich gemeldeten Unfällen im öffentlichen Straßenverkehr ist ein Ergebnis der konzentrierten Verkehrssicherheitsarbeit und des Engagements vieler gesellschaftlicher Kräfte und Partner mit dem BMVBS an der Spitze. Diese Arbeit umfasst vielfältige Aktionen von Verbänden, Vereinen und Unternehmen und von zahlreichen zum Teil ehrenamtlich agierenden Einzelpersonen mit einer großen Zahl zielgruppengenauer Programme, Aktionstage und Trainings. Sie ist aber wesentlich auch ein Ergebnis verbesserter Fahrausbildung, Verkehrsleitsysteme und Straßeninfrastruktur sowie moderner Fahrzeugtechnik.

Aber auch jetzt, da die Zahl der bei Straßenverkehrsunfällen Getöteten im Jahr 2010 einen historischen Tiefstand erreicht hat, sterben in Deutschland an jedem Tag im Durchschnitt zehn Menschen im Straßenverkehr. Es dürfte eindeutig sein, dass keine Regierung und keine Bevölkerung bereit wäre, eine Technologie neu einzuführen, die voraussichtlich zehn Tote pro Tag kostet. Im Straßenverkehr haben wir uns an diesen Blutzoll gewöhnt. Niemand in Deutschland würde ein Flugzeug besteigen, wenn es jährlich auch nur 100 Tote im Flugverkehr geben würde, und das gilt gleichermaßen für den Schienenverkehr.

Ein kritischer Schwerpunkt der Unfallzahlenentwicklung muss besonders beobachtet werden: Während die Zahlen der Getöteten und Leichtverletzten deutlich sinken, stagniert seit über einem Jahrzehnt die Zahl der Schwerverletzten. Das mag mit der sinkenden Zahl der Getöteten korrelieren – mehr Unfallopfer können noch gerettet werden, wenn auch schwer verletzt. Es fehlt in Deutschland und in der EU aber eine brauchbare Definition der Schwerverletzten, um diese Entwicklung beschreiben zu können.

## Der Einsatz für mehr Verkehrssicherheit: historischer Rückblick

Betrachtet man die historische Entwicklung des Engagements für mehr Sicherheit bei der Arbeit und im Straßenverkehr, dann stellt man fest, dass die Wurzeln der heutigen Partner für Verkehrssicherheit teilweise in das 19. Jahrhundert zurückreichen. E. I. du Pont gründete 1802 am Brandywine River nahe Wilmington (Deleware, USA) den Schwarzpulverhersteller E. I. du Pont de Nemours and Company. Nach schweren Arbeitsunfällen in den ersten Betriebsjahren und Explosionen von drei Waggonladungen mit Schwarzpulver während der Fahrt mitten in Wilmington stellte du Pont bereits 1811 die ersten Sicherheitsregeln auf, in denen insbesondere dem Management die Verantwortung für die Sicherheit im Unternehmen übertragen wurde. Du Pont zwang die Manager, mit ihren Familien mitten auf dem Betriebsgelände zu wohnen. Damit demonstrierte die Betriebsleitung die Verantwortung für Leben und Gesundheit der Mitarbeiter – ebenso wie das Vertrauen in das inzwischen erreichte Niveau der Arbeitssicherheit.

In Deutschland wurde 1881 eine kaiserliche Botschaft zum Aufbau einer Sozialversicherung mit Unfall-, Kranken- und Rentenversicherung verkündet. Nachdem Bismarck im Juli 1884 mit dem Unfallversicherungsgesetz die rechtlichen Voraussetzungen geschaffen hatte, nahmen im Oktober 1885 die ersten 57 Berufsgenossenschaften ihre Tätigkeit auf. Das war die Geburtsstunde der gesetzlichen Unfallversicherung. Schon im Juli 1925 wurde dieser Versicherungsschutz auf Wege zur und von der Arbeit ausgedehnt. Seit März 1971 stehen auch alle Kinder in Tageseinrichtungen, Schüler in allgemeinbildenden und beruflichen Schulen sowie Studierende unter dem Schutz dieser gesetzlichen Unfallversicherung.

Als Spitzenverband hat die Deutsche Gesetzliche Unfallversicherung (DGUV) ganzheitliche Präventionskonzepte für ihre Versicherten entwickelt. Diese Konzepte decken alle Phasen des Lebens ab – von der Kindheit über Jugend und Berufsleben bis ins hohe Alter. Außerdem hat die DGUV in Zusammenarbeit mit dem Deutschen Verkehrssicherheitsrat (DVR) den Bereich des Straßenverkehrs eng mit dem Arbeitsleben verzahnt.

Im November 1924 wurde die Verkehrswacht gegründet, um „die Verkehrssicherheit zu fördern und Verkehrsunfälle zu verhüten". Während der Zeit des Nationalsozialismus von 1933 bis 1945 war die Verkehrswacht verboten. Am 13. Dezember 1950 wurde sie als Bundesverkehrswacht e.V. (Deutsche Verkehrswacht, DVW) neu gegründet (www.deutsche-verkehrswacht.de). Die DVW ist damit die älteste Vereinigung in Deutschland, die sich nur mit dem Thema Sicherheit im Straßenverkehr beschäftigt. Neben der DVW gibt es 16 Landesverkehrswachten, Kreisverkehrswachten und Ortsverkehrswachten sowie rund 70 000 ehrenamtliche Mitarbeiter, die für die Umsetzung der unterschiedlichsten Verkehrssicherheitsprogramme verantwortlich sind. Die Verkehrswachten erreichen jährlich zirka 2,5 Millionen Menschen mithilfe ihrer ehrenamtlichen Mitarbeiter. Europäisch engagiert ist die DVW als Unterzeichnerin der Europäischen Charta für Straßenverkehrssicherheit.

Neben dem Bund, den Ländern und Gemeinden, der DVW und den im betrieblichen Bereich sowie bei den Wegeunfällen engagierten Berufsgenossenschaften sowie den Unfallkassen des öffentlichen Diensts gab es in den 1960er Jahren in Deutschland mehr als 300 Verbände, Vereine und Einrichtungen und Unternehmen mit einer engagierten Verkehrssicherheitsarbeit. Am 26.6.1969, kurz vor dem Höchststand von 21.332 Verkehrstoten im Jahr, wurde auf Anregung von Bundesverkehrsminister Georg Leber der DVR gegründet, dem schon in der Geburtsstunde 93 Mitglieder angehörten. Im Gründungsmanifest wurde festgehalten, dass die bisherigen Maßnahmen nicht ausreichten und etwas Neues geschehen müsse. Vor allem aber wurde gemeinsam konstatiert, dass im DVR erstmals die Bemühungen aller beteiligten Organisationen zusammengefasst und auf einheitliche Ziele gelenkt werden. Der Staat hatte hierzu eindeutig erklärt, dass er bereit sei zu helfen und im DVR die Plattform für Gespräche unter Gleichberechtigten zu sehen. Zwei grundlegende Neuerungen wurden mit der Gründung des DVR verbunden:

1. die Bündelung aller gesellschaftlichen Kräfte und
2. die Schaffung bundesweit einheitlicher und umfassender Programme zur Verkehrssicherheitsarbeit.

Der Allgemeine Deutsche Automobil-Club e.V. (ADAC) als eines der Gründungsmitglieder verlautbarte damals: „Endlich gibt es ihn: den Deutschen Verkehrssicherheitsrat" und weiter: „ Es kann gar kein Zweifel darüber bestehen, dass alles, was bisher auf dem Gebiete der Unfallbekämpfung geschah, nur Stückwerk war (…). Es kann gar kein Zweifel darüber bestehen, dass diese Aufgabe nur durch ein großes Mehr an finanziellem Einsatz und durch eine zentrale Lenkung aller hier wirkenden Kräfte gelöst werden kann" (ADAC, 1969, S. 18 ff.). Als angemessene finanzielle Ausrüstung des DVR nannte Prof. Dr. Fiala, Leiter des Instituts für Kraftfahrzeuge der TU Berlin, damals jährlich 100 Millionen D-Mark, die laut ADAC weitgehend durch Gelder der öffentlichen Hand finanziert werden sollten, da es sich bei der Bekämpfung der Seuche Verkehrsunfall um eine nationale Aufgabe handele.

Heute hat der DVR als zentrale Drehscheibe der Verkehrssicherheitsarbeit 220 Mitglieder. Dazu gehören die für Verkehr zuständigen Ministerien des Bundes und aller Bundesländer, die DGUV und die gesetzlichen Unfallversicherungsträger, die DVW, Automobilklubs, Automobilhersteller, Versicherungen, Personenbeförderungsunternehmen, Wirtschaftsverbände und Gewerkschaften, Kirchen und sonstige Institutionen und Organisationen (www.dvr.de). Der DVR ist international aufgestellt und Mitbegründer des Europäischen Verkehrssicherheitsrates (European Transport Safety Council – ETSC) sowie Unterzeichner der Europäischen Charta für Straßenverkehrssicherheit.

Länderübergreifende Verkehrsströme, eine wachsende berufliche und private Mobilität der Menschen in Europa und ähnlich geartete grundlegende Verkehrssicherheitsprobleme in den europäischen Ländern führten im Jahr 2005 zur Gründung der Europäischen Charta für Straßenverkehrssicherheit. Die Charta ist eine Einladung der EU-Kommission an die Unterzeichner, wirksame Maßnahmen zu treffen, um die hohe Zahl der Verkehrstoten in Europa möglichst schnell zu verringern (Verringerung der Zahl der Verkehrstoten um mindestens 50 % bis 2010). Insgesamt 351 Unterzeichner (Organisationen, Verbände, Unternehmen, Kommunen, Vereine) aus 29 europäischen Ländern haben sich verpflichtet, konkrete Maßnahmen zu planen, im Rahmen der europäischen Charta zu veröffentlichen und zur Diskussion zu stellen. Mit der Unterzeichnung werden eine Reihe von festgelegten Selbstverpflichtungen eingegangen und unter anderem zehn Grundsätze für die eigenen Aktivitäten akzeptiert, um die Fortschritte bei der Straßenverkehrssicherheit zu beschleunigen. Aus Deutschland kommen 24 der Unterzeichner, die jeweils konkrete Aktivitäten auf der europäischen Plattform veröffentlichen (Europäische Kommission, 2005).

1993 wurde der ETSC gegründet, zu dessen Gründungsmitgliedern der DVR gehört. Der ETSC ist eine auf EU-Ebene sehr einflussreiche, unabhängige Non-Profit-Organisation mit der Aufgabe, die Zahl der Verkehrstoten und Verletzten im Straßenverkehr zu reduzieren. Auf der Grundlage wissenschaftlicher Erkenntnisse werden Maßnahmen und gute Beispiele aus der Praxis veröffentlicht.

Darüber hinaus engagieren sich deutsche Organisationen in der Dekade der Verkehrssicherheit der Vereinten Nationen (United Nations Organization – UNO) und ihrer Tochter, der Weltgesundheitsorganisation (World Health Organization – WHO), von 2011 bis 2020.

In den letzten Jahren hat die Verkehrssicherheitsarbeit durch die Strategie „Vision Zero" eine neue Dimension erreicht. Die Vision Zero stammt ursprünglich aus der chemischen Industrie und wurde in den 1990er Jahren in Schweden zur Grundlage der Verkehrssicherheit erhoben. Die Vision Zero erhielt dabei im Jahr 1997 sogar eine gesetzliche Absicherung in Schweden (*vgl. das Kapitel „Vision Zero" in diesem Buch*). Nach der Jahrtausendwende wurde die neue Betrachtungsweise von Vision Zero in zahlreichen anderen Ländern aufgegriffen, so zum Beispiel in Dänemark, Norwegen, Finnland, der Schweiz, den Niederlanden und in Großbritannien.

Der Vorstand des DVR beteiligte sich an der Diskussion und setzte eine spezielle Arbeitsgruppe ein, um die Übernahme der Vision Zero für die Verkehrssicherheitsarbeit in Deutschland zu prüfen. Nach intensiven Diskussionen fasste der Vorstand des DVR am 16. Oktober 2007 den Beschluss, die Vision Zero zur Grundlage seiner Verkehrssicherheitsarbeit zu machen.

Die Vision Zero gibt nur das Ziel und die Strategie vor. Sie ist weniger eine quantitative als vielmehr eine qualitative Vorgabe. Und bekanntlich gilt ja: Wer das Bestmögliche erreichen will, muss das unmöglich Scheinende fordern. Quantitative Ziele, wie etwa die Halbierung der Zahl der Getöteten in einer Dekade, können erst als Folge der Strategie formuliert werden. Die Vision Zero will von ihrer ursprünglichen Definition und den Beschlüssen des DVR-Vorstands her ausdrücklich nicht alle Unfälle vermeiden. Ihr Ziel ist – um die ursprüngliche Quelle, nämlich „Vägverket", das schwedische Zentralamt für Straßenwesen zu zitieren – „das Bild einer Zukunft, in der niemand im Straßenverkehr getötet oder so schwer verletzt wird, dass er lebenslange Schäden davonträgt". (Vägverket, 1997)

Zu beobachten ist die erfolgreiche Umsetzung der Vision Zero bei anderen Verkehrsträgern. In der Luftfahrt und im Bahnverkehr ist sie seit Langem der Goldstandard und wurde dort (nicht nur) in Deutschland auch schon weitestgehend erreicht.

### Verkehrssicherheitsarbeit und Verkehrsaufklärung

Aus der Vielfalt der historisch gewachsenen Verkehrssicherheitsorganisationen heraus wurde ursprünglich eine ebenso breite Vielfalt zielgruppengenauer Basisprogramme zur Verkehrserziehung und Aufklärung entwickelt. Hinzu kommen aktuelle Programme, Kampagnen, Projekte, Ratgeber, Informationspakete, Informations- und Lehreinheiten für Multiplikatoren, Seminare, Seminarbausteine, Kurse, Wettbewerbe, Trainings, Aktionen und Tage der Verkehrssicherheit, die den jeweiligen Erfordernissen der vordringlichen Verkehrssicherheitsprobleme und den Zielgruppen genau angepasst und entsprechend evaluiert werden.

In den letzten Jahren ist es immer stärker zu einer Systematisierung der Verkehrserziehungsarbeit gekommen. „Die Durchsetzung vorgeschriebener Verhaltensweisen orientiert sich, wie die Verkehrssicherheitsarbeit insgesamt, an einer Verbundstrategie." (Rabe u.a., 2007, S. 179) Als Kernelemente dieser Strategie stehen inzwischen fünf präzise definierte Interventionsansätze zur Verfügung, um Veränderungen herbeizuführen – die „fünf E": Economy, Education, Enforcement, Engineering, Encouragement.

Auf den ersten Blick handelt es sich bei den zielgruppengenauen Aktivitäten um Angebote von Education und Encouragement. Bei genauerer Betrachtung der Inhalte und Hintergründe der Angebote wird jedoch auch erkennbar, dass die erwähnten Interventionsansätze vernetzt sind. Im Kapitel zur Verkehrserziehung werden deshalb die Unterschiede von Verkehrserziehung und -aufklärung dargestellt, außerdem werden dort die damit verbundenen Einsatzbereiche und die Zielgruppenspezifität bestimmter Programme und Verkehrssicherheitsangebote für unterschiedliche Zielgruppen erläutert. Die Vernetzung der Angebote und die Bereiche der Zusammenarbeit zwischen DGUV, DVR und DVW werden an einzelnen Beispielen erklärt.

Die inhaltliche Basis aller diskutierten Verkehrserziehungs- und Aufklärungsaktivitäten ist das jährlich publizierte gemeinsame DVR/DVW-Arbeitsprogramm, das mit Bundesregierung und Ländern abgestimmt ist.

Seit mehreren Jahren steht dieses Arbeitsprogramm unter der Leitidee der Vision Zero: „Null Verkehrstote. Keiner kommt um. Alle kommen an." Die Vielfalt der Angebote mit diesem Ziel wird vom DVR und der DVW, gefördert durch das BMVBS, unter dem Titel „Verkehrssicherheitsprogramme in Deutschland" übersichtlich dargestellt und jährlich aktualisiert (www.verkehrssicherheitsprogramme.de). Dadurch sind alle Angebote in Deutschland stets aktuell und leicht erschließbar.

Die thematischen Angebote sind nicht nach Umfang, Aufwand oder Anbieter sortiert, sondern übersichtlich nach den Zielgruppen – Kinder, Jugendliche, erwachsene Verkehrsteilnehmer, junge Erwachsene, ältere Verkehrsteilnehmer – sowie nach speziellen Anbietern und Bereichen gegliedert. Zu jeder Zielgruppe liefert ein kurzer Text Daten, Fakten und spezielle Informationen zur Zielgruppe. Für jedes Angebot können ausführlichere Informationen abgerufen werden. Wenn ein Angebot für mehrere Zielgruppen ausgearbeitet ist, wird es unter demselben Titel mehrfach aufgeführt. Die Vielfalt der Angebote und die Übersichtlichkeit der Darstellung ermöglicht es jedem Interessenten, schnell maßgeschneiderte, zielgruppenpassende Angebote und Ansprechpartner zu finden.

### Vision Zero und Verkehrssicherheit 2020

Die Vision Zero ist in Europa und in Deutschland in den letzten Jahren zum Maßstab des Handelns aller Verantwortlichen geworden. Im Frühjahr 2011 hat die WHO die „UN Decade for Road Safety 2011–2020" ausgerufen und damit die Sicherheit im Straßenverkehr auch zu einem weltbewegenden Thema erhoben. In der Dekade bis 2020 laufen drei große Verkehrssicherheitsprogramme parallel: die weltweite UN-Dekade, das EU-Aktionsprogramm mit der Forderung nach 50 Prozent weniger Verkehrstoten in der EU und das Nationale Verkehrssicherheitsprogramm in Deutschland mit einer Forderung nach 40 Prozent weniger Verkehrstoten in Deutschland. Von besonderer Bedeutung für alle drei ist in den nächsten zehn Jahren ein vom Vorstand des DVR einstimmig verabschiedetes Eckpunktepapier zur Verkehrssicherheit 2020 (Deutscher Verkehrssicherheitsrat, 2010).

Um das 40-Prozent-Ziel des Nationalen Verkehrssicherheitsprogramms bis zum Jahr 2020 zu erreichen, ist jedoch eine Zäsur der Verkehrssicherheitsarbeit notwendig. Dazu zählen neben einer deutlich höheren, gesicherten Finanzierung die unmissverständlichen Signale des Gesetzgebers: Keine Toleranz für Alkohol am Steuer! Engmaschige Überwachung der gefahrenen Geschwindigkeiten! Und: Kontrolle der Gurtnutzung!

Alkohol, unangemessene Geschwindigkeit und unzureichende Insassensicherung sind in Deutschland, Europa und weltweit drei der Hauptunfallursachen. Alle verlangen nach Enforcement: nach einem deutlichen Signal durch eine angemessene Überwachung. Dabei muss trotzdem klar sein, dass der Mensch im Verkehrs- und Arbeitssystem nicht fehlerfrei agieren kann und dass daher Verkehrssysteme ebenso wie Arbeitsplätze den Kompetenzen und Bedürfnissen der Menschen angepasst werden müssen und nicht umgekehrt. Wichtig ist dann der Blick auf „Tatorte und Täter": Der Hauptunfallort in Deutschland und in der EU ist die Landstraße. Die am häufigsten Verunfallten sind die jungen Fahrer und die motorisierten Zweiradfahrer.

Wenn die Anforderungen für Verkehrssicherheit 2020 und die Erreichung der quantitativen Ziele im Detail betrachtet werden, wird eines deutlich: Die Bereiche Straßenverkehr, Arbeitsplatz, Haus und Freizeit sollten gemeinsam betrachtet und die Formen der Ansprache und Strategien aufeinander abgestimmt werden. Wird dies konsequent umgesetzt, ergeben sich sechs Maßnahmen der Präventionshierarchie:

- Gefährdungsbeurteilung
- Gezieltes Mobilitätsmanagement
- Vermeidung von Unfallmöglichkeiten mit tödlichen Folgen
- Vermeidung von Unfällen insgesamt
- Vermeidung von Unfällen mit tödlichen oder körperlich schwerwiegenden Konsequenzen
- Optimierung der Unfallrettung und Nachsorgen

Grundlage und erste Maßnahme der Präventionshierarchie ist zu Recht die Gefährdungsbeurteilung, die sich im betrieblichen Bereich seit mehreren Jahren als wohl wirksamste Einstiegsmaßnahme enorm bewährt hat. Mit ihr wird die Basis für fast alle Aktivitäten der Prävention geschaffen. Warum und wie die Gefährdungsbeurteilung und die damit verbundene Risikominimierung auch für Verkehrssicherheitsfragen genutzt werden können, wird in diesem Praxishandbuch in einem eigenen Kapitel erläutert (siehe „Gefährdungsbeurteilung für den organisationsbedingten Verkehr").

Mobilitätsmanagement und Infrastrukturanpassung fördern eine gefährdungsoptimierte Mobilität. Sinnvoll wäre hier unter anderem die permanente Einrichtung von Verkehrssicherheitsbeauftragten auf kommunaler Ebene. Das Potenzial durch Einrichtung von „selbsterklärenden Straßen" und „fehlerverzeihenden Straßen", Kommunikationsmöglichkeiten durch moderne Fahrzeugtechnik und so weiter – all das wird nachfolgend erläutert, ebenso die Bedürfnisse und die damit verbundenen durchzuführenden Maßnahmen von nicht motorisierten und zunehmend älterer werdenden Verkehrsteilnehmern.

Verkehrssicherheit im Jahr 2020 muss sich zwangsläufig den Vorteilen von Fahrerassistenzsystemen (FAS) und den Nachteilen mancher Fahrerinformationssysteme sowie der Notwendigkeit von Insassen- und Ladungssicherung widmen. Weitere Themen sind die schwer zu koordinierende schulische Verkehrssicherheitsarbeit und junge Fahranfänger als Risikogruppe, außerdem Regelübertretungen und Risikofehleinschätzungen bei Erwachsenen sowie die Probleme älterer Verkehrsteilnehmer (älter als 75 Jahre) mit der Geschwindigkeit.

### Gefährdungsbeurteilung als Basis für Sicherheit

Alle Arbeitgeber in der EU sind verpflichtet, Gefährdungen am Arbeitsplatz durch konkrete Gefährdungsbeurteilungen zum Beispiel anhand von Checklisten zu beurteilen und dann entsprechende Präventionsmaßnahmen zu dokumentieren und durchzuführen. Große Teile des heutigen Straßenverkehrs beziehen sich konkret auf Arbeitsplätze und sind innerhalb und außerhalb des Betriebsgeländes von der Gefährdungsbeurteilung zu erfassen.

Für den Bereich der betrieblichen Mobilität wurde deshalb mit GUROM (**G**efährdungsbeurteilung **u**nd **R**isikobewertung **o**rganisationaler **M**obilität) erstmalig ein ganzheitliches Instrument entwickelt, das die direkte und indirekte Gefährdung der Verkehrssicherheit erfasst und auf der Basis eines individuellen Gefährdungsprofils konkrete Präventionsvorschläge unterbreitet. Die Multikausalität von Verkehrsunfällen erfordert eine gemeinsame, interdisziplinäre Anstrengung in der Diagnose von Gefährdungen und in der Bereitstellung zielgruppenspezifischer und situationsspezifischer Prävention. GUROM bietet dafür Umsetzungsmöglichkeiten.

GUROM ist ein Entwicklungsprojekt, das in der Kooperation zwischen dem DVR und dem Lehrstuhl für Arbeits-, Betriebs- und Organisationspsychologie der Friedrich-Schiller-Universität Jena mit Unterstützung der DGUV durchgeführt wird. Wichtige Beispiele für eine Förderung der Arbeitssicherheit im Verkehrsbereich wie das Arbeitsprogramm „Sicher fahren und transportieren" in der Gemeinsamen Deutschen Arbeitsschutzstrategie (GDA) und die Präventionskampagne der gesetzlichen Unfallversicherungsträger „Risiko raus!" werden in GUROM integriert.

Besondere Bedeutung haben psychomentale Fehlbeanspruchungen (Stress), die komplexen Ursachen von Verkehrsunfällen mit menschlichem Versagen und verschiedene Unfalltypen, die jeweils auf bestimmte Fehler in Informationsverarbeitungsprozessen zurückzuführen sind, welche wiederum individuelle oder organisationale Variablen beinhalten. GUROM diskutiert mentale Beanspruchung und psychomentale Fehlbeanspruchung, Stress, Hyperstress und Underload sowie Ergebnisse der Aufmerksamkeitstheorien; es geht dabei auch um die Wirkung von Substanzen (Alkohol, Medikamente u.a.), mit dem Ziel, eine wirklich umfassende Systematik der Gefährdungsfaktoren zu erreichen.

Ein machtvolles Instrument wie GUROM ist für die Verkehrsmedizin von besonderer Bedeutung. Es handelt sich dabei um ein sehr junges Konzept, das für eine ganzheitliche Verkehrssicherheitsarbeit unter

Einbeziehung der Verkehrsmedizin entwickelt wurde. Die verkehrsmedizinische Forschung kann das Instrument GUROM weiterentwickeln und die Qualität der Gefährdungsbeurteilung weiter verbessern – und das immer mit dem Ziel, ein wirksames Diagnoseinstrument für Präventionsmaßnahmen zu gestalten, um der Vision Zero einen entscheidenden Schritt näher zu kommen.

## Literatur

ADAC: ADAC Motorwelt 9/1969, S. 18 ff.

Deutscher Verkehrssicherheitsrat (DVR): Verkehrssicherheit 2020 – Eckpunktepapier, verabschiedet vom DVR-Vorstand am 26.10.2010

Europäische Kommission: Europäische Charta für die Straßenverkehrssicherheit, 2005, einsehbar unter http://ec.europa.eu/transport/roadsafety/charter/welcome_2_de.htm

Europäisches Parlament: Legislative Entschließung des Europäischen Parlaments vom 15. Juni 2010 zu dem Standpunkt des Rates in erster Lesung im Hinblick auf den Erlass einer Verordnung des Europäischen Parlaments und des Rates zur Schaffung eines europäischen Schienennetzes für einen wettbewerbsfähigen Güterverkehr (11069/5/2009 – C7-0043/2010 – 2008/0247(COD))

Rabe, S./Kalveram, B./Trimpop, R./Lau, J.: Die Wirkung integrativ-partizipativer Sicherheitsarbeit in Betrieben auf die Einhaltung von Verkehrsregeln. In: Zeitschrift für Verkehrssicherheit, Vol. 53, 4/2007, S. 178–184

Statistisches Bundesamt: 2008: Zahl der Verkehrstoten im Jahr 2007 erstmals unter 5 000, Pressemitteilung Nr. 257 vom 17.07.2008

Statistisches Bundesamt: 2010: Unfallreiches Jahr, aber weniger Verkehrstote denn je, Pressemitteilung Nr. 252 vom 6.7.2011

Vägverket (Schwedisches Zentralamt für Straßenwesen): Die Nullvision, Borlänge 1997, einsehbar unter http://www.dvr.de/download/vaegverket_die_nullvision.pdf

## Internet

Bundesministerium für Verkehr, Bau und Stadtentwicklung (BMVBS): www.bmvbs.de, aktuelle statistische Daten zur Unfallentwicklung unter Verkehrspolitik → Verkehrssicherheit → Straßenverkehrssicherheit

Deutscher Verkehrssicherheitsrat (DVR) www.dvr.de

Deutsche Verkehrswacht (DVW) www.deutsche-verkehrswacht.de, zur Selbstdarstellung: die Verkehrswacht → Geschichte und Selbstverständnis

European Transport Safety Council (ETSC) www.etsc.eu/home.php

Gefährdungsbeurteilung und Risikobewertung organisationaler Mobilität (GUROM) www.gurom.de

Statistisches Bundesamt www.destatis.de

Verkehrssicherheitsprogramme: gemeinsame Plattform von Deutschem Verkehrssicherheitsrat (DVR) und Deutscher Verkehrswacht (DVW) www.verkehrssicherheitsprogramme.de

Christian Kellner

# Verkehrssicherheit 2020

**Abstract**
Die umfassende Sicherheitsstrategie Vision Zero weist den Weg: Damit das gesetzte Ziel der Reduktion der Unfalltoten um 40 Prozent bis 2020 gelingt, welches das Nationale Verkehrssicherheitsprogramm des Bundes mit Recht propagiert, ist eine Zäsur in der Verkehrssicherheitsarbeit notwendig. Eine gesicherte, deutlich höhere Finanzierung gehört genauso dazu wie unmissverständliche Signale des Gesetzgebers: keine Toleranz für Alkohol am Steuer! Weitere Themen sind eine geregelte Lernzeitverlängerung für die jungen Fahrer nach Führerscheinerwerb, verstärkte Überwachung, gestärkte Unfallkommissionen, verstärkte Investitionen in den Bau sicherer, selbst erklärender Straßen und endlich die Möglichkeit, motorisierte Zweiradfahrer bei überhöhter Geschwindigkeit zu erfassen. Darüber hinaus muss es gelingen, die Prävention als Prozess lebenslangen Lernens zu propagieren: Verkehrssicherheitsarbeit muss in den Schulen von der Kür zur Pflicht werden. Eine besondere Rolle bei der Reduktion verheerender Unfallfolgen kommt der Verkehrsmedizin und dem Rettungswesen zu. Dies wird im Folgenden besonders beleuchtet.

## Gesamtziele im Rahmen der Vision Zero

Es ist Zeit für eine Zäsur in der Verkehrssicherheitsarbeit. Auf den ersten Blick ist die Welt ja schon fast in Ordnung: 2010 wurden in Deutschland 3.648 Menschen im Straßenverkehr getötet (Statistisches Bundesamt, 6.07.2011) – das ist das beste Ergebnis seit 60 Jahren. Auch die Zahl der Schwer- und Leichtverletzten hat mit rund 371.000 einen Tiefstand erreicht. Das ist ein Erfolg der Bemühungen aller, die sich das Thema Sicherheit auf die Fahnen geschrieben haben beziehungsweise damit ihr Geld verdienen. Fahrzeugtechnik, Straßenverkehrstechnik, Verkehrsmedizin, Verkehrspsychologie, Verwaltungen, Wissenschaft, Ministerien, Industrie, ehrenamtliche Helfer – sie alle trugen dazu bei. Und dennoch sind es immer noch rund zehn Menschen, die pro Tag getötet und rund 1.000, die verletzt werden – zum Teil schwer.

Es ist Zeit für eine Zäsur. Es muss nun darum gehen, die Entscheidungen zu treffen, die früher radikal anmuteten, aber heute denkbar und notwendig sind – Entscheidungen, die die Vision „Null Verkehrstote“ in greifbare Nähe rücken lassen.

Wir müssen uns den drei Hauptunfallursachen in Deutschland, in Europa und weltweit widmen: Alkohol, unangemessene Geschwindigkeit und mangelnde Insassensicherung. Und wir haben ein wichtiges Pfund auf unserer Seite: Die Akzeptanz der Verkehrsteilnehmer für mehr Sicherheit und für klare Vorgaben steigt. Alkohol am Steuer wird längst nicht mehr als Kavaliersdelikt abgebucht. Und die nicht angepasste Geschwindigkeit wird immer mehr verpönt und als das gesehen, was sie ist: das Ausleben einer vermeintlichen Freiheit auf Kosten des Sicherheitsbedürfnisses der anderen, als egoistischer Eingriff in das soziale Miteinander, das der Straßenverkehr darstellt – der Ort, an dem wir uns alle begegnen.

Es ist Zeit für eine Zäsur in der Verkehrssicherheitsarbeit, denn wir haben die Chance, noch deutlich größere Erfolge feiern zu können. Das Licht am Ende des Tunnels schimmert auf und wir können mit den richtigen Entscheidungen noch deutlich mehr Leben retten. Die Strategie und das Ziel sind klar: Vision Zero. Kern ist die Einsicht, dass der Mensch im Verkehrs- und im Arbeitssystem nicht fehlerfrei agieren kann. Ohne den Einzelnen aus seiner Verantwortung zu entlassen, muss dieses System daher so gestaltet sein, dass Fehler möglichst keine fatalen Folgen haben. Verkehrssysteme sind dabei an den Menschen und dessen Kompetenzen und Bedürfnisse anzupassen – nicht umgekehrt. Gefordert sind hierbei alle im Bereich der Verkehrssicherheit tätigen Akteure und Institutionen, also Legislative, Judikative, Exekutive, aber auch Forschung, Verbände, Unternehmen, Ehrenamtliche und selbstverständlich der einzelne Mensch. Bei Zielkonflikten gibt Vision Zero klar die Richtung vor: im Zweifel für die Verkehrssicherheit.

Das Ziel muss von daher die Gestaltung einer Mobilität sein, die sowohl dem Sicherheitsbedürfnis von Menschen Rechnung trägt als auch die ständig wachsenden Mobilitätsbedürfnisse in einer globalisierten Welt berücksichtigt.

Im Sinne der Vision Zero müssen wir uns dem Hauptunfallort – der Landstraße – widmen. Wir müssen noch bessere Lösungen für die jungen Fahrer finden und wir müssen mehr zum Schutz der motorisierten Zweiradfahrer tun. Wir müssen es darüber hinaus endlich schaffen, dass auch die Schule zu einem Hort der Verkehrserziehung wird. Einige wenige Stunden Unterricht oder Projektarbeit: Das muss doch drin sein! Verkehrssicherheit ist eine gesamtgesellschaftliche und eine ganzheitliche Aufgabe und sie ist international. Erstmals können wir die Bemühungen der Weltgemeinschaft, Europas und Deutschlands miteinander vernetzen.

Am 11. Mai 2011 startete die World Health Organization (WHO) die „UN Decade of Action for Road Safety 2011 bis 2020“. Nach Angaben der WHO gibt es weltweit jährlich zirka 1,3 Millionen Verkehrstote (europaweit jährlich ca. 35.000). Darüber hinaus verursachen auch die weiteren Folgen von Verkehrsunfällen schweres menschliches Leid: Viele der Opfer sind jung und Millionen von nicht tödlichen Unfällen haben körperliche Behinderungen der Betroffenen zur Folge. Die WHO als Unterorganisation der Vereinten Nationen wird im Rahmen ihres Aktionsprogramms weltweit die Regierungen aller Länder um Unterstützung bitten. Die EU-Kommission hat bereits im Vorgriff eigene Ziele definiert, die langfristig auf die Vision Zero, also null Unfalltote im Straßenverkehr, hinstreben. Formulierte Zwischenziele sind auf diesem Weg:

- Schaffung eines gemeinsamen Raums der Straßenverkehrssicherheit
- Halbierung der Zahl der Unfalltoten im Straßenverkehr von 2010 bis 2020

Mit der Formulierung „gemeinsamer Raum“ zielt die Kommission darauf ab, dass die zum Teil deutlichen Unterschiede in den Sicherheitsniveaus verschiedener Länder im positiven Sinne angeglichen werden müssen. Entsprechend der umfassenden Sicherheitsstrategie Vision Zero hat der Deutsche Verkehrssicherheitsrat (DVR) gemeinsam mit dem Europäischen Verkehrssicherheitsrat (European Transport Safety Council – ETSC) neben dem Ziel der Halbierung der Zahl der Unfalltoten auch Teilziele für unterschiedliche Gruppen von Verkehrsteilnehmern gefordert: Fußgänger, Radfahrer, „Junge Fahrer“; motorisierte Zweiradfahrer und ältere beziehungsweise alte Verkehrsteilnehmer. Verstärkte Aufmerksamkeit soll darüber hinaus zukünftig den Kindern im Straßenverkehr zuteilwerden.

Der DVR hat mit seinen Ausschüssen und dem Vorstand ein Eckpunktepapier „Verkehrssicherheit 2020“ entwickelt, das die wichtigsten Leitplanken für eine erfolgreiche Verkehrssicherheitsarbeit in den nächsten Jahren definiert und Hinweise für das europäische Aktionsprogramm und für das Nationale Verkehrssicherheitsprogramm in Deutschland gegeben hat.

Bei der Entwicklung seines Konzepts und der Identifikation der zu ergreifenden Maßnahmen verfolgt der DVR einen gefährdungsorientierten Ansatz. Angesichts begrenzter Ressourcen müssen zunächst die Maßnahmen ergriffen werden, die einen besonders hohen Sicherheitsgewinn erwarten lassen. Eine klare Strategie, Langfristigkeit, ein detaillierter Maßnahmenkatalog sowie Steuerungsinstrumente und Evaluationspläne sind daher zentrale Elemente eines erfolgsorientierten Verkehrssicherheitsprogramms.

Im Sinne seiner Hauptaufgabe als Koordinator der Verkehrssicherheitsarbeit in Deutschland hat der DVR die Aufgabe, mit seinen Maßnahmen und Projekten hauptsächlich diejenigen zu erreichen, die das System Straßenverkehr sicherer machen können. Dabei muss auch die Strategie Vision Zero selbst kommuniziert werden, damit der gefährdungsorientierte Ansatz bei den Entscheidungsträgern in Politik, Gesetzgebung, Verwaltung und Wirtschaft handlungsleitend wird.

Trotz des demografischen Wandels ist von einem weiteren Wachstum des Verkehrs auszugehen; das gilt insbesondere im Bereich des Güterverkehrs. Außerdem sind weitere Steigerungen der Kosten für Mobilität zu erwarten. Deshalb muss ein verändertes Mobilitätskonzept entwickelt werden, welches das Zusammenspiel einer intelligenten und bedarfsgerechten Nutzung sicherer Verkehrsmittel (die auch nachhaltig die Umwelt schonen) ermöglicht. Es soll darüber hinaus allen Bürgern sowohl kurz- als auch langfristig adäquate und ansprechende Mobilitätschancen bieten sowie die Lebensqualität in den Städten und in den ländlichen Räumen erhöhen.

Die Einbindung aller Akteure der Verkehrssicherheitsarbeit auf allen Hierarchieebenen stellt eine Daueraufgabe für den DVR dar. Wichtiger Ratgeber hierbei ist der Wissenschaftliche Beirat beim Bundesministerium für Verkehr, Bau und Stadtentwicklung (BMVBS), der 40 Maßnahmen zur Erhöhung der Verkehrssicherheit in Deutschland erarbeitet und in einem Gutachten (Wissenschaftlicher Beirat beim Bundesministerium für Verkehr, Bau und Stadtentwicklung, 2010) veröffentlicht hat.

### Präventionshierarchie und notwendige Interventionen

Sicherheit ist unteilbar. Auch wenn es in Deutschland ganz unterschiedliche Zuständigkeiten und Akteure gibt, müssen die Bereiche Straßenverkehr, Arbeitsplatz, Haus und Freizeit gemeinsam betrachtet werden. Da die Zielgruppen dieselben sind, sollten zumindest Anspracheformen, Strategien und Erfolge miteinander verglichen und im Idealfall aufeinander abgestimmt werden. Auch mit den Akteuren des Gesundheitswesens könnte ein gewinnbringender Bund geschlossen werden. Ein Beispiel wäre die erhöhte Akzeptanz des Themas „Kein Alkohol am Steuer". Hier bietet es sich an, dass mit der Bundeszentrale für gesundheitliche Aufklärung, den Spitzenverbänden der gesetzlichen und privaten Krankenversicherung, den Sucht- und Drogenbeauftragten der Bundesregierung, den Ärzteorganisationen und weiteren Partnern ein Bündnis geschlossen wird, das in eine mediale Strategie mündet, Informationen bündelt und gemeinsame Ziele formuliert: maßvoller Umgang mit der gesellschaftlich akzeptierten Droge Alkohol und ein absoluter Verzicht in Beruf und Straßenverkehr.

Das Bündnis zwischen Verkehrssicherheit und Arbeitsschutz steht. Die Zusammenarbeit zwischen der Deutschen Gesetzlichen Unfallversicherung (DGUV) und dem DVR besteht seit Gründung des DVR 1969 und ist längst in eine intensive, einander befruchtende Zusammenarbeit gemündet. Schließlich wird die Verkehrssicherheit in Deutschland wesentlich durch Unfälle auf dem Weg zum Arbeitsplatz (Wegeunfälle), Unfälle auf Dienstwegen und Arbeitsunfälle im Straßenverkehr bestimmt. Die für die Regulierung der dadurch entstehenden Schäden zuständigen Unfallversicherungsträger leisten mit ihrem Engagement zur Prävention von Verkehrsunfällen gemeinsam mit der DGUV einen zentralen Beitrag zur bundesweiten Verkehrssicherheitsarbeit.

Die Verhütung von Verkehrsunfällen ist Bestandteil der „Gemeinsamen Deutschen Arbeitsschutzstrategie (GDA)", auf die sich die DGUV mit den Berufsgenossenschaften und Unfallkassen verständigt hat. Sie dient dazu, Arbeitsunfälle im Straßenverkehr, Dienstwegeunfälle sowie Unfälle auf Arbeitswegen zu reduzieren. Dabei stehen Arbeitnehmer sowie Schüler und Studierende und auch Arbeitgeber im Fokus der Bemühungen, denn alle Seiten profitieren von einem sicheren Wirtschafts-, Schulweg- und Individualverkehr.

Auch in den Strategien zur optimalen Prävention sind sich die Partner einig. Überträgt man die Prinzipien der Arbeitsgestaltung und des Arbeitsschutzes auf die Verkehrsgestaltung und die Sicherheit im Verkehrsraum, so unterscheiden wir auch in diesem Kontext verschiedene Schutzstrategien:

- Korrektive Strategien streben an, Unfallfolgen (post-hoc) zu reduzieren und Fehler nicht zu wiederholen.
- Präventive Schutzstrategien zielen hingegen vor allem darauf ab, Unfälle im Vorhinein durch Schutzmaßnahmen zu verhindern.
- Prospektive Strategien intendieren, die Entstehung von Gefährdungsmöglichkeiten bereits bei der Planung zu verhindern oder auszuschließen.

Dementsprechend folgen die Maßnahmen der folgenden Präventionshierarchie:

1. Gefährdungsanalyse durch Risikobeurteilung der Mobilität und Evaluation der Wirkungsprozesse
2. Reduktion der Exposition im Verkehr

durch gezieltes Mobilitätsmanagement zur Vermeidung tödlicher Gefahren
3. Vermeidung von Unfallmöglichkeiten mit tödlichen Folgen
4. Vermeidung von Unfällen insgesamt
5. Vermeidung tödlicher oder körperlich schwerwiegender Konsequenzen
6. Optimierung der Unfallrettung und Unfallnachsorge

Es existiert eine Fülle von möglichen und nötigen Maßnahmen, um diese Ziele auf allen Ebenen zu erreichen. Sie beginnen bei der Gestaltung des Arbeits- und Verkehrsumfeldes und der Gesetzgebung und reichen bis zur Behandlung der Unfallopfer in der Nachsorge. Im Folgenden soll auf einige als bedeutsam erkannte Regelungen und Maßnahmen näher eingegangen werden.

### Basismaßnahme: Gefährdungsbeurteilung und Wirkungsmessung als Qualitätssicherungsinstrument

Ausgangsbasis für Interventionen, Maßnahmen und deren gezielte Wirkungsbeurteilung ist die Erstellung einer umfassenden Gefährdungsanalyse und Risikobeurteilung der Mobilität. Hierzu ist es notwendig, Gefahren und Chancen von Mobilitätsprozessen zu erfassen und im Rahmen einer Risikobeurteilung abzuwägen, welche notwendigen Schritte unternommen werden sollen. Dabei muss unbedingt berücksichtigt werden, dass es Mobilität niemals mit null Risiko gibt. Jede Bewegung und Mobilität ist mit Unsicherheit über ihren Ausgang verbunden und mit jeder Mobilität wird ein Ziel verfolgt, das es zu erreichen gilt und das für das jeweilige Individuum einen Gewinn bedeutet.

Das Ziel einer Gefährdungsbeurteilung und der daraus resultierenden Risikooptimierung sollte folglich zunächst darin bestehen, fatale Folgen und schwerste Verletzungen zu verhindern. Sie stehen auf der obersten Vermeidungsstufe und sollten deshalb mit hohem Aufwand verhindert werden. Voraussetzung für eine erfolgreiche Präventionsarbeit ist also eine umfassende Kenntnis über Gefahren und Gefährdungen, Chancen und Nutzen von Mobilität sowie eine Evaluation der Wirkung der intendierten oder durchgeführten Maßnahmen – mit dem Ziel, auf diese Weise eine Qualitätssicherung der Verkehrssicherheitsarbeit gewährleisten zu können.

Als einen der ersten Schritte in diese Richtung kann das derzeit vom DVR entwickelte Programm GUROM (**G**efährdungsbeurteilung **u**nd **R**isikobewertung **o**rganisationaler **M**obilität, www.gurom.de) gelten, bei dem sehr viele Gefährdungen nicht nur als Einzelfaktoren, sondern auch in ihrer Wechselwirkung mit anderen Faktoren, wie psychischen Belastungen, betrieblichem Stress oder situativen Verkehrsbedingungen, betrachtet werden. Nach einer ausreichend hohen Beteiligung von Einzelpersonen und Organisationen an diesem Forschungsprojekt ist es jetzt möglich, eine flächendeckende und repräsentative Gefährdungskennzahl zu ermitteln und darauf aufbauend zielgenaue Interventionen für die jeweiligen Individuen oder Organisationen abzuleiten. Wiederholte Messungen nach der Umsetzung von Verkehrssicherheitsmaßnahmen ermöglichen außerdem Aussagen darüber, welche Wirkung die durchgeführten Interventionen tatsächlich hatten. Angestrebt wird, dass sich im Jahr 2020 entsprechende Analysen und Programme als Standard der Verkehrssicherheitsarbeit etabliert haben.

Die Notwendigkeit von Analyse und Risikobeurteilung ist aber auch in anderen Bereichen evident. So sollten sich möglichst alle Bundesländer die bereits in einigen Bundesländern eingerichteten „Zentralstellen für Unfallauswertung" zum Beispiel nehmen und solche Stellen einrichten. Auf der Ebene der Kommunen sind es wiederum die Unfallkommissionen, deren Arbeit gefördert werden muss.

Generell gilt, dass weiterführende Wirkungsforschung und Evaluation sich auf alle Bereiche der Verkehrssicherheit erstrecken muss. Das reicht vom differenzierten Monitoring der Verkehrssicherheitsprobleme (z.B. durch Unfallstatistiken und durch differenzierte technische, medizinische und psychologische Erhebungen am Unfallort) über einen vertieften interdisziplinären, internationalen Wissensaustausch bis hin zu systematischen, kontrollierten Wirkungsforschungen und Bewertungsmethoden. Gerade gegenüber den Zuwendungsgebern und Sponsoren ist eine transparente Evaluation unverzichtbar.

Verkehrssicherheitsmaßnahmen müssen angemessen finanziert werden. Dabei ist das ökonomisch-gesellschaftliche Rationalitätsprinzip zu beachten: Es sind die Maßnahmen auszuwählen und zu einem Programm zusammenzufassen, die den höchsten gesellschaftlichen Nutzen erbringen. Der Wissenschaftliche Beirat beim BMVBS fordert deshalb, Deutschland sollte ein Forschungsprogramm zur Bewertung von Verkehrssicherheitsmaßnahmen auflegen, dessen Ergebnisse die hohen Nutzenpotenziale vieler Maßnahmen zeigen und damit die gesamtwirtschaftliche Legitimation der Verkehrssicherheitspolitik unterstreichen. Entscheidend hierbei ist die Bereitstellung der notwendigen finanziellen Mittel, damit der Priorität einer verkehrssicheren Straßengestaltung entsprochen werden kann. Dies könnte beispielsweise durch eine Umschichtung von Mitteln des Straßenbaus geschehen. Wichtig in diesem Kontext ist, dass zukünftig volkswirtschaftlichen Nutzen-Kosten-Betrachtungen eine stärkere Beachtung geschenkt wird. Die derzeit gültigen, offiziellen volkswirtschaftlichen Kostensätze der Bundesanstalt für Straßenwesen (Ansatz für einen Getöteten 1.035.000 Euro und für einen Schwerverletzten 110.500 Euro) sollten in der Praxis eine stärkere Berücksichtigung finden – besonders, weil die zur Verfügung stehenden Ressourcen limitiert sind.

### Erweiterung der Unfallstatistik

Die Unfallstatistik unterscheidet drei Kategorien: leicht verletzt, schwer verletzt und getötet. Als schwer verletzt gilt, wer nach einem Verkehrsunfall länger als 24 Stunden im Krankenhaus verbleiben muss. Damit fallen Komapatienten in dieselbe Kategorie wie jemand, der wegen einer Gehirnerschütterung zur Beobachtung für eine Nacht stationär aufgenommen wird. Das reicht für eine differenzierte Betrachtung des Unfallfolgengeschehens natürlich bei Weitem nicht aus.

Der DVR fordert folgerichtig, dass künftig die Reduktion der Anzahl schwerst-, das heißt lebensgefährlich Verletzter besondere Bedeutung finden muss. Die seit Jahren vermutete hohe Zahl von etwa 7.000 Betroffenen ist nicht akzeptabel. Deshalb wird vorgeschlagen, die „Empfehlung zur Erhebung bundeseinheitlicher Unfallmerkmale von Straßenverkehrsunfällen" (EBUS) um die Unfallkategorie „Lebensgefährlich Verletzte" zu erweitern. Dabei handelt es sich um verunglückte Personen, die einer primärärztlichen Intervention bedürfen und intensivmedizinisch versorgt werden müssen. Eine in Deutschland bereits gefundene Definition sollte auch in anderen Länder Europas berücksichtigt werden.

### Gesetzlicher und gesellschaftlicher Rahmen zur Förderung der Verkehrssicherheitskultur

Wichtige Werte im Straßenverkehr sind Rücksichtnahme und Verantwortungsgefühl. Alle Verkehrsteilnehmer sind gefordert, Unfällen und Verletzungen vorzubeugen. Das Gebot des rücksichtsvollen Verhaltens ist im Straßenverkehr besonders zwingend. Zielgruppenspezifischen Anspracheformen kommt dabei eine besondere Bedeutung zu. Anzustreben ist eine durchgängige Verkehrserziehung, die bereits im Vorschulbereich beginnt und in der Folge kontinuierlich über alle Schulformen hinweg fortgesetzt wird. Zukünftig sollten besonders die Anstrengungen im Sekundärbereich intensiviert werden, da dort in der Praxis derzeit besondere Defizite bestehen.

Zentral ist auch die Verpflichtung, nur dann motorisiert am Straßenverkehr teilzunehmen, wenn es keine Einschränkungen der Wahrnehmung zum Beispiel durch Medikamente, Drogen oder Alkohol gibt. Während bezüglich der Medikamente vor allem Ärzte stärker gefordert werden müssen, ihrer Aufklärungspflicht nachzukommen, muss das Thema „Alkohol am Steuer" gesetzlich geregelt werden. Das Ziel besteht darin, das „Herantrinken" an eine akzeptierte Promillegrenze bereits im Vorfeld zu unterbinden und die positiven Erfahrungen, die mit der Einführung des Alkoholverbots für Fahranfänger verbunden sind, auf alle Verkehrsteilnehmer zu übertragen. Dazu ist es notwendig, den § 24a des Straßenverkehrsgesetzes (StVG) neu zu fassen und damit eine Gleichbehandlung aller Kfz-Führer zu erreichen: „Ordnungswidrig handelt, wer im Straßenverkehr ein Kraftfahrzeug führt, obwohl er unter der Wirkung alkoholischer Getränke steht." Man kann davon ausgehen, dass eine entsprechende Regelung zum absoluten Alkoholverbot als Voraussetzung zur Teilnahme am Straßenverkehr eine deutliche Signalwirkung entfalten würde. Betrachtet man die Entwicklung der letzten Jahre in diesem Bereich, ist zu erwarten, dass in einigen Jahren ein absolutes Alkoholverbot eingeführt sein wird.

Das Verkehrsrecht bildet den Ordnungs- und Orientierungsrahmen für das Verkehrsgeschehen und erweist sich als ein zentrales Instrument zur Steuerung der Verkehrssicherheit. Ein wesentliches Element zu Einhaltung bestehender Vorschriften ist deren Nachvollziehbarkeit und die Konsequenz ihrer Durchsetzung. Deshalb sollte eine ausgewogene Balance zwischen stringentem Durchsetzen bestehender Regelungen und einer flexiblen Anpassung an Veränderungen im realen Verkehrsgeschehen angestrebt werden – mit dem Ziel, die immer noch hohe Anzahl alkoholbedingter Unfälle weiter zu reduzieren.

### Mobilitätsmanagement und Infrastrukturanpassung zur Förderung einer gefährdungsoptimierten Mobilität

Verkehrssicherheitsarbeit bedeutet geteilte Verantwortung. Sie bedarf einer nachhaltigen Planung und Organisation, um wirksam zu werden und die Unfallzahlen tatsächlich zu reduzieren. Dabei übernimmt der DVR die Koordination vieler Maßnahmen auf nationaler, föderaler sowie lokaler Ebene.

In seinem Eckpunktepapier „Verkehrssicherheit 2020" fordert der DVR, dass auf lokaler Ebene außer über die weitere Unterstützung der Aus- und Fortbildung der Mitglieder der Unfallkommissionen auch über die permanente Einrichtung von „Verkehrssicherheitsbeauftragten auf kommunaler Ebene" nachgedacht werden sollte. Darüber hinaus sollte der Bezug zur Infrastruktur-Richtlinie der Europäischen Kommission hergestellt werden. Ziel der Richtlinie ist die Integration von Sicherheitsaspekten von der Planung über den Entwurf bis hin zum Betrieb der Straßen. Auf diese Weise kann es gelingen, Sicherheit als gleichrangiges Ziel neben Wirtschaftlichkeit und Umweltschutz in der Verkehrsstruktur weiter zu etablieren.

Die Straßeninfrastruktur ist oftmals historisch gewachsen und das Ergebnis jahrzehntelanger Bau- und Instandhaltungstätigkeiten. Der überwiegende Teil des Verkehrsnetzes ist zu einer Zeit entstanden, in der dem Thema Sicherheit noch nicht dieselbe Aufmerksamkeit zuteil wurde wie heute. Seitdem sind in Deutschland viele verkehrssicherheitsfördernde Maßnahmen ergriffen worden und das Sicherheitsniveau des Straßennetzes in Deutschland kann im europäischen Vergleich als hoch angesehen werden. Dennoch bestehen auch hier noch viele Verbesserungspotenziale, für die bewährte Straßenbauinstrumente bereitstehen.

Grundsätzlich hat die Gestaltung der Straßeninfrastruktur eine grundlegende und zumeist auch dauerhafte Wirkung auf das Verhalten der Verkehrsteilnehmer. Hier lassen sich bedeutende Potenziale identifizieren, die bisher noch nicht annähernd ausgeschöpft sind. Es sollen hier nur die Stichworte „selbst erklärende Straße" und „Fehler verzeihende Straße" genannt werden. Die Kommunikation zwischen Mensch und Straße geschieht durch die Gestaltungs- und Bauelemente der Verkehrswege, die den Verkehrsteilnehmer intuitiv beeinflussen. Die Technik – in diesem Fall die Telematik, also die Informationsverknüpfung von mindestens zwei Informationssystemen – kann erhebliche Unterstützung bieten: Zu nennen ist hier nicht nur die landläufig bekannte Kommunikation von Kraftfahrzeugen untereinander (Car-to-Car), sondern auch der Datenaustausch mit der Verkehrsinfrastruktur (Car-to-Infrastructure. Beispiele hierfür sind Lichtzeichenanlagen, Mautstellen oder Verkehrsleitzentralen), bei der das Ziel verfolgt wird, alle sicherheitsrelevanten Daten der Straße zu nutzen. Diese Informationen können von der aktuellen Verkehrs- und Wetterlage über Baustellendaten bis hin zu Umleitungsmanagement oder Fahrerassistenzdaten reichen. Eine Voraussetzung hierfür ist ein entsprechendes Dateninformationssystem, das die Straßenbaulastträger betreiben müssten. Das Straßennetz und die Gestaltung der Infrastruktur müssen an die Bedürfnisse aller Verkehrsteilnehmer angepasst werden und ihnen dienen. Das kann dann gelingen, wenn eine gleichberechtigte Orientierung an den Bedürfnissen und am Fehlverhalten von Fußgängern, Radfahrern und dem motorisierten Verkehr erfolgt.

Zukünftig wird aufgrund des demografischen Wandels der Straßenraum in stärkerem Umfang auch nach den Bedürfnissen der älteren Verkehrsteilnehmer gestaltet werden müssen. Als sehr hilfreich erweist sich hierbei eine standardisierte Straßengestaltung, das heißt: Gleiche Anforderungen an die Verkehrsteilnehmer werden durch gleichartige Informationen unterstützt (z.B. die Erkennbarkeit der Vorfahrtberechtigung oder der Wartepflicht). Zusammengefasst sollten die Infrastrukturmaßnahmen deshalb bis 2020 verstärkt der Strategie Vision Zero folgen: Straße, Umfeld und Verkehrsfluss sind so gestaltet, dass diese Faktoren bei einem Unfall keine Mitschuld haben.

Über die Unfallvermeidung hinaus erscheint es im Kontext einer nachhaltigen Verkehrssicherheitsarbeit geboten, die Mobilitätsprozesse stärker in den Vordergrund zu stellen und zu realisieren, dass die Verkehrsmittelwahl auch im Lichte der Sicherheit getroffen werden sollte. Dass ein verbesserter öffentlicher (Nah-)Verkehr, ein höherer Anteil des Fußverkehrs am Modal-Split und wachsende Radverkehrsanteile letztlich mehr Verkehrssicherheit bedeuten, wird im Vergleich von Unfallzahlen mit Daten aus verschiedenen Mobilitätserhebungen deutlich. Die Berücksichtigung der Verkehrsmittelwahl als ein zentraler Aspekt der Verkehrssicherheitsarbeit lässt erwarten, dass hier in Zukunft weitere Sicherheitsgewinne erschlossen werden können.

### Unfallverhütungsmaßnahmen im betrieblichen Kontext

Ein wichtiges Handlungsfeld ist der Betrieb. Hier treffen sich die Interessen der Unternehmer, der Arbeitnehmervertretung, der gesetzlichen Unfallversicherung und der Sicherheitsorganisationen: Die Zahl der Unfälle im Straßenverkehr – die deutlich schwerere Folgen haben als diejenigen am Arbeitsplatz – muss weiter gesenkt werden. Der DVR ist hierzu der Schlüssel zum Erfolg. Er repräsentiert die Schnittstelle zwischen der öffentlichen Verkehrssicherheitsarbeit des Bundes, der Länder und Kommunen und der Verkehrssicherheitsarbeit der DGUV mit den Berufsgenossenschaften und Unfallkassen. Er sichert Synergieeffekte, die vor dem Hintergrund knapper Kassen und der unbedingt erforderlichen inhaltlichen Abstimmung fortgesetzt und intensiviert werden müssen.

Darüber hinaus muss die individuelle Beratung von Berufsgenossenschaften, Unfallkassen und Betrieben forciert werden. Bis 2020 sollten die Themen Wegeunfälle, Dienstwegeunfälle und Transport- und Verkehrsunfälle durch fest etablierte und intensivierte Präventions- und Interventionsprogramme (z.B. Betriebsberatung Verkehrssicherheit und Arbeitswelt des DVR) ein integrativer Bestandteil jedes betrieblichen Arbeitsschutzkonzeptes sein.

Eine weitere elementare Forderung, die bis 2020 umgesetzt sein sollte, ist die Schaffung und Standardisierung betriebsbezogener Verkehrssicherheitstrainings, die sich an den jeweiligen spezifischen Bedürfnissen der Fahrer in ihrem betrieblichen Tätigkeitsfeld orientieren. Entsprechende Angebote sollten tätigkeitsbezogene Themen wie Zeitdruck, Ärger mit den Vorgesetzten, Ladungssicherung, Routenplanung, Führung und so weiter berücksichtigen, da in den bisherigen Trainings diese für den Arbeits- und Fahralltag bedeutsamen Inhalte nur marginal oder gar nicht behandelt werden.

### Unfallverhütung und Folgenreduktion durch Fahrzeugtechnik

Fahrerassistenzsysteme leisten einen wesentlichen Beitrag zur Sicherheit im Straßenverkehr. Das Antiblockiersystem (ABS) ist bereits Standard und auch das elektronische Stabilitätsprogramm (ESP) hält über europäische Regelungen Einzug in Pkw und Lkw. Die Marktdurchdringung ist in Deutschland im Pkw-Bereich bereits sehr hoch. Besonders sicherheitsrelevant erscheinen darüber hinaus Abstandsregler, Notbremsassistenten, Spurhalteassistenten, Spurwechselassistenten und Müdigkeitswarner.

Fahrerinformationssysteme sind dagegen nicht per se vorteilhaft: Sie bieten immer mehr Möglichkeiten, sich auch während der Fahrt zu informieren, sich unterhalten zu lassen oder zu kommunizieren, und auf ein Navigationsgerät möchten immer weniger Verkehrsteilnehmer verzichten. Doch bei der Entwicklung, Zulassung und Nutzung von Informations- und Unterhaltungssystemen muss die Verkehrssicherheit leitend sein. Die Systeme dürfen weder ablenken noch zu fahrfremden Tätigkeiten verführen. Die Auswirkungen des Telefonierens am Steuer mithilfe von Freisprecheinrichtungen auf die Verkehrssicherheit müssen überprüft werden – und zwar rasch, bevor sich dieses Verhalten weiter verfestigt. Ein generelles Verbot, im Fahrzeug während der Fahrt zu telefonieren, muss erwogen werden.

Die Insassen- und die Ladungssicherung müssen weiterhin im Fokus bleiben. Insbesondere der Gurt hat sich bei Unfällen in den letzten 30 Jahren seit Einführung der Gurtpflicht als der beste Lebensretter erwiesen. Auch für die Beförderung von Menschen mit Behinderungen, speziell für die Benutzer von Rollstühlen, müssen ausreichende Sicherheitsstandards (z.B. Kraftknoten) geschaffen werden. Zur Verbesserung der Sicherheit von Babys und Kleinkindern sollten alle Pkw auf den Rücksitzen serienmäßig mit ISOFIX-Aufnahmepunkten ausgerüstet sein.

In seinem Eckpunktepapier „Verkehrssicherheit 2020“ stellt der DVR fest: „Die Anforderungen an die technischen Mindestausrüstungen für Fahrräder haben sich aufgrund der seit vielen Jahren unveränderten StVZO nicht grundlegend verändert, obwohl es eine Reihe von technischen Innovationen, zum Beispiel im Hinblick auf die Beleuchtung, gibt. Verkehrssicherheitsfördernde Mindestanforderungen an die Fahrradtechnik sind dem heutigen Stand anzupassen, insbesondere auch für neue Fahrradtypen wie Pedelecs (Fahrräder mit unterstützendem Elektroantrieb). Deren Entwicklung im Unfallgeschehen, aber auch die technischen Anforderungen sind weiter zu beobachten.“ (DVR, 2010) Die verstärkte Aufforderung zur freiwilligen Nutzung eines qualitätsgeprüften Fahrradhelms bleibt weiter eine wichtige Aufgabe.

Zum Thema „Erhöhung der Sicherheit für Motorradfahrer“ fordert der DVR: „Durch den verstärkten Einsatz von Antiblockiersystemen bei Motorrädern hat sich die aktive Sicherheit der Fahrzeuge verbessert. Deshalb ist zu fordern, dass neue Motorräder und Leichtkrafträder serienmäßig mit ABS ausgestattet sind. Darüber hinaus gilt es, mehr Forschung zu betreiben, welche weiteren modernen Fahrerassistenzsysteme das Fahren mit einem Motorrad sicherer machen können. Hierzu gehören auch diejenigen Systeme, die über den Straßenverlauf oder die Straßeneigenschaften informieren. Mofas, Mopeds oder Motorroller – auch mit Elektroantrieb – werden zunehmend im Straßenverkehr eingesetzt. Bei Unfällen sind Fahrerinnen und Fahrer bisher weitgehend ungeschützt. Daher müssen die grundlegenden Anforderungen an ein technisch sicheres Fahrzeug auch im Gebrauchszustand sicher gestellt sein. Bei der Verbesserung der aktiven Sicherheit, vor allem des Bremsverhaltens als auch der passiven Sicherheit, sind die Entwicklungspotenziale auszuschöpfen.“ (DVR, 2010)

### Unfallverhütung durch psychologisch-edukative und Verhaltensmaßnahmen

Gerade Schülerinnen und Schüler sollten aus zweierlei Gründen eine besondere Aufmerksamkeit erhalten. Zum einen sind sie im Straßenverkehr besonders gefährdet, zum anderen sind sie die Verkehrsgestalter von morgen. Verkehrssicherheit im Schulbereich erhöht also nicht nur den momentanen Schutz, sondern ist eine sehr gute Investition in die Zukunft der Verkehrs- und Mobilitätsteilnahme. Die schulische Verkehrssicherheitsarbeit muss deshalb deutlich ausgebaut werden. Angesichts der föderalen Strukturen ist dies ein schwieriges Unterfangen, weil 16 Kultusministerien überzeugt werden müssen. Obwohl es sich um Kärrnerarbeit handelt, dürfen folgende Ziele nicht aufgegeben werden:

- Ausbau der schulischen Verkehrserziehung
- Einführung konkreter Lehrerfortbildungen
- Integration relevanter Inhalte in die Lehrpläne der Fächer
- Sicherung der Qualität der schulischen Verkehrserziehung

Die vorschulischen Angebote von DVR und Deutscher Verkehrswacht (DVW) gilt es weiter zu stärken und die Zusammenarbeit mit den Unfallkassen zu intensivieren.

Junge Fahranfänger sind die Risikogruppe Nummer 1. Nach der erfolgreichen Einführung des „Begleiteten Fahrens ab 17" sollte nunmehr die Entwicklung eines umfassenden Konzepts zur Ausbildung und Betreuung der Fahranfänger im Vordergrund stehen, damit mehrphasiges Lernen in der gefährlichsten Zeit der Fahrerkarriere zur Unfallreduktion führt. Die Erfahrungen der Länder, die bereits Graduierungssysteme oder Maßnahmen zur Lernzeitverlängerung eingeführt haben, sind in die Diskussion in Deutschland einzubeziehen.

Aber natürlich gelten psychologisch-edukative Maßnahmen auch für erwachsene Verkehrsteilnehmer. Im Mittelpunkt steht hierbei die Frage, warum die Regelübertretung im Straßenverkehr immer noch viel zu häufig als Kavaliersdelikt gesehen wird. Es muss also darum gehen, den Straßenverkehr als Raum sozialer Interaktion zu vermitteln, in dem jeder Akteur Verantwortung trägt, darüber hinaus die Akzeptanz von Verkehrsregelungen beziehungsweise Gesetzen zu erhöhen und den Sanktionsdruck bei gravierendem Fehlverhalten zu steigern. Dem Betrieb als Ort, an dem Verkehrssicherheitsmaßnahmen besondere Aufmerksamkeit entfalten können, kommt eine große Bedeutung zu. Genauso wie an Tank- und Raststätten, innerorts am Tag der Verkehrssicherheit oder im Rahmen von Kampagnen kann es im Betrieb darum gehen, Aktionen zur Nutzung von Sicherheitsgurten und Helmen durchzuführen, Maßnahmen zur Förderung der Motorradsicherheit (z.B. Sicherheitstraining) anzubieten oder für fahrpraktische Trainings auf dem Übungsplatz oder im Realverkehr zu werben und diese durchzuführen. Die sogenannten Müdigkeitsunfälle wurden bisher zu wenig beachtet. Die Dunkelziffer ist hoch, aber es wird geschätzt, dass rund ein Viertel der tödlichen Verkehrsunfälle von Müdigkeit am Steuer oder von Ablenkung verursacht wird. Der DVR forderte bereits 2009 in einem Vorstandsbeschluss, dass zur Prävention eine intensive Aufklärungsarbeit aller Verkehrsteilnehmer dringend erforderlich sei und eine Kampagne entwickelt werden sollte. Ein integratives Konzept müsse darüber hinaus die Bereiche Fahrzeug und Forschung umfassen und die Technik zur Müdigkeitserkennung müsse weiter entwickelt werden.

Der demografische Wandel wird zu einer Veränderung der Mobilitätskultur führen und das Thema „Geschwindigkeit" wird schon aus diesem Grund in Deutschland erneut diskutiert werden. Die älteren Verkehrsteilnehmer sind im Sicherheitsgeschehen gefährdet, aber nicht gefährdend. Jenseits der 75 Jahre steigt das Risiko als Kraftfahrer jedoch erheblich.

### Unfallverhütung und Folgenreduktion durch verkehrsmedizinische Diagnostik und Rettungswesen

Der Bereich Verkehrsmedizin, Erste Hilfe und Rettungswesen muss generell stärker berücksichtigt werden. Obwohl die Zahl der tödlichen Verkehrsunfälle in den letzten Jahren deutlich gesenkt werden konnte, blieb die Anzahl der schwer- und lebensgefährlich Verletzten fast konstant hoch. Dies ist nicht akzeptabel und erfordert verstärkte Anstrengungen. So fordert der DVR in seinem Eckpunktepapier „Verkehrssicherheit 2020“: „Zur besseren Prävention von schwer- und lebensgefährlich verletzten Unfallopfern ist eine Vereinheitlichung im Bereich der Traumaforschung notwendig. Über einheitliche Datenerhebungssätze werden allgemeine Aussagen und Vergleichbarkeiten von Forschungsarbeiten wesentlich erleichtert. Dies ist die Voraussetzung für gezielte Auswertungen zum Erkenntnisgewinn für Versorgungsstrategien und erfolgreiche Präventionsansätze. Zur Reduzierung des therapiefreien Intervalls nach einem Unfall müssen die durchschnittlichen Eintreffzeiten des Notarztes beziehungsweise des Rettungswagens deutlich gesenkt werden. In diesem Zusammenhang ist eine bundeseinheitliche Definition beziehungsweise Angleichung der in den Ländern gültigen Vorgaben für die Hilfsfrist erforderlich. Diese Hilfsfristen sollten nicht nur für das ersteintreffende Rettungsmittel gelten, sondern – wie in einigen Bundesländern bereits geschehen – zusätzlich auch für den ersteintreffenden Notarzt festgelegt werden.“ (DVR, 2010)

Und weiter: „Den Feuerwehren sind Informationssysteme mit bergungsrelevanten Daten zum verunfallten Fahrzeug zur Verfügung zu stellen, damit die technische Rettung zeiteffizient erfolgen und der Patient schnellstmöglich medizinisch versorgt werden kann. Der Zusammenarbeit zwischen Notfallmedizinern und Feuerwehren an der Unfallstelle ist größere Aufmerksamkeit in der Aus- und Fortbildung zu widmen, da hier weitere Potenziale zur Reduzierung der Rettungszeiten von lebensgefährlich verletzten Unfallopfern gesehen werden. Der flächendeckende Einsatz eines einheitlichen automatischen Notrufsystems in Pkw wie eCall und die zur Notrufannahme notwendige Ausstattung und Personalqualifikation in Leitstellen ist zu unterstützen.“ (DVR, 2010)

Es ist unumstritten, dass in Notsituationen mehr und kompetenter Erste Hilfe geleistet werden muss. Die Sorge, einen entscheidenden Fehler zu machen, die Unsicherheit, etwas selten Geübtes im Ernstfall unter Stress anwenden zu müssen, und die Befürchtung, mit einer ekelhaften Situation konfrontiert zu werden, führen dazu, dass sich weite Kreise der Bevölkerung quasi mitleidlos verhalten, aber im Fall eines eigenen Unfalls doch sehr darauf hoffen, getröstet zu werden und Hilfe zu erhalten. Dabei kann es allein schon hilfreich sein, zu trösten, eine Hand zu halten und – natürlich – Rettungskräfte unmittelbar herbeizurufen. Die Kompetenz der Bevölkerung, Sofortmaßnahmen am Unfallort durchzuführen, Erste Hilfe zu leisten und damit zur Unfallfolgenminderung beizutragen, muss dringend gestärkt werden. Schon in der Schule muss das Thema Erste Hilfe Raum haben. Die Laienhilfe hat eine wichtige Funktion als Überbrückung des therapiefreien Intervalls – bis das Unfallopfer professionell betreut werden kann.

### Folgenreduktion durch medizinisch-psychologische Nachsorge

Einer effektiven und effizienten Notfallversorgung von Unfallopfern kommt eine zentrale Bedeutung in der Verbesserung der Verkehrssicherheit zu. Das deutsche System der Notfallrettung erfüllt derzeit insgesamt betrachtet, nicht nur im Bereich der medizintechnischen Ausrüstung, einen hohen Qualitätsstandard und hat sich in der Vergangenheit als erfolgreich bewährt. Es ist außerdem als (im Durchschnitt) relativ schnelle Maßnahme (über)lebenswichtig. Gesellschaftliche Wandelprozesse im Allgemeinen und Reformprozesse im Gesundheitswesen im Besonderen stellen jedoch eine Herausforderung dar, wenn auch zukünftig eine qualitativ hochwertige notfallmedizinische Patientenversorgung in Deutschland gewährleistet werden soll.

Ein steigender Anteil älterer, multimorbider Patienten, steigende Einsatzzahlen und Fehlinanspruchnahmen (hoher Anteil nicht-vitaler Störungen – NACA-Score < 4 – und ein steigender Anteil psychiatrischer oder psychosozialer Indikationen), regionale Migrationsbewegungen (vor allem in ländlichen Gebieten) und der demografische Wandel repräsentieren einen grundlegenden gesellschaftlichen Strukturwandel, den die Systeme der medizinischen Notfallversorgung in den nächsten Jahren zu bewältigen haben werden.

Darüber hinaus können aber auch verschiedene Problemstellungen innerhalb des Systems der Notfallversorgung identifiziert werden, die in naher Zukunft voraussichtlich verstärkt in den Fokus der Aufmerksamkeit gelangen werden, wenn das derzeitige Leistungsniveau (zumindest) erhalten werden soll. Zu nennen sind in diesem Kontext unter anderem ein stetig wachsender Kostendruck und eine verschärfte Konkurrenzsituation zwischen den verschiedenen Trägern der Rettungsdienste, ein sich abzeichnender (Not-)Ärztemangel oder Defizite bei der Überprüfung der Qualität der notärztlichen Versorgung. In den letzten Jahren haben bereits verschiedenste Fachgremien auf diese Aspekte reagiert und hinsichtlich der bestehenden oder drohenden Defizite in der Notfallversorgung differenzierte Konzepte entwickelt. Diese wurden jedoch oftmals nur unvollständig oder gar nicht umgesetzt (vgl. Schlechtriemen u.a., 2004). Lösungsansätze sind zum Beispiel:

- Eine verbesserte Koordination zwischen Notfallmedizinern und Hausärzten (mit einer stärkeren Integration niedergelassener Ärzte mit entsprechender Qualifikation in das System der medizinischen Notfallversorgung zur Entlastung der Notfallrettung)
- Optimierung der Erstversorgung
- Länderübergreifende Regelungen und Vereinheitlichungen hinsichtlich der Aus- und kontinuierlichen Fortbildung des in der medizinischen Notfallversorgung eingesetzten Personals
- Nutzung von Optimierungspotenzialen zur Verbesserung im Rettungswesen im Rahmen der europäischen Integration durch grenzüberschreitende Kooperation bei der Notfallrettung
- Nutzung moderner telemedizinischer Technologien in der Notfallrettung (um falsche Diagnosen zu reduzieren, eine Verbesserung des Informationsflusses an der Schnittstelle Einsatzteam und aufnehmender Institution zu erreichen sowie für eine optimierte Dokumentation auf Basis der anfallenden elektronischen Daten zur Verbesserung der Qualität; vgl. Naß u.a., 2010)

Neben technisch-organisatorischen Lösungsansätzen zur Steigerung der Qualität zielen weitere Ansätze zur Optimierung der Notfallmedizin vor allem auf strukturverbessernde Maßnahmen. Die präklinische Versorgung von Notfallpatienten durch Ärzte und Rettungsassistenten kann als ein integraler Bestandteil unseres Gesundheitssystems angesehen werden (Gries/Helm/Martin, 2003, S. 720).

Folglich erscheint auch eine systemische Integration von präklinischer und stationärer Notfallversorgung im Sinne der Bildung von interdisziplinären Kompetenzzentren mit adäquaten Führungs- und Organisationsstrukturen erstrebenswert. Hierdurch sollten sich nicht nur aus medizinischer Perspektive Synergieeffekte erzielen lassen (Verringerung von Schnittstellenproblemen), sondern auch aus ökonomischer Sicht Möglichkeiten für eine effizientere und effektive Versorgungsstruktur bieten. Die flächendeckende Umsetzung integrierter Rettungsleitstellen ist in diesem Zusammenhang ebenfalls zu nennen. Ob die aktuellen, in den Rettungsdienstgesetzen geregelten Vorgaben für die Hilfsfristen (in der Regel definiert als die „Zeit zwischen Eingang des Notrufs und dem Eintreffen der Rettungskräfte am Einsatzort"; das kann als ein Qualitätsindikator der medizinischen Notfallversorgung verstanden werden) auch zukünftig in der Praxis umsetzbar sein werden, ist jedoch nicht allein eine Frage der Optimierung der technischen, personalen und organisatorischen Bedingungen und der daraus resultierenden Qualität der Notfallversorgung.

Das Ganze hat auch eine politische Dimension, bei der neben medizinisch-ethischen und juristischen Fragestellungen (Was ist medizinisch indiziert beziehungsweise welche Leistung muss aus rechtlicher Perspektive erbracht werden?) auch ökonomische Aspekte zu berücksichtigen sind (Was ist wirtschaftlich realisierbar?). Hierzu erscheint neben der fachlichen Diskussion ein umfangreicher sozial- und gesundheitspolitischer Diskurs notwendig, in dem die dargelegten Probleme behandelt werden und darauf aufbauend die Ziele und Standards der zukünftigen Notfallversorgung in Deutschland bestimmt werden sollen. Ziel muss es dabei sein – auch vor dem Hintergrund limitierter finanzieller Ressourcen –, ein bedarfsgerechtes System leistungsfähiger Rettungsdienste vorzuhalten, welches bundesweit eine flächendeckende und gleichwertige Versorgung in den jeweiligen Regionen ermöglicht. Es sollte auch zukünftig gelingen, den hohen Qualitätsstandard der Notfallrettung in Deutschland zu erhalten. Deshalb ist es von zentraler Bedeutung, in Abhängigkeit von regionalen Voraussetzungen die strukturellen, finanziellen und personellen Voraussetzungen dafür zu schaffen, zu erhalten, auszubauen oder anzupassen, dass auch am Ende der laufenden Dekade die notfallmedizinische Versorgung weiterhin auf einem hohen Qualitätsniveau erbracht werden kann. Nur so kann sie auch mittelbar zur Verbesserung von Sicherheit und Gesundheit von Straßenverkehrsteilnehmern beitragen. Vorhandene Ressourcen gilt es dabei optimal zu nutzen und bedarfsgerecht einzusetzen. Ebenso müssen historisch gewachsene und dezentrale Strukturen berücksichtigt werden. Der DVR-Vorstandsausschuss Verkehrsmedizin beschäftigt sich derzeit mit diesen Fragen und es ist damit zu rechnen, dass sich der DVR aktiv in die notwendige Diskussion einschalten wird.

### Integration aller bedeutsamen Partner

Über diese Maßnahmen hinaus erscheint ein weiteres – bislang noch nicht ausreichend erschlossenes – Potenzial in der Verknüpfung von öffentlich finanzierter und betrieblicher Verkehrssicherheitsarbeit zu liegen. Die Berücksichtigung beider Kontexte wäre aus organisationswissenschaftlicher Perspektive geboten, um Transfereffekte zu sichern und Sensibilisierungseffekte, die durch spezifische Maßnahmen in einem der Kontexte ausgelöst werden konnten, auch für den jeweils anderen Bereich zugänglich zu machen. Auf konzeptioneller Ebene bietet sich mit der Europäischen Charta für Straßenverkehrssicherheit die Chance für eine solche Verknüpfung. Dass gerade die umfassende Sicherheitsstrategie Vision Zero potenzielle Integrationsbemühungen unterstützt, macht der Kanon der rund 1.000 Unterzeichner deutlich, die sich bisher der Charta angeschlossen haben: So verpflichtet sich beispielsweise eine Pkw-Transporte durchführende Firma dazu, ihre Fahrer in Seminaren weiter für die Verkehrssicherheit zu sensibilisieren; ein Motorradhersteller garantiert, dass zukünftig 50 Prozent seiner Modelle mit Bremsassistent bestellbar sind. Aber nicht nur Unternehmen, Institutionen und Verbände können sich der Charta anschließen. Auch Städten, Kreisen und Gemeinden steht diese Option offen, wie man an den Beispielen Berlin, Hamm, Köln, Offenbach am Main und dem Kreis Borken sehen kann. Auf Maßnahmenebene ist der Transfer betrieblicher Maßnahmen in eine bundes- oder landesseitig getragene Verkehrssicherheitsarbeit ohnehin naheliegend: Konkret bieten beispielsweise sogenannte Trucker-Stammtische als eine Art „öffentliches Pendant" zu Verkehrssicherheitszirkeln die Gelegenheit, auf das Expertenwissen einer Gruppe von Verkehrsteilnehmern zuzugreifen. Weiterhin ermöglichten es die mit der Realisierung von Stammtischen häufig verbundenen Kooperationen, dass neben verkehrlichen auch arbeitssicherheitliche oder gesundheitliche Fragestellungen diskutiert werden können. Erfreulich ist, dass es immer besser gelingt, die öffentlich geförderte Verkehrssicherheitsarbeit in betriebliche Maßnahmen zu integrieren.

Forschung spielt im verkehrssicherheitlichen Kontext eine ganz entscheidende Rolle und sollte durch die komplexe Ursachenstruktur interdisziplinär durchgeführt werden. Medikamentenwechselwirkungen oder Umweltgifte, Lärm und Abgase stellen für den Organismus und seine fehlerfreie Mobilitätsteilnahme massive Beeinträchtigungsfaktoren dar. Sie bedürfen gezielter Schutz- und Verhütungsmaßnahmen auf Basis verkehrsmedizinischer Erkenntnisse in Kooperation mit naturwissenschaftlichen und verhaltenswissenschaftlichen Umsetzungsmethoden. Ein weiteres Feld mit wachsender Bedeutung sind die psychomentalen Fehlbeanspruchungen (Stress, Ablenkung), insbesondere in der Wechselwirkung mit Drogen und Medikamenten (z.B. Beruhigungsmittel), oder die organisationsmitbedingte Ermüdung von Berufslastkraftfahrern, insbesondere im Zusammenhang mit der Nutzung von Aufputschmitteln. Vielfältige Untersuchungen zeigen, dass erlebter Arbeitsstress ein wesentlicher Prädiktor für betriebsbedingte Verkehrsunfälle ist, insbesondere wenn weitere Ablenkungen, wie zum Beispiel das Telefonieren während der Fahrt, hinzukommen. Genauso erwiesen ist, dass Alkohol-, Medikamenten- und anderer Drogenmissbrauch auch im betrieblichen Verkehr eine Rolle spielen. Es gibt aber bisher zu wenige gesicherte Erkenntnisse über Zusammenhänge und Wechselwirkungen dieser verschiedenen Tätigkeiten, Belastungen und die daraus resultierenden Gesundheits- und Verhaltensauswirkungen.

Noch viel weniger ist über Langzeitschäden von Verkehrsteilnehmern bekannt. Eine interdisziplinäre Zusammenarbeit von Verkehrsmedizinern mit Organisationswissenschaftlern, Stressforschern, Psychologen und anderen Disziplinen wäre insbesondere für die Entwicklung von verhaltens- und verhältnisbezogenen Interventions- und Präventionsmaßnahmen sinnvoll.

Wenn es bis 2020 gelingt, diese interdisziplinäre Forschung zu fördern und die Erkenntnisse dann auch noch in gemeinsamen Aktionen aus öffentlichem und betrieblichem Verkehr im Verkehrsverhalten zu verankern, kann das gesetzte Ziel der Reduktion der Unfalltoten um 40 Prozent, das das Nationale Verkehrssicherheitsprogramm des Bundes mit Recht propagiert, gelingen. Dazu ist allerdings eine Zäsur in der Verkehrssicherheitsarbeit notwendig.

## Literatur


Deutscher Verkehrssicherheitsrat: Verkehrssicherheit 2020 „Eckpunktepapier", Bonn 2010

Gries, A./Helm, M./Martin, E.: Zukunft der präklinischen Notfallmedizin in Deutschland. In: Der Anaesthesist, Springer Verlag, Heidelberg, Vol. 52, Nr. 8/2003, S. 718–724

Naß, E./Renno, C./Rörtgen, D./Skorning, M.: Telemedizin im Rettungswesen. In: Deutsches Ärzteblatt, Köln, Vol. 107, Nr. 14/2010, S. 668

Schlechtriemen, T./Dirks, B./Lackner, Chr. K./Moecke, Hp./Ruppert, M./Stratmann, D./Altemeyer, K. H.: Defizite in der Notfallversorgung – gute Konzepte schlecht umgesetzt? 9. Leinsweiler Gespräche der agswn e.V. in Zusammenarbeit mit INM, IfN und BAND, 2.–3. Juli 2004. In: Notfall & Rettungsmedizin, Springer Verlag. Heidelberg, Vol. 7, Nr. 8/2004, S. 580–588

Statistisches Bundesamt: 2010: Unfallreiches Jahr, aber weniger Verkehrstote denn je, Pressemitteilung Nr. 252 vom 6.7.2011

Wissenschaftlicher Beirat beim Bundesministerium für Verkehr, Bau und Stadtentwicklung: Sicherheit zuerst – Möglichkeiten zur Erhöhung der Straßenverkehrssicherheit in Deutschland. In: Zeitschrift für Verkehrssicherheit, TÜV Media GmbH, Köln, 56. Jg., Nr. 4/2010, S. 171–194


## Internet


Deutscher Verkehrssicherheitsrat www.dvr.de

Deutsche Verkehrswacht (DVW) www.dvw.de

Gefährdungsbeurteilung und Risikobewertung organisationaler Mobilität www.gurom.de

Statistisches Bundesamt Deutschland www.destatis.de

Jochen Lau | Gudrun Gericke | Juliane Schupa | Rüdiger Trimpop

# Gefährdungsbeurteilung für den organisationsbedingten Verkehr

Abstract
Die Beurteilung von Gefährdungen am Arbeitsplatz und die Durchführung von entsprechenden Krankheits- und Unfallpräventionsmaßnahmen sind für Arbeitgeber verpflichtend. Für den Bereich der betrieblichen Mobilität wurde mit der „Gefährdungsbeurteilung und Risikobewertung organisationaler Mobilität" (GUROM) ein ganzheitliches Instrument entwickelt, das die direkten und indirekten Gefährdungen der Verkehrssicherheit erfasst und auf der Basis eines individuellen Gefährdungsprofils konkrete Präventionsvorschläge unterbreitet. Die Multikausalität von Verkehrsunfällen erfordert eine gemeinsame, interdisziplinäre Anstrengung in der Diagnose von Gefährdungen und in der Bereitstellung zielgruppen- und situationsspezifischer Präventionen. GUROM bietet dafür Umsetzungsmöglichkeiten.

## Die Unfall- und Gefährdungssituation in Deutschland

Erfreulicherweise ist die Zahl der im Straßenverkehr Getöteten in den letzten 40 Jahren um 80 Prozent zurückgegangen. Die Verletztenzahl hat in diesem Zeitraum um 31 Prozent abgenommen. Trotzdem haben 3.648 Menschen im Jahr 2010 ihr Leben auf deutschen Straßen verloren und es gab 371.170 Verletzte. Im Mittel ereignet sich in Deutschland demnach noch immer alle 13 Sekunden ein Unfall, wobei ungefähr alle zwei Stunden eine Person ums Leben kommt (Statistisches Bundesamt, 2011).

Betrachtet man den Anteil des beruflichen Verkehrs am Gesamtverkehr, kann konstatiert werden, dass Wege zu dienstlichen, Arbeits- und Ausbildungszwecken zusammen genommen mit 27 Prozent knapp ein Drittel aller Wege in Deutschland ausmachen (Infas/DLR, 2008). Wird der gesamte Wirtschaftsverkehr betrachtet, fallen etwa 19 Millionen der 281 Millionen täglich durchgeführten Alltagswege in diese Kategorie. Bezogen auf die Verkehrsleistung sind das rund 380 Millionen von insgesamt 3.214 Millionen Kilometern täglich. Die Verkehrsteilnahme zur Ausübung wirtschaftlicher Aktivitäten ist damit ein bedeutsamer Faktor für das Mobilitätsverhalten von Personen und somit auch in der Betrachtung des Unfallgeschehens ein relevanter Bereich.

| Verkehrsbereich | Verletztenstreckenrate (Verletzte pro 1 Mio. Personenkilometer) | Verletztenzeitrate (Verletzte pro 1 Mio. Personenstunden) |
|---|---|---|
| Wirtschaftsverkehr (dienstlich-geschäftliche Wege und Arbeitswege) | 0,53 | 21,64 |
| Gesamtverkehr[1] | 0,44 | 12,07 |
| Arbeitswege | 1,137 | 45,436 |

**Tab. 1: Expositionsbereinigte Unfallwahrscheinlichkeit** (© Lau/Gericke/Schupa/Trimpop, Daten aus Geiler/Pfeiffer/Hautzinger, 2006)

Im Vergleich zum Gesamtverkehr ist die Unfallwahrscheinlichkeit im Wirtschaftsverkehr und besonders bei Arbeitswegen deutlich erhöht (vgl. Geiler/Pfeiffer/Hautzinger, 2006; *siehe Tab. 1*).

Die Hintergründe und Ursachen für dieses Verletzungsrisiko sind vielfältig und sowohl durch Situations- und Umgebungsvariablen und individuelle Personenfaktoren, als auch durch organisationale Aspekte bedingt. Vor dem Hintergrund des wünschenswerten Ziels, das Unfallgeschehen im gesamten und beruflich (und schulisch) bedingten Verkehr zu verringern, ist es daher notwendig, diejenigen Faktoren zu spezifizieren, die die Wahrscheinlichkeit eines verkehrsbezogenen Verunglückens beeinflussen – um schließlich auf diesen Erkenntnissen aufbauend wirkungsvolle Präventions- und Interventionsstrategien ableiten und implementieren zu können. Im wirtschaftlichen Kontext bietet sich hierzu eine Gefährdungsbeurteilung der organisationalen Mobilität an. Was eine solche Gefährdungsbeurteilung ist und kennzeichnet und warum diese für eine Erhöhung der Verkehrssicherheit relevant ist, wird im folgenden Abschnitt dargestellt.

### Gefährdungsbeurteilungen als Schlüssel zur Gefährdungsreduktion

Die Gefährdungsbeurteilung (GB) ist ein systematisches Verfahren, welches der Beurteilung von Gesundheits- und Sicherheitsgefährdungen dient, die für die Arbeitnehmer aus den arbeitsplatzbezogenen Gefahren resultieren. Ziel ist die Reduktion der Wahrscheinlichkeit, durch arbeitsbedingte Aktivitäten zu Schaden zu kommen. Nach § 5 des deutschen Arbeitsschutzgesetzes sind alle Arbeitgeber verpflichtet, eine solche GB in ihrem Unternehmen durchzuführen, also die für die Beschäftigten mit ihrer Arbeit verbundenen Gefährdungen und erforderliche Maßnahmen des Arbeitsschutzes zu ermitteln. In der EU-Richtlinie 89/391 ist dabei die Durchführung von GB für sämtliche arbeitsbedingte Bereiche festgeschrieben. Es steht somit eine allgemeingültige Präventionsstrategie zur Verfügung, die alle Beschäftigten – unabhängig zum Beispiel von der Ge-

1 Nach Geiler, Pfeiffer und Hautzinger (2006) müssen diese Zahlen jedoch unter Vorbehalt betrachtet werden. Die Unterschiede zu den Kennwerten für den Wirtschaftsverkehr mögen auch dadurch bedingt sein, dass Alleinunfälle von Fußgängern oder Fahrradfahrern nicht als Straßenverkehrsunfälle gelten und daher in der amtlichen Statistik nicht enthalten sind, welche als Grundlage zur Berechnung dieser Zahlen herangezogen wurde.

fährdungssituation oder der Betriebsgröße – mit einschließt (BMAS/LASI/DGUV, 2008). Wenngleich sich die Durchführung von GB bezüglich des Arbeitsschutzes in Unternehmen zunehmend durchsetzt, findet der Bereich „Gefährdungen durch Mobilität“ nur in den allerwenigsten betrieblichen Beurteilungssystemen Berücksichtigung.

Das idealtypische Vorgehen bei einer GB ist durch einen systematischen Prozess gekennzeichnet, bei dem in sieben Schritten die Problemdiagnose, Maßnahmenableitung und -durchführung sowie eine Erfolgskontrolle zu absolvieren sind *(siehe Abb. 1).*

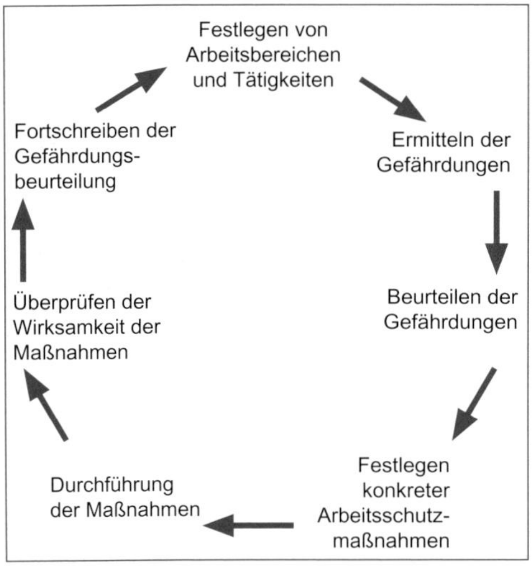


**Abb. 1: Der Prozess der Gefährdungsbeurteilung** (© Lau/Gericke/Schupa/Trimpop, nach BMAS/LASI/DGUV, 2008)

Nachdem die zu beurteilenden Tätigkeitsbereiche überblicksartig festgelegt wurden, werden konkrete tätigkeits- oder personenbezogene Gefährdungen diagnostiziert und mithilfe von Checklisten in verschiedenen Gefährdungsfaktoren (z.B. mechanische, biologische, chemische, psychische Gefährdungen) erfasst sowie hinsichtlich ihres Gefährdungspotenzials (Schädigungsausmaß und Auftretenswahrscheinlichkeit) bewertet. Daraufhin können konkrete Arbeitsschutzmaßnahmen geplant und umgesetzt werden. Der Durchführung folgt auf Basis einer entsprechenden Dokumentation die Überprüfung dieser Maßnahmen, aus denen Schlussfolgerungen für gegebenenfalls notwendige Modifikationen gezogen werden können. Durch die Fortschreibung der Gefährdungsbeurteilung soll die Schadensverhütung in systematischer Weise auf lange Sicht in die Arbeitsabläufe integriert werden (Europäische Agentur für Sicherheit und Gesundheitsschutz am Arbeitsplatz, 2008; Trimpop/Gericke, 2010).

Die Verantwortung für die Durchführung der GB liegt bei den Unternehmen selbst. Dabei stehen ihnen zur Unterstützung der praktischen Umsetzung diverse umfangreiche Leitlinien, Checklisten oder sonstige Dokumentationen zur Verfügung, die von kommerziellen Anbietern, Behörden und vor allem von den gesetzlichen Unfallversicherungsträgern bereitgestellt werden. Insgesamt konzentrieren sich viele GB auf die Bewertung technischer oder arbeitssystemischer Bedingungen. Wenig oder keine Berücksichtigung erfahren hingegen sowohl protektive Faktoren, die das Schädigungsausmaß oder die Auftretenswahrscheinlichkeit vermindern, als auch wesentliche psychologische Faktoren (wie Stress, Ablenkung, Zeitdruck und Emotionalität) und organisationale sowie vor allem situationale Gefährdungen. Dabei stehen im Straßenverkehr und speziell in der organisationalen Mobilität, je nach Tätigkeit und Person, besonders diese Gefährdungsfaktoren im Vordergrund (Trimpop/Gericke 2010).

Positive Beispiele zeigen, dass die Notwendigkeit der Förderung der Arbeitssicherheit und des Gesundheitsschutzes im Verkehrsbereich zum Teil bereits erkannt wurde. Dies sind beispielsweise: die Initiierung des Arbeitsprogramms „Sicher fahren und transportieren" der Träger der Gemeinsamen Deutschen Arbeitsschutzstrategie (GDA), die Präventionskampagne der gesetzlichen Unfallversicherungsträger „Risiko raus!" für die Jahre 2010/2011 zum Thema Verkehrssicherheit sowie einige konkrete Handlungshilfen, wie zum Beispiel die Initiative „Sicher unterwegs" der Unfallkasse Post und Telekom.

Aufgrund der erhöhten Unfallwahrscheinlichkeit im Wirtschaftsverkehr und der gesetzlichen Verpflichtung der Arbeitgeber ist eine umfassende GB in diesem Bereich notwendig, die auch weniger objektiv greifbare oder indirekt auf die Verkehrssicherheit wirksame Gefährdungen, wie zum Beispiel Arbeitsstress, berücksichtigt. Oftmals fehlen den technisch oder medizinisch ausgebildeten Arbeitsschützern und den Führungskräften mit ingenieur- oder wirtschaftswissenschaftlichem Abschluss jedoch die Instrumente und das fachliche Know-how zur Berücksichtigung des verkehrsbezogenen menschlichen Verhaltens, insbesondere in Bezug auf psychomentale Fehlbeanspruchungen.

### Psychomentale Fehlbeanspruchung (Stress)

Versucht man sich den Ursachen von Verkehrsunfällen zu nähern, ist eine (oder mehrere) der beteiligten Personen als „Schuldiger" schnell genannt: Bei nur knapp einem Prozent der Unfälle liegen die Unfallursachen in den genutzten Fahrzeugen; 4,5 Prozent der Unfälle sind auf Straßenverhältnisse zurückzuführen (BMVBS, 2009). Daher bleibt „menschliches Versagen" die Hauptunfallursache. Da mutwilliges Verunfallen für die meisten Fälle auszuschließen ist, stellt sich die Frage nach den dahinterliegenden Ursachen.

Es ist davon auszugehen, dass Fehler im Informationsverarbeitungsprozess für bestimmte Unfalltypen verantwortlich sind. Dieser Prozess umfasst sowohl die Wahrnehmung von Hinweisen aus dem (Verkehrs-)Umfeld – zum Beispiel Verkehrszeichen zur Geschwindigkeitsbegrenzung, Fußgängerüberwege, vorrangberechtigte Verkehrsteilnehmer – als auch die Informationsverarbeitung (z.B. Unterschätzung der Länge des Überholwegs, Überschätzung des eigenen Fahrkönnens) und den Output in Form des Verhaltens (z.B. zu dichtes Auffahren, zu hohe Geschwindigkeit). Hinzu kommen emotionale Faktoren, wie Erregung, Risikofreude, Selbstdarstellungsaspekte, Ärger oder Hektik, die ebenfalls einen Einfluss auf das Verkehrsverhalten und die Entscheidungsprozesse haben. Jemand, der auf dem Weg zu einem wichtigen Termin spät dran ist, akzeptiert kleinere Lücken zwischen Fahrzeugen beim Abbiegevorgang eher als „noch sicher" als eine Person, die keinen Zeitdruck empfindet. Ist Zeitdruck eine individuelle oder eine organisational mitverursachte Variable?

Andere Verkehrsteilnehmer werden beispielsweise durch Telefonate, die Arbeitsplanung oder Gespräche mit Beifahrern bei der Verarbeitung der Verkehrsinformationen gestört. Ist der ständige Kontakt mit dem Unternehmer oder dem Kunden eine individuelle oder eine strukturelle Unfallvariable?

Diese Unterteilung deutet bereits darauf hin, dass eine Differenzierung des Globalurteils „menschliches Versagen" zumindest hinsichtlich der Präventionsmaßnahmen sinnvoll ist. Warum kollidieren Fahrzeuge beim Überholvorgang – müssen sie in Neonfarben beleuchtet werden oder sollte die wahrgenommene Notwendigkeit des

Überholvorgangs verändert werden? Ist die Unfallursache ein Einschätzungsfehler aufgrund fehlender Information oder aufgrund von Selbstüberschätzung oder resultiert der Unfall aus der Angst vor negativen Konsequenzen, die drohen, wenn man „zu spät" kommt? Je nach Beantwortung dieser Fragen müssen die Präventionsmaßnahmen anders gestaltet sein.

Eine Erklärung von Fehlern im Mobilitätsverhalten bieten die Modelle der mentalen Beanspruchung und der psychomentalen Fehlbeanspruchung, wie „Stress" oftmals in der Sprache des Arbeitsschutzes genannt wird. Zunächst können Verkehrssituationen „das Bewusstsein überladen" (Hyperstress) – die Anforderungen der Umwelt überfordern die Ressourcen der Person. Oder aber die Situation ist durch Minderbeanspruchung des Bewusstseins gekennzeichnet – die Person befindet sich in einem Zustand des „Underload" (Selye, 1988).

Aufmerksamkeitstheorien gehen von einer begrenzten Kapazität aus, die partiell durch Anstrengung vergrößert werden kann und von überdauernder individueller Disposition beeinflusst wird (vgl. Manzey, 1998; de Waard, 1996). In konkreten Zahlen lässt sich die Kapazität einer einzelnen Person in jeder Situation nicht ausdrücken. Aus standardisierten Labor- und Simulationsstudien wissen wir jedoch, dass die Fehlerzahl unter solchen „Stressbedingungen" bis zum 10-fachen Normalwert ansteigen kann (Karwowski/Salvendy/Ahram, 2010). Wenn mehrere ähnliche Anforderungen aus der Umwelt zu bewältigen sind, die auf die gleichen Verarbeitungsressourcen zugreifen, können die visuellen Ressourcen überbeansprucht werden. Ein Beispiel: wenn man sich in komplexen mehrspurigen Verkehrssituationen in einer fremden Stadt an Straßenschildern orientieren muss. Möglicherweise reichen die Ressourcen in dieser Situation nicht aus, um auch noch einen Fußgängerüberweg rechtzeitig zu erkennen oder auf einen Radfahrer zu achten, der die Spur wechselt. Im Bemühen um mehr Verkehrssicherheit ergeben sich von diesem Modell ausgehend zwei Ansatzpunkte: Zum einen sollten die Anforderungen aus der (Verkehrs-)Umwelt an die Ressourcen der Personen angepasst werden. Zum anderen sollten die individuellen (begrenzten) Ressourcen möglichst für die Verkehrsteilnahme bereitstehen.

Wovon werden die mentalen Ressourcen beansprucht? Neben momentanen, parallel auf die Person einwirkenden Anforderungen aus der Umwelt sind es auch längerfristig wirkende Anforderungen – Dinge, die dazu führen, dass man den „Kopf nicht frei hat". Aus der Forschung zu Wegeunfällen sind bereits einige Faktoren bekannt, die sich in diesem Sinne ressourcenmindernd und damit unfallfördernd auswirken: erhöhter Arbeitsstress, geringe Arbeitszufriedenheit, zusätzliche Wege, die mit dem Arbeitsweg verbunden werden (z.B. Einkaufen oder Kinder in die Betreuungseinrichtung bringen; vgl. Gericke/Lau, 2010). Aber auch physiologische Prozesse können dazu führen, dass die mentale Verarbeitungskapazität eingeschränkt ist: So wird Müdigkeit in vielen Untersuchungen immer wieder als Hauptfaktor in der Unfallentstehung bestätigt. Aber auch die Wirkung unterschiedlicher Substanzen, wie Alkohol, illegale Drogen oder Medikamente, muss als Einflussfaktor berücksichtigt werden. Schließlich sind auch Faktoren des Alterns als ein Beitrag zur veränderten Informationsverarbeitung, des veränderten Verkehrsverhaltens und des veränderten Umgangs mit Stress bekannt (Kocherscheid/Rudinger, 2005). Besonders hervorzuheben ist die häufig mit steigendem Alter einhergehende Einnahme verschiedener Medikamente, deren Interaktion deutliche Auswirkungen auf die Fahr- beziehungsweise Verkehrstüchtigkeit haben können.

### Systematik von Gefährdungsfaktoren für sichere Mobilität

Aus dem Arbeitsschutz ist das TOP-Prinzip der Schutzmaßnahmen bekannt. Es besagt, dass zunächst die technischen Gegebenheiten und anschließend organisationale Bedingungen auf ihren Optimierungsbedarf geprüft werden sollten und die Verhaltensprävention, also Maßnahmen, die sich an die Person wenden, darauf folgt. Gemäß dieser Systematik lassen sich auch Gefährdungsfaktoren im Verkehr klassifizieren.

### Technische beziehungsweise den Verkehrsraum betreffende Gefährdungsfaktoren

Hier ist zunächst die Wahl des Verkehrsmittels entscheidend – expositionsbereinigt sind vor allem Fußgänger die vulnerabelsten Verkehrsteilnehmer. Weiterhin ist auch die Länge des Wegs ein Gefährdungsfaktor: Sowohl sehr lange als auch sehr kurze Wege sind unfallträchtiger als mittlere Weglängen. Auch der Straßenkategorie kommt eine Bedeutung zu: So geschehen auf Bundesautobahnen im Vergleich zu anderen Straßen die wenigsten Unfälle. Ungünstige Witterungsverhältnisse, vor allem im Herbst und Winter, haben ebenfalls einen Einfluss auf die Unfallwahrscheinlichkeit.

### Organisationale Gefährdungsfaktoren

Entgegen der verbreiteten Meinung, der Betrieb habe keinen Einfluss auf die Sicherheit der Beschäftigten außerhalb des Betriebsgeländes, zeigen empirische Befunde, dass sich zum Beispiel Überstunden, erhöhter Arbeitsstress (s.o.), ein ungünstiges Arbeitssicherheitsklima, Schichtarbeit und suboptimale ergonomische Arbeitsbedingungen negativ auf die Verkehrssicherheit von Beschäftigten auswirken. Ein auf Sicherheit ausgerichtetes Management, verkehrs- und stressvermeidende Arbeitsstrukturen und -abläufe sowie ein vertrauensvolles Verhältnis zwischen Vorgesetzten und Mitarbeitern wirken dagegen reduzierend auf die Unfallwahrscheinlichkeit.

### Personenbezogene Gefährdungsfaktoren

Die bekanntesten Gefährdungsfaktoren sind das Lebensalter und das Geschlecht. Junge Männer sind unfallgefährdeter als andere Personengruppen. Frauen haben (expositionsbereinigt) auf Arbeitswegen häufiger Unfälle als Männer. Eine mögliche Erklärung liegt im Geschlechterrollenverhalten. Dieses äußert sich zum Beispiel darin, dass Frauen häufiger mit gefährdenderen Verkehrsmitteln unterwegs sind und die vorrangige Verantwortung für Kinder mit den damit verbundenen (Mobilitäts-) Herausforderungen tragen.

Auch psychologische Einstellungen, wie eine reduzierte Sicherheitsnorm, erhöhte Risikobereitschaft und bestimmte Persönlichkeitseigenschaften (z.B. Sensation Seeking, Neurotizismus), werden mit Unfallhäufungen assoziiert.

### Situationale Gefährdungsfaktoren

Gemäß dem Modell der mentalen Beanspruchung bewirken die bisher genannten Faktoren eine – relativ überdauernde – Grundauslastung der mentalen Kapazität. Kommen in einer konkreten Verkehrssituation nun noch Faktoren hinzu, die die Kapazität einschränken (z.B. akute Müdigkeit, Konsum von bewusstseinsverändernden Substanzen), oder solche, die verstärkt Ressourcen beanspruchen (z.B. kritische Verkehrssituationen, die die volle Aufmerksamkeit fordern), kann das Gesamtsystem überfordert sein. In der Folge können Wahrnehmungs- oder Handlungsfehler entstehen, die im ungünstigsten Fall in einen Verkehrsunfall münden. In einer konkreten Situation treten also die technischen und Umfeldfaktoren, die organisationalen und die personalen mit den situativen Faktoren in eine komplexe Wechselwirkung, welche die Unfallwahrscheinlichkeit deutlich erhöht. Das gleiche Fehlverhalten einer Person führt auf Eis oder bei Nacht zu einer anderen Unfallwahrscheinlichkeit als auf freien Straßen oder am Tag. Eine Ablenkung bei großem Fußgängerverkehr oder bei Wildwechsel kann schneller zum Unfall führen als eine Ablenkung auf einer leeren Autobahn. Unfälle haben in den meisten Fällen mehrere Auslöser und sind nur selten monokausal erklärbar.

### GUROM – Gefährdungsbeurteilung und Risikobewertung organisationaler Mobilität

Basierend auf den theoretischen Hintergründen zur mentalen Beanspruchung und den empirischen Befunden zu unfallbeeinflussenden Faktoren bietet das Programm GUROM nun die Möglichkeit, eine zuverlässige GB in der Praxis durchzuführen.

GUROM ist ein Entwicklungsprojekt, das in Kooperation zwischen dem Deutschen Verkehrssicherheitsrat (DVR) und dem Lehrstuhl für Arbeits-, Betriebs- und Organisationspsychologie der Friedrich-Schiller-Universität Jena mit Unterstützung der Deutschen Gesetzlichen Unfallversicherung (DGUV) erbracht wird. Mithilfe eines ganzheitlichen Diagnosetools kann der Optimierungsbedarf hinsichtlich der Verkehrssicherheit ermittelt werden; aus diesem Gefährdungsprofil werden dann die entsprechenden Präventionsmaßnahmen abgeleitet. Das Programm gliedert sich in verschiedene Module, die die Prävention von Wegeunfällen, Dienst- und Betriebswegeunfällen, Schulwegeunfällen, Unfällen im innerbetrieblichen Verkehr und auf Privatwegen fokussieren.

Die Gefährdungsprofile enthalten die Auswertung der Gefährdungsfaktoren vor dem Hintergrund einer relevanten Vergleichsgruppe sowie die jeweils passenden Vorschläge für Maßnahmen. Gefährdungsprofile werden sowohl für die Einzelpersonen erstellt als auch – in Form anonymisierter Gruppenauswertungen – für diejenigen Organisationen oder Unternehmen bereitgestellt, deren Beschäftigte die Diagnose durchgeführt haben. So ergibt sich die Möglichkeit, sowohl auf individueller, als auch auf institutioneller Ebene wirksam zu werden.

Sofern, wie empfohlen, die GB als Prozess im betrieblichen Ablauf integriert wird, besteht durch die wiederholte Diagnose nach Etablierung der Präventionsmaßnahmen die Möglichkeit, diese hinsichtlich ihrer Wirksamkeit zu prüfen und damit erstmals eine kontinuierliche Evaluation in diesem Bereich zu bewerkstelligen.

### Nutzen für die Verkehrsmedizin

Der praktische Nutzen eines so umfangreichen Instruments liegt damit in der Möglichkeit, eine ganzheitliche Verkehrssicherheitsarbeit zu implementieren. Von der Diagnose von Gefährdungen über die Ableitung geeigneter Präventions- und Interventionsmaßnahmen bis hin zur Wirksamkeitsüberprüfung und Maßnahmenoptimierung bietet die GB vielfältige Einsatzmöglichkeiten. Sie liefert die diagnostische Grundlage für die verkehrsbezogene Präventions- und Interventionsarbeit im Arbeitsschutz.

Aber auch für die verkehrsmedizinische Praxis können wertvolle Implikationen abgeleitet werden. Ein Nutzen ergibt sich hier im verkehrsmedizinischen Arbeitsbereich zur Belastbarkeit des Organismus im Verkehr an der Schnittstelle des Mensch-Maschine-Systems. Das Wissen um die Wirkung von Wahrnehmungs-, Entscheidungs-, Emotions- und Verhaltensfaktoren im Wechselspiel mit individuellen Organismusvariablen und gegebenenfalls den Auswirkungen von Alter, Drogen oder Stress erlaubt eine spezifischere Interventionsgestaltung. Wenn die Verkehrsmediziner wissen, welche Faktoren wie beispielsweise Krankheit, Alter oder mentale Grenzwerte unter welchen betrieblichen „Stresssituationen" relevant werden, kann ihnen das wichtige Informationen geben, die sie mit den medizinischen Erkenntnissen koppeln und in einem interdisziplinären Ansatz zu erfolgversprechenden Präventionsansätzen führen können.

Zum anderen ergibt sich ein Nutzen an der Schnittstelle zur medizinisch-psychologischen Arbeit in der Fahreignungsbegutachtung. Regional eingeschränkte Fahrerlaubnis für ältere Verkehrsteilnehmer (z.B. abhängig vom Gesundheitsstand), Arbeitsplätze mit verminderter Verkehrsstressbeanspruchung oder Veränderungen der Belastbarkeit in der Fahrfähigkeit durch Medikamente oder andere Substanzen – das sind nur einige der spezifisch verkehrsmedizinischen Themen, die von einer umfassenden Gefährdungsbeurteilung profitieren mögen. So können unter anderem Erkenntnisse zu den Auswirkungen von Substanzkonsum auf die kognitive und psychomotorische Leistungsfähigkeit helfen, das Gefährdungspotenzial bei der Verkehrsteilnahme differenzierter zu bewerten. Relevante Ergebnisse der GB, beispielsweise zum Ausmaß der Verkehrssicherheitsgefährdung bei verschiedenen Medikationen oder zum krankheitsspezifischen Unfallrisiko, können für die Begutachtung und individuelle Beratung zur Fahrtüchtigkeit genutzt werden.

Vertiefende verkehrsmedizinische Forschung und Forschungsergebnisse, die an der Schnittstelle zwischen Mensch, Organisation und Umfeld belastbare Erkenntnisse liefern, könnten im Gegenzug die Qualität der GB deutlich verbessern und sind zur kontinuierlichen Optimierung des Instruments GUROM sehr willkommen.

Gerade die Synergien aus der Bündelung verschiedener Disziplinen könnten sich als das entscheidende Diagnoseinstrument herausstellen, um solche Präventionsmaßnahmen zu gestalten, die uns der Vision Zero (Null Unfalltote) einen entscheidenden Schritt näherbringen.

## Literatur

Bundesministerium für Arbeit und Soziales/Länderausschuss für Arbeitsschutz und Sicherheitstechnik/Deutsche Gesetzliche Unfallversicherung (BMAS/LASI/DGUV): GDA – Leitlinie Gefährdungsbeurteilung und Dokumentation, 2008. Verfügbar unter: www.baua.de/de/Themen-von-A-Z (Stichwort: Gefährdungsbeurteilung, dort Download der entspr. PDF-Datei)

Bundesministerium für Verkehr, Bau und Stadtentwicklung (BMVBS): Verkehr in Zahlen 2007/2008, Deutscher Verkehrs-Verlag, Hamburg 2009

de Waard, D.: The Measurement of Drivers' Mental Workload. Haren, Traffic Research Centre VSC 1996. Verfügbar unter: www.home.zonnet.nl/waard2/mwl.htm (Stand: 23.03.2005)

Europäische Agentur für Sicherheit und Gesundheitsschutz am Arbeitsplatz (OSHA): Gefährdungsbeurteilung – der Schlüssel zu gesunden Arbeitsplätzen. In: Facts Factsheet 81, Bilbao 2008. Verfügbar unter http://osha.europa.eu (Stand: 15.02.2011)

Geiler, M./Pfeiffer, M./Hautzinger, H.: Das Unfallgeschehen im Wirtschaftsverkehr, Asanger, Heidelberg 2006

Gericke, G./Lau, J.: Wie gefährlich ist der Straßenverkehr? In: DVR-Report, Vol. 40, Nr. 4/2010, S. 16–18

Infas/DLR: Mobilität in Deutschland 2008: Ergebnisbericht, Bonn und Berlin 2008. Verfügbar unter: www.mobilitaet-in-deutschland.de/02_MiD2008/publikationen.htm (Stand: 15.02.2011)

Karwowski, W./Salvendy, G./Ahram, T.: Customer-Centered Design of Service Organizations. In: Salvendy, G./Karwowski, W.: Introduction to Service Engineering, John Wiley & Sons, Hoboken (New Jersey) 2010, S. 179–206

Kocherscheid, K./Rudinger, G.: Ressourcen älterer Verkehrsteilnehmerinnen und Verkehrsteilnehmer. In: Echterhoff, W. (Hrsg.): Strategien zur Sicherung der Mobilität älterer Menschen, Schriftenreihe Mobilität und Alter der Eugen-Otto-Butz-Stiftung, Köln 2005, S. 19–37

Manzey, D.: Psychophysiologie mentaler Beanspruchung. In: Rösler, F. (Hrsg.): Ergebnisse und Anwendungen der Psychophysiologie. Enzyklopädie der Psychologie Bd. C/I/7, Hogrefe, Göttingen 1998, S. 799-864

Selye, H.: Streß. Bewältigung und Lebensgewinn, Piper Verlag, München, Zürich 1988

Statistisches Bundesamt: Verkehr: Verkehr aktuell, Fachserie 8 Reihe 1.1, Wiesbaden 2011. Verfügbar unter: www.destatis.de (Stand: 21.05.2011)

Statistisches Bundesamt: 2010: Unfallreiches Jahr, aber weniger Verkehrstote denn je, Pressemitteilung Nr. 252 vom 6.7.2011

Trimpop, R./Gericke, G.: Verkehrssicherheit in die Gefährdungsbeurteilung implementieren. In: Deutscher Verkehrssicherheitsrat (Hrsg.): Schriftenreihe Verkehrssicherheit 14: „Risiko raus“ – Fachliche Beiträge zu Themen der Kampagne, DVR, Bonn 2010, S. 119–147

Rainer von Kiparski

# Betriebliches Sicherheitsmanagement

**Abstract**
Ziel eines betrieblichen Sicherheitsmanagements ist es, Sicherheit und Gesundheit der Beschäftigten zu gewährleisten sowie unternehmerische Prozesse sicher und gesund zu gestalten. Die Erfordernis zum Aufbau eines betrieblichen Sicherheitsmanagements lässt sich unter anderem aus dem Arbeitsschutzgesetz und dem Bürgerlichen Gesetzbuch (BGB) ableiten. Der Manager für Sicherheit und Gesundheit ist verantwortlich für das betriebliche Sicherheitsmanagement. Im Modell der zukunftsweisenden Sicherheitsorganisation ist er der zentrale Ansprechpartner für den Unternehmer. Um die Effizienz des betrieblichen Sicherheitsmanagements zu belegen, benötigt der Manager für Sicherheit und Gesundheit valide Kennzahlen. Er entwirft ein auf das Unternehmen zugeschnittenes Arbeitsschutzmanagementsystem, das in bestehende Managementsysteme integriert wird. Die jährliche Zielfindung und Aufgabenplanung wird nach Vorschrift 2 der Deutschen Gesetzlichen Unfallversicherung (DGUV) durchgeführt.

## Definition

Durch ein betriebliches Sicherheitsmanagement werden strategische und organisatorische Maßnahmen definiert, die dazu beitragen:

- Sicherheit und Gesundheit der Beschäftigten zu gewährleisten
- Die in der Arbeitssicherheit sowie im Gesundheits-, Umwelt- und Brandschutz gesetzten Ziele effizient zu erreichen
- Prozesse und Abläufe sicher und gesund zu gestalten
- Tätigkeiten unter klar definierten Rahmenbedingungen durchzuführen
- Ergebnisse messbar und damit in der Folge optimierbar zu machen

Das betriebliche Sicherheitsmanagement ist ein dynamisches, sich veränderndes System. Es ist Bestandteil der Unternehmenskultur und wirkt sich nachhaltig unter anderem auf die Produkt- und Dienstleistungsqualität, die Mitarbeiter- und Kundenzufriedenheit sowie das Unternehmensimage aus. Ein gut funktionierendes Sicherheitsmanagement erhöht auch die Compliance – also die Regelkonformität – des Unternehmens.

## Rechtliche Grundlagen

Im Falle von juristischen Auseinandersetzungen wird der Nachweis einer funktionierenden Sicherheitsorganisation im Unternehmen immer stärker eingefordert. Die unternehmerischen Prozesse sollten daher so organisiert sein, dass sie alle rechtlichen Grundlagen erfüllen und ein fehlerhaftes Verhalten der Beschäftigten weitestgehend ausgeschlossen werden kann. Der Aufbau eines betrieblichen Sicherheitsmanagements ist damit ein wichtiger Bestandteil zur Schaffung einer gerichtsfesten Organisation, die dazu beiträgt, straf- und zivilrechtliche Konsequenzen für das Unternehmen abzuwenden.

Nach § 3 Arbeitsschutzgesetz (ArbSchG) hat der Arbeitgeber für eine geeignete Organisation in der Arbeitssicherheit und im Gesundheitsschutz zu sorgen. Er ist verpflichtet, entsprechende betriebliche Strukturen zu schaffen. Dabei muss er auch die in § 13 ArbSchG genannten verantwortlichen Personen, die ebenfalls Arbeitsschutzpflichten im Unternehmen haben (z.B. vertretungsberechtigte Organe, Leiter der Betriebe) einbinden. Dem Arbeitgeber obliegen aber immer die Organisations-, Auswahl-, Überwachungs- und Durchsetzungspflichten in der Arbeitssicherheit und im Gesundheitsschutz. Diese Verpflichtungen lassen sich am besten mit einem dokumentierten Sicherheitsmanagementsystem erfüllen.

Auch Normen aus dem Bürgerlichen Gesetzbuch (BGB) stellen eine Haftungsgrundlage dar. Denkbar sind zum Beispiel deliktische Schadenersatzansprüche nach den §§ 823 ff., 831 BGB. Hierbei ist es unter Umständen von grundlegender Bedeutung, dass ein Betrieb den Nachweis führen kann, alle gesetzlichen Pflichten erfüllt zu haben. Dieser Nachweis kann über ein betriebliches Sicherheitsmanagement erfolgen. Ergänzend dazu legt das Gesetz über Ordnungswidrigkeiten (OWiG) in § 130 fest, dass der Inhaber eines Betriebes die jeweils relevanten Aufsichtsmaßnahmen zu treffen hat. Das Gesetz zur Kontrolle und Transparenz im Unternehmensbereich (KonTraG) erweitert diese Pflichten prospektiv, indem es die Einführung und Unterhaltung eines unternehmensweiten Früherkennungssystems für Risiken fordert.

Aufgrund der zahlreichen gesetzlichen Vorgaben, Regelungen und Normen benötigt der Unternehmer kompetente Beratung und Unterstützung in der Arbeitssicherheit und im Gesundheitsschutz. Das Arbeitssicherheitsgesetz (ASiG) sieht vor, dass der Unternehmer Fachkräfte für Arbeitssicherheit und Betriebsärzte bestellen muss, die ihn im Arbeitsschutz und in der Unfallverhütung unterstützen. Hierdurch soll unter anderem das regelkonforme Verhalten des Unternehmers gewährleistet werden. Mit der DGUV Vorschrift 2 „Betriebsärzte und Fachkräfte für Arbeitssicherheit" gibt es erstmals für alle Berufsgenossenschaften und Unfallversicherungsträger der öffentlichen Hand eine einheitliche Vorgabe, mit der das ASiG konkretisiert wird.

### Manager für Sicherheit und Gesundheit

Viele Unternehmen sind in den vergangenen Jahren dazu übergegangen, einen Manager für Sicherheit und Gesundheit als zentralen Ansprechpartner zu berufen. Häufig werden für diese Experten auch andere Berufsbezeichnungen gewählt: So ist in Deutschland der Begriff Betriebssicherheitsmanager (Tenckhoff/Siegmann, 2009) weitverbreitet; im europäischen und internationalen Kontext werden Bezeichnungen wie Environmental Health and Safety (EHS, HSE, SHE) Manager oder European Occupational Safety and Health Manager (EurOSHM) gewählt.

Das Modell der zukunftsweisenden Sicherheitsorganisation *(siehe Abb. 1)* ist auf Unternehmen aller Größen und Branchen übertragbar. Anders als in der klassischen

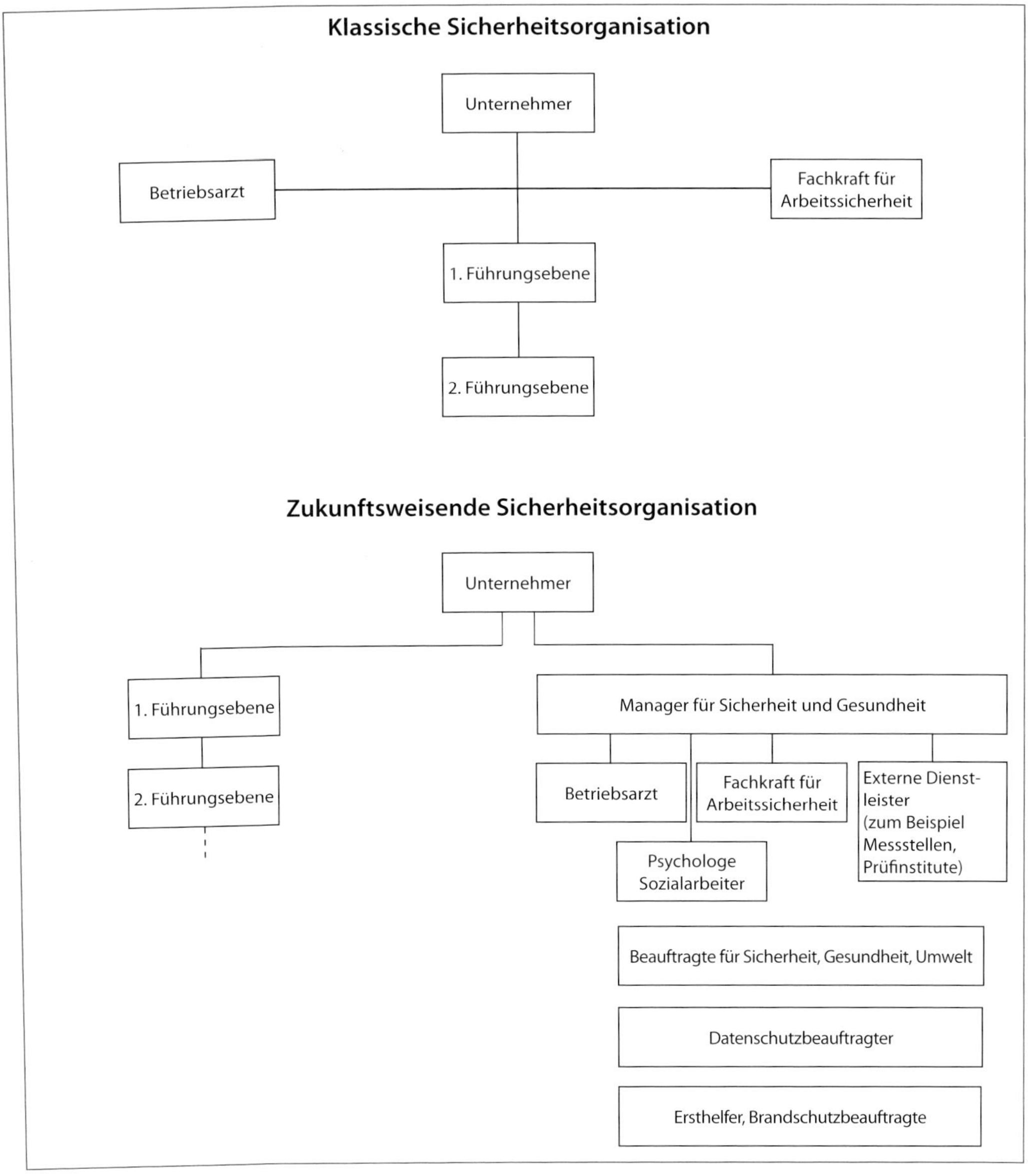


**Abb. 1: Klassische und zukunftsweisende Sicherheitsorganisation** (© Rainer von Kiparski)

Organisation hat der Unternehmer nach dieser Betrachtungsweise einen zentralen Ansprechpartner in allen Fragen zu Sicherheit und Gesundheit bei der Arbeit.

Diesem Ansprechpartner – dem Manager für Sicherheit und Gesundheit – sind, je nach Unternehmensgröße, die Fachkräfte für Arbeitssicherheit, Betriebsärzte und gegebenenfalls weitere Spezialisten wie Psychologen oder Sozialarbeiter zugeordnet. In kleinen und mittleren Unternehmen (KMU) übernimmt der Manager für

Sicherheit und Gesundheit in der Regel selbst die Aufgaben der Fachkraft für Arbeitssicherheit oder des Betriebsarztes. In großen Unternehmen untersteht ihm auch die Leitung des Beauftragtenwesens (z.B. Beauftragte für Sicherheit, Gesundheit, Umwelt, Datenschutzbeauftragte, Brandschutzbeauftragte). In KMU werden diese Beauftragtenfunktionen häufig in Personalunion von der Fachkraft für Arbeitssicherheit wahrgenommen. Der Manager für Sicherheit und Gesundheit beauftragt anlassbezogen externe Dienstleister wie Prüfinstitute oder akkreditierte Messstellen für Gefahrstoffmessungen.

Unabhängig von der Unternehmensgröße berichtet der Manager für Sicherheit und Gesundheit direkt an die Unternehmensleitung. In großen Konzernen ist er üblicherweise Leiter einer Stabsabteilung. Auch freiberufliche Fachkräfte für Arbeitssicherheit oder Mitarbeiter eines überbetrieblichen sicherheitstechnischen oder arbeitsmedizinischen Dienstes können als Manager für Sicherheit und Gesundheit für ein Unternehmen tätig werden.

Die zukunftsweisende Sicherheitsorganisation mit einem Manager für Sicherheit und Gesundheit trägt den Erfordernissen der DGUV Vorschrift 2 in besonderem Maße Rechnung. Der Manager für Sicherheit und Gesundheit kann alle Beteiligten zu einem gemeinsamen Handeln veranlassen und insbesondere ein gemeinsames Grundverständnis zwischen den Fachdisziplinen darüber herbeiführen, welche sicherheitstechnischen und betriebsärztlichen Leistungen zur Grundbetreuung und zur betriebsspezifischen Betreuung gehören. Unternehmer und Manager für Sicherheit und Gesundheit können im Anschluss den erarbeiteten Vorschlag diskutieren und die konkreten Präventionsinhalte festlegen. Diese finden Berücksichtigung im betrieblichen Sicherheitsmanagement.

Das Aufgabenprofil eines Managers für Sicherheit und Gesundheit ist dadurch gekennzeichnet, dass er Initiator eines permanenten Innovationszyklus ist (von Kiparski, 2008). Er organisiert unmittelbar im Auftrag des Unternehmens die fachgerechte Durchführung aller Arbeitsschutzmaßnahmen, koordiniert die Tätigkeit der beteiligten Experten und überprüft die Wirksamkeit einzelner Maßnahmen. Der Manager für Sicherheit und Gesundheit steuert damit proaktiv den kontinuierlichen Verbesserungsprozess.

Entscheidend für die Übernahme dieser Funktion ist nicht die Fachdisziplin (z.B. Sicherheitstechnik, Arbeitsmedizin), sondern im Wesentlichen die Sozialkompetenz. Der Manager für Sicherheit und Gesundheit kommuniziert auf Augenhöhe mit der Unternehmensleitung sicherheitsgerechtes und gesundes Verhalten im Unternehmen. Hierfür sind Managementkenntnisse, kaufmännisches Grundwissen, Denken in Prozessen und Projekten sowie eine hohe Motivations- und Überzeugungskraft erforderlich. Interdisziplinarität und ganzheitliches Denken runden das Qualifikationsprofil ab. Um die Effizienz des betrieblichen Sicherheitsmanagements und den Erfolg der getroffenen Maßnahmen – auch gegenüber der Unternehmensleitung – transparent darstellen zu können, sollte der Manager für Sicherheit und Gesundheit über profunde Kenntnisse im Bereich der Kennzahlen verfügen.

### Kennzahlen in der Arbeitssicherheit und im Gesundheitsschutz

Kennzahlen sind ein probates Mittel, um die Ergebnisqualität in der Arbeitssicherheit und im Gesundheitsschutz zu messen. Sie stellen einen elementaren Bestandteil des betrieblichen Sicherheitsmanagements dar. Allerdings wird es mit steigendem Präventionsniveau (Reduktion von Arbeitsunfällen und Berufskrankheiten, wenige arbeitsbedingte Erkrankungen) immer schwieriger, spezifische, den Präventionserfolg dokumentierende Kennzahlen heranzuziehen.

Klassische Kennzahlen im Bereich der Arbeitssicherheit sind:

- 1000-Mann-Quote als Zahl der Unfälle pro 1000 Vollarbeitskräfte
- Unfallhäufigkeitsrate als Zahl der Unfälle pro Million geleisteter Arbeitsstunden
- Unfallschwererate als unfallbedingte Ausfallstunden pro Million geleisteter Arbeitsstunden
- Durchschnitt der Ausfalldauer als unfallbedingte Ausfalltage pro Zahl der Unfälle

Bei den genannten Kennzahlen ist kritisch zu sehen, dass nur die meldepflichtigen Unfälle (das heißt Unfälle, die eine Ausfallzeit von mehr als drei Tagen verursachen) in die Bewertung eingehen. Insbesondere bei internationalen Vergleichen muss dieser Unterscheidung Rechnung getragen werden. Die Statistik kann um die Auswertung der Verbandbucheinträge ergänzt werden.

Da die Unfallhäufigkeit aufgrund von verbesserten technischen, organisatorischen und personellen Maßnahmen weiter sinkt, können die Unfallstatistiken besonders bei kleinen und mittleren Unternehmen den Wert getroffener Präventionsmaßnahmen nur unzureichend wiedergeben. Geht man von dem statistisch belegten Zusammenhang (Heinrich, 1959; Bird/Germain, 1985) aus, dass auf eine schwere Verletzung zehn leichte Verletzungen, 30 Sachschäden und 600 Beinaheunfälle kommen (*siehe Abb. 2*), bietet es sich an, eine betriebliche Statistik über Beinaheunfälle zu erstellen. Ein Beinaheunfall ist ein Ereignis,

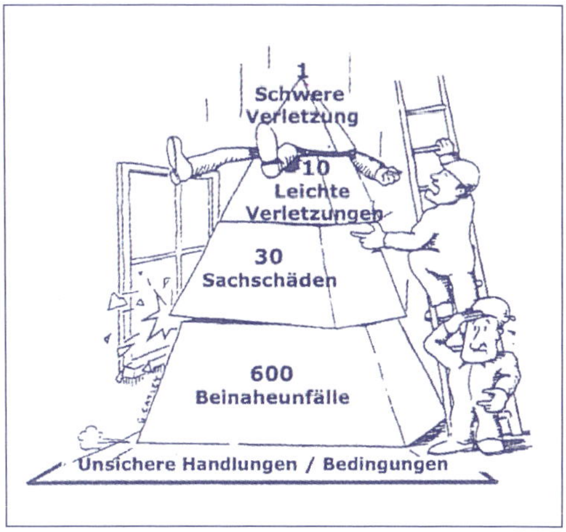


**Abb. 2: Unfallpyramide** (Quelle: modifiziert nach Heinze, 2007, S. 48)

das aus einer unsicheren Handlung oder einer unsicheren Bedingung heraus entsteht, ohne dass es zu einer Verletzung gekommen ist. Nicht die Ursachen unterscheiden einen Unfall vom Beinaheunfall, sondern ausschließlich die Folgen. Unter der Voraussetzung einer kommunikativen, offenen und fehlertoleranten Unternehmenskultur können über die Kennziffer Beinaheunfälle (Häufung örtlich und zeitlich, Tätigkeitsbezug) unsichere Handlungen und Bedingungen identifiziert werden.

Klassische Kennzahlen im Gesundheitsschutz sind:

- Zahl der gemeldeten Berufskrankheiten
- Zahl der anerkannten Berufskrankheiten
- Arbeitsunfähigkeitsrate
- Fluktuationsrate (mit Einschränkungen)

Wenn ein Unternehmen bereits über ein betriebliches Gesundheitsmanagement mit den passenden Werkzeugen, Techniken und Verfahren verfügt (hoher Reifegrad), bietet es sich an, betriebsärztliche und psychologische Leistungen zu analysieren (z.B. Teilnahme an Gesundheitstagen, Gesundheitszirkeln, Akzeptanz des arbeitsmedizinischen Angebots). Eine weitere Kennzahl kann die Nutzung der präventivmedizinischen Sprechstunde sein. Zieht man zur Bewertung des Gesundheitszustandes der Beschäftigten sogenannte Vitalitätsindikatoren heran, die Auskunft über die individuelle Leistungsfähigkeit geben, sind unbedingt datenschutzrechtliche Aspekte zu beachten.

Die genannten klassischen Kennzahlen sind indikatorbasiert, das heißt, in der Regel wird ein Soll-Wert definiert, der von den Unternehmen möglichst zu unterschreiten ist. Damit wird ein rückblickender und bewertender Ansatz gewählt. Die neuere Forschung arbeitet an Kennzahlen oder Kennzahlensystemen, die von einer präventiven Perspektive ausgehen und somit als „Frühwarnsystem" zur rechtzeitigen Erkennung von Sicherheits- und Gesundheitsschutzdefiziten im Unternehmen eingesetzt werden können. Der Verband Deutscher Sicherheitsingenieure (VDSI) e.V. hat ein Kennzahlensystem entwickelt, das sich an der betrieblichen Wertschöpfungskette orientiert und auf jedes Unternehmen unabhängig von der Betriebsgröße und Branche übertragbar ist. Die Kennzahlen werden durch Befragungen des Unternehmers, der Mitarbeiter und – im Rahmen eines Selbstaudits – der Führungskräfte/des Managers für Sicherheit und Gesundheit erhoben.

### Managementsysteme

Unfälle passieren nicht, sie werden verursacht. Dabei handelt es sich um ein komplexes Zusammenspiel verschiedener Faktoren, die sich in einer Unfallursachenkette darstellen lassen (*siehe Abb. 3*). Fehlerhafte Grundsatzentscheidungen auf der höchsten Führungsebene können häufig als Ursprung der Unfallereignisse identifiziert werden. Hinzu kommen latente Versäumnisse der Vorgesetzten und des Managements, unsichere Handlungen der Mitarbeiter vor Ort sowie gegebenenfalls ein unvollständiges oder außer Kraft gesetztes System von Schutzmaßnahmen. Außerdem kommen häufig psychische Einflussfaktoren hinzu, deren Bedeutung bei der Unfallursachenanalyse oft unterschätzt wird.

Eine systematische Prävention kann durch ein an die betrieblichen Belange angepasstes Arbeitsschutzmanagementsystem (AMS) gewährleistet werden. Es gibt eine Vielzahl von AMS, die unterschiedliche Wege aufzeigen, um Arbeitssicherheit und Gesundheitsschutz unter Berücksichtigung der Unternehmensgröße in die betrieblichen Abläufe zu integrieren. Die folgenden AMS sind sehr umfangreich und werden insbesondere in großen Unternehmen implementiert:

- Occupational Health- and Risk-Managementsystem (OHRIS)
- Occupational Health and Safety Assessment Series (OHSAS)
- Arbeitsschutz und sicherheitstechnischer Check in Anlagen (ASCA)

Im Gegensatz dazu eignen sich die vom Länderausschuss für Arbeitsschutz und Sicherheitstechnik (LASI) herausgegebenen Empfehlungen (LV 21 und LV 22) auch für KMU. Klein- und Kleinstunternehmen, in denen die Organisationsstruktur weniger ausgeprägt ist, können die Berufsgenossenschaftliche Informationsschrift „Fünf Bausteine für einen gut organisierten Arbeitsschutz" (BGI 5124) heranziehen. Speziell für die Bewertung des Arbeitsschutzniveaus von Fremdfirmen bietet sich das in den Niederlanden entwickelte Sicherheits-Certificat Contraktoren (SCC) an.

Sicherheit und Gesundheit dürfen in einem Unternehmen nicht als lästige Zusatzaufgabe betrachtet werden – um beispielsweise die Vielzahl an Gesetzen und Verordnungen einzuhalten. Zielführend

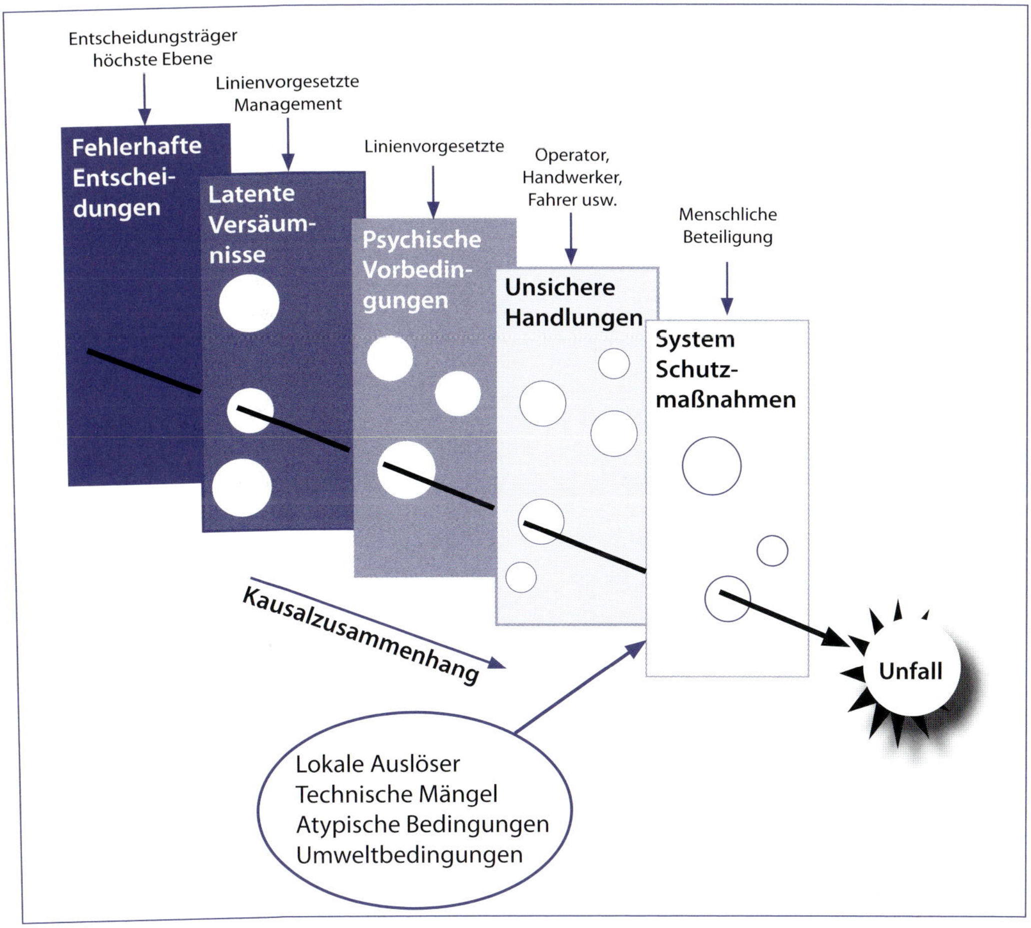


**Abb. 3: Unfallursachenkette** (Quelle: modifiziert nach Heinze, 2007, S. 50)

ist die Einbindung des Arbeitsschutzmanagements in die Unternehmensorganisation hin zur Prozessorientierung aller Maßnahmen. Daher ist es nicht sinnvoll, das AMS parallel zu den bestehenden Managementsystemen nach ISO 9000 (Qualitätsmanagement) oder ISO 14000 (Umweltmanagementsystem) aufzubauen. Vielmehr hat sich ein integriertes (generic) Managementsystem, wie es *Abbildung 4* zeigt, bewährt (Adams, 1995). Systemsteuernde und übergreifende Elemente (z.B. Beschreibung der Verantwortung der Unternehmensleitung, Ablauforganisation, Schulung, Dokumentation, Lenkung der Dokumente, Kontrolle und Korrektur sowie Leistungsbeurteilung und Review) können für alle Managementsysteme einheitlich gestaltet werden. Fachliche Differenzierungen gibt es bei den Systeminhalten, die beim Umwelt- und Arbeitssicherheitsmanagement auch gesetzliche Vorgaben berücksichtigen müssen. Bei einem integrierten Management wird nur ein System aufgebaut, umgesetzt, gepflegt, auditiert und zertifiziert. Nachhaltigkeit und bessere Akzeptanz durch die Mitarbeiter sind weitere Vorteile.

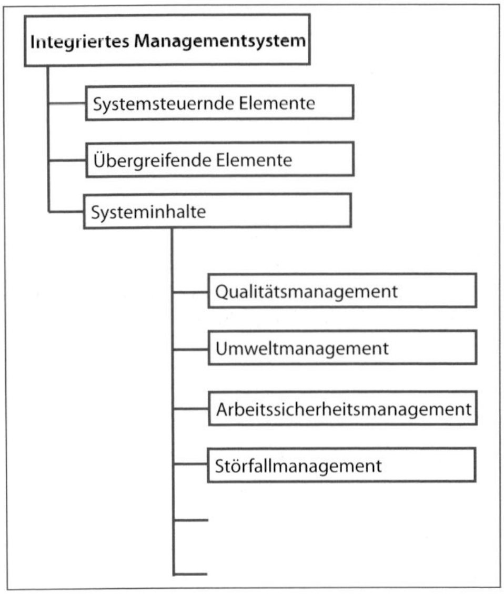


**Abb. 4: Aufbau eines Integrierten Managementsystems** (© Rainer von Kiparski)

## Gute Praxis

Der Manager für Sicherheit und Gesundheit entwirft ein auf das Unternehmen zugeschnittenes AMS, das sich in bestehende Managementsysteme integrieren lässt, und führt eine Abstimmung mit dem Unternehmer herbei. Die betriebliche Interessensvertretung ist bereits in diesem Entwurfsstadium detailliert eingebunden. Der prozessorientierte Ansatz ist zu bevorzugen.

Die jährliche Zielfindung und Aufgabenplanung wird nach den Vorgaben der DGUV Vorschrift 2 durchgeführt. Zunächst legt der Manager für Sicherheit und Gesundheit in Absprache mit der Unternehmensleitung und der betrieblichen Interessensvertretung die Aufgaben und Einsatzzeitenverteilung für die Grundbetreuung fest. In der Planung werden auch die notwendigen Fort- und Weiterbildungen berücksichtigt. Danach erfolgt die Ermittlung betriebsspezifischer Tätigkeiten. Speziell im Bereich der Verkehrssicherheit werden im Rahmen der Grundbetreuung die Ablauforganisation einschließlich Arbeitsaufgaben und -rhythmus sowie Arbeitszeit- und Pausengestaltung überprüft. Gegebenenfalls wird ermittelt, ob beim Personaleinsatz Gefährdungen durch Alleinarbeit vorliegen. Insbesondere bei einem unübersichtlichen Werksgelände sollte man im Rahmen der betriebsspezifischen Betreuung besondere Schwerpunkte auf den innerbetrieblichen Transport und Verkehr sowie auf das Thema Nachtarbeit legen. Weiterhin zählen zur betriebsspezifischen Betreuung die Durchführung von Aktionen zur Verkehrssicherheit, zum Beispiel im Rahmen der Präventionskampagne „Risiko raus!", sowie Schwerpunktprogramme nach besonders schweren Unfällen.

Ein sehr sensibler Betreuungsbereich ist die Prävention und Erkennung von Suchterkrankungen im Unternehmen. Arbeitsmedizinische Vorsorge-, Eignungs- und Einstellungsuntersuchungen gehören immer zur betriebsspezifischen Betreuung. Für Untersuchungen nach dem Berufsgenossenschaftlichen Grundsatz „Fahr-, Steuer- und Überwachungstätigkeiten" (G 25) ist eine Betriebsvereinbarung zu erstellen.

## Gesetze

Bürgerliches Gesetzbuch (BGB)

Gesetz über Betriebsärzte, Sicherheitsingenieure und andere Fachkräfte für Arbeitssicherheit (Arbeitssicherheitsgesetz – ASiG)

Gesetz über die Durchführung von Maßnahmen des Arbeitsschutzes zur Verbesserung der Sicherheit und des Gesundheitsschutzes der Beschäftigten bei der Arbeit (Arbeitsschutzgesetz – ArbSchG)

Gesetz über Ordnungswidrigkeiten (Ordnungswidrigkeitengesetz – OWiG)

Gesetz zur Kontrolle und Transparenz im Unternehmensbereich (KontraG)

## DGUV-Regelwerk

Berufsgenossenschaftlicher Grundsatz „Fahr-, Steuer- und Überwachungstätigkeiten" (G 25)

5 Bausteine für einen gut organisierten Arbeitsschutz (BGI 5124)

Unfallverhütungsvorschrift „Betriebsärzte und Fachkräfte für Arbeitssicherheit" (DGUV Vorschrift 2)

## Literatur


Adams, H. W.: Integriertes Managementsystem für Sicherheit und Umweltschutz. Generic Management System, Carl Hanser Verlag, München 1995

Bayerisches Staatsministerium für Arbeit und Sozialordnung, Familie und Frauen (Hrsg.): Das OHRIS-Gesamtkonzept – Managementsysteme für Arbeitsschutz und Anlagensicherheit, 2. Auflage, München 2010

Bird, F. Jr./Germain, G.: Practical Loss Control Leadership, Institute Publishing, Georgia, 1985

Heinrich, H. W.: Industrial Accident Prevention: A Scientific Approach, 4. Auflage, McGraw-Hill, New York 1959

Heinze, G.: Loss Control Management, Verlag Books on Demand GmbH, Berlin 2007

Hessisches Ministerium für Arbeit, Familie und Gesundheit (Hrsg.): Leitfaden Arbeitsschutzmanagement, 3. Auflage, Wiesbaden, 2009

Kiparski, R. von: Von der Fachkraft für Arbeitssicherheit zum Manager für Sicherheit und Gesundheit. In: Basi infoprint, Nr. 3/2008, S. 1 f.

Länderausschuss für Arbeitsschutz und Sicherheitstechnik (Hrsg.): Arbeitsschutzmanagementsysteme. Spezifikation zur freiwilligen Einführung, Anwendung und Weiterentwicklung von Arbeitsschutzmanagementsystemen (AMS) – LV 21, 3. Auflage, Düsseldorf 2006

Länderausschuss für Arbeitsschutz und Sicherheitstechnik (Hrsg.): Handlungsanleitung zur freiwilligen Einführung und Anwendung von Arbeitsschutzmanagementsystemen (AMS) für kleine und mittlere Unternehmen (KMU) – LV 22, 2. Auflage, Düsseldorf 2006

Tenckhoff, B./Siegmann, S.: BSM Vernetztes Betriebssicherheitsmanagement, Dr. Curt Haefner-Verlag, Heidelberg 2009


## Internet

Bayerische Staatsregierung (mit Downloadmöglichkeit des OHRIS-Gesamtkonzepts) www.verwaltung.bayern.de/Broschueren-bestellen-.196.4015076/index.htm

British Standards Institution – deutsche Seite mit Informationen zu OSHAS www.bsigroup.de

Deutsche Gesetzliche Unfallversicherung www.dguv.de

Hessisches Sozialministerium (mit Downloadmöglichkeit des Leitfadens Arbeitsschutzmanagement) http://projekte.sozialnetz.de/ca/ud/sgg/

Länderausschuss für Arbeitsschutz und Sicherheitstechnik (mit Downloadmöglichkeit des LV 21) http://lasi.osha.de/docs/lv21_03_06.pdf

Länderausschuss für Arbeitsschutz und Sicherheitstechnik (mit Downloadmöglichkeit des LV 22) http://lasi.osha.de/docs/lv22_aufl_2006.pdf

Sekretariat des Unter-Sektorkomitees Sicherheits-Certifikat Contraktoren mit Informationen zum SCC www.scc-net.de

Verband Deutscher Sicherheitsingenieure www.vdsi.de

Dirk Windemuth

# Sicherheitspsychologie

**Abstract**
Die wissenschaftliche Sicherheitspsychologie hat ihre Geburtsstunde in den 1920er Jahren. Die Studien und Theorien zur Unfällerpersönlichkeit, die in dieser Zeit entstanden sind, erwiesen sich jedoch als unhaltbar. Sie wurden von Theorien abgelöst, die seit den 1970er Jahre entwickelt und bis heute spezifiziert und beachtet werden. Dabei geht es insbesondere um Theorien der Risikohomöostase und der Gefahrenkognition sowie um Konzepte der kognitiven Überforderung. An die Betrachtung dieser Theorien und Konzepte schließen sich in diesem Beitrag evaluierte Empfehlungen zur (betrieblichen) Verkehrssicherheitsarbeit an.

## Definition und Übersicht

Sicherheitspsychologie befasst sich mit dem Verhalten und Erleben von Menschen, soweit dieses sich auf Fragen der Sicherheit bezieht. Dabei geht es zum einen um individuelles Verhalten, das zur Steigerung oder Reduzierung der Sicherheit beiträgt, und zum anderen um das Erleben von Sicherheit (subjektive Sicherheit), das wiederum sicherheitsrelevantes Verhalten motiviert.

In der Psychologie gibt es seit 1924 systematische und empirisch untermauerte Theorien, die zu erklären versuchen, warum Menschen Unfälle verursachen. Diese ersten Theorien gelten heute als widerlegt. Trotzdem werden sie teilweise noch immer in der betrieblichen Praxis zur Erklärung von Unfallereignissen herangezogen. In den 1970er und 1980er Jahren wurden andere Theorien entwickelt. Sie haben – mit leichten Modifikationen – bis heute Bestand und stehen untereinander nicht in Konkurrenz. Sie ergänzen sich vielmehr durch die jeweils unterschiedlichen Schwerpunkte der Betrachtung.

In diesem Beitrag geht es zunächst um die **Unfällertheorie** der 1920er Jahre. Anschließend wird dargestellt, warum Menschen die Gefahr in bestimmten Situationen oftmals unter- oder überschätzen. Dies erklärt die Theorie der **Gefahrenkognition.** Das Modell der **Risikohomöostase** wird danach näher betrachtet. Mit leichten Modifikationen gilt es wissenschaftlich bis heute als weitgehend akzeptiert. Sicherheitsrelevantes Fehlverhalten kann auch in **kognitiver Überforderung** – beispielsweise durch psychische Fehlbelastungen oder Multitasking-Anforderungen – begründet sein. Diesem Thema widmet sich das letzte Kapitel; es schließt mit den Ausführungen dazu, welche **Interventionen** sich aus den Theorien ableiten lassen.

### Die Theorie der Unfäller

Karl Marbe (1869 bis 1953) stellte 1926 in einer Auswertung von Versicherungsdaten für Offiziere und Unteroffiziere fest, dass die Versicherten, die in einem ersten Erhebungszeitraum mehrere Unfälle hatten, auch in den Folgejahren häufiger Unfälle aufwiesen als die Personen, die im ersten Erhebungszeitraum keine Unfälle hatten. Marbe leitete daraus ab, dass es Personen mit besonderen Unfallneigungen gebe – eine Tatsache, die auch bei der Höhe von Versicherungsprämien berücksichtigt werden müsse. Eine Reihe methodischer Probleme hat dazu geführt, dass das Konzept des Unfällers heute als nicht haltbar gilt, obwohl in betrieblichen Statistiken das von Marbe beschriebene Phänomen durchaus zu finden ist. Zu den methodischen Problemen gehören folgende:

- Die Frage, ob Merkmale der Person Unfälle verursachen oder aber Unfälle Merkmale der Person verändern, wurde nicht berücksichtigt. Unfälle können auf Menschen zum Beispiel verunsichernd wirken, sodass sich die Wahrscheinlichkeit für sicherheitsrelevante Fehler erhöht.
- Zum anderen wurden insbesondere Expositionsdaten nicht ausreichend berücksichtigt. Menschen, die Gefahren häufiger und/oder länger ausgesetzt sind, und Menschen, die gefährlichere Tätigkeiten ausüben als andere, weisen natürlich unterschiedliche Unfallzahlen auf.

Die von Marbe vorgestellte Theorie besticht durch ihre Einfachheit und durch die vorgestellten Daten. Marbes Forschung war auch eine wichtige Grundlage für Theorien, die erst über 50 Jahre später entwickelt wurden. Die methodischen Probleme und die fehlenden umsetzbaren Konsequenzen der Theorie für die Prävention führten jedoch dazu, dass sie seit den 1970er Jahren nicht weiter verfolgt wird.

### Gefahrenkognition

Menschen schätzen Situationen intuitiv hinsichtlich ihrer Gefährlichkeit ein (intuitive Gefährlichkeitsurteile). Die Erkenntnisse darüber, wie diese Urteile entstehen, geben auch Hinweise darauf, wie einer Unterschätzung der Gefährlichkeit von Situationen entgegengewirkt werden kann. Der Begriff Gefahrenkognition bezeichnet drei Aspekte:

- Die Wahrnehmung einer Gefahr
- Die Abschätzung der Folgen einer Gefahr
- Die Einschätzung des Risikos dafür, dass eine Schädigung eintritt

Der dritte Aspekt ist im Folgenden von Interesse. Musahl (1997) definiert ihn so: „Unter Gefahrenkognition wird die gedachte, subjektive Gefährlichkeit eines Ereignisses, einer Tätigkeit, eines Zustands oder einer Kombination von Ereignissen, Tätigkeiten oder Zuständen verstanden, bei denen es zu einer Schädigung oder Beeinträchtigung von Personen (oder für diese bedeutsame Abläufe) kommen kann." (S. 97)

Das subjektive Gefährlichkeitsurteil steht der objektiven Gefahr gegenüber. Beide können weit auseinandergehen. Das Verhältnis von Gefahr (objektiv) zu Gefährlichkeit (subjektiv) kann dreierlei Ausprägungen annehmen:

- Die Gefährlichkeit entspricht der Gefahr, die Gefahr ist also kognitiv angemessen repräsentiert.
- Im subjektiven Urteil wird die objektive Gefahr überschätzt, was übervorsichtiges Verhalten zur Folge hat.

- Im subjektiven Urteil wird die objektive Gefahr unterschätzt. Eine Person wiegt sich in Scheinsicherheit und zeigt unzureichendes Sicherheitsverhalten.

Die dritte Konstellation ist für die Sicherheit von Menschen kritisch, denn das Sicherheitsverhalten reicht nicht aus, um der objektiven Gefahr angemessen zu begegnen.

Für die Sicherheitspsychologie und die Prävention von Unfällen ist deshalb die Frage wichtig, wieso Menschen manchmal Gefahren unterschätzen. Einige Befunde veranschaulichen die Lernmechanismen, die zum Gefährlichkeitsurteil führen, zum Beispiel:

- Routinemäßig ausgeführte Arbeiten führen zu einer Unterschätzung der mit der Tätigkeit verbundenen Gefahr. Beispiel: Mit zunehmender (unfallfreier) Erfahrung im Autofahren sinkt die subjektive Gefährlichkeit des Autofahrens.
- Wiederholtes sicherheitswidriges Verhalten, das nicht zu einem Unfall oder zumindest einem bemerkten Beinaheunfall geführt hat, bewirkt ebenfalls eine Unterschätzung der Gefahr. Beispiel: Das Überfahren einer Kreuzung noch kurz nach dem Umspringen der Lichtsignalanlage auf Rot bewirkt bei mehrfacher Wiederholung ohne erkennbares Sicherheitsrisiko eine Unterschätzung der Gefahr und eine Steigerung des Risikoverhaltens.
- Beinaheunfälle, die bemerkt werden, reduzieren die Unterschätzung der Gefahr. Beispiel: Resultiert im oben geschilderten Fall aus dem Verhalten ein Beinaheunfall, müssen andere Verkehrsteilnehmer zum Beispiel stark bremsen und es kommt zu einer Fast-Kollision. In der Folge wird das Gefährlichkeitsurteil korrigiert. Das gilt auch für das Erleben tatsächlicher Unfälle in entsprechenden Situationen.

Autofahrer glauben, dass

- kurze Autostrecken weniger gefährlich sind als mittlere oder lange. Tatsächlich sind Strecken unter 10 Kilometern und über 40 Kilometer deutlich stärker unfallbelastet als mittlere Strecken,
- langsame Verkehrsmittel (Fahrrad, motorisiertes Zweirad) weniger unfallbelastet sind als schnelle Verkehrsmittel (Pkw),
- sie selbst ein geringeres Unfallrisiko haben als Gleichaltrige (gilt nur für Fahranfänger),
- nicht einsichtige Kurven gefährlicher sind als gleich steile Kurven, die einsichtig sind (zitiert nach Hackenfort/Musahl, 2008).

Musahl (1997) ergänzt, dass es zur Überschätzung von Gefahren kommt,

- wenn eine Situation nicht genau eingeschätzt werden kann, eine Bewertung auf der Basis früherer Erfahrungen also nicht möglich ist, und
- wenn über eine Situation nicht genügend Informationen verfügbar sind.

Auch die Punkte Natürlichkeit (Unterschätzung der Gefahr bei natürlicher Fortbewegung wie Laufen und Radfahren und Überschätzung bei unnatürlicher Fortbewegung wie Fliegen) und Kontrollierbarkeit (Flugzeug vs. Auto) sind wichtige Einflussgrößen auf die Einschätzung der Gefährlichkeit (Dohle, 2010).

Beeindruckende Beispiele für die Divergenz von objektiver Gefahr und Gefährlichkeit sind etwa,

- dass gute Wege gefährlicher sind als schlechte Wege (Musahl, 1997): In drei Bergwerken verglich der Autor die Qualität der Wege unter Tage und stellte fest, dass die technisch schlechtesten Fahrwege mit weniger Unfällen und mehr Gefahrenkenntnissen einhergehen als die besten Fahrwege, auf denen sich die Unfälle häufen und die Gefahrenkenntnis am geringsten war,

- dass Deregulierung im Straßenverkehr unter definierten Bedingungen zu mehr und nicht zu weniger Sicherheit führt: Das Konzept des „Shared Space“, in dem sich alle Nutzer eines Verkehrsraums ohne Regelungen zum Beispiel durch Verkehrszeichen alleine auf der Basis von gegenseitiger Rücksicht bewegen, bewirkt eine deutlich rücksichtsvollere Nutzung des Verkehrsraumes – mit dem Effekt, dass die Anzahl schwerer Unfälle sinkt. Häusler (2010) beschreibt diesen Prozess sehr anschaulich am Beispiel der niedersächsischen Modellstadt Bloomte für den Shared Space.

### Risikohomöostase

1974 publizierte der niederländische Psychologe Gerald Wilde eine Theorie, die sich erst als Risikokompensation und später als Theorie der Risikohomöostase durchsetzte. Der aus der Physiologie stammende Begriff der Homöostase bezeichnet Prozesse von Organismen, ein System auf der Basis von Soll-Ist-Vergleichen hinsichtlich relevanter Merkmale konstant zu halten. Bezogen auf das menschliche Risikoverhalten beschreibt Wilde, dass Menschen in Situationen das Niveau des Risikos, das sie akzeptieren und eingehen, relativ konstant halten. Das bedeutet, dass sie auf der Basis von Soll-Ist-Vergleichen in einer als ungefährlich erlebten Situation so lange ein erhöhtes Risikoverhalten zeigen, bis die erlebte Gefährlichkeit dem Niveau des akzeptierten Risikos entspricht. Umgekehrt: Wird eine Situation als so gefährlich eingeschätzt, dass das Level des akzeptierten Risikos überschritten wird, wird so lange ein bestimmtes Sicherheitsverhalten gezeigt, bis die Gefährlichkeit wieder auf das Level des akzeptierten Risikos reduziert ist.

Dieses Prinzip ist im Straßenverkehr täglich zu beobachten. Auf verschneiten Straßen wird langsamer gefahren, um die erhöhte Gefährlichkeit zu kompensieren. Bei besser werdenden Straßenverhältnissen zeigen die Verkehrsteilnehmer wieder mehr Risikoverhalten; das Ausmaß des akzeptierten Risikos wird dadurch wieder erreicht. Die Theorie der Risikohomöostase hat im Kontext der Verkehrssicherheit generell eine große Bedeutung: Kompensiert werden zum einen sich ändernde Bedingungen des Straßenverkehrs (s. o.), zum anderen aber auch Eigenschaften des Fahrzeugs, wenn das Prinzip der Risikohomöostase einen möglichen Vorteil technischer Optimierungen des Fahrzeugs negativ ausgleicht. Dieser Prozess ist systematisch und beeindruckend von Aschenbrenner, Biehl und Wurm bereits 1989 demonstriert worden. Sie zeigten im sogenannten Münchner Taxi-Experiment, dass eine zusätzliche technische Sicherheitsausstattung nicht automatisch zu mehr Sicherheit im Straßenverkehr führt. Im Gegenteil: Fahrer eines Taxis mit integriertem Antiblockiersystem (ABS) glichen die zusätzliche technische Sicherheit dadurch aus, dass sie risikoreicher fuhren (beispielsweise wurde die Spur schlechter gehalten). Im Sinne des Ausgleichs von mehr Sicherheit zeigten die Fahrer ein höheres Risikoverhalten und erreichten so wieder ihr individuell akzeptiertes Risikoniveau. Die mit ABS ausgestatteten Taxis waren wider Erwarten nicht in weniger Unfälle verwickelt als andere Taxis.

Ein ähnlicher Effekt wurde auch für Sicherheitsgurte aufgezeigt: Im Vergleich fuhren Personen, die Sicherheitsgurte tragen, schneller als Personen, die den Sicherheitsgurt nicht nutzen. Wurden die nicht angeschnallten Personen gebeten, die Gurte anzulegen, erhöhten sie zugleich ihre durchschnittliche Geschwindigkeit (Janssen, 1994).

Die geschilderten günstigen Effekte des Shared Space können auch durch die Risikohomöostase erklärt werden: Durch fehlende Regulierung und eine uneindeutige Verkehrssituation wird die Gefahr höher eingeschätzt und daraus resultiert ein vorsichtigeres Fahrverhalten.

### Kognitive Überforderung

Unabhängig von der Gefahrenkognition und vom akzeptierten Risiko kann es zu Fahrfehlern aufgrund kognitiver Überforderung des Fahrers kommen. Auslöser dafür können psychische Fehlbelastungen sein. Diese wiederum können entweder lang anhaltend sein (z.B. berufliche oder private Konflikte) oder kurzfristig auf den Fahrer einwirken.

### Akute psychische Fehlbelastungen

Zur Demonstration der Wirkung von akuten psychischen Fehlbelastungen hat die Deutsche Gesetzliche Unfallversicherung (DGUV) eine sogenannte Stresskammer entwickelt (Windemuth u. a., 2001). Die Kammer beinhaltet einen mobilen Arbeitsplatz, an dem kurzfristige Beanspruchungsfolgen psychischer Fehlbelastungen gemessen werden. Sie besteht aus einem transportablen Raum, in dem Personen eine Aufgabe zweimal nacheinander erledigen: einmal mit und einmal ohne simulierte psychische Fehlbelastungen. Während der Aufgabenbearbeitung werden körperliche (psychophysiologische) Werte sowie die Leistung bei der Ausführung der Arbeitsaufgabe gemessen.

Die Testperson führt dabei eine Reaktionsaufgabe aus. Der erste Durchgang dauert zirka drei Minuten. Anschließend werden psychische Belastungsfaktoren simuliert: Das Reaktionsgerät wird näher zur Wand gerückt, sodass die Bewegungsfreiheit leicht eingeschränkt ist; ein Lichtstrahler wird auf die matte Fläche, auf der sich die Reaktionstasten befinden, gerichtet, sodass die Testperson durch die Reflexion dezent geblendet wird und die Signalfarben etwas schlechter zu erkennen sind. Zusätzlich sind im Hintergrund über Lautsprecher Geräusche wie Straßenlärm, Telefonklingeln und so weiter zu hören. Außerdem wird die Testperson zweimal – ebenfalls vom Band – persönlich angesprochen, beispielsweise mit Aufforderungen wie „Bitte arbeiten Sie so schnell und so fehlerfrei wie möglich“. Unter diesen simulierten Belastungen führt die Testperson die Aufgabe ein weiteres Mal über etwa drei Minuten durch, während die körperlichen Werte und die Leistung weiterhin gemessen werden.

Die Messergebnisse zeigen regelmäßig im zweiten Durchgang unter anderem eine erhöhte Herzfrequenz um etwa acht bis zehn Schläge pro Minute und eine reduzierte Herzfrequenzvariabilität – beides zusammen Zeichen von erlebtem Stress. Zugleich sinken die Leistungswerte: Falsche, verzögerte und ausgelassene Reaktionen werden häufiger.

Die Stresskammer verdeutlicht so eindrucksvoll, dass psychische Fehlbelastungen, wie sie beim Führen eines Fahrzeuges leicht auftreten, zu Reaktionen führen, die für die Verkehrssicherheit fatal sind.

### Multitasking

Die Anforderung, mehrere Dinge, die mindestens leichte Konzentration erfordern, gleichzeitig auszuführen (Multitasking), ist eine psychische Fehlbelastung. Die Relevanz der Ablenkung und Überforderung für den Straßenverkehr durch Multitasking konnte in einer systematischen Studie von Paridon (2010) demonstriert werden. 64 Testpersonen (zu gleichen Teilen Frauen und Männer) im Alter zwischen 21 und 60 Jahren wurden gebeten, eine simulierte Fahraufgabe zu absolvieren. Sie sollten ihr simuliertes Fahrzeug auf einer von drei Spuren einer Autobahn lenken. Nach entsprechenden Signalen mussten sie die Fahrspur wechseln. Nach einem Durchgang ohne Zusatzaufgaben wurde ein zweiter Durchgang mit Zusatzaufgaben durchgeführt. Diese Zusatzaufgaben waren: eine Telefonnummer in ein Handy eingeben, ein Papiertaschentuch aus einer Packung nehmen, abgezähltes Geld aus einem Portemonnaie nehmen und eine kurze Wegbeschreibung vorlesen (Aufgabe entsprechend dem Ablesen einer Fahrroute nach einem ausgedruckten Routenplan). Die Reihenfolge der experimentellen Bedingungen wurde systematisch variiert, sodass Effekte nicht durch Übung erklärt werden können. Während die Testpersonen die Fahraufgabe absolvierten, wurde zum einen die Güte des Spurhaltens erfasst, zum anderen wurde die körperliche Beanspruchung über die bereits oben benannten typischen Indikatoren für psychischen Stress gemessen.

Die Ergebnisse waren eindeutig: Hochgerechnet auf eine normale Straße betrug die mittlere Spurabweichung beim Lenken ohne Zusatzaufgabe 0,76 Meter. Kamen die Zusatzaufgaben hinzu, stieg die mittlere Spurabweichung hoch signifikant auf 1,2 Meter an. Auch die Herzrate und die subjektive Anspannung stiegen stark an. Die Konsequenzen für die Verkehrssicherheit durch derart starke Spurabweichungen sind nicht nur in engen Baustellenbereichen unmittelbar einleuchtend.

### Interventionsmöglichkeiten

Auch wenn die Ausführungen zur Sicherheitspsychologie teilweise so wirken, als sei effektive Verkehrssicherheitsarbeit nicht möglich (z.B. Kompensation größerer technischer Sicherheit durch erhöhtes Risikoverhalten), können zahlreiche Maßnahmen ergriffen werden, die eine weitere Steigerung der Verkehrssicherheit bewirken. Man sollte jedoch stets beachten, dass eine isolierte Maßnahme (z.B. technische Verbesserungen) nur einen sehr kleinen oder auch gar keinen Effekt haben wird, und ein ganzheitliches Vorgehen vorzuziehen ist (Geiler, 2010).

Aus der Tendenz des Menschen, ein höheres Maß an objektiver Sicherheit durch erhöhtes Risikoverhalten zu kompensieren, darf keinesfalls geschlossen werden, dass auf den möglichen Sicherheitsgewinn durch Technik verzichtet werden sollte (Trimpop/Kalveram/Rabe, 2009). Vielmehr muss die Nutzung zusätzlicher technischer Hilfen konsequent durch eine innerbetriebliche Thematisierung des Umgangs mit der Technik und ihrer Wirkungen auf den Fahrer ergänzt werden.

Das Thema Stressmanagement ist für die Steigerung der Verkehrssicherheit von großer Bedeutung. Dies wird aus den Ausführungen zur kognitiven Überforderung deutlich. Es dürfen jedoch nicht allgemeine Konzepte zur Stressprävention oder -bewältigung eingesetzt werden, sie müssen speziell auf die Probleme des Betriebes oder der Branche abgestellt werden. Dies können

- organisatorische Maßnahmen (z.B. Einführung von Gleitzeit, wenn möglich; Arbeitszeitregelungen insgesamt, vgl. Geiler, 2010),
- betriebliche Regelungen (z.B. Verbot der Handynutzung bei dienstlichen Fahrten, um Überforderung durch Multitasking zu verhindern) oder auch
- spezifische Schulungsthemen sein, wie dies die BG BAHNEN (jetzt: VBG) in Kooperation mit der BG für Fahrzeughaltungen (jetzt: BG Verkehr) und dem Deutschen Verkehrssicherheitsrat (DVR) mustergültig für ein Stressprä-

ventionstraining als Computerbasiertes Training (CBT) für Straßenbahn- und Linienbusfahrer erstellt hat. Dieses Programm konnte als effektiv bestätigt werden (Windemuth u. a., 2004).

Einen besonderen Stellenwert in der Verkehrssicherheitsarbeit hat die Schulung, die sich im betrieblichen Kontext fast immer auf spezielle Verkehrssicherheitstrainings bezieht. Dabei geht es häufig um die Vermittlung von Kenntnissen (z.B. zur Ladungssicherung). Daneben haben vor allem solche Trainings einen besonderen Stellenwert, die das theoretisch Vermittelte direkt erproben lassen. Dies kann entweder im eigenen Pkw erfolgen (wie bei dem Programm „Fahr und spar mit Sicherheit" des DVR, das wirtschaftliche mit Sicherheitsaspekten verbindet) oder im Fahrsimulator (Wiegand/Pieper-Nagel, 2010). Fahrsimulatoren haben zudem den Vorteil, dass kritische Situationen, die im realen Straßenverkehr nicht durchführbar sind, erprobt werden können. Die Bedingungen, unter denen spezielle Fahrsicherheitstrainings zur Erhöhung der Fahrkompetenz effektiv sind – und unter welchen Umständen sie eher gegenteilig wirken –, diskutieren Trimpop u. a. (2009).

Die Wirksamkeit von Kampagnen zur Verkehrssicherheit ist dann gegeben, wenn unterschiedliche Aktivitäten aufeinander abgestimmt sind. Der DVR beispielsweise setzt bei seinen Kampagnen neben den bekannten Autobahnplakaten verschiedene weitere Medien wie zum Beispiel Schulungsmaterialien ein. So nutzt die Kampagne der gesetzlichen Unfallversicherung zur Reduzierung des Unfallrisikos sowohl im Straßenverkehr als auch beim innerbetrieblichen Transport und Verkehr („Risiko raus!") insbesondere Videoclips und virtuelle soziale Netzwerke wie Facebook, um schwer erreichbare Zielgruppen anzusprechen. Zudem werden im Rahmen der Kampagne Maßnahmen zur Sensibilisierung für das Thema mit betrieblichen Aktionen verbunden.

## Literatur

Aschenbrenner, K./Biehl, B./Wurm, G.: Mehr Verkehrssicherheit durch bessere Technik? Felduntersuchungen zur Risikokompensation am Beispiel des Antiblockiersystems. In: Bericht zum Forschungsprojekt 8323, Bundesanstalt für Straßenwesen, Bergisch Gladbach 2010

Dohle, S.: Zwischen Bedrohung und Chance: Über die Wahrnehmung und Kommunikation von Risiken. In: The Inquisitive Mind (Online-Magazin), 3/2010

Geiler, M.: Arbeitswelt, Straßenverkehrsgeschehen und betriebliche Verkehrssicherheitsarbeit. In: Windemuth, D./Jung, D./Petermann, O. (Hrsg.): Praxishandbuch psychische Belastungen im Beruf, Universum Verlag, Wiesbaden 2010, S. 166–175

Hackenfort, M./Musahl, H.-P.: Kontra-intuitive Effekte – wenn „ungefährlich" gefährlich ist. In: Schwennen, C. u. a. (Hrsg.): Psychologie der Arbeitssicherheit und Gesundheit. Perspektiven – Visionen, Asanger, Heidelberg 2008

Häusler, M.: Rückkehr zur Rücksicht. In: Berufsgenossenschaft Energie Textil Elektro Medienerzeugnisse (Hrsg.): 125 Jahre Veränderung. Ein Lesebuch, Universitätsdruckerei H. Schmidt, Mainz 2010, S. 153–169

Janssen, W.: Seat-belt wearing and driving behavior: an instrumented-vehicle study. In: Accident Analysis & Prevention, 26 (2010), S. 249–261

Marbe, K.: Praktische Psychologie der Unfälle und Betriebsschäden, R. Oldenbourg, München 1926

Musahl, H.-P.: Gefahrenkognition. Theoretische Annäherungen, empirische Befunde und Anwendungsbezüge zur subjektiven Gefahrenkenntnis, Asanger, Heidelberg 1997

Paridon, H.: Multitasking in realitätsnahen Situationen: Wirkungen auf Leistung, subjektives Empfinden und physiologische Parameter. In: ErgoMed, 34/2010, S. 114–121

Trimpop, R./Kalveram, A.B./Rabe, S.: Interventionsansätze zur Erhöhung der Sicherheit im Berufsverkehr. In: Krüger, W. (Hrsg.): Anwendungsfelder der Verkehrspsychologie, Hogrefe, Göttingen 2009, S. 197–236

Wiegand, J./Pieper-Nagel, M.: Nur wer ankommt, kann helfen. In: DGUV-Forum, 6/2010, S. 16–18

Wilde, G. J. S.: Wirkung und Nutzen von Verkehrssicherheitskampagnen: Ergebnisse und Forderungen – Ein Überblick. In: Zeitschrift für Verkehrssicherheit, 20/1974, S. 227–237

Windemuth, D./Müller-Gethmann, H./Bindzius, F./Eckhardt, G.: Die Stresskammer. Ein mobiler Arbeitsplatz zur Verdeutlichung psychischer Belastungen und Beanspruchungen. In: Die BG, 10/2001, S. 520–523

Windemuth, D./Weymann, J./Hertel, K./Schaller, J./Schwalbe, R./Gaik, K./Boege, K.: Untersuchungen zur Wirksamkeit des Stresspräventionstrainings für Straßenbahn- und Linienbusfahrer. In: Die BG, 5/2004, S. 237–241

## Internet

Kampagne Risiko raus! www.risiko-raus.de

Kurt Bodewig

# Verkehrserziehung und Verkehrsaufklärung

Abstract
Verkehrserziehung und Verkehrsaufklärung sind unverzichtbare Aufgaben in unserem Gemeinwesen. Ob in der Schule als Verkehrserziehung in den Lehrplänen der Grundschulen verankert oder im Dialog mit Jugendlichen und Erwachsenen im Rahmen von Trainings oder Kampagnen – es gibt mittlerweile eine Fülle von Programmen und Maßnahmen, die ihren Beitrag zur Erhöhung der Verkehrssicherheit leisten. Der Artikel bringt zunächst die notwendigen Definitionen und eine kurze historische Einordnung der Schulverkehrserziehung, bevor er einen Überblick über die wichtigsten Verkehrssicherheitsprogramme liefert. Auf Bundesebene gibt es zwei große Organisationen, zu deren Aufgabe die Verkehrserziehung und -aufklärung unmittelbar gehört und die hierfür Zuwendungen vom Bundesministerium für Verkehr, Bau und Stadtentwicklung (BMVBS) erhalten: der Deutsche Verkehrssicherheitsrat (DVR) und die Deutsche Verkehrswacht (DVW).

## Verkehrserziehung im Wandel

### Verkehrserziehung in der Schule

Unter **Erziehung** versteht man gemeinhin psychosoziale Interventionen, die einem Heranwachsenden Hilfestellungen zur Entwicklung seiner personalen und sozialen Selbstwerdung sowie seiner Handlungsfähigkeit geben. In einer Welt, die durch die Motorisierung geprägt ist, ist es unumgänglich, dabei auch Kompetenzen für das Verhalten im Straßenverkehr sowie bei der Gestaltung der Mobilität einzubeziehen. **Verkehrserziehung** richtet sich auf das Verhalten der Kinder und Jugendlichen im Straßenverkehr. Dabei hat die Auffassung, was Verkehrserziehung leisten soll, im Laufe der Jahrzehnte Wandlungen durchlaufen. Bereits 1930 wurde die schulische Verkehrserziehung durch den preußischen Kultusminister institutionalisiert. Hauptinhalt war das Vermitteln von Regelkenntnissen. Von da an war Verkehrserziehung fester Bestandteil der schulischen Erziehung und Bildung.

In den 1950er und 1960er Jahren nahm der motorisierte Straßenverkehr in Deutschland stark zu, verbunden mit einer hohen Zahl an Kinderunfällen. Aus diesem Grund verstärkte man die Bemühungen zur Verkehrserziehung in der Schule. Vermehrt wurden außerschulische Partner wie die Polizei, die DVW und Automobilklubs wie der ADAC mit einbezogen. Der Schwerpunkt lag dabei auf der Sicherheitserziehung und Unfallprävention. Die Kinder sollten lernen, sich „verkehrssicher" zu verhalten. In der pädagogischen Diskussion um die Verkehrserziehung wurden jetzt zunehmend soziale Aspekte thematisiert. Basierend auf der Erkenntnis, dass Kinder je nach Alter nur in begrenztem Maße zu verkehrssicherem Verhalten fähig sind, forderte man verstärkt von den motorisierten Teilnehmern, sich auf die begrenzten Fähigkeiten der Kinder einzustellen und Rücksicht zu üben. Es wurde deutlich, dass die Teilnahme am Straßenverkehr soziale Fähigkeiten erfordert: Einfühlungsvermögen, Rücksichtnahme und kooperatives Verhalten sind für das Miteinander im Straßenverkehr unabdingbar. Auf dieser Basis verabschiedete die Konferenz der Kultusminister der Länder (KMK) 1972 die „Empfehlungen zur Verkehrserziehung in der Schule". Die Verkehrserziehung sollte nun ausdrücklich nicht nur Regelkenntnisse vermitteln, sondern auch die im Straßenverkehr nötigen sozialen Kompetenzen fördern.

Angesichts eines stetig weiter wachsenden Straßenverkehrs wurden in den 1970er und 1980er Jahren die negativen Auswirkungen auf die Gestaltung der Städte und die Umwelt unübersehbar. Gleichzeitig wurden die „Grenzen des Wachstums" (Club of Rome) sichtbar und ökologische Aspekte fanden mehr und mehr Eingang in die gesellschaftliche Diskussion. 1988 wurde mit der Überarbeitung der KMK-Empfehlungen begonnen. Die am 17.6.1994 verabschiedete Neufassung stellte sich zwar ausdrücklich in die Tradition ihrer Vorläuferin, setzte aber wichtige neue Akzente. Zu den klassischen Zielen der Verkehrserziehung (Unfallprävention, Sicherheits- und Sozialerziehung) traten nun Ziele, die auf die Umwelt, auf die Gesundheit und das Mobilitätsverhalten der Menschen bezogen waren. In der Vorbemerkung der KMK-Empfehlungen von 1994 heißt es: „Die Ausweitung und Verdichtung des Straßenverkehrs hat sich zu einem zentralen gesellschaftlichen Problembereich entwickelt, der das alltägliche Leben und das Verhalten der Menschen immer stärker beeinflusst. Mobilität im Straßenverkehr ist mit hohen Unfallzahlen und zunehmender Aggressivität von Verkehrsteilnehmern ebenso verbunden wie mit Luftverschmutzung, Lärm und wachsendem Flächenverbrauch." Die damit verbundene Erweiterung des Verständnisses der Verkehrserziehung wurde auch als ökologische Wende bezeichnet. Die einzelnen Zielaspekte werden in den Empfehlungen gleichrangig nebeneinandergestellt: „Verkehrserziehung in der Schule leistet insofern Beiträge gleichermaßen zur Sicherheitserziehung, Umwelterziehung und Gesundheitserziehung." (Empfehlungen zur Verkehrerziehung in der Schule, 1994)

Im Einzelnen wurde dies wie folgt erläutert: Aufgabe der Verkehrserziehung als **Sicherheitserziehung** ist es, Qualifikationen zu vermitteln, die die Schülerinnen und Schüler für ein sicherheitsbewusstes Verhalten benötigen. Ziel der Verkehrserziehung als **Sozialerziehung** ist es, dass sich Schülerinnen und Schüler mitverantwortlich und rücksichtsvoll verhalten und auf diese Weise zu einer Humanisierung des Straßenverkehrs beitragen. Verkehrserziehung als **Umwelterziehung** soll Schülerinnen und Schüler dazu anhalten, sich zum Beispiel mit Fragen der Verkehrsmittelwahl, der Verkehrsplanung und -politik zu beschäftigen. Bei der Verkehrserziehung als **Gesundheitserziehung** stehen gesundheitliche Fragen im Vordergrund, wie zum Beispiel die Lärm- und Stressvermeidung im Straßenverkehr sowie Radfahren als Bewegungstraining.

Zeitweilig gab es in der pädagogischen Diskussion Bestrebungen, den Begriff „Verkehrserziehung" durch den Begriff „Mobilitätserziehung" beziehungsweise „Mobilitätsbildung" zu ersetzen. Dies sollte den veränderten beziehungsweise umfassenderen pädagogischen Ansatz unterstreichen. Die KMK-Empfehlungen hielten jedoch am Begriff „Verkehrserziehung" fest. Insofern werden die Begriffe „Verkehrserziehung" und „Mobilitätserziehung" heute nebeneinander verwendet.

### Erwachsene als Zielgruppe

In Bezug auf Erwachsene werden die Begriffe „Verkehrserziehung" oder „Mobilitätserziehung" hingegen kaum benutzt. Erwachsene „erziehen" zu wollen, scheint unangemessen – auch wenn die oben aufgeführten Zielaspekte, nämlich angemessene Einstellungen und Verhaltensweisen im Straßenverkehr und einen reflektierten Umgang mit der Mobilität zu fördern, sicher auch im Hinblick auf Erwachsene tragfähig erscheinen. In Bezug auf Erwachsene spricht man eher von Ausbildung (z.B. bei der Fahrausbildung), von Weiterbildung (z.B. im Berufskraftfahrer-Qualifikations-Gesetz) oder von Training (etwa beim Sicherheitstraining). Diese Maßnahmen sind zumeist auf ganz bestimmte Zielgruppen und zeitlich sowie räumlich begrenzte Anlässe beschränkt. Auch hier haben umweltbezogene Lernziele mittlerweile Einzug gehalten, beispielsweise in der umweltschonenden Fahrweise, die im Rahmen der Fahrausbildung vermittelt wird und die dort auch prüfungsrelevant ist. Im Hinblick auf eine allgemeine, breit wirkende Einflussnahme auf Erwachsene in Bezug auf sicherheitsbezogene Einstellungen und Verhaltensweisen im Straßenverkehr spricht man meist von **Verkehrsaufklärung.** Diese vollzieht sich hauptsächlich durch Presse- und Öffentlichkeitsarbeit, teilweise aber auch durch personale Interaktion.

### Organisationsaspekte

Die Organisation der schulischen und vorschulischen Verkehrserziehung fällt entsprechend der föderalen Struktur der Bundesrepublik Deutschland in den Aufgabenbereich der Länder. Basierend auf den KMK-Empfehlungen zur Verkehrserziehung haben die Bundesländer fächerbezogene Richtlinien entwickelt. Die Zusammenarbeit mit außerschulischen Einrichtungen wird in den KMK-Empfehlungen ausdrücklich gefordert. In erster Linie ist hier die Polizei zu nennen, die mit ihren Verkehrssicherheitsberatern qualifiziertes Personal zur Verfügung stellt, aber auch Organisationen wie die Verkehrswacht sowie Automobilklubs leisten hier viele wertvolle Beiträge. Städte und Gemeinden sind als Schulträger ebenfalls an Maßnahmen der Verkehrserziehung beteiligt.

Auf Bundesebene gibt es zwei große Organisationen, zu deren Aufgabe die Verkehrserziehung und -aufklärung unmittelbar gehört und die hierzu finanzielle Zuwendungen vom BMVBS erhalten: Die **Deutsche Verkehrswacht,** kurz DVW, ist eine der ältesten und größten Bürgerinitiativen Deutschlands. Seit ihrer Gründung 1924 arbeitet sie für mehr Sicherheit und weniger Unfälle auf unseren Straßen – in Ergänzung zu staatlichen Aufgaben pflegt sie bürgerschaftliches Engagement. Oberes Ziel ist die Unfallprävention, das heißt die Durchführung vorbeugender Maßnahmen und die Entwicklung von Projekten, die die Herausforderungen der Mobilität der Zukunft annehmen. Die DVW arbeitet entlang von Zielgruppen, das heißt, sie definiert und klassifiziert Verkehrsteilnehmer nach ihrem Alter oder der Art ihrer Verkehrsteilnahme. Die wichtigsten Zielgruppen sind Vorschulkinder, Schulkinder, Radfahrer, junge Autofahrer und ältere Menschen. Jede dieser Zielgruppen ist durch bestimmte Gefährdungspotenziale charakterisiert, die mithilfe von Zielgruppenprogrammen abgebaut werden sollen.

Der **Deutsche Verkehrssicherheitsrat,** kurz DVR, wurde 1969 gegründet. Aufgabe des Vereins ist die Förderung von Maßnahmen zur Verbesserung der Sicherheit aller Verkehrsteilnehmer. Der Verein hat 199 Mitglieder (2011). Dazu gehören die für Verkehr zuständigen Ministerien von Bund und allen Bundesländern, die gesetzlichen Unfallversicherungsträger, die DVW sowie Landesverkehrswachten, Automobilklubs, Automobilhersteller, Versicherungen, Personenbeförderungsunternehmen, Wirtschaftsverbände und Gewerkschaften, Kirchen und sonstige Institutionen und Organisationen. Gemeinsam mit seinen Mitgliedern arbeitet der DVR unter anderem an der Erstellung und Weiterentwicklung von Zielgruppenprogrammen. Eine seiner zentralen Aufgaben liegt in der Bündelung der Bemühungen aller beteiligten Stellen zu einem gemeinsamen und wirksamen Handeln (Koordinierungsfunktion). Diese Koordinierungsfunktion nimmt der DVR auch unabhängig von konkreten Projekten wahr.

Ein wichtiger Akteur der Verkehrssicherheitsarbeit in Deutschland – und damit auch der Verkehrserziehung und -aufklärung – ist die **Deutsche Gesetzliche Unfallversicherung,** kurz DGUV. Als Spitzenverband der gesetzlichen Unfallversicherung für alle Arbeitnehmer in der gewerblichen Wirtschaft und im öffentlichen Dienst sowie für Kinder, Schüler und Studenten nimmt die DGUV ihren Präventionsauftrag auch auf diesem Gebiet wahr und unterstützt, häufig in unmittelbarer Zusammenarbeit mit dem DVR, die Entwicklung und Umsetzung zahlreicher Verkehrssicherheitsprogramme und -maßnahmen, wie zum Beispiel die Jugendaktionen des DVR. Erfreulicherweise engagieren sich auch immer häufiger Unternehmen der privaten Wirtschaft bei Verkehrssicherheitsmaßnahmen, zum Beispiel als Sponsoren oder Projektpartner.

### Exemplarische Programme und Maßnahmen

Im Folgenden werden einige Programme und Maßnahmen der Verkehrserziehung und -aufklärung ohne Anspruch auf Vollständigkeit dargestellt. Diese Programme sind neben vielen anderen auf der von DVR und DVW gemeinsam betriebenen Plattform **www.verkehrssicherheitsprogramme.de** ausführlich beschrieben. Nicht berücksichtigt sind die Formen der betrieblichen Verkehrssicherheitsarbeit, die an anderer Stelle in diesem Handbuch dargestellt werden.

### Verkehrserziehung im Vorschulbereich

Bereits in den Kindertagesstätten findet eine intensive und frühzeitige Verkehrserziehung statt. In dem Programm **Kinder im Straßenverkehr** der DVW informieren Moderatoren Erzieherinnen und Erzieher über die Verkehrserziehung in der Kindertagesstätte und stehen ihnen bei der Umsetzung vor Ort beratend zur Seite. In den Beratungsgesprächen geht es nicht nur darum, entwicklungsbedingte Verhaltensweisen von Kindern zu erörtern, sondern auch Ideen für neue Bewegungs- und Wahrnehmungsübungen vorzustellen. Zusätzlich werden Verkehrssicherheitstage angeboten, die Vorschulkinder, aber auch Eltern, einbeziehen. Ein Ziel des Programms ist, Verkehrssicherheitsarbeit langfristig in den Alltag der Kindertagesstätten zu integrieren. Dieses Ziel verfolgt auch das Programm **Kind und Verkehr** des DVR und seiner Mitglieder. Seit der grundlegenden Überarbeitung des Programms, die 2009 abgeschlossen war, führen etwa 1.000 Moderatoren Elternveranstaltungen in vorschulischen Einrichtungen durch. Mit dem Projekthandbuch „Kind und Verkehr" (Deutscher Verkehrssicherheitsrat, 2009) bietet das Programm einen umfassenden Leitfaden für Fachkräfte in Krippe und Kindergarten mit praxisgerechten Vorschlägen, wie sie Verkehrserziehung altersgerecht umsetzen und dabei mit Eltern und externen Moderatoren zusammenarbeiten können.

### Verkehrserziehung in der Primarstufe

In den ersten Schuljahren wird die Verkehrserziehung aus der Kindertagesstätte fortgeführt. Damit wird auch der Tatsache Rechnung getragen, dass sich der Bewegungsradius von Kindern mit der Einschulung vergrößert. Sei es der neue Schulweg oder die Teilnahme an nachmittäglichen Aktivitäten, zu Fuß oder mit dem Fahrrad – für Kinder dehnt sich die aktive Teilnahme am Straßenverkehr aus. Um die Autofahrer auf die Schulanfänger aufmerksam zu machen, führt die DVW jährlich erfolgreich die bundesweite Schulanfangsaktion unter dem Slogan **Brems Dich! Schule hat begonnen** durch. Mit Spannbändern, Faltblättern sowie Aufklebern für den öffentlichen Nahverkehr machen die Verkehrswachten auf Schulanfänger aufmerksam, ebenso verteilen sie retroreflektierende Kleidungsstücke zur besseren Sichtbarkeit. Fachverlage bieten zudem zahlreiche Unterrichtsmaterialien für die Verkehrserziehung an, in denen Kompetenzen für die sichere Verkehrsteilnahme zu Fuß und mit dem Fahrrad vermittelt werden.

Ein **Schulwegplan** ermöglicht eine gute Vorbereitung von Eltern und Kindern auf den Schulweg. Im Schulwegplan werden gefährliche Stellen gekennzeichnet, aber auch sichere Wege markiert. Die Erstellung eines Schulwegplans ist eine Gemeinschaftsaufgabe von Schulträger, Lehrern, Eltern und weiteren Akteuren. Die Unfallforschung der Versicherer (UDV) hat einen ausführlichen Leitfaden für die Erstellung solcher Pläne erarbeitet. Ausgehend von der Landesverkehrswacht Niedersachsen wurde parallel dazu in Zusammenarbeit mit der Conti AG ein kostenloser, internetbasierter Schulwegplaner entwickelt, mit dessen Hilfe individualisierte Schulwegpläne erstellt werden können.

Mit zunehmendem Alter erweitert sich der Bewegungsradius der Grundschüler und sie legen mehr und weitere Wege eigenständig mit dem Fahrrad zurück. Darauf sollen die jungen Radfahrer im Rahmen der schulischen **Radfahrausbildung** vorbereitet werden, die in der ersten Klasse beginnt. Für eine sichere Teilnahme am Straßenverkehr müssen Kinder über ausreichend Bewegungssicherheit verfügen. Deshalb machen Schüler der ersten und zweiten Klassen zunächst Übungen, die ihre Psychomotorik fördern. Dafür eignet sich etwa das Fahren mit dem Roller, das den notwendigen Gleichgewichtssinn – unerlässlich auch für das sichere Radfahren – schult. Im dritten und vierten Schuljahr erfolgt die Radfahrausbildung. Gemeinsam mit Lehrkräften und Polizei werden in theoretischen und praktischen Unterrichtseinheiten die Regeln im Straßenverkehr erläutert und das sichere Verhalten geübt. Jährlich werden mit der Radfahrausbildung zirka 95 Prozent aller Grundschüler erreicht.

**Jugendverkehrsschulen** bieten Übungsflächen, die realen Verkehrsflächen nachgebildet sind. Anhand von Ampeln, Verkehrszeichen und Straßenkreuzungen können Kinder ihre eigenen Fähigkeiten entwickeln; auch die Einschätzung von Verkehrssituationen und Gefahren erhält hier ihren Praxistest. Rund 900 Verkehrsschulen gibt es bundesweit, ein Teil davon ist mobil.

### Verkehrserziehung in der Sekundarstufe

Mit zunehmendem Alter stellt der Verkehrsraum für Jugendliche nicht mehr nur einen Fortbewegungsraum, sondern auch einen Raum für soziale Begegnungen dar, etwa als Sport- und Kommunikationsraum. Jugendliche halten sich mehr und mehr im Freien auf, öffentliche Plätze werden zum Treffpunkt für Cliquen und die eigenständige Nutzung des öffentlichen Nahverkehrs gewinnt an Bedeutung. Neben dem Fahrrad werden ab dem vollendeten 15. Lebensjahr auch motorisierte Fahrzeuge genutzt. Mehr Mobilität eröffnet neue Perspektiven. Mit der Ausdehnung ihres Aktionsradius geht jedoch auch ein zunehmendes Unfallrisiko für Jugendliche einher. Neben der Nutzung des Fahrrads wird in Unterrichtsmaterialien und Projekten wie **Skate & Roll** auch das Fahren mit Inlinern thematisiert. Jugendliche ab 15 Jahren können das Angebot eines Mofa-Kurses wahrnehmen. Die DVW hat mit ihrem Verlag **Verkehrswacht Medien & Service-Center (VMS)** entsprechende Unterlagen und Arbeitsmaterialien entwickelt, die dem Anspruch der Mobilitätsbildung gerecht werden.

Der ADAC bietet mit der Zeitschrift **ADACsignale** seit 1988 Lehrern und Schulverwaltungen Unterrichtshilfen und Materialien zur Verkehrserziehung, die im Fachunterricht sowie in fächerübergreifendem Unterricht und Projekten umgesetzt werden können.

Für den Bereich der Sekundarstufe II bietet die Internetseite **www.schule-begleitet-fahren.de** weiterführende Informationen und Anregungen für Lehrer für die schulische Verkehrserziehung. Themen sind zum Beispiel Alkohol und Drogen im Straßenverkehr, Risikoverhalten oder begleitetes Fahren ab 17.

Rund 50.000 Schüler, Eltern oder Großeltern sichern als **Schülerlotsen** bundesweit den Schulweg an gefährlichen Stellen für jüngere Schüler und helfen ihnen sicher über die Straße. Hierbei lotsen sie die Schüler über neuralgische Verkehrsgefahrenpunkte, etwa Fußgängerüberwege vor Schulen. Die Weiterentwicklung des Ausbildungskonzepts und die Ausstattung der Verkehrshelfer mit ihrer Dienstkleidung liegen bei der DVW, die hierbei von der Polizei und dem Verband der Automobilindustrie (VDA) unterstützt wird. Hinzu kommen **Buslotsen** und **Schulbusbegleiter.** Sie sorgen an Haltestellen und im Bus für Sicherheit, fungieren als Ansprechpartner bei Problemen und als Konfliktlöser während der Fahrt und unterbinden Vandalismus in Bussen und aggressives Verhalten unter den Schülern. Zahlreiche Verkehrsbetriebe beteiligen sich an entsprechenden Initiativen.

### Junge Fahrer

Junge Fahrer sind eine Hochrisikogruppe. Jeder fünfte Verletzte und Getötete fällt in die Altersgruppe der 18- bis 25-Jährigen, obwohl nur jeder Zwölfte der Gesamtbevölkerung zu dieser Gruppe gehört. Fahranfängern und jungen Fahrern fehlt noch die Übung und Erfahrung im Umgang mit ihren Fahrzeugen. Zum Anfängerrisiko hinzu tritt das sogenannte Jugendlichkeitsrisiko, das aus alters- und entwicklungsbedingten Verhaltensweisen wie zum Beispiel Imponier- und Konkurrenzverhalten erwächst. Das Auto – Symbol für eine neue Freiheit – wird gern im wahrsten Sinne des Wortes „ausgefahren".

Die am meisten gefährdeten und zugleich gefährlichsten Verkehrsteilnehmer sind männliche junge Fahrer zwischen 18 und 25 Jahren. Gerade bei der nächtlichen Heimfahrt auf der Landstraße, nach einem Diskobesuch oder einer Party in der Nachbargemeinde, lauern die Gefahren: Mit Alkohol oder Drogen im Blut und in aufgeheizter Stimmung vermindert sich die Fähigkeit, Geschwindigkeiten und Situationen realistisch einschätzen zu können. Stark gefährdet sind hier auch die Beifahrer, meistens junge Frauen, die bei Unfallfahrten häufig verletzt werden oder sogar ums Leben kommen.

Um Fahranfänger und junge Fahrer über die besonderen Gefahren aufzuklären, wurde von der DVW das Zielgruppenprogramm **Aktion junge Fahrer** (AjF) entwickelt. Mit der Methode der erlebnisorientierten Lernprozesse sollen die jungen Menschen auf spannende Weise mit den Gefährdungen des Straßenverkehrs konfrontiert werden. Mit Aktionstagen für junge Fahrer weisen die Verkehrswachten auf die Gefahren hin. Im Überschlagsimulator, Gurtschlitten und mit Rauschbrillen sollen Fahranfänger und junge Fahrer ihre eigenen Grenzen erproben. Ziele sind das Wahrnehmen und Erleben dieser Gefahrensituationen in einem geschützten Raum.

Junge Fahrer sind auch eine wichtige Zielgruppe für den DVR. Seit zwei Jahrzehnten wird in Berufsschulen und Ausbildungsbetrieben das erfolgreiche DVR-Programm **Alles im Griff?** umgesetzt. Hierbei handelt es sich um eine zirka dreistündige Präsenzveranstaltung, bei der ein Moderator mit den Teilnehmern ihre Erfahrungen im Straßenverkehr diskutiert. Ideal ist es, wenn Unternehmen ihre Auszubildenden während der gesamten Ausbildungszeit immer wieder mit dem Thema Verkehrssicherheit konfrontieren. Hierzu wurde gemeinsam mit einer Metall-Berufsgenossenschaft und ThyssenKrupp das Konzept **GTI: Auto und mehr** entwickelt, bei dem neben „Alles im Griff?", einem Sicherheitstraining, und Projektarbeit auch ein interaktives Lernprogramm eingesetzt wird. Wesentliche Impulse für die Verkehrssicherheitsarbeit mit jungen Fahrern setzen auch die **DVR-Jugendaktionen,** bei denen jeweils ein aktuelles Thema zum Einsatz in Berufsschulklassen aufbereitet wird.

In einzelnen Bundesländern werden ebenfalls vielversprechende Projekte für die Zielgruppe der jungen Fahrer entwickelt, so zum Beispiel der **CrashKurs NRW,** in dem Polizisten, Rettungssanitäter, Notärzte, Notfallseelsorger und Angehörige von Unfallopfern als direkt Betroffene mit jungen Menschen über die Ursachen von Verkehrsunfällen sowie über die oftmals schrecklichen Folgen sprechen. In Mecklenburg-Vorpommern wird erfolgreich das Programm **Mein Risiko!?** der Landesverkehrswacht und der Deutschen Bahn durchgeführt, bei dem junge Menschen Gleichaltrige zu wichtigen Verkehrssicherheitsthemen ansprechen (Peer-to-Peer). In Bayern wird seit vielen Jahren im Rahmen von **EVA – Ernstnehmende Verkehrssicherheits-Arbeit** eine Kombination von Gruppendiskussionen und beobachteten Fahrten praktiziert. Ebenso wie bei **RiSk** (Hessen) werden hierbei auch Lehrkräfte in der Aus- und Weiterbildung in die Projekte einbezogen.

### Senioren

Ältere Menschen verunglücken verhältnismäßig seltener bei Unfällen als jüngere. Doch ihr Risiko, bei einem Unfall schwer oder tödlich verletzt zu werden, ist sehr viel höher. So waren zwar nur etwa 11 Prozent aller im Jahr 2009 auf deutschen Straßen verunglückten Menschen über 64 Jahre alt. Bei den Getöteten lag ihr Anteil jedoch mit 27 Prozent wesentlich höher. Um die Mobilität älterer Menschen so lange wie möglich zu sichern und sicherer zu machen, zielt die Arbeit der DVW im Programm **Mobil bleiben, aber sicher!** vor allem auf zweierlei ab: erstens auf Informations- und Wissensvermittlung und zweitens auf die Veränderung von Einstellungen und Verhaltensweisen. Dazu gehören Informationen zu allen Fragen der Verkehrssicherheit, etwa die Beratung zu Fahrerassistenzsystemen, die einen wichtigen Beitrag zur Verkehrssicherheit leisten. Eine weitere Form der Aufklärung in der Verkehrssicherheitsarbeit wird von den Seniorenberatern der DVW geleistet. Sie haben die Aufgabe, vor Ort ein Netzwerk zwischen älteren Verkehrsteilnehmern, Seniorenorganisationen und Experten aus verschiedenen Berufsgruppen aufzubauen und zu pflegen. Der Zielgruppe stehen sie mit vielfältigen Angeboten zur Verfügung.

Der DVR und seine Mitglieder bieten im Rahmen des Programms **Sicher Mobil** allen älteren Verkehrsteilnehmern Seminare an, in denen verschiedene Aspekte der Verkehrsteilnahme behandelt werden. In den Veranstaltungen werden Fragen rund um die Mobilität besprochen. Ziel der Seminare ist es, den Teilnehmern Kenntnisse und Fähigkeiten zu vermitteln, die ihnen dabei helfen, möglichst lange und möglichst sicher mobil zu bleiben. Dabei können die älteren Verkehrsteilnehmer getrennt voneinander als Autofahrer, als Fußgänger, als Radfahrer oder auch als Nutzer öffentlicher Verkehrsmittel angesprochen werden. Aber auch übergeordnete oder interdisziplinäre Themen können in den Gruppen besprochen werden. Die Teilnehmer setzen sich in den Gesprächsrunden aktiv mit ihren individuellen Problemen im Straßenverkehr auseinander und entwickeln Lösungsstrategien. Auch spezielle Pkw-Sicherheitstrainings, in denen besonders auf die Interessen und Belange älterer Kraftfahrer eingegangen wird, werden mittlerweile angeboten.

### Fahrschule

Mit dem Erwerb der Fahrerlaubnis wird für die meisten der Eintritt in die motorisierte Welt vollzogen, fast jeder junge Mensch durchläuft sie irgendwann. Die **Fahrausbildung** hat deshalb in gewisser Weise eine Schlüsselfunktion in der motorisierten Biografie. Umso wichtiger, dass der Fahrlehrer dem Fahrschüler nicht nur die handwerkliche, technische Seite des Autofahrens vermittelt, sondern auch das Grundmuster eines defensiven, partnerschaftlichen Fahrstils prägen kann. Durch die bundesweite Einführung des **begleiteten Fahrens** ab 17 Jahren wurde hier ein neues Element aufgenommen. Der Begleitperson kommt bei dem Projekt eine besondere Rolle zu: Sie soll dazu beitragen, dass die Fahranfänger nach bestandener Prüfung nicht alleingelassen werden und gewissermaßen unter Aufsicht in das selbständige Fahren hineinwachsen. Wissenschaftliche Begleituntersuchungen belegen die positive, unfallreduzierende Wirkung des begleiteten Fahrens.

### Sicherheitstrainings

Eine wichtige Maßnahme bei der Weiterbildung von Kraftfahrern stellen **Sicherheitstrainings** dar, wie sie von über 30 Organisationen, zumeist Mitglieder des DVR, angeboten werden. Dabei gehen Sicherheitstrainings heute weit über die „Schleuderkurse“ der 1970er Jahre hinaus, aus denen sie ursprünglich entstanden sind. Ansatzpunkt dieser Weiterbildungsangebote für Pkw-, Motorrad- und Nutzfahrzeugfahrer ist der Gedanke, in unmittelbarer Verbindung mit fahrpraktischen Übungen die Teilnehmer zu einer Reflexion des eigenen Fahrverhaltens zu veranlassen und sie zu einer defensiven, gefahrenvermeidenden Fahrweise anzuhalten. Vermittelt werden in Theorie und Praxis: Sitz- und Lenkradhaltung, Ausführung von Lenk- und Bremsmanövern, spezielle Gefahren von verschiedenen Fahrbahntypen und -zuständen, Kenntnisse der körperlichen und emotionalen Bedingungen, die das Fahrverhalten beeinflussen können. Die Durchführung erfolgt auf eigens dafür eingerichteten Plätzen, kann jedoch auch mobil erfolgen. Sicherheitstrainings sind zumeist ganztägige Kurse, angeboten werden aber auch verkürzte Programme. Größtenteils unterliegen die Trainings einem einheitlichen Qualitätsmanagementsystem nach DIN EN 9001:2000. Die Berufsgenossenschaften und Unfallkassen unterstützen das Sicherheitstraining und übernehmen für ihre Versicherten teilweise auch die Kosten.

### Fahrökonomie-Trainings

Einen anderen, aber ebenfalls auf die Verkehrssicherheit gerichteten Ansatz verfolgen Trainings des DVR, wie zum Beispiel **Fahr und spar mit Sicherheit,** die **Spritsparstunde, Eco driving** sowie das **Öko-Training** der DVW, die sich mittlerweile als Weiterbildungsmaßnahmen für Kraftfahrer etabliert haben. Diese Trainings setzen sich bewusst von Angeboten ab, in denen es vordringlich um Kraftstoffeinsparung geht. Sie verbinden vielmehr das energiesparende, umweltschonende Fahren mit einer vorausschauenden, defensiven und gefahrenvermeidenden Fahrweise. Das Grundprinzip des Fahrspar-Trainings, das ursprünglich von DVR und DVW mit Unterstützung der Berufsgenossenschaften und Unfallkassen und in Zusammenarbeit mit der Bundesvereinigung der Fahrlehrerverbände (BVF) entwickelt wurde, wird mittlerweile in verschiedenen Versionen – mit unterschiedlicher Gruppengröße und Dauer – umgesetzt. Kern des Trainings ist eine Übungsfahrt im Realverkehr, bei der unter Anleitung eines Trainers die Fahrweise eingeübt und deren Potenziale ausgelotet werden. Die Teilnehmer, häufig Außendienstler mit hohen beruflichen Fahrleistungen, erkennen, dass die dabei vermittelte Fahrweise ihre Stressbelastung merklich reduziert und dabei über die Gefahrenvermeidung hinaus einen unmittelbar spürbaren Vorteil bietet, wenn sie konsequent umgesetzt wird.

### Kampagnen und Öffentlichkeitsarbeit

Durch Kampagnen und Öffentlichkeitsarbeit ist es möglich, eine hohe Anzahl von Verkehrsteilnehmern zu erreichen und auf deren Einstellungen und Verhalten ebenso wie auf die gesellschaftliche Wahrnehmung von Verkehrssicherheitsfragen einzuwirken. Ein herausragendes Beispiel hierfür ist zum Beispiel die Kampagne „Runter vom Gas!“, die von 2008 bis 2010 vom Bundesminister für Verkehr, Bau und Stadtentwicklung und dem DVR mit Unterstützung der Berufsgenossenschaften und Unfallkassen sowie weiterer Partner durchgeführt wurde. Die Plakate, deren erste Staffel in Form von Todesanzeigen gehalten war, haben einen großen Bekanntheitsgrad erlangt und intensive Diskussionen ausgelöst. Im Zuge dieser Kampagne ist es gelungen, eindringlich auf die dramatischen Folgen von Verkehrsunfällen hinzuweisen und eine der Hauptunfallursachen, zu schnelles Fahren, in das Bewusstsein der Öffentlichkeit zu rücken. Die Kampagne bediente sich einer breit gefächerten Palette von Medien und Aktionsformen. Zahlreiche gesellschaftliche Gruppen wurden dabei eingebunden.

Weitere wichtige Kampagnen sind die jährlichen Schwerpunktaktionen, die die Berufsgenossenschaften und Unfallkassen gemeinsam mit dem DVR durchführen. Ebenso wie die DGUV-Dachkampagne **Risiko raus!**, innerhalb derer das sichere Fahren und Transportieren thematisiert wird, wirken diese weit über den betrieblichen Bereich hinaus.

Auf 240 Plakatstellwänden, den sogenannten Autobahnplakaten am Rande der deutschen Autobahnen, werden unter der Regie des DVR wechselnde Verkehrssicherheitsbotschaften an die Verkehrsteilnehmer herangetragen. Auf Stellwänden an Bundes- und Landstraßen, die unter Mitwirkung der Verkehrswachten betrieben werden, finden diese Motive weitere Verbreitung.

Auch der **Tag der Verkehrssicherheit**, der 2011 bereits zum siebten Mal (jeweils am dritten Samstag im Juni) mit zahlreichen Veranstaltungen unterschiedlichster Organisationen stattfand, ist ein Element der Verkehrsaufklärung.

Durch eine intensive Öffentlichkeitsarbeit der Organisationen, die sich in der Verkehrssicherheitsarbeit engagieren, wird eine weitreichende Verkehrsaufklärung betrieben. Dazu gehören regelmaßige Pressseminare, Pressedienste und Telefonaktionen, häufig in Verbindung mit großen Tageszeitungen, des Weiteren die Bereitstellung von Informationen im Internet und in audiovisuellen Medien. Auch die Automobilklubs und die technischen Überwachungsorganisationen sind auf diesem Feld aktiv.

### Perspektiven

Fast vier Jahrzehnte sind vergangen, seit die KMK die ersten Empfehlungen zur Verkehrserziehung in der Schule verabschiedet hat. In den Lehrplänen für die Grundschule ist die Verkehrserziehung mittlerweile fest verankert. Die flächendeckend in der Bundesrepublik durchgeführte Radfahrprüfung ist nur ein Beispiel dafür. Anders sieht es leider an den weiterführenden Schulen aus. Eine 2002 durchgeführte Untersuchung im Auftrag der Bundesanstalt für Straßenwesen (BASt) kam zu dem Ergebnis, dass die Situation der Verkehrserziehung in Deutschland sehr unterschiedlich ist. Beklagt wurde insbesondere, dass „das mangelnde Interesse von Lehrkräften der Sekundarstufe II an der Verkehrserziehung nicht zu übersehen“ sei (Weishaupt u.a., 2004). Positive Ausnahmen ändern nichts an der Tatsache, dass Verkehrserziehung trotz zahlreicher zur Verfügung stehender Angebote vielerorts eher stiefmütterlich behandelt wird. Das aus früheren Zeiten herrührende „hölzerne“ Image des „Fachs“, das ja kein Fach ist, mag dazu ebenso beitragen wie die mangelnde Präsenz von Verkehrserziehung in der Lehrer- beziehungsweise Referendarausbildung. Hier besteht großer Handlungsbedarf für die Zukunft. Ansätze dazu gibt es bereits.

Verkehrserziehung und -aufklärung sind unverzichtbare Aufgaben unseres Gemeinwesens. Der DVR und die DVW haben sich ebenso wie einige Bundesländer der Vision Zero verpflichtet – eine Strategie, die unter der Leitidee „Keiner kommt um. Alle kommen an.“ die Zahl der Unfälle mit Getöteten und Schwerverletzten langfristig auf Null reduzieren will. Dies ist eine anspruchsvolle Zielperspektive. Verkehrssicherheit gibt es jedoch nicht zum Nulltarif. Für die Verkehrserziehung und -aufklärung müssen ausreichende finanzielle Mittel zur Verfügung gestellt werden. Angesichts knapper werdender öffentlicher Mittel wird es zunehmend schwieriger, die bisherige gute Arbeit auf gleichem Niveau zu erhalten. Es ist jedoch im Interesse aller Verkehrsteilnehmer, die vorhandenen Ressourcen durch eine stärkere Zusammenarbeit der beteiligten Organisationen noch besser zu nutzen.

Chancen für die Verkehrserziehung und -aufklärung liegen auch im Blick über die Landesgrenzen. Angesichts eines rasch zusammenwachsenden Europas und ähnlicher Problemstellungen in Bezug auf die Verkehrssicherheit ist es zweckmäßig, von den Erfahrungen aus anderen Ländern zu profitieren und „Best-Practice-Modelle" aus den europäischen Nachbarländern auf die Tauglichkeit hierzulande zu überprüfen und gegebenenfalls umzusetzen.

## Literatur


Bundesanstalt für Straßenwesen (BASt) (Hrsg.): Kolloquium „Mobilitäts-/Verkehrserziehung in der Sekundarstufe", Berichte der Bundesanstalt für Straßenwesen, Heft 173, 2005

Bundesminister für Verkehr, Bau und Stadtentwicklung (BMVBS)/Deutsche Verkehrswacht (DVW)/Deutscher Verkehrssicherheitsrat (DVR) (Hrsg.): Wer macht was in Deutschland 2009? Broschüre zum Internetauftritt www.verkehrssicherheitsprogramme.de, Bonn 2008

Bundesverband der Unfallkassen (Hrsg.): Schulweglexikon, Sicherheit von A bis Z auf dem Weg zur Schule und zum Kindergarten (GUV-SI 8057), München 2000

Deutsche Verkehrswacht (DVW): Grundlagen und Ziele schulischer Verkehrserziehung und Mobilitätsbildung, Verkehrswacht Medien & Servicecenter, einsehbar unter http://www.verkehrswacht-medien-service.de/mobilitaetserziehung_gs.html (23.7.2010)

Deutscher Verkehrssicherheitsrat (DVR) (Hrsg.): Projekthandbuch Kind und Verkehr, Bonn 2009

Deutscher Verkehrssicherheitsrat (DVR): Jahresbericht 2010, als Download unter http://www.dvr.de/presse/jahresbericht/2620.htm (23.7.2010)

Empfehlungen zur Verkehrserziehung in der Schule (Beschluss der Kultusministerkonferenz vom 7.7.1992 in der Fassung vom 17.6.1994), einsehbar z. B. unter http://www.verkehrswacht-medien-service.de/mobilitaetsbildung_sekundarstufe.html (23.7.2010)

Fack, D.: Automobil, Verkehr und Erziehung, Motorisierung und Sozialisation zwischen Beschleunigung und Anpassung 1885–1945, Leske + Budrich, Opladen 2000

Funk, W./Wiedemann, A.: Verkehrssicherheitsmaßnahmen für Kinder. Eine Sichtung der Maßnahmelandschaft, Berichte der Bundesanstalt für Straßenwesen, Heft M 139, 2002

Limbourg, M.: Zukunftsorientierte Verkehrs- und Mobilitätserziehung im Kindes- und Jugendalter. In: Bericht über die Tagung „Mobilität und Verkehrssicherheit für Kinder und Jugendliche" in Köln am 16. Januar 2003, Rheinischer Gemeindeunfallversicherungsverband, Düsseldorf 2003

Limbourg, M./Flade, A./Schönharting, J.: Mobilität im Kindes- und Jugendalter, Leske + Budrich, Opladen 2000

Neumann-Opitz, N./Bartz, R.: Verkehrserziehungsprogramme in der Lehreraus-/Fortbildung und deren Umsetzung im Schulalltag, Berichte der Bundesanstalt für Straßenwesen, Heft M 216, März 2011

Raithel, J./Dollinger, B./Hörmann, G.: Verkehrs-/Mobilitätspädagogik. In: Raithel, J./Dollinger, B./Hörmann, G.: Einführung Pädagogik. Begriffe, Strömungen, Klassiker, Fachrichtungen, Verlag für Sozialwissenschaften, Wiesbaden 3. Aufl. 2009, S. 324 ff.

Weishaupt, H./Berger, M./Saul, B./Schimunek, F.-P./Grimm, K./Pleßmann, St./Zügenrücker, I.: Verkehrserziehung in der Sekundarstufe, Berichte der Bundesanstalt für Straßenwesen, Heft M 157, 2004


## Internet


Schule-begleitet-Fahren.de: eine Kooperation von Deutscher Verkehrswacht e. V./Landesverkehrswacht NRW e. V. (DVW), der Unfallkasse Nordrhein-Westfalen und der Berufsgenossenschaft Nahrungsmittel und Gaststätten (BGN) www.schule-begleitet-fahren.de

Verkehrssicherheitsprogramme: gemeinsame Plattform von Deutschem Verkehrssicherheitsrat (DVR) und Deutscher Verkehrswacht (DVW) www.verkehrssicherheitsprogramme.de

Martin Küppers

# Arbeitssicherheit

**Abstract**

Fahr- und Transportvorgänge stellen nach Häufigkeit und Schwere des Unfallgeschehens einen Schwerpunkt dar. Im Unterschied zu ortsfesten Fertigungsprozessen ist die Trennung von Menschen und bewegten Maschinenteilen beziehungsweise schädigenden Energien nur in Ausnahmefällen möglich. Maßnahmen der Arbeitssicherheit bei Transportvorgängen setzen die Mitwirkung und Einsicht der beteiligten Personen voraus, sie sind willensabhängig und nicht fehlersicher. Da der überwiegende Teil der Tätigkeiten im öffentlichen Straßenverkehr oder in Fremdbetrieben durchgeführt werden, kann eine wirksame Überwachung der Arbeitsabläufe nur schwer realisiert werden. Neben der eigentlichen Fahraufgabe gibt es meist nicht fahrerische Tätigkeitsanteile, wie zum Beispiel das Anbringen und Entfernen von Ladungssicherung, das Be- und Entladen, administrative Tätigkeiten und so weiter. Während dieser Abläufe werden Fahrzeuge häufig fest mit Dockingstationen, Industrie- oder Abfüllanlagen verbunden. Dabei werden Fahrer zunehmend in die Arbeitsabläufe der Be- und Entladestelle integriert, was eine ausgewogene Koordination der Tätigkeiten bedingt.

Grundlegende Hinweise zur Definition des Begriffs Arbeitssicherheit ergeben sich aus dem ersten Abschnitt des Gesetzes über die Durchführung von Maßnahmen des Arbeitsschutzes zur Verbesserung der Sicherheit und des Gesundheitsschutzes der Beschäftigten bei der Arbeit (Arbeitsschutzgesetz – ArbSchG).

Arbeitssicherheit ist die Sicherheit der Beschäftigten bei der Arbeit, gemeint ist insbesondere die Abwesenheit von Unfallgefahren.

Gesundheitsschutz der Beschäftigten bei der Arbeit ist die Abwesenheit von arbeitsbedingten Gesundheitsgefahren.

Arbeitsschutz umfasst Maßnahmen zur Verhütung von Unfällen bei der Arbeit und arbeitsbedingten Gesundheitsgefahren einschließlich Maßnahmen der menschengerechten Gestaltung der Arbeit.

Arbeitssicherheit und Gesundheitsschutz sind die grundlegenden Schutzziele, die durch Maßnahmen des Arbeitsschutzes erreicht werden sollen. Beide Schutzziele beziehen sich auf alle Tätigkeitsbereiche der Beschäftigten.

Die Tragweite der Arbeitssicherheit bei Fahr- und Transportvorgängen hat dazu geführt, dass in der ersten Periode der Gemeinsamen Deutschen Arbeitsschutzstrategie (GDA) das Handlungsfeld Logistik Transport und Verkehr mit einem Arbeitsprogramm der Kategorie I berücksichtigt wurde. Das GDA-Arbeitsprogramm „Sicher fahren und transportieren" ist dem Ziel Verringerung von Häufigkeit und Schwere von Arbeitsunfällen zugeordnet. Dem von der Nationalen Arbeitsschutzkommission (NAK) beschlossenen Projektplan sind die folgenden Angaben entnommen.

Schwerpunkt innerbetrieblicher Transport:

- Überdurchschnittlich hohe Unfallzahlen im Zusammenhang mit dem innerbetrieblichen Transport
- Alle Branchen betroffen
- Kerntätigkeit des Wirtschaftsbereichs der Logistik
- 205.000 Arbeitsunfälle, also etwa ein Drittel aller Arbeitsunfälle im Jahr 2007, stehen entsprechend einer Sonderauswertung der Unfallstatistik der Deutschen Gesetzlichen Unfallversicherung (DGUV) in Verbindung mit Transportvorgängen.

Schwerpunkt Transport und Beförderung im öffentlichen Verkehr:

- Hohe Anzahl schwerer und tödlicher Unfälle. Dies wurde durch eine Sonderauswertung der DGUV noch einmal bestätigt. So sind im Jahr 2007 zum Beispiel 5.830 meldepflichtigen Unfällen, bei denen die Beteiligung eines Lkw das typische Merkmal darstellt, 454 Rentenfälle sowie 97 tödliche Unfälle zuzuordnen
- Gefährdung Dritter

**Tätigkeitsspektrum**

Berufskraftfahrer und berufliche Vielfahrer üben im Vergleich zu anderen Beschäftigtengruppen ein außergewöhnlich vielseitiges Spektrum an Tätigkeiten aus. Die Betrachtung des Themenkreises Arbeitssicherheit muss sich daher auf verbreitete Kernbereiche beschränken.

Berufskraftfahrer üben in nahezu allen Fällen eine gemischte Tätigkeit aus. Einen Schwerpunkt stellt das Führen des Fahrzeugs als Fahr- und Rangiertätigkeit dar, bei dem der Fahrer in erster Linie Verkehrsteilnehmer ist. Dieser Arbeitsanteil wird primär bestimmt durch das zu fahrende Streckenprofil, den eingesetzten Fahrzeugtyp und organisatorische Randbedingungen, die eine bestimmte zeitliche Festlegung und Abfolge erfordern.

Jede Transportaufgabe ist darüber hinaus mit nicht fahrerischen Tätigkeitsanteilen verbunden, die sich aus dem originären Wertschöpfungsprozess ergeben. Diese werden im gesamten Arbeits- und Steuerungsablauf oft vorrangig bewertet. Die nicht zur Fahraufgabe gehörenden Tätigkeiten stellen einen weiteren Schwerpunkt dar, bei dem das Arbeitssystem Fahrer-Fahrzeug nicht nur Bestandteil eines logistischen Prozesses (wie z.B. Transport, Bereitstellung, Sammlung und Verteilung) ist, sondern zunehmend in industrielle Anlagen oder Arbeitsprozesse adaptiert und vollständig eingebunden wird. Das Fahrzeug wird in vielen Fällen außerhalb des eigentlichen Fahrbetriebs in einem deutlich abgegrenzten, meist stationären Arbeitsmodus so eingesetzt, dass es

- Teil eines größeren Arbeitssystems im Sinn einer Gesamtanlage oder
- quasi stationärer Bestandteil einer Arbeitsstätte, zum Beispiel einer Baustelle, wird.

Der Wechsel zwischen Fahrbetrieb und Arbeitsbetrieb des Arbeitsmittels Fahrzeug stellt bei allen Transportmitteln einen generellen Unfallschwerpunkt dar. Dieser Wechsel erfordert einen definierten Übergang, den der Fahrer aktiv vorbereiten und unterstützen muss. Sofern mehrere Personen an den Arbeitsabläufen beteiligt sind, ist eine formalisierte Übergabe erforderlich.

Beispiele für die vollständige Integration von Fahrzeugen als mobile Bestandteile eines übergeordneten technischen Prozesses oder einer großtechnischen Anlage sind zum Beispiel:

- Die Erfassung von Abfällen mit maschinellen Sammlungssystemen und anschließender Verbringung in eine Behandlungsanlage
- Der Transport und die Verteilung von chemischen Produkten und Kraftstoffen zwischen großchemischen Anlagen und weiterverarbeitender Industrie oder einem Tankstellennetz
- Der Transport von flüssigem Aluminium vom Aluminiumwerk zur Produktionsanlage
- Der Einsatz eines Autokrans oder eines Betonmischers

In allen Fällen wird der Berufskraftfahrer außerhalb der Fahrtätigkeit in spezialisierte Arbeitsprozesse einbezogen und nimmt Aufgaben eines transportfernen Aufgabenbereichs wahr (z.B. die eines Maschinenbedieners, eines Chemiefacharbeiters, eines Bauarbeiters usw.).

Dabei ist zu beachten, dass es keine klare Trennung zwischen den dargestellten Tätigkeitsbereichen gibt. Es gibt zum Beispiel kaum einen Fahrer, der nicht neben der eigentlichen Fahraufgabe fast zwangsläufig telefoniert, ein telematisches System zum Datenaustausch bedient, Frachtpapiere zur Hand nimmt oder Ähnliches. Die dargestellte Struktur *(siehe Abb. 1)* hat daher nur orientierenden Charakter.

Neben der gezielten und koordinierten Einbindung in transportfremde Arbeitsprozesse bestehen nicht gezielte beziehungsweise unbeabsichtigte Schnittstellen zu fachfremden Arbeitsprozessen, die relevant für die Arbeitssicherheit sind. Dazu gehören vom Transportgut ausgehende Störungen wie zum Beispiel unbeabsichtigter Austritt von Gefahrgut oder biologischen Arbeitsstoffen, vom Ladegut ausgehende Energiefreisetzung, Öffnen begaster Container oder anderer Behälter mit gefährlicher Atmosphäre, Schwerpunktverlagerung oder Verlust der Transport- beziehungsweise Ladungssicherung infolge der Beschaffenheit des Ladeguts. Aber auch das gesamte Fahrzeug kann in eine nicht gezielte Wechselwirkung mit einem fremden Prozess eintreten: So ereignen sich regelmäßig Elektrounfälle infolge der unbeabsichtigten Berührung einer Hochspannungsleitung mit dem angehobenen Kippaufbau eines Sattelkippers oder anderen Fahrzeugaufbauten.

### Fahraufgabe

Die Fahraufgabe erstreckt sich nicht nur auf die Teilnahme am Straßenverkehr. Ein erheblicher zeitlicher Anteil der Fahrauf-

| Fahraufgabe | | Sonstige Tätigkeiten | |
|---|---|---|---|
| Teilnahme am Straßenverkehr | Fahren und Rangieren auf Betriebsgelände | Am Fahrzeug und in Ladebereichen | Sonstige Tätigkeiten, Administration usw. |

**Abb. 1: Tätigkeitsspektrum von Berufskraftfahrern** (© Martin Küppers)

gabe findet auf ganz oder teilweise abgeschlossenen Betriebsgeländen statt. Dieser Anteil ist von Bedeutung, da ein wesentlicher Anteil des Unfallgeschehens sich innerhalb eines Betriebsgeländes ereignet (bezogen sowohl auf Arbeitsunfälle von Berufskraftfahrern als auch auf Unfälle, die von Berufskraftfahrern verursacht werden).

### Teilnahme am Straßenverkehr

Die Teilnahme am Straßenverkehr überschneidet sich weitgehend mit dem Aspekt der Verkehrssicherheit. Es muss jedoch davon ausgegangen werden, dass Ursachen und kausale Abläufe bei Verkehrsunfällen zum Teil durch Faktoren geprägt werden, die sich aus dem ganzheitlichen Arbeitsprozess ergeben (so z.B. Zeitdruck, Erschöpfung, Schlafmangel oder Ablenkung durch kommunikative bzw. organisatorische Nebentätigkeiten). Im Sinn einer ganzheitlichen Gefährdungsbeurteilung können diese Faktoren begünstigende Bedingungen für das Zustandekommen eines Verkehrsunfalls sein.

### Fahren und Rangieren auf Betriebsgelände

Fahr- und Rangiervorgänge auf dem Betriebsgelände sind mit spezifischen Einflüssen und Risiken behaftet. In vielen Fällen handelt es sich um ein fremdes Betriebsgelände, sodass besondere Aufmerksamkeit erforderlich ist. Hinsichtlich der Dimensionierung, Beleuchtung, Instandhaltung und Kennzeichnung von Verkehrswegen sowie der Trennung verschiedener Verkehrsströme sind Betriebsgelände nicht mit dem öffentlichen Verkehrsraum zu vergleichen. Außerdem umfasst die Fahrtätigkeit auf dem Betriebsgelände einen hohen Anteil an Rangiermanövern, die insbesondere bei Lkw mit erheblichen Risiken verbunden sind.

### Wechsel zwischen Fahrbetrieb und Arbeitsbetrieb

Das Fahrzeug wird grundsätzlich als Verkehrsmittel und als Arbeitsmittel eingesetzt. Der Wechsel zwischen dem Fahrbetrieb und dem Arbeitsbetrieb stellt bei allen Transportmitteln einen generellen Unfallschwerpunkt dar. Dieser Wechsel erfordert einen definierten Übergang, den der Fahrer aktiv vorbereiten und unterstützen muss. Im einfachsten Fall erfordert der Wechsel zwischen Fahrbetrieb und Arbeitsbetrieb das Abstellen und Sichern eines Fahrzeugs, das Verlassen des Fahrzeugs und das Öffnen eines Laderaums zur Entnahme eines Transportguts. Obwohl dieser Ablauf vordergründig trivial erscheint, stellt er offensichtlich einen Unfallschwerpunkt dar und ist mit einer Vielzahl von Handlungs- und Entscheidungsschritten verbunden, die bereits bei einem Pkw hochgradig sicherheitsrelevant sind. Das sichere Abstellen eines Lkw erfordert die Einhaltung einer definierten Abfolge von Handlungsschritten, wobei Bedienelemente und Einrichtungen im Führerhaus und an der äußeren Kontur des Fahrzeugs gehandhabt werden müssen. Bereits das Anlegen eines Keils an ein Rad stellt eine willensabhängige und nicht fehlersichere Handlung dar, bei welcher der Fahrer sich im Gefahrenbereich des eigenen Fahrzeugs und anderer Transportmittel bewegt.

Häufig sind weitere Personen unmittelbar am Einsatz des Fahrzeugs als Arbeitsmittel beteiligt. In diesen Fällen ist eine formalisierte Übergabe erforderlich. Ein Lkw wird beispielsweise an einer Dockingstation abgestellt. Nach dem Öffnen, Positionieren und Sichern des Fahrzeugs am Ladetor erfolgt eine Übergabe an einen Ladeverantwortlichen, der zum Beispiel die Freigabe zur Beladung mittels Gabelstapler erteilt. Dies setzt voraus, dass der Laderaum des Fahrzeugs bis zum Ende der Beladung sicher, kippstabil und eben mit dem Lagerbereich verbunden ist. Bei der Beladung können Pausen auftreten, die vom Fahrer nicht mit dem Ende der Ladearbeiten verwechselt werden dürfen. Der Wechsel vom Ladebetrieb zum Fahrbetrieb erfordert daher ebenfalls eine formalisierte Übergabe. Der Ladeverantwortliche vermittelt dem Fahrer das Ende der Ladetätigkeiten, sichert die Schnittstelle zwischen Fahrzeug und Lagerbereich und erteilt die Freigabe zur Abfahrt. Zur Unterstützung der Übergabe können technische und organisatorische Maßnahmen getroffen werden, zum Beispiel Blockierung des Fahrwegs, Abgabe des Fahrzeugschlüssels oder eine Ampelanlage.

### Tätigkeiten am Fahrzeug und in Ladebereichen

Tätigkeiten am Fahrzeug sind zum Beispiel alle vor- und nachbereitenden Tätigkeiten zur Fahraufgabe (Fahrbetrieb) sowie alle Arbeiten, die unmittelbar am Fahrzeug durchgeführt werden. Besondere Unfallgefahren bestehen zum Beispiel:

- Beim Ein- und Aussteigen aus dem Führerhaus, insbesondere bei Lkw
- Beim Auf- und Absteigen auf Ladeflächen, Laderäume und hochgelegene Arbeitsplätze, Laufstege und so weiter
- Durch Sturz von Ladeflächen, aus Laderäumen, von hochgelegenen Arbeitsplätzen auf Fahrzeugen und so weiter, zum Beispiel beim Anbringen oder Lösen von Ladungssicherung
- Durch unbeabsichtigte Fahrzeugbewegung, insbesondere Fortrollen des Fahrzeugs
- Durch herabfallende Gegenstände, insbesondere Ladegut von Ladeflächen bei Lkw, zum Beispiel während der Verladung mit Gabelstaplern
- Durch unkontrollierte Bewegung von Fahrzeugteilen wie Türen, Klappen, Teilen des Aufbaus und so weiter, zum Beispiel aufgrund Ladungsdruck, Wind, Versagen von Bauteilen
- Durch Angefahrenwerden von anderen Fahrzeugen oder Transportmitteln
- Durch Rutschen, Stolpern, Stürzen in der unmittelbaren Umgebung des Fahrzeugs
- Durch Absturz von Laderampen, Ladebrücken oder anderen ortsfesten Einrichtungen an der Ladestelle
- Durch unzureichende Koordination und Kommunikation zwischen Fahrer und Ladepersonal, zum Teil verursacht durch Sprachbarrieren

### Gefährdung Dritter

Die Gefährdung Dritter bezieht sich nicht nur auf die Teilnahme am Straßenverkehr, sondern auf alle Arbeitsabläufe im Umfeld des Fahrzeugs, insbesondere Rangiermanöver und Ladearbeiten.

### Erschwerte Aufsicht und Unterstützung durch den Arbeitgeber

Ein zusätzliches typisches Merkmal von Transportvorgängen sind Arbeiten mit vergleichsweise hoher Gefährdung außerhalb des unmittelbaren Kontroll- und Unterstützungsbereichs des eigenen Unternehmens. Berufskraftfahrer erbringen nur einen geringen Anteil ihrer Arbeitsleistung im eigenen Betrieb. Der Transportvorgang bringt es mit sich, dass der überwiegende Anteil der Arbeiten im öffentlichen Straßenverkehr oder im Fremdbetrieb durchgeführt werden muss. Je nach Art und Ausstattung der Fahrzeuge findet im Straßenverkehr eine eingeschränkte Kontrolle durch Fahrtenschreiber, GPS-Überwachung, telematische Systeme oder Unfalldatenspeicher statt. Punktuelle Hinweise auf Fehlverhalten im Straßenverkehr ergeben sich aus Polizeikontrollen und so weiter.

Die sonstigen Arbeiten am Fahrzeug entziehen sich in der Regel dem unmittelbaren Kontroll- und Einflussbereich des Arbeitgebers. Eine Vielzahl der Schutzmaßnahmen ist willensabhängig und erfordert gezielte Handlungen des Fahrpersonals. Darüber hinaus ist für die sichere Durchführung vieler Arbeitsabläufe die Mitwirkung Dritter erforderlich, zum Beispiel zum Einweisen eines Fahrzeugs oder um Absprachen an der Ladestelle zu treffen und umzusetzen. Nicht zuletzt erfordern sichere Abläufe häufig die Bereitstellung von Einrichtungen oder Arbeitsmitteln, die dem Fahrer im Fremdbetrieb oder unterwegs zur Verfügung gestellt werden müssen. Dazu gehören zum Beispiel Transport- und Hilfsmittel wie Gabelstapler, Gabelhubwagen, Leitern, Beleuchtungseinrichtungen und Informationen zum Ladegut. Weitere Probleme bereiten Gerüste und Hilfsmittel, die erforderlich sind, um zum Beispiel bei Minustemperaturen Schnee und Eis vom Lkw-Aufbau zu entfernen oder um Spiegel am Lkw richtig einzustellen und Scheiben zu reinigen.

Ein erheblicher Anteil der Transportunternehmen sind Klein- und Kleinstbetriebe. Etwa 85 Prozent der Mitgliedsbetriebe der BG Verkehr haben maximal fünf Beschäftigte. Ein Unternehmen im Bereich des genehmigungspflichtigen Güterkraftverkehrs (z.B. Lkw-Spedition) hat durchschnittlich neun Beschäftigte. Transportunternehmen dieser Größenordnung besitzen überwiegend keinen Firmensitz im Sinn eines Unternehmensmittelpunktes. Häufig fährt der Unternehmer selbst und übernimmt einen maßgeblichen Anteil der administrativen Aufgaben mit mobilen Kommunikationseinrichtungen. Diese Unternehmen haben generell nur eingeschränkte Möglichkeiten, gestalterisch auf die Zusammenarbeit mit Kunden oder Marktbegleitern einzuwirken.

### Arbeitsschutzvorschriften

### Arbeitsschutzgesetz (ArbSchG)

Das Gesetz über die Durchführung von Maßnahmen des Arbeitsschutzes zur Verbesserung der Sicherheit und des Gesundheitsschutzes der Beschäftigten bei der Arbeit regelt grundsätzliche Pflichten des Arbeitsschutzes. Darunter fallen unter anderem die generelle Verpflichtung zur Erstellung einer Gefährdungsbeurteilung und die Unterstützungspflichten der Beschäftigten.

### Betriebssicherheitsverordnung (BetrSichV)

Die Verordnung über Sicherheit und Gesundheitsschutz bei der Bereitstellung von Arbeitsmitteln und deren Benutzung bei der Arbeit, über Sicherheit beim Betrieb überwachungsbedürftiger Anlagen und über die Organisation des betrieblichen Arbeitsschutzes regelt insbesondere allgemeine Gesichtspunkte der Bereitstellung und Benutzung von Arbeitsmitteln, auch Fahrzeugen, und generelle Prüfpflichten zur Erhaltung eines arbeitssicheren Betriebszustands. Die BetrSichV wird konkretisiert durch Technische Regeln zur Betriebssicherheit (TRBS), zum Beispiel die „TRBS 1201 – Prüfungen von Arbeitsmitteln und überwachungsbedürftigen Anlagen“ und die „TRBS 2111 Teil 4 – Mechanische Gefährdungen – Maßnahmen zum Schutz vor Gefährdungen durch mobile Arbeitsmittel“.

### Unfallverhütungsvorschrift (UVV) BGV A 1 „Grundsätze der Prävention“

Die UVV „Grundsätze der Prävention“ beschreibt grundlegende Anforderungen des Arbeitsschutzes und der ersten Hilfe, so zum Beispiel die Forderung eines ausgebildeten Ersthelfers auf doppelt besetzten Fahrzeugen. Sie regelt die Zusammenarbeit von Unternehmen, was viele Arbeitseinsätze von Fahrzeugen betrifft.

### UVV BGV D29 „Fahrzeuge"

Die UVV „Fahrzeuge" ist die maßgebliche Spezialvorschrift für die Bereitstellung, Benutzung und Prüfung von gewerblich genutzten Fahrzeugen. Der besondere Stellenwert dieser Vorschrift rührt insbesondere daher, dass sie verbindliche Vorschriften für die Bestandteile von Fahrzeugen enthält, die nicht von verkehrsrechtlichen Vorschriften berührt werden und nicht Bestandteile von am Fahrzeug angebauten Maschinen sind.

### Arbeitsstättenverordnung (ArbStättV)

Die Verordnung über Arbeitsstätten beinhaltet Vorschriften insbesondere für die Sicherheitskennzeichnung von Arbeitsplätzen in Fahrzeugen und für den Nichtraucherschutz, soweit zutreffend.

### Internet

Gemeinsame Deutsche Arbeitsschutzstrategie (GDA): Programm Sicher fahren und transportieren unter www.gda-portal.de

Jörg Hedtmann

# Arztrollen in der Verkehrsmedizin

**Abstract**
Es macht einen Unterschied, ob eine verkehrsmedizinische Fragestellung aus der Sicht des Hausarztes, des Facharztes oder des Gutachters beantwortet wird. Vor allem dann, wenn die unterschiedlichen Rollen durch ein und dieselbe Person ausgefüllt werden, ergeben sich Konflikte. Wer sich darüber nicht im Klaren ist, läuft Gefahr, der in der jeweiligen Situation geforderten Rolle nicht gerecht zu werden.

## Wie der Patient, so der Arzt

Menschen, die einen Arzt aufsuchen, tun dies in verschiedenen Rollen. Meist kommen sie als Patienten, erkrankt oder verletzt, manchmal aber auch, weil sie ärztliche Hilfe für Behördengänge brauchen, ein Gutachten benötigen oder eine Routineuntersuchung vornehmen lassen wollen. Fast alle haben aber mindestens eines gemeinsam: Alle sind Verkehrsteilnehmer, vom Kleinkind bis zum Senior. Solange sie sich fortbewegen können oder fortbewegt werden, nehmen sie am öffentlichen Straßenverkehr teil. Das ist für den Arzt nicht immer relevant, gewinnt aber an Bedeutung, wenn diese Teilnahme am Straßenverkehr in aktiver Form geschieht. Diese Tatsache muss also bei den meisten ärztlichen Entscheidungen berücksichtigt werden.

Aktive Teilnahme am öffentlichen Straßenverkehr hat viele Gesichter und unterliegt vielen Bedingungen. Sie beginnt mit dem Fußgänger und endet keineswegs mit dem Autofahrer, sie kann private wie berufliche Gründe haben, freiwillig oder erzwungen stattfinden und wird vom körperlichen wie geistigen Gesundheitszustand fraglos beeinflusst. Sie ist so eng mit unserem Leben verbunden, dass ohne sie die meisten unserer zentralen Grundrechte gar nicht wahrgenommen werden könnten. Einschränkungen der Mobilität sind daher problematisch, die Forderung nach einem Eignungsnachweis nur möglich, soweit die Rechte anderer berührt werden.

Der Staat sichert diese Rechte Dritter, indem er die Teilnahme am öffentlichen Straßenverkehr bestimmten Regeln unterwirft. Aber es gibt viele ungeregelte Bereiche, die der Verantwortung des einzelnen Verkehrsteilnehmers unterliegen. Was ist mit dem Autofahrer, der wegen einer Mittelohrentzündung Antibiotika nimmt, was mit dem Diabetiker, der sich seit zwei

Monaten Insulin spritzt, dem Lkw-Fahrer, dem Krankenwagenfahrer, dem Fahrradfahrer in der gleichen Situation? Der Besuch beim Hausarzt unterliegt der ärztlichen Schweigepflicht. Welche Bedeutung hat die Empfehlung des Arztes, jetzt besser nicht Auto zu fahren? Darf er das verbieten? Oder umgekehrt: Darf der Arzt das Autofahren trotz einer üblen Erkältung ausdrücklich erlauben?

Viele Ärzte haben mit derartigen Fragen des Patienten ein erhebliches Problem. Es stellt schon eine gewaltige Herausforderung dar, akut Erkrankten klarzumachen, dass sie in ihrem aktuellen Zustand nicht mit dem Auto die lange Urlaubsreise antreten sollten. Welche Schwierigkeiten ergeben sich dann, wenn es um jemanden geht, der mit dem Autofahren sein Geld verdient, ja, dessen Fahrerlaubnis oft der einzige Befähigungsnachweis ist, mit dem er sich auf dem Arbeitsmarkt bewegen kann?

Nicht nur der Patient sitzt in verschiedenen Rollen dem Arzt gegenüber. Auch der Arzt füllt gegenüber dem Patienten unterschiedliche Rollen aus. Im Idealfall ist das immer nur eine und die verschiedenen Arztrollen werden auch tatsächlich durch mehrere Personen wahrgenommen. In der Praxis gibt es jedoch eine Reihe von Überschneidungen. Das ist so lange unproblematisch, so lange sich der Arzt seiner augenblicklichen Rolle bewusst ist und dementsprechend handelt. Klassisch ist der Rollenwechsel zwischen Heiler, Berater und Gutachter. *Tabelle 1* beschreibt diese drei klassischen Rollen in Abhängigkeit von der Patientenrolle und ihre Bedeutung für die Wechselwirkung zwischen Arzt und Kunde. Sie soll im Weiteren näher erläutert werden.

## Ärztliche Qualifikation

Der verkehrsmedizinisch fortgebildete Arzt, der seine Tätigkeit schwerpunktmäßig auf die Verkehrsmedizin ausgerichtet hat, wird mit einer gewissen Routine an die besonderen Herausforderungen dieser Aufgabenstellung herangehen. Nicht ganz ohne Grund hat der 43. Deutsche Ver-

| **Kunde** | Patient<br>(krank) | Versicherter<br>Beschäftigter<br>Arbeitnehmer | Antragsteller<br>(z. B. nach Fahrerlaubnis-Verordnung) |
|---|---|---|---|
| **Arztrolle** | Heiler<br>(Hausarzt) | Spezialist<br>(Betriebsarzt) | Gutachter |
| **Empathie**<br>**Abstand** | +++ | ++<br>+ | <br>+++ |
| **Untersuchung** | Untersuchung nach ärztlicher Kunst | Genormte Untersuchung nach Standard | Gesetzlich definierte Untersuchung |
| **Kostenträger** | Gesetzliche oder private Versicherung | Arbeitgeber | Antragsteller |

**Tab. 1: Kunde und zugehörige Arztrolle** (© Jörg Hedtmann)

kehrsgerichtstag in Goslar (2005) festgestellt, dass verkehrsmedizinische Kenntnisse für die ärztliche Beurteilung von Verkehrsteilnehmern unerlässlich sind.

Dennoch gibt es für die am häufigsten vorkommende verkehrsmedizinische Problematik – die Teilnahme am öffentlichen Straßenverkehr als Fahrer eines privaten Pkw – keine spezielle ärztliche Qualifikation. Hier greift erst dann eine besondere Qualifikationsmaßnahme, wenn es um ein behördlich angeordnetes Gutachten oder die fachärztliche Begutachtung eines im Rahmen der Routineuntersuchung nach Fahrerlaubnis-Verordnung (FeV) auffällig gewordenen Befundes geht. Interessanterweise beruht diese verkehrsmedizinische Qualifikation auf einer staatlichen Rechtsvorschrift, der FeV, und nicht auf ärztlichem Standesrecht wie der Weiterbildungsordnung. Dies gilt im Übrigen für alle verkehrsmedizinischen Fragestellungen, deren Beantwortung eine besondere Erlaubnis oder Qualifikation verlangt. *Tabelle 2* gibt einen Überblick über einige Verkehrsteilnehmergruppen, deren verkehrsmedizinische Untersuchungen durch staatliches Recht geregelt sind.

Man darf sich fragen, ob solche Anforderungen außerhalb der Weiterbildungsordnung ihre Berechtigung haben. Immerhin geht hier der jeweilige Rechtssetzer davon aus, dass die ärztliche Aus- und Weiterbildung allein keine ausreichende Qualifikation sicherstellt. Manche Erlaubnisse, zum Beispiel diejenige, Seediensttauglichkeitsuntersuchungen durchführen zu dürfen, verlangen vorwiegend eine diagnostische Mindestausstattung und spezifische Kenntnisse sowie Erfahrung, beinhalten

| Berufs-/Verkehrsteilnehmergruppe | Rechtsgrundlage |
|---|---|
| Fahrer von Motorrädern, Pkw, Taxis, Krankenwagen, Lkw | Fahrerlaubnis-Verordnung (FeV) |
| Luftfahrzeugführer | Luftverkehrs-Zulassungs-Ordnung (LuftVZO) |
| Flugsicherungspersonal | Flugsicherungspersonalausbildungsverordnung (FSPersAV) |
| Schienenfahrzeugführer | Leitlinie „Betriebsdiensttauglichkeit" des Verbandes Deutscher Verkehrsunternehmen (VDV Schrift 714) in Verbindung mit der Eisenbahn-Bau- und Betriebsordnung (EBO) |
| Schiffsführer in der Binnenschifffahrt | Rheinpatentverordnung (RheinPatV) Rheinschiffsuntersuchungsordnung (RheinSchiffUO) |
| Seeleute | Verordnung über die Seediensttauglichkeit (SeeDTauglV) in Verbindung mit dem Seemannsgesetz |

**Tab. 2: Rechtsgrundlagen verkehrsmedizinischer Untersuchungen** (© Jörg Hedtmann)

aber keine durch die Weiterbildungsordnung der Ärztekammern festgelegten fachlichen Qualifikationen. Die einzige in der Weiterbildungsordnung vorgesehene verkehrsmedizinische Zusatzbezeichnung ist die Flugmedizin – und um deren Erhalt gibt es in unregelmäßigen Abständen Grundsatzdiskussionen vor der Ärztekammer.

Verkehrsmedizinische Inhalte findet man in der Weiterbildung zum Fach Arbeitsmedizin und zur Zusatzbezeichnung Betriebsmedizin. Alles andere ist der ärztlichen Fortbildung überlassen. Rechtssystematisch gäbe es damit eigentlich keinen Grund, durch besondere Rechtssetzung zusätzliche Qualifikationen außerhalb der Weiterbildung zu verlangen. Dass man es trotzdem macht, hängt offenbar mit der besonderen Gefahr zusammen, zu der jeder Verkehrsteilnehmer wird, der für die Teilnahme am Verkehr aktuell oder dauerhaft nicht mehr geeignet ist. Hier nimmt der Staat sein Regelungsrecht wahr, um in seinem Zuständigkeitsbereich Schaden von seinen Bürgern abzuwenden – genauso wie der Unternehmer gefordert ist, für gefahrgeneigte Tätigkeiten nur geeignetes Personal einzusetzen. Was den medizinischen Teil der Eignung angeht: Dafür hat der Unternehmer seinen Betriebsarzt. Bei der Bundeswehr werden nicht ohne Grund die eigenen Bezeichnungen „Fliegerarzt" und „Schiffsarzt" gepflegt und analog zu Facharztbezeichnungen geführt.

Umgekehrt gibt es die Tendenz, dort, wo es keine spezielle Weiterbildungsqualifikation gibt, auch keine zu verlangen – zumindest dort, wo die Nutzung der Erlaubnis überwiegend dem privaten Lebensumfeld zuzuordnen ist. Die Screeninguntersuchung nach Anlage 5 Nr. 1 der FeV ist an nichts anderes als die ärztliche Approbation gebunden und in der Flugmedizin gibt es die laufende Diskussion, einen Teil der Tauglichkeiten für private Lizenzen von den Anforderungen an die flugmedizinische Qualifikation des Untersuchers zu befreien. Hier greift nur die Berufsordnung und vor allem die Fortbildungsverpflichtung der Ärzte.

Wer also in Deutschland Verkehrsmedizin betreiben will, tut gut daran, seine Fort- und Weiterbildungsverpflichtung sehr ernst zu nehmen. Die Gefahr ist groß, in der Rolle des „Heilers" in Bezug auf die Eignung zur Teilnahme am Straßenverkehr unvertretbar hohe Risiken einzugehen. Auch die Tendenz, die Absicht des Verordnungsgebers kraft höherer ärztlicher Einsicht zu umgehen, kann sich einstellen. Der Hausarzt, der sich als Anwalt des Patienten versteht, erkennt, dass auch der gute Anwalt seinem Klienten von der einen oder anderen Absicht abraten muss. Bei der verkehrsmedizinischen Beurteilung, egal ob im Rahmen einer FeV-Untersuchung oder bei der Frage, ob ein bestimmtes Medikament die sichere Teilnahme am Straßenverkehr gefährdet, spielt die Frage, ob der Patient auf seine Fahrerlaubnis beruflich oder privat angewiesen ist, keine Rolle. Auch die Tatsache, dass der Hausarzt seinen Patienten schon Jahrzehnte kennt, darf im Rahmen der verkehrsmedizinischen Praxis kein entscheidendes Kriterium sein.

Eine gewisse empathische Distanz zum Betroffenen ist also für verkehrsmedizinische Fragen von Vorteil. Diese ist typischerweise am ehesten beim Betriebsarzt anzutreffen, der in der täglichen Praxis regelmäßig mit Eignungsfragen konfrontiert wird und die Kompatibilität von Gesundheit und Arbeitsplatz zu beurteilen hat. Nicht zu Unrecht weist die FeV dem Arbeitsmediziner eine zentrale Rolle in den diversen Untersuchungsanteilen zu. Wer alle erforderlichen Untersuchungen der FeV aus

| Untersuchung | Wo? | Oder |
|---|---|---|
| Sehtest | Arbeits-/Betriebsmediziner | Sehteststelle |
| Augenuntersuchung (Anlage 6) | Arbeits-/Betriebsmediziner | Augenarzt |
| Körperliche Untersuchung (Screening nach Anlage 5 Nr. 1) | Arbeits-/Betriebsmediziner | Hausarzt |
| Psychometrie (Anlage 5 Nr. 2) | Arbeits-/Betriebsmediziner | Begutachtungsstelle für Fahreignung |
| Gutachten | Arbeits-/Betriebsmediziner | Verkehrsmedizinisch qualifizierter Facharzt |

**Tab. 3: Zuständigkeiten für verschiedene FeV-Untersuchungen** (© Jörg Hedtmann, basierend auf der FeV)

einer Hand wahrnehmen will, hat die Wahl zwischen Arbeits- oder Betriebsmediziner, Amtsarzt, Rechtsmediziner und Arzt einer Begutachtungsstelle für Fahreignung (BfF). Einen Überblick bietet *Tabelle 3.*

### Gutachterkonflikt bei der Screeninguntersuchung nach FeV

Bei der Beurteilung verschiedener Krankheitsbilder im Rahmen der Screeninguntersuchung nach Anlage 5 Nr. 1 der FeV fällt auf, dass dem untersuchenden Arzt keine große Wahl gelassen wird. Die Auswahlmöglichkeiten im Untersuchungsformular nach Anlage 5 Nr. 1 sind normalerweise auf zwei Ankreuzkästchen begrenzt *(siehe Abb. 1).*

Entweder gibt es keine Anhaltspunkte für eine Gesundheitsstörung oder das Kreuz gehört in das andere Kästchen. Die Konsequenz daraus ergibt sich aus dem Bescheinigungsformular *(siehe Abb. 2).*

Wer zuvor eine Gesundheitsstörung festgestellt hat, wird hier kaum behaupten können, diese habe keine Relevanz. Deutlich wird das insbesondere bei der Frage zu Stoffwechselstörungen (siehe Position 10 auf dem Formular).

Von den hier vorgesehenen vier Antwortmöglichkeiten gibt es keine, die lautet: „gut eingestellter Diabetes mellitus“. Beurteilungen über die verkehrsmedizinische Relevanz einer Gesundheitsstörung überlässt die FeV grundsätzlich dem Begutachtungsgang. Der untersuchende Hausarzt wäre schlecht beraten, den (derzeit) gut eingestellten Diabetes mellitus im vermeintlichen Interesse seines bekannten Patienten hier nicht anzugeben. Mag sich auch, in der festen Überzeugung des Hausarztes, zurzeit tatsächlich keine verkehrsmedizinische Relevanz ergeben, so darf nicht vergessen werden, dass die Bescheinigung im Regelfall zu einer fünfjährigen Verlängerung der Fahrerlaubnis führt. Verkürzungen dieser Frist wären nur auf der Basis einer gutachterlichen Äußerung möglich und die ist auf dieser Ebene der Untersuchung nicht vorgesehen. Der Hausarzt hat also keine Möglichkeit, von den Vorgaben des Formblatts abzuweichen. Routinemäßig sieht der Verordnungsgeber bei allen Gesundheitsstörungen eine verkehrsmedizinische Begutachtung vor.

Im Regelfall läuft diese so ab, dass der erstuntersuchende Arzt eine Bescheinigung nach Anlage 5 Nr. 1 der FeV ausstellt und

7._Herz/Kreislauf

☒ keine Anzeichen für Herz-/Kreislauferkrankungen
☐ falls ja, welche: ____________________

8._Blut

☒ keine Anzeichen einer schweren Bluterkrankung
☐ falls ja, welche: ____________________

9._Erkrankungen der Niere

☒ keine Anzeichen einer schweren Insuffizienz
☐ falls ja, welche: ____________________

10._Endokrine Störungen

☐ keine Anzeichen einer Zuckerkrankheit
☒ Zuckerkrankheit – falls bekannt mit/~~ohne~~ Insulinbehandlung
☐ keine Anzeichen für sonstige endokrine Störungen
☐ falls ja, welche: ____________________

**Abb. 1: Auszug Untersuchungsformular** (Quelle: FeV, Anlage 5)

Aufgrund der Angaben des Untersuchten

Familienname, Vorname: ____________________
Tag der Geburt: ____________________
Ort der Geburt: ____________________
Wohnort: ____________________
Straße/Hausnummer: ____________________

und der von mir in dem nach Teil I vorgesehenen Umfang erhobenen Befunde empfehle ich vor Erteilung der Fahrerlaubnis

☐ keine weitergehende Untersuchung, da keine Beeinträchtigungen des körperlichen oder geistigen Leistungsvermögens festgestellt werden konnten,

☒ eine weitergehende Untersuchung wegen (Angabe der entsprechenden Befunde):

*Diabetes mellitus/Zuckerkrankheit mit Insulinbehandlung*

**Abb. 2: Auszug Bescheinigungsformular** (Quelle: FeV, Anlage 5)

dem Untersuchten aushändigt. Dieser legt die Bescheinigung der Fahrerlaubnisbehörde vor, die ihn gegebenenfalls auffordert, ein Gutachten beizubringen. Die Fachrichtung des begutachtenden Arztes legt im Allgemeinen die Behörde fest, den Arzt kann sich der Betroffene selbst aussuchen und benennt ihn gegenüber der Fahrerlaubnisbehörde. Daraufhin übersendet die Behörde dem Gutachter die notwendigen Unterlagen und die Akte des Bewerbers. Das Gutachten wiederum geht nicht an die Fahrerlaubnisbehörde, sondern direkt an den Antragsteller.

Dieses Verfahren stößt insbesondere bei Ärzten, die selbst zum Kreis der potenziellen Gutachter gehören, auf wenig Verständnis. Hier wird gelegentlich, ohne den Auftrag abzuwarten, sofort ein Gutachten angefertigt, oder die gutachterliche Äußerung direkt auf dem Anlage-5-Formblatt notiert („Empfehle Nachuntersuchung in zwei Jahren", „Blutzuckerkontrollen vor Fahrtantritt" usw.). Das kann funktionieren, muss es aber nicht. Herr des Verfahrens ist die Fahrerlaubnisbehörde und die lässt sich das Heft des Handelns ungern aus der Hand nehmen. Darüber hinaus verzichtet der Arzt mit diesem Vorgehen auf die Akte, aus der möglicherweise anamnestisch wichtige Daten hervorgehen können.

Da Ärzte, die zur Gruppe der zugelassenen Gutachter gehören, also zum Beispiel Fachärzte mit verkehrsmedizinischer Qualifikation oder Arbeitsmediziner, immer wieder mit diesem Problem konfrontiert werden, haben sich verschiedene Hilfskonstruktionen bewährt. Die Grundlage ist im Zweifelsfall immer ein gutes Verhältnis zur Fahrerlaubnisbehörde, die wiederum auf der Basis regelmäßiger Gutachtertätigkeit entsteht. Eine probate Methode liegt darin, zusammen mit der Anlage-5-Bescheinigung die Bereitschaft zur Abgabe eines Gutachtens gegenüber Bewerber und Behörde zu erklären *(siehe Abb. 3)*.

Aufgrund der Angaben des Untersuchten

Familienname, Vorname:
Tag der Geburt:
Ort der Geburt:
Wohnort:
Straße/Hausnummer:

Ich bin bereit, das erforderliche Gutachten zu erstatten. Alle Befunde liegen hier vor. Eine erneute Vorstellung des Fahrerlaubnisbewerbers ist nicht erforderlich.

und der von mir in dem nach Teil I vorgesehenen Umfang erhobenen Befunde empfehle ich vor Erteilung der Fahrerlaubnis

☐ keine weitergehende Untersuchung, da keine Beeinträchtigungen des körperlichen oder geistigen Leistungsvermögens festgestellt werden konnten,

☒ eine weitergehende Untersuchung wegen (Angabe der entsprechenden Befunde):

Diabetes mellitus/Zuckerkrankheit mit Insulinbehandlung

**Abb. 3: Zusatz auf dem Bescheinigungsformular** (Quelle: © Jörg Hedtmann auf der Grundlage der FeV, Anlage 5)

Dies ist insbesondere dann sinnvoll, wenn dem Arzt bereits alle Informationen vorliegen und das Gutachten ohne erneute Vorstellung des Betroffenen abgefasst werden kann. Damit können Zeit und Kosten eingespart werden und die Behörde hat dennoch die Möglichkeit, Unterlagen zu übersenden oder anders zu entscheiden.

In diesem Zusammenhang ist es bedeutsam, darauf hinzuweisen, dass gemäß der FeV der behandelnde Arzt nicht gleichzeitig Gutachter sein soll. Dies kann man nur deutlich unterstreichen, denn es verhindert effektiv die Vermischung der Heiler- mit der Gutachterrolle.

Für die Untersuchung nach FeV sind die in *Tabelle 4* genannten Konflikte vorstellbar.

### Der andere Patient

Ob der Arzt seine Rolle patientengerecht eingenommen hat, ist die eine Frage, ob der Patient seinen Arzt auch in dieser Rolle sieht, die andere. Sie entsteht ebenfalls in dem Augenblick, in dem gutachterliche Fragen die übrigen ärztlichen Aufgaben ergänzen. Die Erwartungshaltung, in der ein Patient seinem Hausarzt gegenübersitzt, lautet im Allgemeinen „Heile mich, tröste mich", die Grundeinstellung ist Vertrauen. Gegenüber dem Gutachter ist diese Einstellung deutlich neutraler. Dazu kommt, dass gerade Lkw-Fahrer oft nur eine rudimentäre hausärztliche Betreuung vorweisen können. Dies resultiert zum einen, insbesondere im Fernverkehr, aus mangelnder Gelegenheit, zum anderen scheint es bei Lkw-Fahrern eine Reihe von Motivationen zu geben, die den Arztbesuch unattraktiv erscheinen lassen.

Gerade diese Berufsgruppe ist besonderen gesundheitlichen Risiken ausgesetzt. Außerdem ist das Gesundheitsbewusstsein nicht selten suboptimal. Die täglichen Arbeitszeiten sind oft bedarfsabhängig, ein durchgehender und ausreichender Nachtschlaf nicht immer gewährleistet. Adipositas ist eine bei Lkw-Fahrern überdurchschnittlich zu beobachtende Erscheinung und Folge ungünstiger Ernährungsgewohnheiten und Bewegungsarmut. So kommt es, dass die verkehrsmedizinische Untersuchung für so manchen Lkw-Fahrer ein seltener, wenn nicht der einzige und erzwungene Arztkontakt in vielen Jahren ist. Über seinen Gesundheitszustand ist er nur unzureichend informiert, ahnt aber gewisse Defizite. Der Ausgang der Untersuchung ist für ihn alles andere als vorhersehbar, aber entscheidend für seine berufliche Tätigkeit. Diese Konstellation setzt Einfühlungsvermögen und Fingerspitzengefühl bei Arzt und Assistenzpersonal voraus –

| FeV-Untersuchung | Arzt | Konflikt |
|---|---|---|
| Screening (Anlage 5 Nr. 1) | Hausarzt | FeV-Kunde ist gleichzeitig Patient; Zielkonflikt zwischen Heiler und Gutachter |
| Screening (Anlage 5 Nr. 1) | Betriebsarzt | FeV-Kunde wird gleichzeitig betriebsärztlich betreut; besonderes Vertrauensverhältnis; Neigung des Arztes, bereits in der Screeninguntersuchung gutachterlich tätig zu werden |
| Gutachten | Facharzt | Zielkonflikt wie beim Hausarzt entsteht, falls FeV-Kunde gleichzeitig Patient ist |

**Tab 4: Rollenkonflikte** (© Jörg Hedtmann)

insbesondere weil bei diesem Kundenkreis die Untersuchungsgebühr oft im Voraus eingefordert wird. Andererseits gehören Berufskraftfahrer in die Gruppe mit den höchsten Arbeitsunfähigkeitszeiten. Sie sind häufiger und länger krank als viele andere Beschäftigte (Michaelis, 2008).

In den letzten Jahren hat sich das Netzwerk „DocStop" zur medizinischen Unterstützung von Lkw-Fahrern gebildet. Es soll sicherstellen, dass sich ein Fahrer auch unterwegs bei Bedarf fachkundiger medizinischer Hilfe ohne lange Anmelde- und Wartezeiten versichern kann. Denn dies ist eine der größten Hürden zur Inanspruchnahme ärztlicher Hilfe in unbekannter Umgebung. Unkontrollierte Selbstmedikation gehört zu den relevanten Gesundheits- und Unfallrisiken für Fernfahrer. Teilnehmende Ärzte sollten die besondere Notsituation des Fahrers erkennen können, der unterwegs medizinische Hilfe in Anspruch nehmen muss (www.docstoponline.eu).

## Verordnungen

Eisenbahn-Bau- und Betriebsordnung (EBO)
Fahrerlaubnis-Verordnung (FeV)
Flugsicherungspersonalausbildungsverordnung (FSPersAV)
Luftverkehrs-Zulassungs-Ordnung (LuftVZO)
Rheinpatentverordnung (RheinPatV)
Rheinschiffsuntersuchungsordnung (RheinSchiff UO)
Verordnung über die Seediensttauglichkeit (SeeDTauglV)

## DGUV-Regelwerk

BG Verkehr: Fit für die Führerscheinuntersuchung, Hamburg 2003
DGUV Grundsätze für arbeitsmedizinische Vorsorgeuntersuchungen, 5. Auflage, 2010

## Literatur

Bundesärztekammer: (Muster-)Weiterbildungsordnung 2003 in der Fassung vom 25.06.2010, Berlin 2010
Michaelis, M.: Gesundheitsschutz und Gesundheitsförderung von Berufskraftfahrern, Bundesanstalt für Arbeitsschutz und Arbeitsmedizin, Dortmund, Berlin, Dresden 2008
Verband Deutscher Verkehrsunternehmen (VDV): Leitlinien für die Beurteilung der Betriebsdiensttauglichkeit in Verkehrsunternehmen, VDV-Schriften 714, 2006

Gerhard Laub

# Kraftfahreignung


## Abstract

Das Straßenverkehrsgesetz (StVG) schreibt Eignung als eine Voraussetzung zum Führen von Kraftfahrzeugen (Kfz) vor. In der Fahrerlaubnis-Verordnung (FeV) ist geregelt, bei welchen Fallkonstellationen die zuständige Fahrerlaubnisbehörde die Eignung eines Kraftfahrers zu überprüfen hat. Zum Tragen kommen die Vorschriften insbesondere dann, wenn der Behörde Tatsachen bekannt werden, die Zweifel an der Eignung begründen. Im Rahmen der Eignungsüberprüfung wird von der Behörde die Beibringung von ärztlichen oder medizinisch-psychologischen Gutachten angeordnet. Die Gutachten müssen definierte Qualitätsstandards erfüllen, um der Behörde als Entscheidungshilfe für Erteilung, Belassung oder Entzug der Fahrerlaubnis zu dienen. Als fachliche Grundlagen bei der Durchführung von Begutachtungen fungieren die Begutachtungs-Leitlinien zur Kraftfahrereignung und die Beurteilungskriterien.


## Definitionen

Die Teilnahme am Straßenverkehr stellt an den Kfz-Fahrer hohe Anforderungen. Modelle des Fahrverhaltens (z.B. Klebelsberg, 1982) beinhalten eine Vielzahl von Variablen, die in komplexen Wechselwirkungen zueinander stehen. Grundsätzlich lässt sich Autofahren als Regelkreis auffassen: Der Fahrer muss die ständig wechselnde Verkehrsumwelt wahrnehmen, das heißt die bedeutsamen Aspekte selektieren; er muss vermittels der Kfz-Bedienelemente möglichst situationsangemessen reagieren, anschließend den Erfolg überprüfen und gegebenenfalls Korrekturen vornehmen. Nur teilweise verläuft dieser Prozess bewusst. Oft geübte Handlungssequenzen werden zu Routinen, die quasi vorbewusst ablaufen. Ob bewusste Entscheidung (z.B.: „Soll ich hier wirklich nur Tempo 50 fahren?") oder automatisierte Gewohnheit (z.B. auf bestimmten Strecken immer schneller zu fahren als erlaubt) – es liegt im Interesse aller Beteiligten, dass die Fahrt reibungslos verläuft, also kein Verkehrsunfall passiert. Das individuelle Verhalten des Fahrers ist in der Regel ausschlaggebend für das Vermeiden oder Zustandekommen von Kollisionen. Maßnahmen zur Verbesserung der Verkehrssicherheit sollen daher stets den Fahrer im Fokus haben; dabei ist die Verwendung klar abgegrenzter Konstrukte und Definitionen unabdingbar.

Unter Kraftfahreignung als zentralem Konstrukt dieses Beitrags wird das Gesamt der zeitlich überdauernden körperlichen, geistigen und persönlichen Bedingungen verstanden, die in Bezug zum Verhalten beim Führen eines Kfz stehen (siehe Berghaus/Brenner-Hartmann, 2007).

Kraftfahreignung muss unterschieden werden von:

- Der Befähigung oder fahrerischen Kompetenz (Kennen der Verkehrsregeln, Geübtheit der Fahrzeugbedienung, alle Inhalte der Fahrerausbildung in der Fahrschule)
- Der Fahrtüchtigkeit oder Fahrsicherheit (aktuelle körperliche und psychische Verfasstheit, z.B. akute Erkrankung, Wachheit usw.)

Eignung und Befähigung sind in § 2 Abs. 2 Straßenverkehrsgesetz (StVG) als Voraussetzungen zur Erteilung einer Fahrerlaubnis genannt, wobei die Befähigung als nachgewiesen gilt, wenn der Betroffene die theoretische und praktische Fahrprüfung bestanden hat. Während Befähigung durch Lernen und Üben und die Fahrtüchtigkeit bereits vom Konzept her kurzfristig veränderlich sind, ist Kraftfahreignung ein relativ zeitstabiles Konstrukt im Sinne einer Disposition. Dies bedeutet aber nicht, dass Kraftfahreignung unveränderbar ist, denn auch Einstellungen und Verhaltensgewohnheiten sind grundsätzlich modifizierbar. In der Regel sind dafür aber eine selbstkritische Auseinandersetzung und eine anschließende Phase der Umstellung und Umgewöhnung und damit ein längerer Zeitraum erforderlich. Außer beim Vorliegen von chronischen Krankheiten mit ungünstiger Prognose ist daher eine negative Eignungsaussage lebensgeschichtlich nicht abschließend. Überprüfungen der Eignung können wiederholt werden, entscheidend ist dann, dass der Betroffene die Zwischenzeit aktiv genutzt hat, um seine Eignungsvoraussetzungen zu verbessern (zur Wiederherstellung der Kraftfahreignung siehe auch Abschnitt „Unterstützung bei der Wiederherstellung der Kraftfahreignung").

### Operationalisierungen der Kraftfahreignung

Kraftfahreignung ist ein unbestimmter Rechtsbegriff. Er wird durch die gesetzlichen Regelungen und die daraus folgenden Verfahrensweisen der Eignungsüberprüfung besser fassbar. In § 2 Abs. 4 StVG wird definiert, wann jemand rechtlich als geeignet gilt: „Geeignet zum Führen von Kraftfahrzeugen ist, wer die notwendigen körperlichen und geistigen Anforderungen erfüllt und nicht erheblich oder nicht wiederholt gegen verkehrsrechtliche Vorschriften oder gegen Strafgesetze verstoßen hat."

Der Gesetzestext macht deutlich, dass die Kraftfahreignung drei Aspekte umfasst:

*1. Körperliche Anforderungen:* Anlage 4 der Fahrerlaubnis-Verordnung (FeV) enthält eine (nicht abschließende) tabellarische Auflistung häufiger vorkommender Krankheiten und körperlicher Mängel, die die Eignung zum Führen von Kfz längere Zeit beeinträchtigen oder aufheben können, zum Beispiel Schwerhörigkeit, Herz- und Gefäßkrankheiten, Zuckerkrankheit, Krankheiten des Nervensystems, psychische Störungen, Nierenerkrankungen, Schlafstörungen. Anlage 6 FeV enthält zudem die Anforderungen an das Sehvermögen.

*2. Geistige Anforderungen:* Hierunter sind die Anforderungen an die Leistungsfunktionen zu verstehen, die für das Führen eines Kfz wesentlich sind. Anlage 5 FeV benennt ausdrücklich Belastbarkeit, Orientierungsleistung, Konzentrationsleistung, Aufmerksamkeitsleistung und Reaktionsfähigkeit.

*3. Anforderungen an das Verhalten im Straßenverkehr*: Die gesetzliche Formulierung umschreibt einen Eignungsaspekt, der die persönlichen Einstellungen betrifft. Den Begriff „charakterliche Eignung", wiewohl griffig, sollte man vermeiden, da sich die grundsätzliche Veränderbarkeit von Eignung nicht mit dem inzwischen nur noch historischen Konstrukt „Charakter" vereinbaren lässt.

Diese drei Eignungsaspekte stehen zueinander in einem bestimmten Verhältnis. Dies zeigt sich, wenn man nach der Möglichkeit fragt, ob ein Mangel in einem Aspekt durch eine besonders günstige Ausprägung in einem anderen Aspekt ausgeglichen werden kann. In der Vorbemerkung zur Krankheiten- und Mängelliste der Anlage 4 FeV steht hierzu: „Kompensationen durch besondere menschliche Veranlagung, durch Gewöhnung, durch besondere Einstellung oder durch besondere Verhaltenssteuerungen und -umstellungen sind möglich." Das Umgekehrte gilt jedoch nicht: Mängel im Einstellungsbereich können nicht durch besondere geistige oder körperliche Fitness ausgeglichen werden. Die Fahrerlaubnisbehörde überprüft die Eignung eines Fahrers dann, wenn ihr Tatsachen bekannt geworden sind, die Bedenken gegen die Eignung begründen.

Bei einigen besonderen Fahrergruppen gelten allerdings hinsichtlich der Eignung spezifische Anforderungen und es erfolgt routinemäßig eine Eignungsüberprüfung. Dies betrifft:

- Fahrer, die von den Vorschriften über das Mindestalter zum Fahrerlaubniserwerb befreit werden wollen (Anordnung einer Medizinisch-Psychologischen Untersuchung – MPU – gemäß § 11 Abs. 3 FeV). In der Regel handelt es sich hier um Bewerber für Klasse B, die aus dringenden beruflichen oder ausbildungsbezogenen Gründen bereits mit Lebensalter 17 ein Auto führen möchten
- Fahrer, die eine Fahrerlaubnis der Klasse C (Lkw) oder D (Bus) oder eine Fahrerlaubnis zur Fahrgastbeförderung erwerben oder verlängern wollen (Untersuchungen nach Anlage 5 und 6 FeV)

Das Vorgehen der Behörden bei Vorliegen von Tatsachen, die Eignungsbedenken begründen, wird in § 11 FeV angesprochen. Die Behörde wird unmittelbar im Sinne eines Fahrerlaubnisentzuges oder einer Versagung tätig, wenn die Nichteignung des Betroffenen zur Überzeugung der Behörde feststeht (§ 11 Abs. 7 FeV).

In der Regel wird eine behördliche Überzeugung über Eignung oder Nichteignung aber erst auf der Grundlage eines Gutachtens zustande kommen. Das Gutachten dient der Behörde als Hilfsmittel bei ihrer führerscheinrechtlichen Entscheidung. Die Behörde ordnet für den Betroffenen die Beibringung des Gutachtens an; dabei bestimmt sie auch die Art des Gutachtens.

Grundsätzlich bestehen drei Arten der Begutachtung:

*1. Ärztliches Gutachten*: Dieses kommt insbesondere dann infrage, wenn Tatsachen bekannt sind, die auf eine Erkrankung oder einen Mangel gemäß Anlage 4 FeV hinweisen. Die Behörde bestimmt die Art des Arztes, der das Gutachten erstellt. Sie hat dabei die Wahl zwischen Fachärzten mit verkehrsmedizinischer Zusatzqualifikation, Ärzten des Gesundheitsamtes, Arbeits-/Betriebsmedizinern, Rechtsmedizinern und Ärzten, die in einer Begutachtungsstelle für Fahreignung (BfF) tätig sind. Wird das Gutachten durch einen Facharzt erstellt, so darf dieser nicht zugleich der den Betroffenen behandelnde Arzt sein.

*2. Gutachten einer amtlich anerkannten BfF (medizinisch-psychologische Gutachten):* An einer BfF werden die Gutachten von einem Team aus Arzt und Psychologe erstellt. Die Stellen sind daher auch unter dem Namen MPU (Medizinisch-Psychologische Untersuchung) bekannt. Die Anerkennung der BfF erfolgt gemäß § 66 FeV durch die zuständige oberste Landesbehörde oder die von ihr bestimmte oder nach Landesrecht zuständige Stelle, zum Beispiel durch die Bezirksregierung. Die Anerkennung ist an eine ganze Reihe von Voraussetzungen geknüpft, die in Anlage 14 FeV aufgeführt sind. Besonders hervorzuheben ist die Bedingung der erfolgreichen Begutachtung durch die Bundesanstalt für Straßenwesen (BASt). Die Träger einer BfF müssen darüber hinaus besondere Anforderungen hinsichtlich der Unabhängigkeit erfüllen (kein Angebot von Maßnahmen der Fahrausbildung, der Wiederherstellung der Kraftfahreignung oder der Verhaltens- und Einstellungsänderung zur Vorbereitung auf eine Begutachtung). Auch für die Ärzte und Psychologen einer BfF bestehen besondere Anforderungen: Sie müssen eine mindestens zweijährige praktische Berufstätigkeit und eine mindestens einjährige Praxis in der Fahreignungsbegutachtung nachweisen, bevor sie eigenverantwortlich tätig werden können.

*3. Gutachten eines amtlich anerkannten Sachverständigen oder Prüfers für den Kraftfahrzeugverkehr:* Diese Begutachtungsart kommt infrage, wenn bei Behinderungen des Bewegungsapparats festgestellt werden soll, ob der Behinderte das Fahrzeug mit den erforderlichen besonderen Hilfsmitteln sicher führen kann, oder wenn ein solches Gutachten nach Würdigung eines ärztlichen oder medizinisch-psychologischen Gutachtens noch erforderlich erscheint.

Welche Begutachtungsart durch die Behörde zu wählen ist, wird in § 11 FeV sowie in den Spezialparagrafen Alkohol (§ 13 FeV) und Drogen (§ 14 FeV) geregelt.

Allgemein dient das ärztliche Gutachten dazu, einen Status festzustellen, zum Beispiel die Ausprägung einer Krankheit oder das Konsummuster bei Drogen, während die Domäne der BfF die Prognose für künftiges Verkehrsverhalten ist. Die Verordnung unterscheidet zwischen Fallkonstellationen, bei denen die anordnende Fahrerlaubnisbehörde keinen Ermessensspielraum besitzt (z.B. Anordnung einer MPU nach Führen eines Fahrzeuges mit einer Blutalkoholkonzentration von 1,6 ‰ oder mehr), und jenen, bei denen ein solcher Spielraum besteht (z.B. Kann-Bestimmung bei der Anordnung eines ärztlichen Gutachtens, wenn der Betroffene Betäubungsmittel widerrechtlich besitzt oder besessen hat). Je schwerwiegender die Eignungszweifel aufgrund der Vorgeschichte sind, umso eher wird die Fahrerlaubnisbehörde den Spielraum für die Anordnung einer Begutachtung nutzen (Buchardt, 2007).

§ 11 FeV regelt schließlich in Absatz 6 auch die Zuständigkeiten in der Trias „Behörde – Betroffener – Gutachter". Demnach legt die Behörde die Fragen fest, die durch die Begutachtung zu klären sind. Der Betroffene wählt innerhalb der von der Behörde bestimmten Gutachtergruppe die Stelle aus, bei der er die Untersuchung durchführen möchte. An diese Stelle sendet die Behörde die vollständigen Unterlagen über den Betroffenen, soweit sie nicht dem Verwertungsverbot unterliegen. Die Beauftragung der Untersuchung erfolgt durch den Betroffenen, er bezahlt die beauftragte Stelle, das Gutachten ist sein Eigentum und er entscheidet, ob er es der Behörde vorlegt. Allerdings darf die Behörde auf Nichteignung schließen, wenn der Betroffene das Gutachten nicht vorlegt, dasselbe gilt, wenn er die Begutachtung verweigert (§ 11 Abs. 8 FeV).

Das komplexe Verfahren hat sich insgesamt gut bewährt. Die Rollen sind klar verteilt. Behörden, Begutachtungsstellen und Fachverbände haben mittlerweile vielfältige Aktivitäten entwickelt, den betroffenen Bürger zu informieren. Wünschenswert wäre allerdings eine noch frühzeitigere Information, zum Beispiel im Rahmen der strafrechtlichen Verurteilung durch das Amtsgericht.

## Zahlen und Fakten

Angaben über Zahl und Ergebnis der Untersuchungen an BfF aller Träger werden durch die BASt jährlich gesammelt, ausgewertet und veröffentlicht. Eine entsprechende Zusammenstellung gibt es bis jetzt bei den anderen Gutachtenarten leider nicht. *Abbildung 1* zeigt die Zusammensetzung der BfF-Klientel für das Jahr 2009.

Insgesamt wurden 2009 bundesweit 106.082 Untersuchungen durchgeführt. Der Darstellung ist zu entnehmen, dass das Gros der Begutachtungen (zusammen 54 %) Alkoholfragestellungen betreffen. Darunter sind die erstauffälligen Fahrer mit hohen Blutalkoholkonzentrationen (1,6 ‰ und mehr) mit 30 Prozent die stärkste Gruppe. Fragestellungen zu Drogen und Medikamenten bilden mit 19 Prozent eine weitere große Gruppe; sie ist in den letzten Jahren gewachsen. Die drittgrößte Gruppe mit 16 Prozent bezieht sich auf verkehrsrechtlich Auffällige ohne Alkohol, zu einem Großteil besteht sie aus Fahrern, denen die Fahrerlaubnis entzogen worden war, weil

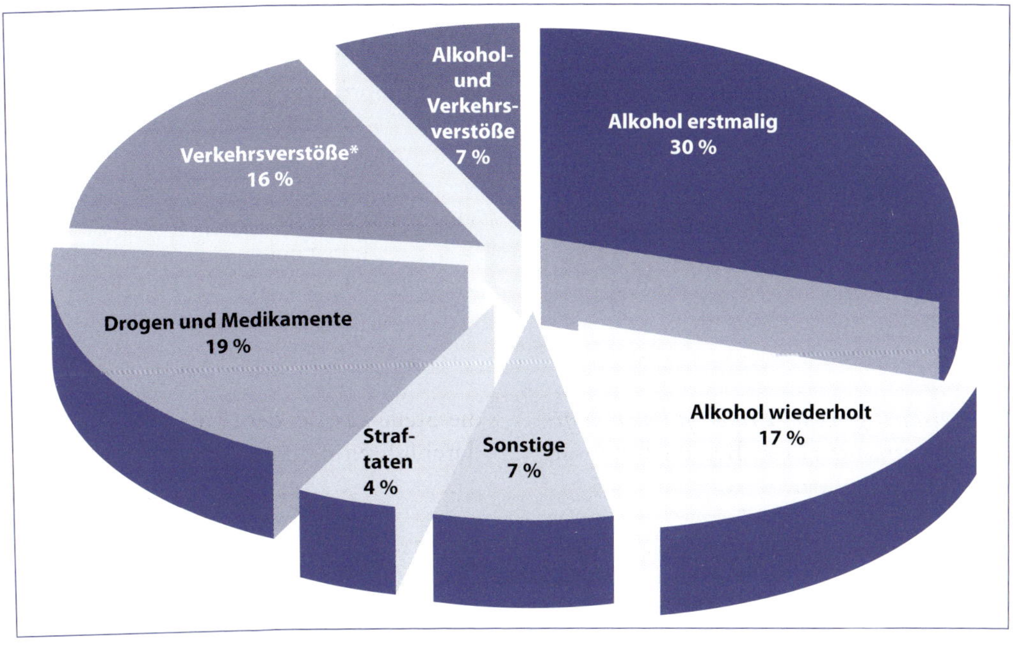


* auch in Kombination mit anderen Auffälligkeiten

**Abb. 1: MPU-Untersuchungsanlässe bundesweit 2009** (Quelle: Bundesanstalt für Straßenwesen, 2010)

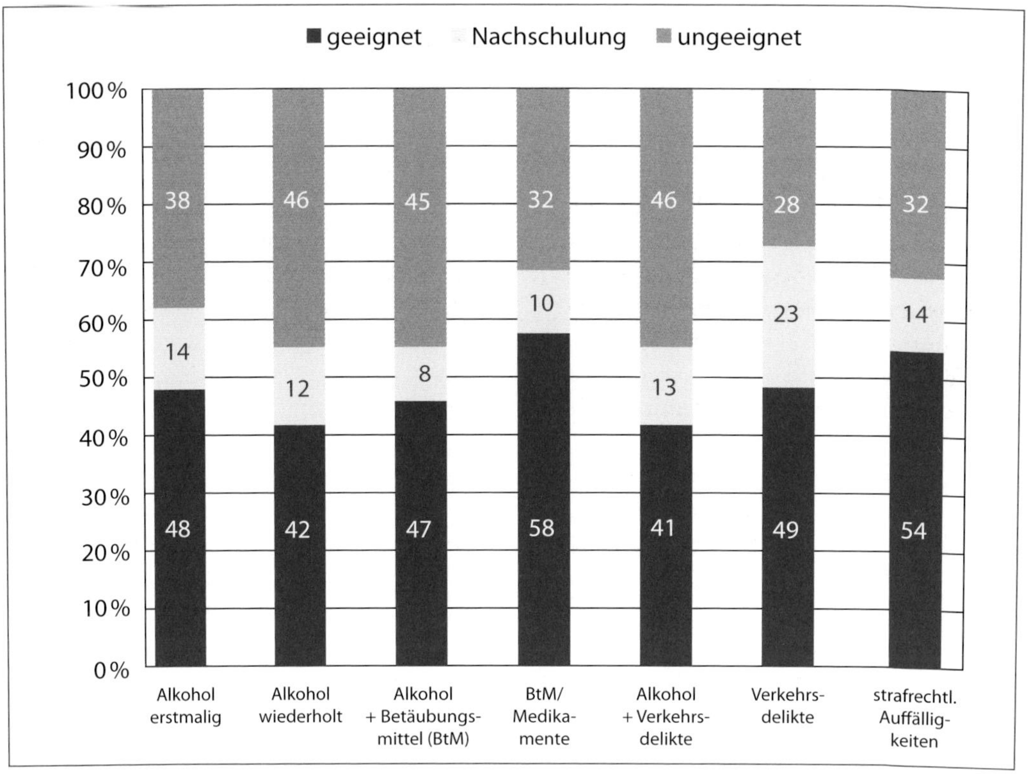


**Abb. 2: MPU-Ergebnisse bundesweit 2009** (Quelle: Bundesanstalt für Straßenwesen, 2010)

sie 18 Punkte im Verkehrszentralregister erreicht hatten.

*Abbildung 2* zeigt die Ergebnisse der Untersuchungen für die wichtigsten Anlässe beziehungsweise Anlasskombinationen.

Die Beurteilungsergebnisse des Jahres 2009 unterscheiden sich nicht wesentlich von denen der Vorjahre, was für die Wirkungsweise der bundeseinheitlichen Begutachtungsgrundlagen „Begutachtungs-Leitlinien zur Kraftfahreignung" (Bundesanstalt für Straßenwesen, 2010) und der „Beurteilungskriterien" (Schubert/Mattern, 2009) spricht. In der Kategorie „Nachschulung" befinden sich diejenigen Gutachten, die eine Empfehlung für eine Teilnahme an einem Kurs enthalten, der nach § 70 FeV anerkannt ist. Die Teilnahme an einem solchen Kurs genügt in der Regel für den Nachweis zur Wiederherstellung der Eignung anstatt einer erneuten MPU (§ 11 Abs. 10 FeV), dies gilt seit 2011 allerdings nur noch für Fahrer mit Alkohol- oder Drogenthematik und nicht mehr für Fahrer mit Verkehrsverstößen ohne Substanzeinnahme.

## Qualitätsanforderungen bei der Begutachtung der Kraftfahreignung

Zu unterscheiden ist zwischen allgemeinen Qualitätsanforderungen, die für ärztliche und medizinisch-psychologische Begutachtungen gleichermaßen gelten, und solchen Anforderungen, die nur für medizinisch-psychologische Begutachtungen gestellt sind.

Anforderungen, die für ärztliche und medizinisch-psychologische Begutachtungen gemeinsam gelten, sind in Anlage 15 FeV aufgeführt:

*Anlassbezogenheit und Relevanz:* Die Begutachtung muss anlassbezogen und unter Verwendung der behördlichen Unterlagen durchgeführt werden. Die Gutachter müssen sich an die behördlich vorgegebene Fragestellung halten. Gegenstand der Untersuchung sind nur solche Eigenschaften, Fähigkeiten und Verhaltensweisen, die für die Kraftfahreignung Bedeutung haben. Diese Regelungen begrenzen den Untersuchungsumfang auf das unbedingt Erforderliche, schützen damit den Betroffenen vor unnötigen Belastungen und bewahren den Gutachter auch im Sinne des Ökonomieprinzips vor überflüssigem Aufwand.

*Wissenschaftlichkeit:* Die Untersuchung darf nur nach anerkannten wissenschaftlichen Grundlagen vorgenommen werden. Die Fahrerlaubnisbehörden weisen bereits in ihren Anordnungen routinemäßig darauf hin, dass der Untersuchung die Begutachtungs-Leitlinien zur Kraftfahrereignung (BASt, 2010) zugrunde zu legen sind. Zu diesen Leitlinien gibt es einen umfangreichen Kommentar (Schubert u.a., 2005), der eine Fülle von fachwissenschaftlichen Belegen enthält, auf die Gutachter Bezug nehmen können.

*Aufklärung:* Vor der Untersuchung hat der Gutachter den Betroffenen über Gegenstand und Zweck der Untersuchung aufzuklären. Diese Regelung stellt sicher, dass der Betroffene die Rolle des Gutachters und seine eigene Rolle versteht und sein Verhalten darauf einrichten kann. Der Untersuchte sollte wissen, dass ein Entkräften der behördlichen Eignungszweifel nur mit seiner aktiven Mitwirkung bei der Begutachtung möglich ist. Der Gutachter wird im Rahmen der Aufklärung seine eigene neutrale Position erläutern; er ist weder „Anwalt“ noch „Gegner“, sondern hat als Sachverständiger die Befunde zu erheben und zu bewerten, die für die Beantwortung der behördlichen Fragen notwendig sind.

*Dokumentation:* Über die Untersuchung sind Aufzeichnungen zu führen. Die Art der Aufzeichnung ist nicht geregelt. Üblich ist handschriftliche beziehungsweise PC-gestützte Mitschrift der wesentlichen Gesprächsinhalte. Die BfF bieten auf Wunsch den Betroffenen auch Tonaufzeichnung des psychologischen Gespräches an.

*Verständlichkeit des Gutachtens:* Das Gutachten muss in allgemeinverständlicher Sprache abgefasst sein. Abzustellen ist dabei in erster Linie auf den Empfängerhorizont der Fahrerlaubnisbehörde, denn diese verwertet das Gutachten im Rahmen der Entscheidung über die Fahrerlaubnis (siehe auch Buchardt, 2007). Auch für den Betroffenen soll das Gutachten verständlich sein. Gerade Gutachten mit negativer Beantwortung der Fragestellung können dem Betroffenen dann die Chance bieten, sein Verhalten in Zukunft neu auszurichten und damit seine Eignungsvoraussetzungen und die Chancen auf ein günstigeres Ergebnis in einer späteren Begutachtung zu verbessern. Allerdings ist ein Verständnis des Betroffenen auch bei bestem gutachterlichem Bemühen nicht immer zu erreichen; das gilt insbesondere für den Fall, dass diagnostizierte geistige oder persönlichkeitsbedingte Mängel dem entgegenstehen. Der Gutachter sollte sich jedenfalls darum bemühen, wenig bekannte Fachausdrücke zu vermeiden, oder – wenn sie unumgänglich sind – diese verständlich erläutern. Das Verständnis des Gutachtens sollte dem Mitarbeiter in der Behörde ohne Zuhilfenahme eines medizinischen oder psychologischen Wörterbuches möglich sein.

*Nachvollziehbarkeit des Gutachtens:* Die Nachvollziehbarkeit betrifft die logische Ordnung (Schlüssigkeit) des Gutachtens und erfordert die Wiedergabe aller wesentlichen Befunde und die Darstellung der zur Beurteilung führenden Schlussfolgerungen. So muss zum Beispiel bei einer gutachterlichen Argumentation, die sich auf eine Aussage des Betroffenen im Untersuchungsgespräch stützt, der Bezug zu dieser Aussage klargemacht werden, die Aussage selber muss dargestellt sein. Desgleichen müssen Ergebnisse von Leistungstestverfahren oder von chemisch-toxikologischen Laborwerten im Einzelnen aufgeführt werden.

*Nachprüfbarkeit des Gutachtens:* Die Nachprüfbarkeit betrifft die Wissenschaftlichkeit der Begutachtung; sie erfordert, dass die verwendeten Untersuchungsverfahren angegeben werden und, soweit die Schlussfolgerungen auf Forschungsergebnisse gestützt sind, die Quellen genannt werden. Das Gutachten muss aber nicht im Einzelnen die wissenschaftlichen Grundlagen für die Erhebung und Interpretation der Befunde wiedergeben. In der Praxis bedeutet dies, dass dem Gutachten beispielsweise zu entnehmen sein muss, welches Leistungstestverfahren verwendet wurde und wo die Angaben über seine Gütekriterien publiziert sind.

*Vollständigkeit des Gutachtens:* Das Gutachten muss in allen wesentlichen Punkten vollständig sein. Bei eindeutiger Befundlage wird das Gutachten knapper, bei komplizierter Befundlage ausführlicher erstattet. Keinerlei Einschränkung gibt es hinsichtlich der Vollständigkeit bei der Beantwortung der behördlichen Fragestellung. Dies ist vor allem dann von Belang, wenn – wie es zunehmend vorkommt – die Behörde mehrere Fragen stellt: Jede einzelne Frage muss beantwortet werden.

*Darstellungsklarheit des Gutachtens:* Im Gutachten muss zwischen der Vorgeschichte und dem gegenwärtigen Befund unterschieden werden. Die anlassgebende Vorgeschichte wird im Gutachten dargestellt, aus dieser Darstellung leiten sich gutachterliche Hypothesen ab, aus denen sich wiederum Art und Umfang der Befunderhebung ergeben. Klar abzugrenzen und als solche darzustellen sind auch beigebrachte Befunde. Hierunter sind zum einen Befunde zu verstehen, die der Betroffene von sich aus zur Begutachtung mitbringt, vom Gutachter als anlassbezogen relevant eingestuft und in die Gesamtbewertung einbezogen werden. Zum anderen kann der Gutachter den Betroffenen auffordern, bestimmte externe Befunde beizubringen, sofern dies für die vollständige Beantwortung der behördlichen Fragestellung notwendig ist (z.B. Bericht über Klinikaufenthalt oder Therapie).

Für die Durchführung einer MPU gelten darüber hinaus eine Reihe weiterer Anforderungen. Diese gehen hervor aus den „Anforderungen an Träger von Begutachtungsstellen für Fahreignung“ der BASt (jeweils aktuelle Fassung unter www.bast.de). Diesen Anforderungskatalog legt die „Begutachtungsstelle Fahrerlaubniswesen“ der BASt ihrer fortlaufenden Überwachung der BfF-Träger zugrunde. Die Überwachung besteht in regelmäßigen Vor-Ort-Begutachtungen einzelner BfF (mindestens alle zwei Jahre) und regelmäßigen Überprüfungen einer Stichprobe von Fahreignungsgutachten (alle zwei Jahre). Die Berichte der BASt über die Ergebnisse ihrer Überprüfungen müssen den Anerkennungsbehörden vorgelegt werden.

Wesentliche Qualitätsanforderungen des BASt-Anforderungskatalogs sind:

*Qualitätsmanagement (QM):* Ein BfF-Träger muss ein funktionierendes QM-System betreiben, ein QM-Handbuch muss erstellt sein. Darin müssen geeignete Regelungen zur Qualitätsplanung, zu Aufzeichnungen, Dokumentationen, Datenschutz, Beschaffung, Statistiken, Prüfmittelüberwachung und zum Umgang mit Beschwerden enthalten sein. Die Träger müssen die Befolgung dieser Regelungen kontinuierlich im Rahmen dokumentierter Qualitätsaudits überprüfen.

*Personal:* Es muss ein QM-Beauftragter, ein fachlich weisungsbefugter Leiter und zudem für jede BfF ein verantwortlicher Leiter benannt sein. Es muss sichergestellt sein, dass jeder Gutachter pro Jahr mindestens an drei Tagen an relevanten Fortbildungsmaßnahmen teilnimmt.

*Mittel für die Fahreignungsbegutachtung:* Es wird die Mindestausstattung bei Personal, Räumen und Untersuchungsverfahren detailliert festgelegt. So muss zum Beispiel jeder BfF-Träger über mindestens drei hauptberufliche und festangestellte Psychologen und mindestens einen hauptberuflichen und festangestellten Arzt verfügen.

*Durchführung der Fahreignungsbegutachtungen:* Geregelt sind Zugang zur Begutachtung, Information der Klienten, Auftragsprüfung und Vorbereitung der Untersuchung, Umgang mit beigestellten Unterlagen, Ablauf der Untersuchung sowie Erstellung, Versand und Archivierung des Gutachtens und der Begutachtungsunterlagen.

Das QM der BfF-Träger und deren kontinuierliche Überwachung durch die BASt gewährleisten einen hohen und einheitlichen Standard. Der Aufwand dafür ist nicht gering; er ist aber angesichts der weitreichenden Konsequenzen, welche die Fahreignungsbegutachtung für die allgemeine Verkehrssicherheit und die Mobilität des betroffenen Bürgers hat, unbedingt gerechtfertigt. Insofern wäre es wünschenswert, wenn für ärztliche Fahreignungsgutachten (gemäß § 11 Abs. 2 FeV) vergleichbare Standards eingeführt würden.

## Durchführung der Medizinisch-Psychologischen Untersuchung (MPU) in der BfF

An einer MPU wirken zwei Gutachter – ein Arzt und ein Psychologe – mit. Dies entspricht einem ganzheitlichen Ansatz: Die Bedingungen für künftiges Verhalten sind in der Regel körperlich-physiologisch und psychofunktional/mental (siehe auch Preußer/Weigelt, 1989; Laub/Müller, 2006). Die einzelnen Untersuchungsstationen *(siehe Abb. 3)* werden jeweils von Arzt oder Psychologe durchgeführt.

| Medizinischer Teilbereich | Psychologischer Teilbereich |
|---|---|
| ▪ Anamnese<br>▪ Körperlicher Allgemeinzustand<br>▪ Neurologischer Befund<br>▪ Psychiatrischer Befund<br>▪ Untersuchungsgespräch<br>▪ Sinnesleistungen<br>▪ Laborstatus (z. B. Leberwerte) | ▪ Analyse der Verkehrsvorgeschichte<br>▪ Psychologisches Gespräch<br>– Sozial- und Verkehrsanamnese<br>– Alkohol- oder Drogenvorgeschichte<br>– Analyse der Verhaltensänderungen<br>▪ Testpsychologischer Befund<br>▪ Fahrverhaltensbeobachtung |

**Abb. 3: Teilbereiche der MPU**
(Quelle: TÜV SÜD)

Die einzelnen Untersuchungsstationen in der MPU sind:

*Ärztliche Untersuchung:* Zur ärztlichen Untersuchung gehören Anamnese, anlassbezogene körperliche Untersuchung und in der Regel die Erhebung von Laborbefunden. „So steht etwa bei alkoholauffälligen Klienten die Frage nach alkoholbedingten Folgeschäden oder Symptomen aufgrund aktuell erhöhten Konsums im Vordergrund, bei verkehrsauffälligen Diabetikern hingegen die Ausprägung und der individuelle Verlauf der Zuckerkrankheit unter Berücksichtigung möglicher sekundärer Folgeschäden. Es handelt sich also nicht um einen generellen Gesundheitscheck, sondern um eine streng anlassbezogene Untersuchung" (Laub/Brenner-Hartmann, 2001, S. 21). Die Bewertung beigebrachter Befunde im Rahmen der ärztlichen Untersuchung hat seit Inkrafttreten der zweiten Auflage der „Beurteilungskriterien" (Schubert/Mattern, 2009) erheblich an Bedeutung zugenommen, denn darin werden chemisch-toxikologische Nachweise (Urinscreening-Programme für sechs oder zwölf Monate) als Beleg einer behaupteten Alkohol- beziehungsweise Drogenabstinenz gefordert.

*Psychologisches Untersuchungsgespräch (PUG):* In diesem Gespräch werden die allgemeine Lebensentwicklung, die Deliktgeschichte und ihre Verarbeitung sowie die vorhandenen individuellen Ansätze und Bestrebungen zur Vermeidung künftiger Verkehrsauffälligkeiten behandelt (siehe BASt, Anforderungen an Träger von BfF). Typischerweise lassen sich beim PUG mehrere Phasen unterscheiden. In der Eröffnungsphase führt der Gutachter den Betroffenen behutsam in die für ihn in der Regel ungewohnte Gesprächssituation ein; dabei werden Zweck und „Spielregeln" des Gesprächs erklärt. In der Darstellungsphase wird der Betroffene zunächst gebeten, über wesentliche Aspekte seiner persönlichen Entwicklung (Ausbildung, Beruf, soziales Umfeld) und über seine aktuelle Lebenssituation zu berichten. Dies leitet über zur Schilderung der anlassgebenden Vorfälle, der daraus gezogenen Konsequenzen im Verhalten und der Erprobung der geänderten Verhaltensmuster. In der Abschlussphase gibt der Psychologe eine kurzgefasste, zusammenfassende Rückmeldung über den Sachstand der gutachterlichen Beurteilung. Das PUG verläuft dialogisch, die überwiegenden Gesprächsanteile liegen in der Regel beim Untersuchten, der Gutachter lenkt das Gespräch durch Rückfragen. Er geht dabei hypothesengeleitet im Sinne der Beurteilungskriterien vor (siehe Abschnitt „Gutachterliche Bewertung") und führt das Gespräch bis zur Entscheidungsreife. Wenn der Betroffene unstimmige Angaben macht, weist ihn der Psychologe während des PUG darauf hin und gibt ihm dadurch die Möglichkeit einer Korrektur. Dies entspricht zum einem dem Prinzip einer fairen und offenen Gesprächsführung. Es ist aber auch aus diagnostischen Gründen sinnvoll, denn es ist zu unterscheiden zwischen unstimmigen Äußerungen, die lediglich auf eine diagnostisch wenig relevante, leicht korrigierbare Überanpassung an die aktuelle Gesprächssituation zurückzuführen sind, und Unstimmigkeiten, die durch verfestigte und damit diagnostisch bedeutsame Fehleinstellung zustande kommen.

*Testpsychologische Befunderhebung:* Die Erfassung verkehrsrelevanter Leistungsfunktionen, wie Belastbarkeit, optische Orientierung, Konzentration, Aufmerksamkeit und Reaktion, muss mit geeigneten objektivierbaren psychologischen Testverfahren erfolgen. Solche Testverfahren müssen methodische Gütekriterien erfüllen (siehe auch Schubert u.a., 2005).

- „Objektivität" meint den Grad der Unabhängigkeit der Ergebnisse vom Testdurchführer sowie vom Auswerter und Bewerter.
- „Reliabilität" (Zuverlässigkeit) bezeichnet die Genauigkeit, mit der ein Test ein bestimmtes Leistungsmerkmal erfasst. Die Reliabilität eines Verfahrens kann zum Beispiel über die Reproduzierbarkeit eines Ergebnisses bei unabhängiger Testwiederholung erfasst werden.
- Unter „Validität" versteht man die Enge des Zusammenhangs zwischen dem Testergebnis und dem Verhalten, dem das Interesse eigentlich gilt, also die Güte des Fahrens mit einem Kfz, gemessen zum Beispiel an der Zahl von Fahrfehlern oder Beinaheunfällen.

Diese Gütekriterien lassen sich für jedes Testverfahren empirisch erfassen und in einem Zahlenwert angeben. Zu einem wissenschaftlichen Test gehört außerdem die „Normierung". Durch Normierung kann ein individuelles Testresultat in einen Bezugsrahmen gestellt werden, der die Bewertung erst ermöglicht. Ein bestimmtes Testergebnis kann nur dann sinnvoll interpretiert werden, wenn man weiß, wie gut das individuelle Abschneiden im Vergleich zum Abschneiden anderer Testpersonen ist.

Die Informationen zu den Testnormen werden empirisch aus der Testung mit einer großen Zahl von Personen gewonnen. Die Maßzahl eines individuellen Testergebnisses nimmt direkt Bezug auf die Vergleichsgruppe. Häufig werden dabei sogenannte Prozentränge verwendet, die Werte von 0 bis 100 annehmen können. So besagt ein Prozentrang von 30 beispielsweise, dass 30 Prozent der Probanden aus der Vergleichsstichprobe ein schlechteres und 70 Prozent ein besseres Ergebnis in diesem Test erzielt haben.

*Psychologische Fahrverhaltensbeobachtung (PFVB):* Testverfahren haben den Vorteil einer hohen Standardisierung und damit einer maximalen Ergebnisgenauigkeit. Allerdings können sie das zu prognostizierende Verkehrsverhalten nie vollständig erfassen, die Validität ist nie perfekt (Utzelmann/Brenner-Hartmann, 2005). Als ergänzende Methode kommt daher die Beobachtung des Fahrverhaltens im realen Straßenverkehr infrage. Im Rahmen der PFVB geschieht dies durch Teilnahme eines speziell geschulten psychologischen MPU-Gutachters an einer Fahrt auf einer zuvor hinsichtlich ihrer Merkmale und Schwierigkeiten standardisierten Fahrtstrecke. Der Gutachter verfügt dabei über ein differenziertes Registrierungsschema, mit dem die Beobachtungen ausgewertet werden.

Die PFVB verursacht zusätzlichen Aufwand für den Betroffenen; sie wird als zusätzliche Option nur in den Fällen angewendet, bei denen in der Untersuchung keine gravierenden körperlichen und einstellungsbezogenen Mängel gefunden wurden, die Testergebnisse jedoch unterhalb der Anforderungen lagen, ohne ausfallartig schlecht zu sein. Bei dieser Konstellation kann mit der PFVB geprüft werden, ob der Betroffene die vorgefundenen Leistungsdefizite im praktischen Fahrverhalten noch durch besondere Erfahrung und Umsicht kompensieren kann. Bei der Bewertung der PFVB werden die Ergebnisse mit dem zuvor in den Leistungstestverfahren gezeigten Abschneiden in Zusammenhang gebracht. Die PFVB ist also Bestandteil einer Eignungsprüfung und darf – trotz scheinbarer Ähnlichkeit – nicht mit einer Befähigungsprüfung verwechselt werden. Es geht bei der PFVB um psychofunktionale Kategorien wie Aufmerksamkeit und Reaktion, nicht um Regelwissen und Fahrzeugbeherrschung.

Die Befunde aus den MPU-Untersuchungsstationen ärztliche Untersuchung, PUG, Testanwendung und gegebenenfalls PFVB werden im Gutachten einzeln dargestellt und in einem eigenen Gutachtenteil interdisziplinär von Arzt und Psychologe bewertet. Die aus der Bewertung abgeleitete Beantwortung der behördlichen Fragestellung bildet den Abschluss des Gutachtens.

**Gutachterliche Beurteilung**

Bei der Befundbewertung in ärztlichen Gutachten, MPU-Gutachten und Gutachten eines amtlich anerkannten Sachverständigen oder Prüfers für den Kraftfahrzeugverkehr sind die „Begutachtungs-Leitlinien zur Kraftfahrereignung" zugrunde zu legen. Dieses Werk wird von der BASt herausgegeben (BASt, 2010) und derzeit Zug um Zug kapitelweise aktualisiert. Die jeweils neu überarbeiteten Abschnitte sind im Internet unter www.bast.de als PDF-Dateien verfügbar. Die Begutachtungs-Leitlinien sind aus einer Zusammenführung des verkehrsmedizinischen Gutachtens „Krankheit und Kraftverkehr" und des „Psychologischen Gutachtens Kraftfahreignung" entstanden. Sie enthalten in ihrem allgemeinen Teil Ausführungen zu den folgenden Themen:

*Grundsätzliche Beurteilungshinweise,* zum Beispiel zu der Möglichkeit, im Gutachten in Abhängigkeit von der Befundlage Auflagen oder Beschränkungen zu empfehlen.

*Qualifikation und rechtliche Stellung des Gutachters:* Ausgeführt wird unter anderem, dass in Gutachten die Begrifflichkeit „geeignet/ungeeignet" nicht zu verwenden ist, da darüber ausschließlich die Fahrerlaubnisbehörde entscheidet.

*Anforderungen an die psychische Leistungsfähigkeit:* Dieser Abschnitt enthält differenzierte Angaben, welche Testergebnisse, ausgedrückt in Prozenträngen, mindestens erzielt worden sein müssen, um hinsichtlich der geistigen Eignungsvoraussetzungen zu einer positiven Aussage zu kommen. Dabei wird zwischen Fahrern von Kfz der Gruppe 1 (Klassen A, A1, B, BE, M, L, T) und Gruppe 2 (Klassen C, C1, CE, C1E, D, D1, DE, D1E, Fahrerlaubnis zur Fahrgastbeförderung) unterschieden. Für Fahrer der Gruppe 1 wird verlangt, dass in den eingesetzten Testverfahren mindestens Prozentrang 16 erreicht wird. Bei Fahrern der Gruppe 2 soll in der Mehrzahl der eingesetzten Tests mindestens Prozentrang 33 erreicht werden. Bei Unterschreiten dieser Anforderungen sind in jedem Fall die individuellen Kompensationsmöglichkeiten zu prüfen; hierfür kommt insbesondere eine PFVB in Betracht.

Im speziellen Teil der Begutachtungs-Leitlinien werden fahreignungsrelevante Krankheiten und Begutachtungsanlässe in Einzelkapiteln systematisch dargestellt. Jedes Kapitel enthält „Leitsätze", welche die Voraussetzungen für eine positive beziehungsweise die Notwendigkeit einer negativen gutachterlichen Bewertung definieren. Die Leitsätze werden pro Kapitel in einer „Begründung" fachlich hergeleitet. Bei Begutachtungen wegen Bewegungsbehinderungen ist die Anlage B der Begutachtungs-Leitlinien von besonderer Bedeutung: Sie enthält in detaillierter Auflistung die jeweils erforderlichen Maßnahmen bei den einzelnen Fällen einer Körperbehinderung. Bei Benutzung der Begutachtungs-Leitlinien empfiehlt es sich, den hierzu erschienenen Kommentar (Schubert u.a., 2005) mit heranzuziehen; dieser vertieft die fachliche Begründung der einzelnen Leitsätze und stellt damit eine Art Kompendium zu den Grundlagen der Fahreignungsbegutachtung dar.

Die Begutachtungs-Leitlinien setzen auch einen Rahmen für die Begutachtung verkehrs- oder verhaltensauffälliger Fahrer (vor allem Themenbereiche Alkohol, Drogen, Verkehrsstraftaten, allgemeine Straftaten). Die praktische Arbeit des Gutachters insbesondere mit solchen Betroffenen macht noch konkretere Beurteilungsgrundsätze notwendig (Bukasa/Utzelmann, 2009). Diese Aufgabe erfüllen die „Beurteilungskriterien“ (BK) (Schubert/Mattern, 2009). Sie wurden ursprünglich vom Verband der TÜV e.V. (VdTÜV) entwickelt und evaluiert, um größtmögliche Einheitlichkeit, Genauigkeit und Validität bei der Begutachtung auffälliger Fahrer zu gewährleisten (siehe z.B. Nickel, 1990). Im Jahr 2004 wurden die BK zur weiteren Entwicklung, Pflege und Verbreitung an die Deutsche Gesellschaft für Verkehrspsychologie und an die Deutsche Gesellschaft für Verkehrsmedizin übergeben. Dadurch konnte erreicht werden, dass die Verwendung der BK für alle Träger von BfF verbindlich vorgeschrieben wurde. Seit 01.07.2009 ist die 2. Auflage der BK in Kraft. Eine ständige Arbeitsgruppe der beiden Fachgesellschaften entwickelt das Werk weiter.

Das diagnostische Vorgehen wird im Rahmen der BK durch Hypothesen geleitet. Die Hypothesen werden aus den jeweiligen behördlichen Fragestellungen abgeleitet, die der Begutachtung zugrunde liegen. Dies soll im Folgenden am Beispiel einer Untersuchung erläutert werden, die wegen Trunkenheitsfahrt mit hoher Blutalkoholkonzentration (1,6 ‰ oder mehr, siehe § 13 Nr. 2 c FeV) zustande kommt.

Die Fragestellung der Fahrerlaubnisbehörde kann dann typischerweise lauten: „Ist zu erwarten, dass Herr/Frau ... auch künftig ein Kfz unter Alkoholeinfluss führen wird und/oder liegen als Folge eines unkontrollierten Alkoholkonsums Beeinträchtigungen vor, die das sichere Führen eines Kfz der Klasse ... infrage stellen?“

Die BK ordnen dem Untersuchungsanlass „Alkohol“ mehrere Hypothesen zu. Sie sind alle im Sinne einer Entlastungsdiagnostik formuliert, das heißt, die Gutachter kommen dann zu einer positiven Prognose, die den Betroffenen von Eignungszweifeln entlastet, wenn sie die Hypothesen durch die individuellen Befunde bestätigen können.

Die Hypothesen lauten:

- „Es liegt Alkoholabhängigkeit vor. Eine Entwöhnungstherapie oder eine vergleichbare, in der Regel suchttherapeutisch unterstützte Problembewältigung hat zu einer stabilen Alkoholabstinenz geführt.“ (= Hypothese H 1)
- „Der Klient ist nicht dauerhaft in der Lage, mit Alkohol kontrolliert umzugehen. Er verzichtet deshalb konsequent und stabil auf den Konsum von Alkohol.“ (= Hypothese H 2)
- „Es lag eine Alkoholgefährdung vor, die sich in gesteigerter Alkoholgewöhnung, unkontrollierten Trinkepisoden oder ausgeprägtem Entlastungstrinken äußerte. Der Klient hat aufgrund eines angemessenen Problembewusstseins sein Alkoholtrinkverhalten ausreichend verändert, sodass von einem dauerhaft kontrollierten Alkoholkonsum ausgegangen werden kann.“ (= Hypothese H 3)
- „Beim Klienten besteht keine unkontrollierte Kopplung bestimmter Trinkanlässe mit dem Führen eines Fahrzeuges (mehr).“ (= Hypothese H 4)
- „Der Klient weist im medizinischen Bereich keine die Fahreignung ausschließenden Beeinträchtigungen auf.“ (= Hypothese H 7)
- „Beim Klienten bestehen keine verkehrsrelevanten Beeinträchtigungen der geis-

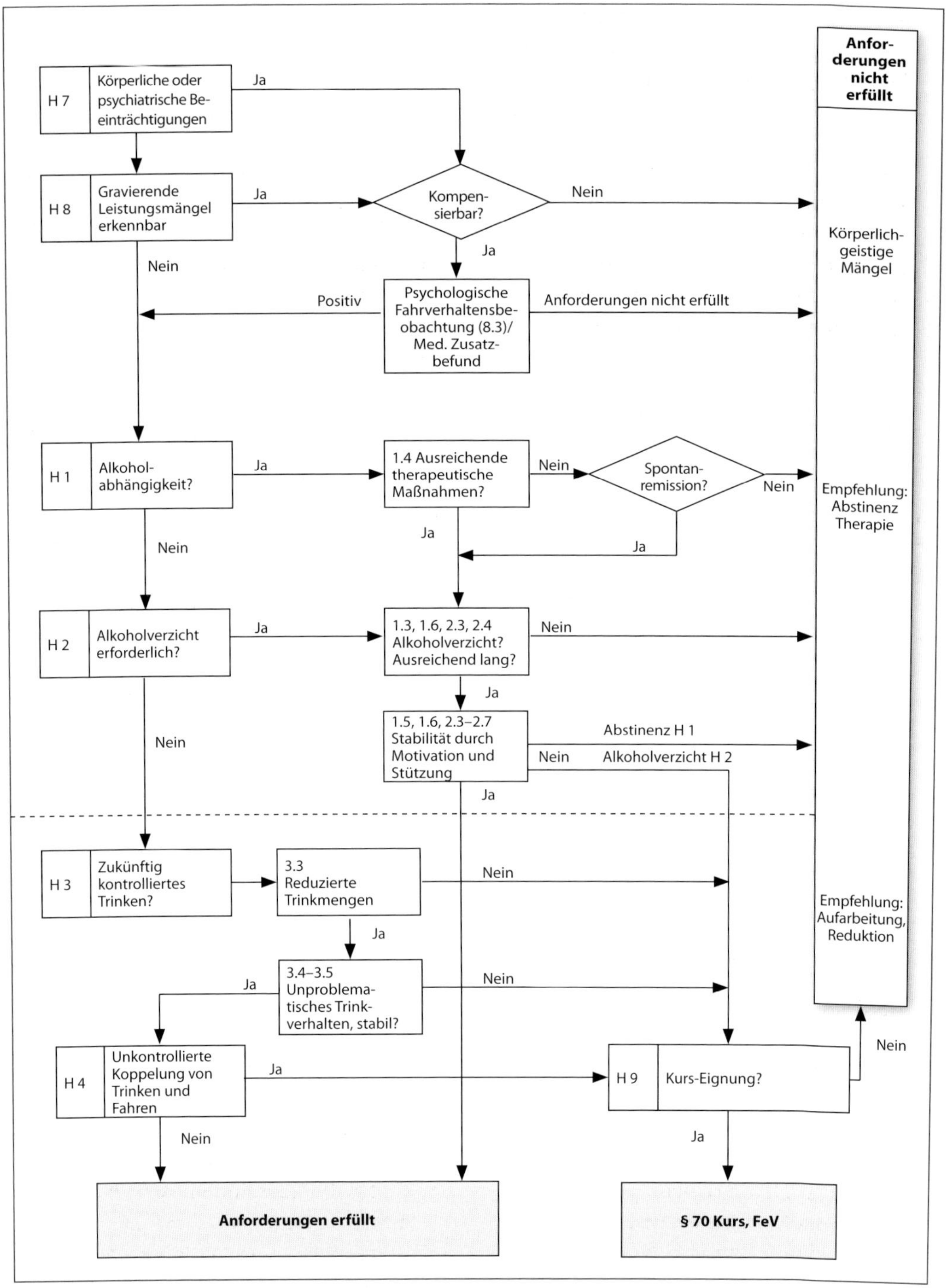


**Abb. 4: Entscheidungsablauf, Anlass Alkoholauffälligkeit** (Quelle: Schubert/Mattern, 2009, S. 61)

tigen und/oder psychisch-funktionalen Voraussetzungen." (= Hypothese H 8)

- „Die festgestellten Defizite des Klienten sind durch einen Kurs zur Wiederherstellung der Fahreignung nach § 70 FeV für verkehrs- beziehungsweise alkoholauffällige Kraftfahrer genügend beeinflussbar." (= Hypothese H 9)

Die Untersuchungshypothesen stehen nicht unverbunden nebeneinander, sondern in einer bestimmten Relation, die den Entscheidungsprozess der Gutachter prägt. Das Flussdiagramm in *Abbildung 4* veranschaulicht diesen diagnostischen Ablauf.

In den BK ist den allgemeinen Hypothesen jeweils ein Satz von konkreter formulierten „Kriterien" zugeordnet. Die Kriterien stellen Operationalisierungen der Hypothesen dar.

Als Beispiel werden im Folgenden die sieben Kriterien genannt, die der Hypothese 1 (Alkoholabhängigkeit) zugeordnet sind:

1. „Eine Alkoholabhängigkeit wurde bereits extern diagnostiziert."
2. „Eine Alkoholabhängigkeit ist aufgrund der aktuellen Befundlage zu diagnostizieren."
3. „Es besteht nachvollziehbar eine anhaltende Abstinenz von Alkohol."
4. „Der Klient hat die Alkoholabhängigkeit aufgearbeitet und die ihr zugrunde liegende Problematik – in der Regel mit suchttherapeutischer Unterstützung – überwunden."
5. „Der Klient ist zur Aufrechterhaltung einer alkoholabstinenten Lebensweise motiviert. Die Motivation ist nachvollziehbar und ausreichend gefestigt."
6. „Die Alkoholabstinenz ist stabil, da sie durch rückfallverhindernde Maßnahmen und das soziale Umfeld gestützt wird."
7. „Falls der Klient innerhalb der zurückliegenden Abstinenzphase kurzfristig Alkohol konsumiert hat (‚lapse'), lässt sich dies trotzdem mit der Erwartung einer langfristigen, ausreichend stabilen alkoholabstinenten Lebensweise vereinbaren."

Als Brücke von den in der Untersuchung erhobenen Einzelbefunden zu den Kriterien fungieren die „Indikatoren". Sie sind daher sehr konkret formuliert. Zu jedem Kriterium gehört eine Gruppe von Indikatoren. Zur Veranschaulichung werden hier die Indikatoren aufgeführt, die dem 1. Kriterium der Hypothese 1 zugeordnet sind (externe Diagnose einer Alkoholabhängigkeit):

1. „In der Vergangenheit wurde bereits vom behandelnden Arzt, einer Klinik oder einer suchttherapeutischen Einrichtung die Diagnose einer Alkoholabhängigkeit gestellt."
2. „Die extern gestellte Abhängigkeitsdiagnose orientierte sich erkennbar an anerkannten Diagnosekriterien (ICD bzw. DSM in der jeweils aktuellen Fassung). Ein entsprechender Arztbericht oder eine vergleichbare Bestätigung der Diagnose liegt vor."
3. „Eine oder mehrere Entzugs- oder Entwöhnungsbehandlungen wurden durchgeführt oder abgebrochen. Die Eingangsdiagnose Alkoholabhängigkeit ist gestellt worden."
4. „Eine oder mehrere Entgiftungen wurden unter ärztlicher Betreuung durchgeführt. Ein ärztlicher Bericht bestätigt die Diagnose Alkoholabhängigkeit."
5. „Vom behandelnden Arzt wurden in der Vergangenheit Medikamente zur Reduktion von Entzugserscheinungen (z.B. Distraneurin) oder des Verlangens nach Alkohol (z.B. Disulfiram, Acamprosat) verschrieben."

Insgesamt enthält das Werk „Beurteilungskriterien" über alle Anlassgruppen hinweg 17 Hypothesen, 76 Kriterien und 763 Indikatoren, die im Sinne von „Entscheidungsbäumen" hierarchisch verzweigt sind. Die BK stellen damit zusammen mit den Begutachtungs-Leitlinien die Grundlage für eine präzise Diagnose nach einheitlichen Grundsätzen dar. Trotz des hohen Grades an Differenziertheit lassen sie den notwendigen Spielraum zur Beurteilung des Einzelfalles, denn die „Indikatoren" sind größtenteils nicht abschließend konzipiert und können beziehungsweise müssen vom Gutachter in der diagnostischen Praxis erweitert oder modifiziert werden, um der individuellen Situation des Untersuchten gerecht zu werden. Der hierarchische Aufbau der BK ermöglicht schließlich eine zeit- und aufwandsökonomische Durchführung der Untersuchung.

**Exkurs: Gutachterliche Beurteilung und chemisch-toxikologische Analysen**

Aus den obigen Ausführungen ging bereits hervor, dass bei der Untersuchung an BfF auch die Bewertung externer Befunde (z.B. ärztliche Abhängigkeitsdiagnose) eine Rolle spielen kann. Im Rahmen des vorliegenden verkehrsmedizinischen Handbuches erscheint es sinnvoll, dies im Hinblick auf chemisch-toxikologische Analysen zum Abstinenznachweis zu vertiefen. Solche Nachweise fordern die BK generell für Klienten mit Drogenthematik (Ausnahme: gelegentlicher Cannabiskonsum) und für Klienten mit Alkoholthematik, wenn entweder Abhängigkeit vorliegt oder Unfähigkeit besteht, mit Alkohol dauerhaft kontrolliert umzugehen. In der Regel wird dann eine einjährige Abstinenz vorausgesetzt. Der Nachweis kann durch Urinscreenings (vier für Abstinenznachweis halbes Jahr, sechs für Abstinenznachweis ein Jahr) oder Haaranalyse erfolgen. Die BK enthalten eine Reihe von Kriterien, die erfüllt sein müssen, damit solche Analysen als vollgültige Abstinenznachweise anerkannt werden können. Die wichtigsten für Urinscreenings bestehenden Regelungen sind im Folgenden auszugsweise dargestellt.

- Bedingungen der Einbestellung: Die Einladung muss jeweils kurzfristig (spätestens für den Folgetag) erfolgen.
- Abgabe der Urinprobe: Sie muss unter direkter Sicht von Arzt oder Toxikologen vorgenommen werden (bei akkreditierten Stellen auch alternativ durch qualifiziertes Fachpersonal).
- Chemisch-toxikologische Analyse: Diese muss in einem nach DIN ISO EN 17025 für forensische Zwecke akkreditierten Labor stattfinden. Die Analyse erfolgt bei Drogen auf alle relevanten Stoffgruppen, bei Alkohol auf Ethylglucuronid. Die Bestimmungsgrenzen sind definiert.
- Dokumentation: Aus den Befundberichten muss hervorgehen, dass es sich nicht nur um einen einzelnen Befund, sondern um ein Programm mit mehreren Screenings in einem definierten Zeitraum handelt. Der Befundbericht enthält Angaben zu den eingesetzten Analyseverfahren und den Ergebnissen bei allen untersuchten Stoffgruppen. Besonderheiten bei der Durchführung (z.B. attestierte krankheitsbedingte Verhinderung eines Termins) sind mitzuteilen.

Allen Ärzten oder Stellen, die sich mit der Durchführung chemisch-toxikologischer Abstinenzkontrollen für Fahreignungszwecke befassen, ist anzuraten, die detaillierten Anforderungen aus den BK (Schubert/Mattern, 2009, S. 155–180) genau zu beachten, da nur dann eine Verwertbarkeit im Rahmen der Fahreignungsbegutachtung gewährleistet ist.

### Unterstützung bei der Wiederherstellung der Kraftfahreignung

Eignung beziehungsweise Nichteignung zum Führen von Kraftfahrzeugen ist kein unveränderbares Merkmal, sondern als ein lebensgeschichtlicher Prozess aufzufassen. Abgesehen von bestimmten Krankheitsdiagnosen, bei denen eine Verbesserung nicht zu erwarten ist und die damit in der Regel dauerhaft die Eignung ausschließen (z.B. bei ausgeprägter seniler Demenz), ist Eignung grundsätzlich wiederherstellbar.

Bei chronischen Krankheiten stellt häufig eine medikamentöse Therapie im Verbund mit hinreichender Compliance aufseiten des Patienten die Kraftfahreignung wieder her. In diesem Zusammenhang können regelmäßige Kontrollen und ärztliche Nachuntersuchungen wichtig sein; die Auflistung von Krankheiten in Anlage 4 FeV und die Begutachtungs-Leitlinien zur Kraftfahrereignung enthalten (BASt, 2010) dementsprechend Hinweise auf Art und Frequenz von solchen Kontrolluntersuchungen.

Liegt Ungeeignetheit aufgrund von Einstellungsmängeln vor, so existiert inzwischen eine Vielzahl von spezifischen Hilfsmaßnahmen, um die psychischen Eignungsvoraussetzungen zu verbessern.

Sogenannte „Kurse zur Wiederherstellung der Kraftfahreignung" gemäß § 70 FeV können nach ungünstig verlaufener MPU besucht werden, sofern die Gutachter dies aufgrund der individuellen Befundlage empfehlen und die zuständige Fahrerlaubnisbehörde zustimmt. Da nach Kursteilnahme keine weitere Eignungsüberprüfung vorgesehen ist, unterliegen § 70-Kurse ähnlich wie die BfF einer umfassenden Qualitätskontrolle durch Aufsichtsbehörde und BASt. So muss zum Beispiel die Wirksamkeit des Kursmodells durch eine wissenschaftliche Evaluation nachgewiesen werden.

Naturgemäß bietet sich aber der Zeitraum *vor* einer MPU besonders an, um psychische Eignungsdefizite anzugehen. Das kurzfristige Ziel ist Wiedererhalt oder Beibehalten der Fahrerlaubnis über ein positives Abschneiden bei der Begutachtung; das langfristige Ziel besteht darin, die Fahrerlaubnis nicht wieder zu verlieren oder zu gefährden. Es sind insbesondere verkehrspsychologisch konzipierte und von Verkehrspsychologen geleitete Maßnahmen, die nachweislich zu dauerhaften Einstellungs- und Verhaltensänderungen im Sinne einer besseren Verkehrsanpassung führen (siehe Stephan u.a., 2009). Die therapeutischen Interventionen lassen sich grob in Gruppen- und Einzelmaßnahmen unterteilen. Für den Betroffenen ist es in jedem Fall sinnvoll, sich vor einer Teilnahme beraten zu lassen, welche Maßnahme individuell erfolgversprechend ist.

### Gesetze und Verordnungen

Fahrerlaubnis-Verordnung (FeV) vom 13.12.2010 (BGBl. I S. 1980), die durch Art. 1 der Verordnung vom 17. Dezember 2010 geändert worden ist

Straßenverkehrsgesetz (StVG) in der Fassung der Bekanntmachung vom 5. März 2003 (BGBl. I S. 310, 919), das zuletzt durch Artikel 1 des Gesetzes vom 23. Juni 2011 (BGBl. I S. 1213) geändert worden ist

### Literatur

Berghaus, G./Brenner-Hartmann, J.: „Fahrsicherheit" und „Fahreignung" – Determinanten der Verkehrssicherheit. In: Madea, B./Mußhoff, F./Berghaus, G. (Hrsg.): Verkehrsmedizin, Deutscher Ärzte Verlag, Köln 2007, S. 123–136

Buchardt, I.: Grundriss Fahrerlaubnisrecht für Verkehrspsychologen und Verkehrsmediziner, Kirschbaum Verlag, Bonn 2007

Bukasa, B./Utzelmann, H. D.: Psychologische Diagnostik der Fahreignung. In: Krüger, H.-P.: Anwendungsfelder der Verkehrspsychologie, Hogrefe, Göttingen 2009, S. 237–284

Bundesanstalt für Straßenwesen (BASt): Anforde-

rungen an Träger von Begutachtungsstellen für Fahreignung, Bergisch Gladbach 2009
Bundesanstalt für Straßenwesen (BASt): Begutachtungs-Leitlinien zur Kraftfahreignung. Berichte aus der Bundesanstalt für Straßenwesen M115, Bergisch Gladbach 2010
Klebelsberg, D.: Verkehrspsychologie, Springer Verlag, Berlin 1982
Laub, G./Brenner-Hartmann, J.: Die Begutachtungsstelle für Fahreignung (BfF) – Aufgaben und Arbeitsweise. In: NZV Neue Zeitschrift für Verkehrsrecht, 2001, S. 16–26
Laub, G./Müller, K.: The Medical Psychological Assessment in Germany – An Opportunity for the Individual, Safety for the General Public. In: Fit to Drive, 1st International Traffic Expert Congress, Tagungsband, Bonn 2006, S. 59–63
Nickel, W.-R.: Beurteilungkriterien – Wege zu Transparenz und Vereinheitlichung. In: Nickel, W.-R./Utzelmann, H.-D./Weigelt, K.-G. (Hrsg.): Bewährtes sichern – Neues entwickeln, 1. Bundesweites Kolloquium der Verkehrspsychologen amtlich anerkannter Medizinisch-psychologischer Untersuchungsstellen, Köln 1990
Preußer, W./Weigelt, K.-G.: Ganzheitliche Begutachtung oder Doppel-Begutachtung im Rahmen der Kraftfahreignungsuntersuchung an den amtl. anerkannten Medizinisch-Psychologischen Untersuchungsstellen. In: Deutsches Autorecht DAR,1989, S. 81–83
Schubert, W./Mattern, R.: Beurteilungskriterien: Urteilsbildung in der Medizinisch-Psychologischen Fahreignungsdiagnostik, 2. Auflage, Kirschbaum Verlag, Bonn 2009
Schubert, W./Schneider, W./Eisenmenger, W./ Stephan, E. (Hrsg.): Kommentar zu den Begutachtungs-Leitlinien zur Kraftfahrereignung, 2. Auflage, Kirschbaum Verlag, Bonn 2005
Stephan, E./Brenner-Hartmann, J./Bartl, G.: Verkehrspsychologische Nachschulung und Therapie. In: Krüger, H.-P.: Anwendungsfelder der Verkehrspsychologie, Hogrefe, Göttingen 2009, S. 285–358
Utzelmann, H.D./Brenner-Hartmann, J.: Psychologische Fahrverhaltensbeobachtung. In: Schubert, W./Schneider, W./Eisenmenger, W./ Stephan, E. (Hrsg.): Kommentar zu den Begutachtungs-Leitlinien zur Kraftfahrereignung, 2. Auflage, Kirschbaum Verlag, Bonn 2005

## Internet

Bundesanstalt für Straßenwesen (BASt) www.bast.de

Albrecht Wienke | Rosemarie Sailer

# Aufklärung und Haftung

**Abstract**
Jeden Tag werden in Deutschland unzählige Magen- und Darmspiegelungen durchgeführt. Dabei werden die Patienten in der Regel für kurze Zeit sediert. Dies führt dazu, dass die Patienten eine bestimmte Zeit lang nach dem Eingriff noch in ihrer Wahrnehmungs-, Reaktions- und Koordinationsfähigkeit beeinträchtigt sind und aus diesem Grund nicht am Straßenverkehr teilnehmen dürfen beziehungsweise sollten. Auch viele andere Behandlungen, Medikamente und Krankheitssymptome können die Verkehrstüchtigkeit einschränken, weshalb in diesen Fällen der behandelnde Arzt seine Patienten darüber aufklären muss. Oftmals stellt sich dabei den Ärzten die Frage, in welchem Umfang aufgeklärt werden muss und welche Maßnahmen für den Fall zu ergreifen sind, dass sich ein Patient nicht an den ärztlichen Hinweis hält, auf die Teilnahme am Straßenverkehr zu verzichten. Die Anforderungen an die ärztliche Aufklärung und die Folgen unzureichender oder fehlender Aufklärung werden im Folgenden dargestellt.

## Die ärztliche Aufklärungspflicht

Die ärztliche Aufklärung als wesentlicher Bestandteil des ärztlichen Aufgabenbereichs ist erforderlich, damit sich der Patient ein zutreffendes Bild von der geplanten Behandlung machen kann, in die er einwilligt. Insbesondere in Zeiten immer häufiger werdender Haftungs- und Schadensersatzprozesse sowie steigender Anforderungen an Umfang und Qualität der Aufklärung seitens der Rechtsprechung sollten Ärzte größten Wert auf eine umfassende und sachgerechte Aufklärung ihrer Patienten und eine gewissenhafte Dokumentation der geführten Aufklärungsgespräche legen – nicht zuletzt auch, um gegebenenfalls vor Gericht den Vorwurf eines Aufklärungsversäumnisses entkräften zu können. Gerade die Dokumentation der Aufklärung rückt immer mehr in den Fokus der Aufmerksamkeit und häufig wird eine nicht erfolgte oder knappe Dokumentation zu Unrecht mit einer nicht erfolgten Aufklärung gleichgesetzt.

Der Pflicht zur Aufklärung kommt der Arzt aber grundsätzlich durch das Führen des Aufklärungsgesprächs nach; gegebenenfalls geschieht dies unter Zuhilfenahme von schriftlichen Aufklärungsbögen. Die zumeist nur stichpunktartige schriftliche

Dokumentation dieses Gesprächs in den Behandlungsunterlagen lässt jedoch nicht den Schluss zu, dass auch das Gespräch nur knapp und stichpunktartig erfolgt ist. Dabei besteht der Sinn und Zweck der Dokumentation ursprünglich nicht darin, vor Gericht einen Beweis zu führen. Sie dient dem Arzt vielmehr als Gedankenstütze für die weitere Therapie durch ihn selbst oder nachbehandelnde Ärzte und hilft bei der Erfüllung der gegenüber dem jeweiligen Patienten bestehenden Pflicht, ihm jederzeit über die Behandlung Rechenschaft ablegen zu können. Unter dem Gesichtspunkt, dass eine immer größer Zahl von Patienten Haftungsprozesse gegen Ärzte anstrebt – mit dem Vorwurf, nicht hinreichend aufgeklärt worden zu sein (auch wenn dieser Vorwurf oftmals nur erhoben wird, weil ein Behandlungsfehler gerade nicht nachgewiesen werden kann) – und der Arzt sich nur mit einer gewissenhaften Dokumentation des erfolgten Aufklärungsgesprächs verteidigen kann, wird zweierlei deutlich: Es ist nicht nur eine angemessene Aufklärung erforderlich, sondern gerade auch eine möglichst detaillierte schriftliche Dokumentation der Aufklärung.

Bei der ärztlichen Aufklärung ist zwischen der Selbstbestimmungsaufklärung einerseits und der therapeutischen Aufklärung oder Sicherungsaufklärung andererseits zu differenzieren:

### Selbstbestimmungsaufklärung

Die Selbstbestimmungsaufklärung trägt dem grundrechtlich verbürgten allgemeinen Persönlichkeitsrecht des Patienten Rechnung: Er kann nur dann wirksam in die ärztliche Behandlung einwilligen, wenn er zuvor ausreichend über die Behandlung aufgeklärt worden ist. Erforderlich ist die Einwilligung des Patienten, da nach ständiger Rechtsprechung des Bundesgerichtshofs (BGH) jeder Heileingriff, auch der gebotene und lege artis ausgeführte therapeutische sowie diagnostische Eingriff, den Tatbestand der Körperverletzung gemäß § 223 des Strafgesetzbuches (StGB) erfüllt und sich der Arzt ohne rechtfertigende Einwilligung strafbar machen würde (Laufs/Kern, 2010). Die Selbstbestimmungsaufklärung muss daher alle Informationen beinhalten, die für die Entscheidung des Patienten für oder gegen die Behandlung möglicherweise wesentlich sein könnten. Dazu zählen die Diagnose-, Verlaufs- und Risikoaufklärung. Aufklärungsmängel führen zur Rechtswidrigkeit der gesamten Behandlung, unabhängig von deren Erfolg oder Misserfolg. Die Beweislast für die ordnungsgemäße Aufklärung liegt beim Arzt, weshalb eine sorgfältige schriftliche Dokumentation des Aufklärungsgesprächs unerlässlich ist.

### Therapeutische oder Sicherungsaufklärung

Im Gegensatz dazu soll die therapeutische oder Sicherungsaufklärung (manchmal auch Sicherheitsaufklärung genannt) den Patienten durch Warn- und Schutzhinweise über sein eigenes therapiegerechtes Verhalten aufklären und beraten, um den Therapieerfolg nicht zu gefährden. Sie stellt damit keine Aufklärung im eigentlichen Sinne, sondern eine vertragliche Nebenpflicht des Arztes zur Beratung und Information dar (BGH VersR 1981, S. 730). Anders als die Selbstbestimmungsaufklärung nimmt sie daher auch keinen Einfluss auf die Wirksamkeit der Einwilligung in die Behandlung. Die Sicherungsaufklärung beinhaltet die künftige Lebensführung des Patienten und bezieht sich sowohl auf kurzfristige gesundheitliche Störungen als auch auf langwierige oder dauerhafte Therapie- und Behandlungskonzepte

(Wussow, 2002). Zur Sicherungsaufklärung zählen unter anderem die Hinwirkung auf eine Erteilung der Einwilligung in eine gebotene Behandlung, die Information über bestimmte Verhaltensregeln bei Nebenwirkungen und Wechselwirkungen während der Behandlung und schließlich die Nachsorge, um sicherzustellen, dass der Patient nicht den Behandlungserfolg und sich selbst gefährdet.

Nur durch eine umfassende Sicherungsaufklärung kann eine größtmögliche Compliance des Patienten im Sinne einer Therapietreue und konsequenten Befolgung der ärztlichen Ratschläge erzielt werden. Die Sicherungsaufklärung beinhaltet daher auch den Hinweis auf eine mögliche Beeinträchtigung beziehungsweise Herabsetzung der Fähigkeit des Patienten, mit der erforderlichen Sorgfalt und Aufmerksamkeit am Straßenverkehr teilzunehmen, und den eindringlichen ärztlichen Rat, sich entsprechend vorsichtig zu verhalten. Die Pflicht zur Sicherungsaufklärung besteht während der gesamten Behandlungsdauer und ist damit Teil der eigentlichen Behandlung. Eine Verletzung dieser Pflicht durch fehlende oder unzureichende Sicherungsaufklärung wird daher als Behandlungsfehler gewertet.

### Begrifflichkeiten

#### Fahreignung

Die Fahreignung, welche Voraussetzung für die Erteilung der Fahrerlaubnis ist, bemisst sich nach § 2 Abs. 1 der Fahrerlaubnis-Verordnung (FeV), wonach eine Person, die sich infolge körperlicher oder geistiger Beeinträchtigungen nicht sicher im Verkehr bewegen kann, nur am Verkehr teilnehmen darf, wenn Vorsorge getroffen ist, dass sie andere nicht gefährdet. Die generelle Fahreignung kann durch verschiedene Krankheiten herabgesetzt oder aufgehoben werden, etwa durch Suchtmittelabhängigkeit, fehlende Gliedmaßen, Diabetes mellitus mit Neigung zu schweren Stoffwechselentgleisungen oder bis zu drei Monate nach einem Schädel-Hirn-Trauma (Bundesanstalt für Straßenwesen, 2009).

#### Fahr- oder Verkehrstüchtigkeit

Fahrtüchtigkeit hingegen bezeichnet die aktuelle und situative, unabhängig von der generellen Fahreignung zu beurteilende Fähigkeit, ein Fahrzeug mit der jeweils erforderlichen Aufmerksamkeit und Sicherheit im Straßenverkehr zu führen. Gemäß § 316 StGB wird bestraft, „wer im Verkehr (§§ 315 bis 315 d) ein Fahrzeug führt, obwohl er infolge des Genusses alkoholischer Getränke oder anderer berauschender Mittel nicht in der Lage ist, das Fahrzeug sicher zu führen …“. Unter „Genuss“ ist dabei jede körperliche Aufnahme zu verstehen, also auch die Injektion oder sonstige Verabreichung, sodass auch die Medikamenteneinnahme von dem Begriff erfasst wird, auch wenn damit kein Rauschzustand angestrebt wird. Der Begriff der Fahruntüchtigkeit suggeriert dabei die Unfähigkeit, ein Fahrzeug überhaupt zu führen; ausreichend ist jedoch die Unfähigkeit, ein Fahrzeug sicher und situationsangemessen zu führen (Fischer, 2009).

Eine Gefährdung im oder durch den Straßenverkehr kann dabei jedoch nicht nur durch das Führen von Kraftfahrzeugen entstehen, sondern auch etwa beim unvorsichtigen Überqueren einer Straße: Verkehrsteilnehmer sind auch Fußgänger und Radfahrer und werden deshalb von § 2 Abs. 1 FeV erfasst; der Verstoß stellt in Verbindung mit § 24 des Straßenverkehrsgesetzes (StVG) eine Ordnungswidrigkeit dar und kann mit Bußgeld geahndet werden. Die gesetzlichen Vorgaben stellen dabei aber nur Anhaltspunkte für die Beurteilung der

Beeinträchtigung der Fahreignung beziehungsweise Fahr- oder Verkehrstüchtigkeit dar. Eine Gefahr für den Patienten selbst und andere Verkehrsteilnehmer kann auch unterhalb dieser Ahndungsgrenzen bestehen, weshalb über jede mögliche, auch geringfügige Beeinträchtigung der Verkehrstüchtigkeit eine Aufklärungspflicht besteht.

Es gibt eine Vielzahl von Faktoren, die geeignet sind, die aktuelle Fahr- oder Verkehrstüchtigkeit herabzusetzen, zumeist durch eine negative Beeinflussung des Reaktions-, Steuerungs- und Konzentrationsvermögens. Geistige Beeinträchtigungen werden vor allen Dingen durch Medikamente, Sedierung oder Anästhesierung und Wechselwirkungen von Medikamenten mit anderen Medikamenten oder Lebensmitteln ausgelöst. Aber auch körperliche Beeinträchtigungen können die aktuelle Verkehrstüchtigkeit herabsetzen, so etwa Verletzungen an den Gliedmaßen oder der Wirbelsäule, Einschränkungen des Sehvermögens durch Applikation eines die Pupillen weitenden Arzneimittels oder Gleichgewichtsstörungen und Schwindel.

### Inhalt und Umfang der Aufklärung

Für die Patientenaufklärung im Allgemeinen gilt grundsätzlich: Der Patient muss im Großen und Ganzen aufgeklärt werden (BGH NJW, 2000, S. 1786), was bedeutet, dass nicht jede nur entfernt mögliche Nebenwirkung oder Komplikationsmöglichkeit Erwähnung finden muss. Allerdings tendiert die Rechtsprechung dazu, immer strengere Anforderungen an Qualität und Umfang der Aufklärung zu stellen, sodass mitunter erhebliche Verunsicherung aufseiten der Ärzteschaft darüber besteht, wie umfassend und ausführlich die Aufklärung im Einzelfall erfolgen muss.

### Art und Weise der Aufklärung

Die Frage nach der richtigen Art und Weise der Aufklärung, mit der dem Selbstbestimmungsrecht des Patienten einerseits und dem Bestreben des Arztes, nicht aufgrund von Aufklärungsversäumnissen haftbar gemacht zu werden, andererseits Rechnung getragen wird, kann jedenfalls für die Aufklärung über Beeinträchtigungen der Verkehrstüchtigkeit eindeutig und einzelfallunabhängig beantwortet werden: Die Herabsetzung der Verkehrstüchtigkeit stellt naturgemäß eine erhebliche Nebenwirkung mit einem gravierenden Gefährdungspotenzial dar und ist unter Umständen mit schwerwiegenden Folgen nicht nur für den Patienten selbst, sondern auch für die Allgemeinheit, nämlich andere Verkehrsteilnehmer, behaftet. Aus diesem Grund ist eine Aufklärung zumindest über die Möglichkeit der Herabsetzung der Fahrtüchtigkeit unerlässlich und muss auch dann erfolgen, wenn im speziellen Einzelfall nur ein geringes Risiko besteht beziehungsweise die Verkehrsuntüchtigkeit eine seltene Nebenwirkung darstellt. Allgemein gilt daher, dass der Umfang der Instruktionspflicht bei der therapeutischen Aufklärung weiter geht als bei der Selbstbestimmungsaufklärung, sodass selbst bei äußerst niedrigen Zwischenfallquoten die Rechtsprechung die Information des Patienten in dessen gesundheitlichem Interesse für geboten erachtet.

Maßstäbe setzte insoweit ein Urteil des Landgerichts Konstanz aus dem Jahr 1972: Nach einer Penicillin-Injektion hatte ein Patient auf dem Heimweg mit seinem Fahrzeug als Reaktion auf den Eingriff einen anaphylaktischen Schock erlitten und war gegen einen Baum geprallt. Auch wenn das Risiko einer derartigen Reaktion bei nur 0,04 Prozent lag, verlangte das Gericht eine Aufklärung über die Möglichkeit einer solchen Reaktion und verurteilte den Arzt zu Schadensersatz und Zahlung von Schmerzensgeld (LG Konstanz NJW 1972, S. 2223).

Eine gesteigerte Aufklärungspflicht besteht, wenn dem Arzt bekannt ist, dass der Patient im Anschluss an eine beeinträchtigende Behandlung, etwa nach einer Sedierung oder nach der Einnahme oder Verabreichung bestimmter Medikamente, am Straßenverkehr teilnehmen wird. In keinem Fall besteht eine Nachfragepflicht des Patienten, ob seine Verkehrstüchtigkeit möglicherweise durch die Behandlung herabgesetzt sein könnte; es gibt vielmehr eine generelle Hinweispflicht des Arztes. Der Arzt sollte daher durch gezielte Nachfrage beim Patienten klären, ob dieser in dem Zeitraum, in dem Beeinträchtigungen zu erwarten sind, in irgendeiner Form am Straßenverkehr teilnehmen wird und ihn bei Bejahung der Frage entsprechend aufklären. Dabei muss bei der einmaligen Sedierung naturgemäß etwas anderes gelten als beispielsweise für den Fall der Verordnung von Medikamenten, die täglich oder über einen längeren Zeitraum hinweg einzunehmen sind, da hier eine erheblich höhere Wahrscheinlichkeit besteht, dass der Patient während dieser Zeit in irgendeiner Form am Straßenverkehr teilnehmen wird.

Bei der Verordnung von Medikamenten darf sich der Arzt nicht darauf verlassen, dass der Patient den Beipackzettel selbstständig lesen und die darin aufgeführten Risiken und Nebenwirkungen zur Kenntnis nehmen wird. Auch ein Hinweis auf diesen Zettel genügt nicht, da Patienten in der Regel angesichts der Vielzahl an Informationen und aufgeführten Neben- und Wechselwirkungen nicht sicher beurteilen können, welche relevant für sie sind (BGH VersR 2005, S. 834). Zudem besteht die Gefahr, dass der Patient den Beipackzettel zu spät oder gar nicht liest.

### Aufklärungsadressat

Die Aufklärung muss auch inhaltlich und sprachlich so gefasst sein, dass der jeweilige Patient sie zuverlässig nachvollziehen kann, sodass eine individuelle Einstellung des Arztes auf den Intellekt des Patienten geboten ist. Im Einzelfall kann es schwierig sein und erfordert großes Einfühlungsvermögen vonseiten des Arztes, die körperlichen und psychischen Gegebenheiten in einer Gesamtschau zu erfassen und so die richtige Art und Weise, den richtigen Zeitpunkt und den Umfang der Aufklärung zu bestimmen (Wussow, 2002). Eine Besonderheit ergibt sich bei minderjährigen Patienten: Grundsätzlich ist für eine wirksame Einwilligung in ein Behandlungsgeschehen nicht die volle Geschäftsfähigkeit im Rechtssinne Voraussetzung, die mit Vollendung des 18. Lebensjahres erreicht wird, sondern es ist eine natürliche Einsichts- und Urteilsfähigkeit erforderlich. Das Vorliegen dieser Voraussetzung ist abhängig vom Einzelfall, dem zugrunde liegenden Sachverhalt und der Persönlichkeit des Patienten. Kommt etwa ein Gynäkologe zu dem Schluss, dass seine sechzehnjährige Patientin von ihrer Verstandesreife her in der Lage ist, ihre Entscheidung, sich ein Kontrazeptivum verordnen zu lassen, eigenverantwortlich zu treffen, so verbietet es sich hier, die Eltern zu informieren oder um deren Einverständnis zu ersuchen.

Für den Fall der Beeinträchtigung der Verkehrstüchtigkeit kann dagegen unter Umständen etwas anderes gelten: Natürlich kann ein sechzehnjähriger Mofafahrer in eine Behandlung einwilligen und er ist damit intellektuell in der Lage, die Sicherungsaufklärung über eine möglicherweise bestehende Verkehrsuntüchtigkeit zu verstehen. Aber selbst wenn es keine Anhaltspunkte gibt, dass er entgegen dem ärztlichen Rat nicht einsichtsfähig sein könnte, kann es doch vor dem Hintergrund des erheblichen Gefährdungspotenzials nicht nur für den Patienten selbst geboten sein, zusätzlich auch den Eltern den Hinweis auf die Herabsetzung der Verkehrstüchtigkeit zu erteilen, damit diese ihrerseits Vorsichtsmaßnahmen treffen und ihr Kind überwachen können. Unerheblich ist im Zusammenhang mit der Sicherungsaufklärung, ob der Patient über die Möglichkeit der Beeinträchtigung seiner Verkehrstüchtigkeit bereits vorinformiert ist, sei es aus den Medien oder aus vorangegangener Behandlung beziehungsweise Medikamenteneinnahme, da sich der Arzt zum einen nicht darauf verlassen kann, dass der Patient zutreffend und umfassend informiert ist (Wussow, 2002).

Zum anderen bedeutet das Wissen des Patienten um eine mögliche Fahrunsicherheit noch nicht, dass er sich auch entsprechend vorsichtig verhalten wird, weshalb der Arzt seiner Pflicht, den Patienten zu einer gesunden und schonenden Lebensweise zu „erziehen", nur nachkommt, wenn er ihn diesbezüglich aufklärt und für eine angemessene Verhaltensweise zu gewinnen versucht. Weiterhin muss die Aufklärung naturgemäß zu einem Zeitpunkt erfolgen, zu welchem der Patient voll einsichts- und urteilsfähig ist.

### Die Verkehrstüchtigkeit beeinträchtigende Faktoren

#### Sedierung bei ambulanten Operationen

Häufige Ursache für eine vorübergehende Verkehrsuntüchtigkeit ist die Sedierung bei ambulanten Operationen, weshalb die nachfolgenden Ausführungen zur Veranschaulichung immer wieder auf diesen Fall zurückkommen werden. Insbesondere bei diagnostischen Eingriffen wie zum Beispiel einer endoskospischen Magen- oder Darmspiegelung wird der Patient in der Regel für kurze Zeit sediert und ist danach für bis zu 24 Stunden noch in seiner Wahrnehmungs-, Reaktions- und Koordinationsfähigkeit beeinträchtigt, was sich in Verwirrung, Ermüdung und Benommenheit äußern kann. Aus diesem Grund muss die Aufklärung im Vorfeld der Behandlung den Hinweis enthalten, dass der Patient nach dem Eingriff für einen bestimmten Zeitraum nicht in der Lage sein wird, am Straßenverkehr teilzunehmen – und er dafür Sorge zu tragen hat, dass er anschließend entweder von Angehörigen abgeholt wird oder mit einem Taxi nach Hause fährt. Stellt der Arzt nach dem Eingriff fest, dass der Patient offensichtlich leichtfertig den ärztlichen Rat ignoriert und im Begriff ist, am Straßenverkehr teilzunehmen, so hat er ihn erneut eindringlich auf seine herabgesetzte Verkehrstauglichkeit hinzuweisen und an seine Vernunft zu appellieren.

#### Beeinflussung durch Medikamente

Bei der Verabreichung von Medikamenten durch den Arzt oder beim Ausstellen eines Rezepts darf sich die Sicherungsaufklärung nicht nur auf eine mögliche Herabsetzung der Verkehrstüchtigkeit durch den Wirkstoff selbst beziehen. Sie muss darüber hinaus auch eine mögliche Beeinflussung des Reaktions- und Aufmerksamkeitsvermögens durch Wechselwirkungen mit anderen Medikamenten oder Lebensmitteln thematisieren. So nehmen insbesondere ältere Patienten oftmals mehrere verschiedene Präparate gleichzeitig ein, aus deren Zusammenwirken sich Folgen ergeben können, die jedes Medikament für sich genommen nicht hervorgerufen hätte. Auch im Zusammenspiel mit Alkohol können sich

– abgesehen von den üblichen konsumabhängigen Auswirkungen auf die Verkehrstüchtigkeit – schwerwiegende Konsequenzen ergeben: Bei Diabetikern, die Insulin spritzen oder blutzuckersenkende Tabletten einnehmen, können auch geringe Mengen Alkohol noch Stunden nach Trinkende zur gefährlichen Hypoglykämie (Unterzuckerung), verbunden mit Krampfanfällen, führen (Griese u. a., 2006).

Eine gezielte Nachfrage des Arztes nach anderweitiger Medikamenteneinnahme oder ihn potenziell gefährdenden Lebensgewohnheiten ist daher erforderlich, um den Patienten umfassend aufklären zu können. Diese Anforderungen an den Arzt sind nicht überzogen, da schon im Rahmen der Anamnese, die vor jeder Behandlung unabhängig von einer möglichen Beeinflussung der Verkehrstauglichkeit zu erfolgen hat, die Pflicht des Arztes besteht, den Patienten nach eingenommenen Medikamenten zu fragen (Medikamentenanamnese). Zu den Medikamenten, die ein Gefährdungspotenzial für eine Beeinträchtigung der Verkehrstüchtigkeit besitzen, zählen insbesondere stark wirksame Opioid-Analgetika, die unter anderem zur medikamentösen Schmerztherapie eingesetzt werden, Psychopharmaka wie Tranquilizer und Antidepressiva oder Sedativa und Lokalanästhetika (Riemenschneider, 1998).

### Beeinflussung durch Krankheit

Die Verkehrstüchtigkeit kann auch durch die Krankheitssymptome selbst, unabhängig von der Behandlung oder gerade bei Nichtbehandlung, beeinträchtigt werden. Bekannt ist dies im Zusammenhang mit Anfallsleiden wie Epilepsie und Narkolepsie („Schlafkrankheit"), aber beispielsweise auch mit Schizophrenie (Schneble, 2003).

### Gefährdung durch sonstige Konstellationen

Eine Gefährdungssituation kann aber nicht nur durch den Patienten als aktiven Verkehrsteilnehmer entstehen, sondern auch dadurch, dass er etwa als Mitfahrer den Fahrzeugführer an der aufmerksamen und sicheren Teilnahme am Straßenverkehr hindert. Man denke zum Beispiel an Kinder, die nach Eingriffen mit hohem Komplikations- und Nachblutungsrisiko wie Zahnoperationen oder Tonsillektomien (Entfernung der Gaumenmandeln) von Vater oder Mutter abgeholt werden. Wenn nun während der Fahrt Komplikationen auftreten, die die Aufmerksamkeit des Fahrers auf sich ziehen und ein sofortiges Eingreifen erforderlich machen, wird die Situation unter Umständen kritisch. Vereinzelt wird deshalb vor solchen Eingriffen darauf hingewiesen, dass zusätzlich zum Fahrer noch eine weitere Aufsichtsperson anwesend sein sollte. Nicht direkt unter die Verkehrstüchtigkeit zu subsumieren, aber im Zusammenhang doch zu erwähnen ist, dass nicht nur das Verhalten im Straßenverkehr beeinträchtigt sein kann, sondern es auch durch die Nutzung anderer Verkehrsmöglichkeiten zu Gefährdungen kommen kann: So kann es beispielsweise nach Augenoperationen und bei Patienten mit stark verminderter Lungenfunktion angezeigt sein, dem Patienten von Flugreisen abzuraten, da sich die veränderten Druckverhältnisse negativ auswirken können.

### Haftungsfragen

### Zivilrechtliche Haftung

Verursacht ein Arzt durch einen Behandlungsfehler einen Gesundheitsschaden oder sind ihm Aufklärungsversäumnisse vorzuwerfen, so hat er dem Patienten Schadensersatz und/oder Schmerzensgeld zu leisten. Wirft der Patient dem Arzt eine fehlerhafte

Behandlung vor, so trägt er die Beweislast für seine Behauptungen. Er muss also darlegen und den Beweis dafür erbringen, dass dem Arzt tatsächlich ein Behandlungsfehler unterlaufen, ihm selbst ein Gesundheitsschaden entstanden und der Fehler ursächlich für den Schaden geworden ist. Das erfordert in der Regel die Einholung eines medizinisch-wissenschaftlichen Sachverständigengutachtens. Kann der Patient dem Arzt einen groben Behandlungsfehler nachweisen, kommt es zu einer Beweislastumkehr mit der Folge, dass die Ursächlichkeit des Fehlers für den Schaden vermutet wird und der Arzt das Gegenteil beweisen muss. Ein grober Behandlungsfehler erfordert nach der Rechtssprechung des BGH die richterliche Feststellung, dass der Fehler aus objektiver Sicht nicht mehr verständlich erscheint, weil er einem Arzt schlechterdings nicht unterlaufen darf (BGH NJW 2001, S. 2794). Die Anforderungen sind streng: Ein grober Behandlungsfehler ist auch bei eindeutigem Verstoß gegen bewährte ärztliche Behandlungsregeln nicht ohne weiteres anzunehmen.

Wirft der Patient dem Arzt vor, ihn nicht oder nur unzulänglich aufgeklärt zu haben, stellt sich die Situation anders dar: Von vorneherein hat der Arzt die Pflicht, die ordnungsgemäße Aufklärung zu beweisen, weshalb eine sorgfältige Dokumentation des Aufklärungsgesprächs unerlässlich ist. Hierbei ist jedoch zwischen der Selbstbestimmungsaufklärung und der Sicherungsaufklärung zu differenzieren: Eine unzureichende oder fehlende Selbstbestimmungsaufklärung führt dazu, dass der Patient nicht wirksam in die Behandlung einwilligen kann und damit die gesamte Behandlung rechtswidrig ist. Im Gegensatz dazu dient die Sicherungsaufklärung aber nicht der Ermöglichung einer wirksamen Einwilligung, sondern der Sicherung des Therapieerfolgs durch Vermeidung von Gefährdungen durch das Verhalten des Patienten und ist damit Teil der vertraglich geschuldeten Behandlung. Daher sind Mängel oder das Fehlen der Sicherungsaufklärung nach ständiger Rechtsprechung des BGH als Behandlungsfehler zu werten mit der Folge der Beweislast des Patienten. Der BGH begründet diese Sichtweise damit, dass „der Beweis dafür, dass er (der Arzt) eine von möglicherweise zahlreichen Nebenpflichten nicht versäumt hat ... nicht allgemein dem Schuldner eines Dienstvertrags auferlegt werden (kann), da er sonst in eine kaum zu beherrschende Beweislage geriete." (BGH VersR 1981, S. 730).

Der Patient muss also darlegen und beweisen, dass der Arzt ihn nicht über sein eigenes therapiegerechtes Verhalten – zum Beispiel kein Fahrzeug zu führen – aufgeklärt hat. Dieser Beweis ist, sofern der Arzt sich nicht dem Vorbringen des Patienten anschließt und Aufklärungsversäumnisse zugesteht, naturgemäß schwer zu führen, da trotz Schweigens der Aufklärungsdokumentation die Aufklärung mündlich erfolgt sein kann. Denkbar, aber nicht besonders wahrscheinlich ist der Zeugenbeweis durch eine Person, die bei jedem einzelnen Arzt-Patienten-Kontakt anwesend war und bezeugen kann, dass eine Sicherungsaufklärung nicht erteilt worden ist. Der Zeugenbeweis wird dagegen eher dem Arzt oder dem beklagten Krankenhaus zur Seite stehen, da es gerade im Klinikbetrieb häufiger vorkommt, dass ein anderer Arzt oder eine Schwester während des Aufklärungsgesprächs anwesend ist. Die Vorlage der Behandlungsunterlagen als Urkundsbeweis sind auch nicht geeignet, da diese allenfalls eine erfolgte Aufklärung dokumentieren, nicht jedoch das Fehlen der Aufklärung als negative Tatsache beweisen können (Hausch, 2007). Als weiteres Beweismittel ist die Vernehmung des Patienten als Partei möglich gemäß § 448 der Zivilprozessordnung (ZPO), wenn schon eine gewisse Wahrscheinlichkeit für die Richtigkeit seiner Angaben spricht, eine Wahrscheinlichkeit aufgrund der Lebenserfahrung „durchaus möglich" ist (BGH VersR 1991, S. 917) und damit nur letzte Klarheit erlangt werden soll.

Ob allerdings eine solche Lebenserfahrung für die Behauptung des Patienten, eine Sicherungsaufklärung sei ihm nicht erteilt worden, spricht, ist fraglich, da nach aktuellen Studien viele Patienten die ärztlichen Hinweise im Sinn einer Non-Compliance nicht oder nur unzureichend berücksichtigen (mehr dazu bei Hausch, 2007). Auch eine Beweislastumkehr bei Annahme eines groben Behandlungsfehlers ist nur schwer zu konstruieren, da in jedem Fall überhaupt der Nachweis eines Behandlungsfehlers, also eine mangelhafte oder fehlende Aufklärung, geführt worden sein muss, um diesen in einem zweiten Schritt als grob qualifizieren zu können. Möglich sollen allenfalls Beweiserleichterungen wie der Anscheinsbeweis sein, bei dem aus der Typizität des Geschehensablaufs darauf geschlossen wird, dass eine Aufklärung nicht erfolgt sein kann, etwa bei „fröhlich-unvoreingenommener" Benutzung des Kraftfahrzeugs durch den Patienten (Deutsch, 2001).

Letztlich geht aber eine Unsicherheit der infrage stehenden Tatsache – der erfolgten Sicherungsaufklärung – zu Lasten des Patienten. Die Behandlungs- und Aufklärungsdokumentation des Arztes spielt jedoch trotzdem eine wichtige Rolle: Auch wenn die Beweislast beim Patienten liegt, kann doch davon ausgegangen werden, dass eine nicht erfolgte Dokumentation in der Praxis die Richter zu dem Schluss gelangen lässt, eine Aufklärung sei auch tatsächlich nicht erfolgt. Oder anders ausgedrückt: In jedem Fall ist dem behandelnden Arzt zu raten, die erfolgte therapeutische Aufklärung zu dokumentieren. Damit kann dem Grundsatz gefolgt werden, nach welchem im Zweifel dem Arzt dann geglaubt wird, die behauptete Aufklärung sei in der gebotenen Weise erfolgt, wenn ein Beweis dafür erbracht ist (OLG Köln NJW 1994, S. 3016).

Sind die Voraussetzungen für eine Haftung gegeben, so hat der Arzt dem Patienten alle Schäden zu ersetzen, die ihm aus dem Unfall entstanden sind und es ist gegebenenfalls Schmerzensgeld zu zahlen. Haftungsgrundlage ist dabei zum einen die Verletzung einer Pflicht aus dem Behandlungsvertrag gemäß §§ 280 ff. Bürgerliches Gesetzbuch (BGB), zum anderen eine unerlaubte Handlung gemäß § 823 BGB. Sind bei dem Unfall auch Dritte zu Schaden gekommen, ist zu differenzieren: Während die Haftung wegen unerlaubter Handlung immer eingreift, kommt eine vertragliche Haftung nur unter besonderen Umständen in Betracht. Die Verpflichtung des Arztes, den Patienten über seine Fahruntauglichkeit aufzuklären, bezieht mangels persönlicher Nähe nicht alle potenziellen Verkehrsteilnehmer in seinen Schutzbereich mit ein. Ein bei der Behandlung anwesender Angehöriger kann dagegen Schutzpflichten des Arztes diesem gegenüber begründen und ihn in den Behandlungsvertrag als Vertrag mit Schutzwirkung zugunsten Dritter aufnehmen (Deutsch, 2001).

Steht fest, dass der Arzt den Patienten nicht oder unvollständig aufgeklärt hat und dass dies zu dem Schadensereignis geführt hat, so bleibt regelmäßig kein Raum für ein den Haftungsumfang reduzierendes Mitverschulden des Patienten gemäß § 254 BGB. Eine Pflicht zur Nachfrage des Patienten nach möglichen Auswirkungen auf seine Fahrtüchtigkeit besteht im Rahmen eines üblichen Behandlungsverhältnisses nämlich nicht. Anders kann dies lediglich im Rahmen von klinischen Prüfungen von Arzneimitteln bewertet werden, wo von dem Probanden verlangt werden kann, nach möglichen Nebenwirkungen zu fragen (Lippert/Riemenschneider, 2002). Auch im Falle der Non-Compliance des Patienten, also der fehlenden Bereitschaft, an den vorgeschlagenen ärztlichen Maßnahmen mitzuwirken, kann ein Mitverschulden bis hin zum alleinigen Verschulden des Patienten angenommen werden, wenn etwa im Rahmen der Anamnese eine bestimmte Medikamenteneinnahme oder Drogenkonsum verschwiegen wird und es durch Wechselwirkungen mit dem verordneten oder vom Arzt verabreichten Medikament zu einer Beeinträchtigung der Verkehrstüchtigkeit kommt (Schellenberg, 2005).

Hat der Arzt den Patienten ordnungsgemäß über seine Verkehrsuntüchtigkeit aufgeklärt und setzt sich der Patient eigenmächtig über den ärztlichen Rat, nicht am Straßenverkehr teilzunehmen, hinweg, so kommt keine Haftung des Arztes in Betracht. Sofern dem Arzt das Verhalten des Patienten bekannt ist, kann es jedoch geboten sein, ihn eindringlich an seine Fahruntüchtigkeit zu erinnern und dahingehend auf ihn einzuwirken, dass er nicht am Straßenverkehr teilnehmen möge.

Interessant ist in diesem Zusammenhang ein Urteil des BGH aus dem Jahre 2003 (BGH VersR 2003, S. 1126), mit dem der Chefarzt der Abteilung für innere Medizin eines Krankenhauses zur Zahlung von Schadensersatz verurteilt wurde, nachdem sein Patient nach einer Magenspiegelung in noch benommenem Zustand bei einem Autounfall tödlich verunglückt war. Der Patient war vor dem Eingriff über die anschließende Verkehrsuntüchtigkeit aufgeklärt worden und hatte erklärt, mit dem eigenen Wagen zu kommen und den Heimweg mit dem Taxi zurücklegen zu wollen. Nachdem er nach dem Eingriff eine halbe Stunde in einem überwachten Wartezimmer und anschließend zwei Stunden auf dem Flur vor dem Arztzimmer verbracht hatte, wo er gelegentlichen Blick- und Gesprächskontakt mit dem behandelnden Arzt hatte, verließ er unbemerkt die Station und setzte sich hinters Steuer, um kurze Zeit später frontal mit einem Lastwagen zusammenzustoßen. Der BGH nahm eine umfassende Verantwortlichkeit des Arztes an und sah einen Verstoß gegen die Überwachungspflicht sedierter Patienten. Es hätten geeignete Sicherheitsmaßnahmen ergriffen werden müssen, um zu verhindern, dass der Patient unbemerkt eigenmächtig das Krankenhaus verlassen könne, beispielsweise durch die Unterbringung in einem jederzeit einsehbaren Warteraum. Der Arzt habe sich nicht darauf verlassen dürfen, dass der Patient tatsächlich mit dem Taxi nach Hause fahren würde.

Dieses Urteil, das trotz seiner Relevanz nicht zur Publikation in die Amtliche Sammlung der BGH-Entscheidungen aufgenommen wurde, wird kontrovers diskutiert und teilweise als zu weit gehend abgelehnt (Laufs, 2003). Kritisiert wird insbesondere, dass dem Patienten jede Eigenverantwortung für sein Handeln abgesprochen und die Haftungsreichweite des Arztes unangemessen ausgedehnt werde. Tatsächlich verneinte der BGH sogar jegliche Mitschuld des Patienten. Eine Überwachung der Patienten nach einer Sedierung, welche zum Klinikalltag zählt, in dem vom BGH geforderten Ausmaß dürfte jedoch unabhängig von der Beurteilung der Notwendigkeit auch organisatorisch und finanziell schwer zu gewährleisten sein, da eine lückenlose Überwachung einen hohen personellen oder infrastrukturellen Aufwand bedeuten würde.

### Strafrechtliche Verantwortlichkeit

Wegen eines Verkehrsdelikts des Patienten (§§ 315–316 StGB) kann sich der Arzt, der seinen Patienten nicht über dessen Fahruntüchtigkeit aufklärt, nicht strafbar machen, da dafür das eigenhändige Führen eines Kraftfahrzeugs erforderlich ist. Lediglich die Beteiligung in Form der Beihilfe ist denkbar; jedoch müsste der Arzt dazu den Patienten vorsätzlich darin bestärkt haben, ein Kraftfahrzeug zu führen, was regelmäßig nicht anzunehmen sein wird (Riemenschneider/Paetzold, 1997). Näherliegend ist da noch eine Beihilfe durch Unterlassen, wenn der Patient zu erkennen gibt, dass er dem ärztlichen Rat zuwider handeln wird und der Arzt darauf nicht durch eindringliche Hinweise reagiert (Deutsch, 2001).

Eine strafrechtliche Verantwortlichkeit des behandelnden Arztes für den Fall, dass sein Patient aufgrund einer Sedierung oder Medikation fahruntüchtig am Straßenverkehr teilnimmt und zu Schaden kommt, kann sich aus zwei Konstellationen ergeben.

### Fehlende oder mangelhafte Sicherungsaufklärung

Nach den oben dargestellten Grundsätzen stellt eine nicht oder nur unvollständig erteilte Aufklärung über eine mögliche Beeinträchtigung der Verkehrstüchtigkeit einen Behandlungsfehler und damit einen objektiven Verstoß durch aktives Tun gegen die Pflicht des Arztes dar, den Patienten mit der erforderlichen Sorgfalt zu behandeln. Erleidet der Patient aufgrund dieser Sorgfaltspflichtverletzung dadurch einen Gesundheitsschaden, dass er trotz herabgesetzter Verkehrstüchtigkeit am Straßenverkehr teilgenommen hat, so begründet dies eine Strafbarkeit des Arztes wegen fahrlässiger Körperverletzung gemäß § 229 StGB beziehungsweise im Falle des tödlichen Ausgangs wegen fahrlässiger Tötung gemäß § 222 StGB. Anders als im Zivilprozess, wo nach Beweislast entschieden wird, ist es für eine strafrechtliche Verantwortlichkeit erforderlich, dass der Sachverhalt restlos aufgeklärt wird und kein Zweifel an der Kausalität und Schuld des Arztes für den Körperschaden oder Tod des Patienten besteht. Es muss daher feststehen, dass sich der Unfall gerade aufgrund der unsicheren Fahrweise ereignet hat und dass der Patient – unterstellt, der Arzt hätte ihn ordnungsgemäß aufgeklärt – mit an Sicherheit grenzender Wahrscheinlichkeit von der Fahrt abgesehen hätte.

Im oben angesprochenen BGH-Urteil etwa hatte der Patient vor Fahrtantritt eigenmächtig ein weiteres Medikament mit sedierender Wirkung eingenommen. Das ist ein weiterer Grund, sich dem Urteil nicht bedenkenlos anzuschließen, auch wenn für eine zivilrechtliche Haftung grundsätzlich eine Mitschuld ausreicht und sich auch andere Ursachen ausgewirkt haben können. Ist diese Voraussetzung der Kausalität erfüllt, so ist dem Arzt auch eine damit einhergehende Verletzung oder Tötung Dritter objektiv zurechenbar und damit vorwerfbar, da es keinen Unterschied bedeutet, ob der Patient nur sich selbst oder auch andere Verkehrsteilnehmer verletzt hat. Die Schädigung Dritter durch einen verkehrsuntüchtigen Patienten stellt keinen völlig atypischen und außerhalb der Lebenserfahrung liegenden Verlauf dar. Aus diesem Grund besteht die Verpflichtung des Arztes, den Patienten über seine möglicherweise verminderte Reaktions- und Konzentrationsfähigkeit aufzuklären, nicht nur im Hinblick auf den Patienten unmittelbar; sie berücksichtigt auch andere Verkehrsteilnehmer, die potenziell mit dem fahrunsicheren Patienten in Berührung kommen.

**Strafbarkeit trotz ordnungsgemäßer Aufklärung**

Eine strafrechtliche Verantwortlichkeit des Arztes, der seinen Patienten ausreichend über die mit der Teilnahme am Straßenverkehr verbundenen Gefahren aufgrund seines fahrunsicheren Zustands informiert hat, ist nur für die Fälle zu konstruieren, in denen der Arzt über die Erteilung der Sicherungsaufklärung hinaus verantwortlich für das Wohl des Patienten ist und ihn ausnahmsweise die Pflicht trifft, die Teilnahme eines verkehrsuntüchtigen Patienten am Straßenverkehr aktiv zu verhindern und er dies trotz Möglichkeit unterlässt (Riemenschneider/Paetzold, 1997). Eine Verpflichtung des Arztes, einen bestimmten Erfolg abzuwenden oder jedenfalls alles in Richtung der Erfolgsabwendung nach den Umständen des Einzelfalls Erforderliche und Mögliche zu unternehmen, erfordert grundsätzlich eine Garantenpflicht des Arztes, die sich aus einer Garantenstellung gegenüber dem Patienten ergibt.

Eine solche Garantenpflicht im Sinne einer Pflicht des Arztes, den Patienten zu überwachen beziehungsweise ihn vor Schäden zu bewahren, kann sich aus Ingerenz, also der tatsächlichen Herbeiführung einer Gefahrenlage für den Patienten ergeben. Ausreichend ist aber nicht jede kausal gefahrerhöhende Handlung, vielmehr ergibt sich eine Verantwortlichkeit des Arztes für das Wohl des Patienten nur aus pflichtwidrigem beziehungsweise rechtswidrigem vorangegangenen Verhalten, „wenn es die nahe Gefahr des Eintritts des konkret untersuchten tatbestandsmäßigen Erfolges verursacht“ (BGH NJW 2000, S. 2754). Denkbar wäre also eine ausnahmsweise Garantenpflicht des Arztes aus Ingerenz, wenn er bei einem ambulanten Eingriff unter Sedierung seinem Patienten eine zu hohe Dosis des Sedativums verabreicht, weswegen sich der Patient nach dem Eingriff in einem die Eigenverantwortlichkeit ausschließenden Zustand befindet. In dieser Konstellation wäre eine Verpflichtung des Arztes begründet, den Patienten vor allen Gefährdungen und vor allem vor Selbstgefährdungen zu schützen, die gerade durch die anhaltende oder übermäßige Sedierungswirkung drohen, ihn also insbesondere davon abzuhalten, in diesem fahruntüchtigen Zustand am Straßenverkehr teilzunehmen.

Weiter geht die Garantenstellung des Arztes, die sich aus der Übernahme der ärztlichen Behandlung ergibt, wobei nur darauf abgestellt wird, dass der Arzt rein tatsächlich die Versorgung und Betreuung des Patienten übernommen hat; die rechtliche Grundlage spielt insoweit keine Rolle (Ulsenheimer, 2008). Im Gegensatz zur Garantenstellung aus Ingerenz besteht die Verpflichtung des Arztes, Gefahren von dem Patienten fernzuhalten und ihn im Rahmen der von ihm gewählten Therapie keinen vermeidbaren Risiken auszusetzen, unabhängig von der Pflicht- oder Rechtswidrigkeit des Vorverhaltens. Darüber hinaus besteht die Garantenpflicht auch unabhängig davon, ob der Arzt überhaupt in irgendeiner Form tätig geworden ist: Das bedeutet, dass auch die Fälle erfasst werden, bei denen die Verkehrsuntüchtigkeit nicht auf eine Form der Behandlung, wie zum Beispiel Sedierung oder Verabreichung von Medikamenten, zurückzuführen ist, sondern bereits aufgrund der Erkrankung selbst besteht und nur eines der krankheitsspezifischen Symptome darstellt. Das kann beispielsweise bei Anfallsleiden wie Epilepsie oder psychischen Erkrankungen wie Schizophrenie der Fall sein.

Grundsätzlich ist aber zu beachten, dass die „Pflicht zur Patientensicherung nur in den Grenzen des Erforderlichen und für das Personal sowie den Patienten selbst Zumutbaren“ besteht (OLG Frankfurt a. M. MedR 2003, S. 222). Die Verpflichtung des Arztes, im Rahmen seiner Garantenstellung Gefahren von seinem Patienten abzuwenden, wird zudem durch die Eigenverantwortlichkeit und Selbstgefährdung des Patienten begrenzt. Grundsätzlich erfüllt der Arzt bei einer Sedierung aufgrund eines ambulanten Eingriffs seine Pflicht, indem er den Patienten vor dem Eingriff hinreichend aufklärt und ihm nahelegt, sich nach dem Eingriff von einem Erwachsenen abholen zu lassen. Gegebenenfalls ist auch nach dem Eingriff eine Erinnerung an die Aufklärung und die Fahruntüchtigkeit erforderlich. Soweit der Patient aufgrund einer eigenen und eigenverantwortlichen Entscheidung sich entschließt, trotz verminderter Verkehrstüchtigkeit am Straßenverkehr teilzunehmen, und dies dem Arzt erkennbar ist, beschränkt sich seine Pflicht darauf, den Patienten zusätzlich zur bereits erfolgten Aufklärung erneut darauf hinzuweisen, welche Gefahren mit der Teilnahme am Straßenverkehr in seinem aktuellen Zustand verbunden sind und ihm eindringlich seine Fahruntüchtigkeit vor Augen zu halten.

Selbstverständlich betrifft dies nur die Fälle, in denen der Patient nach der Sedierung zwar noch etwas benommen ist und seine Reaktions-, Wahrnehmungs- und Konzentrationsfähigkeit beeinträchtigt oder herabgesetzt ist, er aber in der Lage ist, sich die vorangegangene Aufklärung über seine Fahruntüchtigkeit zu vergegenwärtigen und eigenverantwortlich Entscheidungen zu treffen – der Patient also urteils- und einsichtsfähig ist. Solange der Patient aufgrund der Sedierungswirkung noch derart beeinträchtigt ist, dass er die Tragweite seiner Entscheidungen nicht vollständig nachvollziehen kann, besteht in jedem Fall eine Überwachungs- und Sicherungspflicht des behandelnden Arztes. Aus diesem Grund sind bei ambulanten Eingriffen, die unter Sedierung erfolgen, die Patienten im Anschluss an die Behandlung so lange zu überwachen und im Optimalfall in einem gesonderten Aufwachraum unterzubringen, bis die Sedierungswirkung so weit nachgelassen hat, dass die Patienten wieder in der Lage sind, bewusst und eigenverantwortlich zu handeln.

Es ist also zu differenzieren zwischen dem Zustand des Patienten während und unmittelbar nach einer Sedierung, in dem er nicht in der Lage ist, eigenverantwortliche Entscheidungen zu treffen, und dem Zustand, der bis zu 24 Stunden nach einer Sedierung andauert und in dem der Patient zwar hinsichtlich seiner Reaktions- und Steuerungsfähigkeit eingeschränkt, leicht benommen und deshalb nicht verkehrstüchtig ist, er sich jedoch im vollen Besitz seiner Urteils- und Entscheidungsfähigkeit befindet.

Hat der behandelnde Arzt den Patienten ordnungsgemäß vor dem Eingriff über seine zu erwartende Verkehrsuntüchtigkeit und darüber aufgeklärt, dass er nach Möglichkeit von einer erwachsenen Person abgeholt und nach Hause begleitet wird, so ist er damit seiner Verpflichtung zur Sicherungsaufklärung vollumfänglich nachgekommen. Er kann sich grundsätzlich darauf verlassen, dass der Patient sich an die Hinweise halten und sich nicht gefährden wird. Die ihm obliegende Garantenpflicht aufgrund tatsächlich übernommener Behandlung, Gefahren von dem Patienten fernzuhalten, erfüllt der behandelnde Arzt, indem er den Patienten nach dem Eingriff bis zum Nachlassen der Sedierungswirkung unter Beobachtung hält. Hat er jedoch nach Erfüllung dieser Pflicht den Eindruck, dass der – sich wieder im vollen Besitz seiner geistigen Fähigkeiten befindliche – Patient entgegen seines ausdrücklichen Hinweises, für einen bestimmten Zeitraum nicht am Straßenverkehr teilzunehmen, im Begriff ist, ein Fahrzeug zu führen, so erweitert sich die Pflicht des Arztes nicht dahingehend, dass er den Patienten von der Teilnahme am Straßenverkehr abhalten muss.

Zu verlangen ist von ihm lediglich, dass er den Patienten eindringlich an seinen beeinträchtigten Zustand und die daraus durch eine Teilnahme am Straßenverkehr für ihn und andere Verkehrsteilnehmer erwachsenden Gefahren erinnert. Eine Verpflichtung oder Berechtigung, den uneinsichtigen Patienten festzuhalten, besteht nicht. Der Arzt kann demnach nicht wegen fahrlässiger Körperverletzung oder Tötung durch Unterlassen verantwortlich gemacht werden, da er sich im Rahmen der ihm obliegenden Garantenpflicht entsprechend und angemessen verhalten hat und ihm keine Versäumnisse und damit Verletzung seiner Sorgfaltspflicht vorgeworfen werden können.

### Aufklärung und Schweigepflicht Meldung an Behörden

Fraglich ist, ob der Arzt berechtigt oder sogar verpflichtet ist, den Polizei- oder Ordnungsbehörden oder nahen Angehörigen zu melden, dass der Patient im Begriff ist, trotz herabgesetzter Verkehrstüchtigkeit am Straßenverkehr teilzunehmen und damit eine potenzielle Gefahr für sich und andere Verkehrsteilnehmer darstellt. Problematisch ist in diesem Zusammenhang, dass der Arzt an seine ärztliche Schweigepflicht gebunden ist und er sich im Falle des unbefugten Offenbarens ohne Einwilligung des jeweiligen Patienten wegen Geheimnisverrats gemäß § 203 StGB strafbar macht. Der ärztlichen Schweigepflicht kommt für das Verhältnis Arzt-Patient „substantielle Bedeutung" zu (OLG Karlsruhe MedR 2007, S. 253). Ein Brechen der Schweigepflicht kommt gegen oder ohne den Willen des Patienten daher nur in Betracht, wenn dies zum Schutz eines höherrangigen Rechtsguts erforderlich und zur Gefahrenabwehr geeignet und angemessen ist (Ulsenheimer, 2008).

Ein Patient, der im Begriff ist, trotz seines fahrunsicheren oder fahruntauglichen Zustands am Straßenverkehr teilzunehmen, stellt dabei eine so erhebliche potenzielle Gefahr für sein eigenes Leben und seine eigene Gesundheit sowie für Leben und Gesundheit anderer Verkehrsteilnehmer dar, dass man regelmäßig zu dem Ergebnis kommen wird, eine Meldung an die zuständige Ordnungsbehörde für möglich zu halten. Dieser Fall betrifft aber wohl weniger den Patienten, der nach einer einmaligen Sedierung im Begriff ist, leichtsinnig am Straßenverkehr teilzunehmen. In diesem Fall wird eine Meldung an die Behörden kurzfristig die Gefahr voraussichtlich nicht effektiv beseitigen, sodass möglicherweise die Information von Angehörigen vielversprechender ist, die gegebenenfalls erfolgreicher auf den Patienten einwirken können. Vielmehr kommt ein Einschalten der zuständigen Behörde bei Patienten in Betracht, die aufgrund eines dauerhaften Leidens oder einer nicht nur vorübergehenden Beeinträchtigung auf absehbare Zeit nicht in der Lage sein werden, ein Fahrzeug sicher zu führen.

Entschieden hatte dies der BGH im Falle einer wegen einer schweren paranoiden Psychose in psychiatrischer Behandlung befindlichen Patientin, deren Arzt dem Kraftverkehrsamt die Fahruntauglichkeit offenbart hatte, woraufhin der Frau die Fahrerlaubnis entzogen worden war. Das Gericht bewertete die Sicherheit und Gesundheit der Verkehrsteilnehmer höher als die ärztliche Schweigepflicht. Es wurde jedoch auch klargestellt, dass eine Durchbrechung der Schweigepflicht nur als Ultima Ratio, also nach Ausschöpfung anderer Möglichkeiten wie etwa eindringliches Zureden, gerechtfertigt sei (BGH NJW 1968, S. 2288). Es ist jedoch immer eine Abwägung im Einzelfall vorzunehmen: das geschützte Rechtsgut (die Sicherheit des Patienten und der Allgemeinheit in Form der übrigen Verkehrsteilnehmer) gegen das beeinträchtigte Rechtsgut (die ärztliche Schweigepflicht bzw. das Geheimhaltungsinteresse des Patienten).

### Die Schweigepflicht im Prozess gegen den Patienten

Im straf- oder zivilrechtlichen Prozess eines Dritten gegen Patienten, die sich der ordnungsgemäßen Aufklärung und dem ärztlichen Rat widersetzen und einen Unfall verursachen, kommt der Arzt als sachverständiger Zeuge für die ordnungsgemäße Aufklärung in Betracht. Macht der Arzt jedoch Angaben, ohne vorher vom Patienten von seiner Schweigepflicht entbunden worden zu sein, so macht er sich gemäß § 203 StGB strafbar. Eine dennoch getätigte Aussage ist zwar gerichtlich verwertbar, eine Rechtfertigung durch Güterabwägung kommt jedoch nicht in Betracht – mit der Folge der Strafbarkeit des Arztes, da es im Prozess lediglich um die Sanktionierung und nicht um den Schutz der Allgemeinheit geht und dies gegenüber der ärztlichen Schweigepflicht nicht höherrangig ist. Ergänzt wird die ärztliche Schweigepflicht durch das auch für den sachverständigen Zeugen geltende Zeugnisverweigerungsrecht sowie das strafrechtliche Verbot der Beschlagnahme von Patientenunterlagen (Deutsch, 2001).

### Ausblick

Die Sicherungsaufklärung ist fester Bestandteil des Klinik- und Praxisalltags und eine der wesentlichen Pflichten des Arztes insbesondere bei schwereren Eingriffen und Verabreichung von aggressiven Medikamenten. Gerade aufgrund der prozessualen Besonderheit der Beweislast des Patienten ist es allerdings schwierig, eine fehlende oder unzureichende Sicherungsaufklärung nachzuweisen. Dennoch sollten Ärzte in jedem Fall den Grundsatz beherzigen, dass unabhängig von der formalen Beweislastverteilung im Zweifel dem Arzt geglaubt wird, er habe den Patienten ausreichend beraten und informiert, wenn er dies anhand seiner schriftlichen Behandlungsdokumentation belegen kann. Grundsätzlich darf sich aber der Arzt, der seinen Patienten vor der Behandlung auf die nachfolgende Fahruntüchtigkeit hingewiesen und ihn gegebenenfalls nach der Behandlung noch einmal daran erinnert hat, darauf verlassen, dass dieser sich im Sinne eines mündigen und eigenverantwortlich denkenden und handelnden Patienten an den ärztlichen Rat halten wird, nicht am Straßenverkehr teilzunehmen.

### Gesetze und Verordnungen

Bürgerliches Gesetzbuch (BGB)
Strafgesetzbuch (StGB)
Straßenverkehrsgesetz (StVG)
Verordnung zur Zulassung von Personen zum Straßenverkehr (Fahrerlaubnis-Verordnung – FeV)
Zivilprozessordnung (ZPO)

### Literatur

Bundesanstalt für Straßenwesen: Begutachtungs-Leitlinien zur Kraftfahrereignung 2009, www.bast.de, November 2009

Deutsch, E.: Schweigepflicht und Infektiosität. In: Versicherungsrecht 2001, S. 1471–1475

Deutsch, E.: Verkehrstauglichkeit: Die Rolle des Arztes aus rechtlicher Sicht. In: Versicherungsrecht 2001, S. 793–796

Fischer, T.: Beck'sche Kurz-Kommentare Strafgesetzbuch und Nebengesetze, Verlag C. H. Beck, München 2009

Griese, N./Renner, K./Schulz, M.: Orale Antidiabetika richtig einnehmen. In: Pharmazeutische Zeitung online www.pharmazeutische-zeitung.de, Ausgabe 47/2006

Hausch, A.: Beweisprobleme bei der therapeutischen Aufklärung. In: Versicherungsrecht 2007, S. 167–174

Laufs, A.: Der mündige, aber leichtsinnige Patient. In: Neue Juristische Wochenschrift 2003, S. 2288–2289

Laufs, A./Kern, B.-R. (Hrsg.): Handbuch des Arztrechts, Verlag C. H. Beck, München 2010

Lippert, H.-D./Riemenschneider, S.: Beeinträchtigung der Fahrtauglichkeit durch Einnahme von Arzneimitteln im Rahmen klinischer Prüfungen – Verantwortlichkeit von Prüfungsteilnehmer und Prüfer? In: Versicherungsrecht 2002, S. 1354–1357

Medizinrecht (MedR): Jahrgänge 2003, 2007, Berlin, Heidelberg

Neue Juristische Wochenschrift (NJW): Jahrgänge 1968, 1972, 1994, 2000, 2001, München

Riemenschneider, S.: Verkehrsrechtliche Aspekte der Medikamentenbehandlung – insbesondere medikamentöser Schmerztherapie. In: Medizinrecht 1998, S. 17–23

Riemenschneider, S./Paetzold, H.: Strafrechtliche Verantwortlichkeit des Arztes für Folgen behandlungsbedingter Fahrunsicherheit. In: Neue Juristische Wochenschrift 1997, S. 2420–2425

Schellenberg, F.: Non-Compliance und Arzthaftung. In: Versicherungsrecht 2005, S. 1620–1623

Schneble, H.: Epilepsie. Erscheinungsformen Ursachen Behandlung, Verlag C. H. Beck, München 2003

Ulsenheimer, K.: Arztstrafrecht in der Praxis, C. F. Müller Verlag, Heidelberg 2008

Versicherungsrecht (VersR): Jahrgänge 1981, 1991, 2003, 2005, Karlsruhe

Wussow, R.-J.: Umfang und Grenzen der ärztlichen Aufklärungspflicht. In: Versicherungsrecht 2002, S. 1337–1345

Giso Schmeißer

# Untersuchungsmethoden und -verfahren in der Verkehrsmedizin

Abstract
Verkehrsmedizinische Fragestellungen sind im Spannungsfeld zwischen Verkehrsrecht und Sozialrecht nach diversen Kriterien zu beantworten. Zahlreiche klinische Untersuchungsmethoden stehen zur Verfügung, um relevante Gesundheitsstörungen aufzudecken und im Hinblick auf die jeweilige Tätigkeit zu bewerten. Auch eine gezielte Medikamentenanamnese ist zur medizinischen Beurteilung bedeutsam. Die verschiedenen Aspekte werden in einer Zusammenschau dargestellt.

## Rahmen

Verkehrsmedizinische Fragestellungen (*Tab. 1*) haben einen Hintergrund, der sich aus dem Straßenverkehrsrecht, dem Wasserstraßenverkehrsrecht beziehungsweise dem Luftverkehrsrecht ableitet. Medizinische Untersuchungen, die in diesem Zusammenhang durchgeführt werden, behandeln daher Aspekte der Eignung beziehungsweise Tauglichkeit.

Die sich aus dem Sozialrecht ableitende arbeitsmedizinische Vorsorge steht dem gegenüber zurück, spielt aber dennoch insbesondere im innerbetrieblichen Verkehr im Zusammenhang mit der Beantwortung präventiver Fragestellungen eine bedeutende Rolle.

Außerdem kommen Untersuchungsanlässe infrage, die im Arbeitsrecht verankert sind. Dies gilt für betriebliche Eignungsaspekte, die den Schutz Dritter im Betrieb beziehungsweise von Sachgütern betreffen. Auch sie stehen gegenüber dem Verkehrsrecht zurück, können aber ihre Legitimation aus Festlegungen des branchenspezifischen Regelwerks der Deutschen Gesetzlichen Unfallversicherung (DGUV) beziehen.

Eignungs- beziehungsweise Tauglichkeitsuntersuchungen stellen sogenannte Einsatzvoraussetzungen dar, das heißt, ohne deren Durchführung ist eine entsprechende Tätigkeit nicht zulässig und im Verkehrsrecht sogar strafrechtlich sanktioniert. Eine Sonderform stellen Eignungsuntersuchungen im Zusammenhang mit dem innerbetrieblichen Verkehr auf der Grundlage von Betriebsvereinbarungen dar.

Arbeitsmedizinische Vorsorgeuntersuchungen haben hier den Charakter einer

| | Eignung/ Tauglichkeit | Wunsch | Anordnung der Behörde | Sonderfall |
|---|---|---|---|---|
| **ArbSchG/ArbMedVV** | – | X | – | |
| **BO Kraft** | X | – | – | |
| **BO Strab** | X | – | – | |
| **EBO** | X | – | – | |
| **FeV** | X | – | X<br>Eignung (§ 11) | MPU |
| **LuftVZO** | X | – | – | – |
| **RheinPatV** | X | – | | – |
| **SeeDTauglV** | X | – | – | – |
| **SeeLotUntV** | X | – | – | – |

**Tab. 1: Rechtsgrundlagen für Untersuchungen nach verkehrsrechtlichen Vorschriften**
(© Giso Schmeißer; Abkürzungen siehe Gesetze/Rechtsverordnungen)

Wunschuntersuchung, sie sind im Arbeitsschutzgesetz (ArbSchG) sowie in der Arbeitsmedizinischen Vorsorgeverordnung (ArbMedVV) verankert und werden vom Betroffenen selbst initiiert; der Arbeitgeber muss sie ermöglichen.

Untersuchungen, die Fragen der Eignung oder Tauglichkeit betreffen, und solche, die einen Vorsorgecharakter haben, sollen zum Beispiel im Sinne der Regelungen der Fahrerlaubnis-Verordnung (FeV) möglichst nicht miteinander verbunden werden, sofern nicht betriebliche Gründe dies erfordern. Gerade für Tätigkeiten, die dem Straßenverkehrsrecht unterliegen, gilt genau diese Sonderregelung, da die Fragestellungen faktisch miteinander verbunden sind (*Abb. 1*). Der zu Untersuchende sollte also unbedingt darüber informiert sein, dass bei der Untersuchung mehrere Fragestellungen miteinander verknüpft werden. Die Ergebnisse können dann auch durchaus unterschiedlich bewertet werden und dementsprechend zu unterschiedlichen Konsequenzen führen.

Auf der einen Seite ergeben sich bei rechtlich vorgeschriebenen Untersuchungsanlässen unausweichliche Folgen für den Erwerb beziehungsweise Erhalt einer Fahrerlaubnis oder Lizenz zum Führen von Fahrzeugen im öffentlichen Verkehr; zuständig hierfür ist die jeweils zuständige Fahrerlaubnisbehörde beziehungsweise das Luftfahrtbundesamt. Auf der anderen Seite steht die ärztliche empfehlende Beratung des Untersuchten zu gesundheitsförderlichem Verhalten oder des Unternehmers zu gesundheitsförderlicher Ausgestaltung der jeweiligen Arbeitsverhältnisse im Vordergrund. Allerdings kann es auch bei Fragestellungen des innerbetrieblichen Verkehrs im Einzelfall zu medizinischen Feststellungen kommen. Infolgedessen können – aus Gründen des Eigen- oder Drittschutzes, zeitweise oder auch dauerhaft aus gesundheitlichen Gründen – Bedenken gegen einen erstmaligen oder weiteren Einsatz bestehen.

Fragen der gesundheitlichen Eignung beziehungsweise Tauglichkeit sowie des

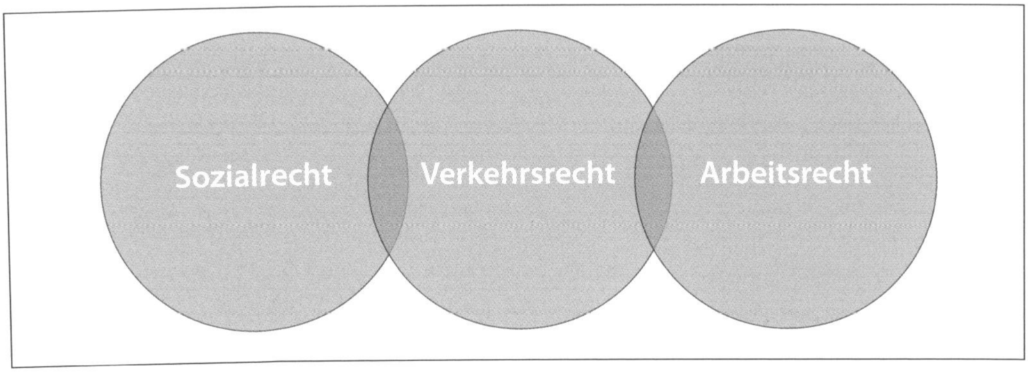


**Abb. 1: Zusammenhang Sozialrecht – Verkehrsrecht – Arbeitsrecht** (© Giso Schmeißer)

Sozialrechts, die an den beauftragten Arzt gestellt werden, sind formal jeweils unabhängig voneinander zu beantworten. Die verschiedenen Rechtskreise können aber, wie bereits erwähnt, im Rahmen der praktischen Anwendung miteinander verbunden werden, zumal die jeweiligen Methoden identisch sind. Insbesondere bei der Durchführung von Untersuchungen nach der FeV ist der Arbeitsmedizin, die sich an der Schnittstelle dieser Rechtskreise befindet, wegen ihrer fachlichen Kompetenz vom Verordnungsgeber eine zentrale Rolle zugewiesen worden. Auch bei Untersuchungen nach dem Luftverkehrsrecht lassen sich bei entsprechendem Einverständnis und unter Wahrung der Interessen des zu Untersuchenden praxisgerechte Wege zwischen Flugmediziner und Arbeitsmediziner finden.

Hinsichtlich der Kostentragepflicht für die Untersuchungen unterscheiden sich das Sozialrecht sowie das Arbeitsrecht auf der einen und das Verkehrsrecht auf der anderen Seite. Für nach Sozialrecht und Arbeitsrecht durchgeführte Untersuchungen ist der Auftraggeber, in der Regel ist dies der Arbeitgeber des Untersuchten, der Kostenträger. Bei nach verkehrsrechtlichen Bestimmungen durchgeführten Untersuchungen ist prinzipiell der Untersuchte selbst als Inhaber der Fahrerlaubnis beziehungsweise Lizenz der Kostenträger. Wenn aber auch hier der Arbeitgeber freiwillig die Kosten der Untersuchung wegen eines offensichtlichen Eigeninteresses übernehmen möchte, steht dem natürlich nichts entgegen.

Die Untersuchungen und deren Ergebnisse unterliegen unabhängig von der jeweiligen Fragestellung prinzipiell der ärztlichen Schweigepflicht. Den Untersuchten stehen die Ergebnisse in Form einer am besten mündlich und schriftlich durchgeführten Beratung in vollem Umfang zur Verfügung. Andere Verfahrensbeteiligte, also die Fahrerlaubnisbehörde beziehungsweise das Luftfahrtbundesamt, erhalten auf dem Weg über den Untersuchten nur Kenntnis über solche Ergebnisse, die seitens des Verordnungsgebers ausdrücklich verlangt werden, im Übrigen eine zusammenfassende medizinische Beurteilung. Der Arbeitgeber erhält bei arbeitsrechtlichen Eignungsuntersuchungen eine zusammenfassende medizinische Stellungnahme ohne medizinische Einzelheiten, die den Charakter eines fachlichen Gutachtens hat. Sie wird ihm aus Gründen des Datenschutzes über den Untersuchten zugeleitet, alternativ geschieht dies bei vorhandener schriftlicher Entbindung von der ärztlichen Schweigepflicht auch unmittelbar. Bei arbeitsmedizinischen Vorsorgeuntersuchungen auf Wunsch des versicherten Beschäftigten erhält der Arbeitgeber grundsätzlich keine Information über deren Ergebnis.

## Methoden

### Anamnese und Untersuchung

Zur Durchführung der Untersuchungen, die vor Aufnahme der jeweiligen Tätigkeit beziehungsweise der Teilnahme am öffentlichen Verkehr und danach in unterschiedlichen Abständen erneut durchgeführt werden, stehen den hierzu befugten Ärzten verschiedene Methoden (*Tab. 2*) zur Verfügung. Ausgangspunkt ist stets eine sorgfältige Erhebung der gesundheitlichen Vorgeschichte, die sowohl allgemeine Aspekte als auch solche der beruflichen Tätigkeit umfasst. Besonders soll dabei auf Erkrankungen des Herz-Kreislauf-Systems sowie neurologisch-psychiatrischer Natur geachtet werden. Auch Auffälligkeiten im Zusammenhang mit einer vermehrten Tagesschläfrigkeit sind besonders bedeutsam.

Im weiteren Fortgang ist die Erhebung der relevanten biometrischen Daten (Körpergröße, Körpergewicht, Blutdruck, Puls) sowie eine am weitgehend entkleideten Probanden durchgeführte klinische Untersuchung Grundlage der weiteren Beurteilung. Ergänzend werden in Abhängigkeit von der jeweiligen Fragestellung technisch-

| | FeV bis 30.06.11 | FeV ab 01.07.11 | EBO (VDV 714) | BO Strab (VDV 714) | BO Kraft (VDV 714) | RheinPatV | SeeLotUntV | LuftVZO | SeeDTauglV | G 25 |
|---|---|---|---|---|---|---|---|---|---|---|
| **Biometrie (RR/KG/KG)** | X | X | X | X | X | – | X | X | X | X |
| **EKG** | – | – | (X) | (X) | (X) | – | – | X | – | – |
| **Hören** | – | – | X | X | X | X | X | X | X | X |
| **Körperliche Untersuchung** | X | X | X | X | X | X | X | X | X | X |
| **Labor** | – | – | (X) | (X) | (X) | – | X | X | X | – |
| **Lungenfunktion** | – | – | – | – | – | – | X | X | X | – |
| **Psychometrie/Psychologie** | X | X | (X) | (X) | (X) | – | X | X | – | – |
| **Röntgen** | – | – | (X) | (X) | (X) | – | X | X | X | – |
| **Tagesschläfrigkeit** | X | X | (X) | (X) | (X) | – | – | – | – | X |

X = ist erforderlich/wird geprüft
(X) = kann erforderlich sein/kann geprüft werden
– = nicht erforderlich/wird nicht geprüft

**Tab. 2: Methoden zur Erfassung der körperlichen/geistigen Eignung/Tauglichkeit beziehungsweise zur Beurteilung im Rahmen der arbeitsmedizinischen Vorsorge**
(© Giso Schmeißer; Abkürzungen siehe Gesetze/Rechtsverordnungen)

apparative Untersuchungen durchgeführt. Dafür müssen Geräte verwendet werden, die geeignet und anerkannt sind.

Zur Dokumentation stehen zahlreiche Anamnese- und Befundbögen zur Verfügung. Sie sind grundsätzlich alle geeignet, um die im Rahmen verkehrsmedizinischer Untersuchungen erhobenen Daten festzuhalten. Eine Methodik wird als „Basis-Untersuchungsprogramm" empfohlen (siehe DGUV Grundsätze für arbeitsmedizinische Vorsorgeuntersuchungen, 2010). Die Fahrerlaubnis-Verordnung bietet ebenfalls in der Anlage 5 einen Dokumentationsbogen an, der auf die in der Verordnung geforderten organbezogenen Fragestellungen abgestellt ist; daher ist es empfehlenswert, bei den entsprechenden Untersuchungen diese Dokumentation zu verwenden.

### Herz-Kreislauf

Nur bei Berufspiloten ist eine regelmäßige Untersuchung des Herzens mittels eines Ruhe-EKGs und unter bestimmten Voraussetzungen auch eines Belastungs-EKGs erforderlich. Bei Hinweisen auf entsprechende Veränderungen sind auch weitergehende Untersuchungen möglich. Alle anderen verkehrsmedizinischen Untersuchungsanlässe sehen keine elektrokardiographische Untersuchung vor. Es reicht, wenn im Rahmen der klinischen Untersuchung keine relevanten Auffälligkeiten festgestellt wurden. Allerdings stellen schwerwiegende Herzerkrankungen oder Kreislaufstörungen ein Kriterium dar, den Betroffenen von der Durchführung bestimmter verkehrsmedizinischer Tätigkeiten auszuschließen. Insbesondere eine Herzinfarkt-Anamnese ist bei den verschiedenen Anlässen von Bedeutung; teilweise stellt schon ein durchgemachter Infarkt einen Eignungsausschluss dar, teilweise aber auch erst ein mehrfach durchgemachter Herzinfarkt. Daraus lässt sich ableiten, dass im Einzelfall die Anfertigung eines Ruhe-EKGs sowie einer Ergometrie angezeigt sein können. Als Screeningmethoden sind sie jedoch vor allem deswegen nur von eingeschränkter Bedeutung, weil Ruhe-EKGs ohne entsprechende Gesundheitsvorgeschichte im Sinne eines Screenings kein prädiktiver Wert zukommt.

Hinweise zur Durchführung der EKG-Untersuchungen geben zum Beispiel die „Praxisleitlinien Ergometrie" (Wonisch u.a., 2008) sowie der Anhang „Leitfaden für die Ergometrie bei arbeitsmedizinischen Vorsorgeuntersuchungen nach DGUV Grundsätzen" (DGUV, 2010).

### Hörvermögen

Generell ist eine apparative Untersuchung des Hörvermögens für verkehrsmedizinische Fragestellungen nicht erforderlich. Nur in bestimmten Fällen ist die Anfertigung einer Tonschwellenaudiometrie nötig. Bei anderen Anlässen reicht auch die Durchführung eines Tests – je nach Anforderungen wird dieser mittels Flüstersprache oder Umgangssprache durchgeführt. Es steht allerdings außer Frage, dass die Anfertigung von Tonschwellenaudiogrammen der subjektiven Methode der Flüstersprache hinsichtlich der Dokumentationsmöglichkeiten insbesondere im Sinne von Verlaufskontrollen überlegen ist. Dennoch kann die Flüstersprache im Einzelfall eine praxisrelevante Entscheidung ermöglichen. Das Tragen von Hörgeräten stellt grundsätzlich keinen Hinderungsgrund für verkehrsmedizinisch relevante Tätigkeiten dar.

Für Berufspiloten ist bei der Erstuntersuchung aufgrund der Besonderheiten der Tätigkeit eine weitergehende HNO-fachärztliche Untersuchung erforderlich.

Mit den auf dem deutschen Markt verfügbaren Audiometern können die Untersuchungen qualitätsgesichert durchgeführt werden.

### Klinisch-chemisches Labor

*Blutuntersuchungen*

Generell sind Blutuntersuchungen im Zusammenhang mit verkehrsmedizinischen Fragestellungen nur bei Berufspiloten und bei Seelotsen sowie im Rahmen der Tauglichkeitsuntersuchungen für seefahrendes Personal vorgesehen. Dies ist vor dem Hintergrund der besonderen Verantwortlichkeiten im Luftverkehr und beim Lotsendienst beziehungsweise der speziellen Umweltbedingungen auf hoher See zu sehen. Das schließt aber bei anderen verkehrsmedizinisch relevanten Untersuchungsanlässen die Möglichkeit der Blutuntersuchung im Einzelfall bei entsprechender Begründbarkeit nicht aus. Insbesondere für das Krankheitsbild des Diabetes mellitus gilt außerdem, dass zumindest die Möglichkeit schwerer Stoffwechselentgleisungen einen Ausschlussgrund für eine Reihe von Tätigkeiten darstellt. Daher ist zumindest dann eine Blutzuckermessung aus dem Kapillarblut angezeigt, wenn weitere Risikofaktoren im Sinne eines metabolischen Syndroms aufgrund biometrischer Auffälligkeiten erkennbar sind. (Diese Methodik weist allerdings deutliche Schwächen auf und ist daher bestenfalls als orientierende Messung verwendbar.) Weitergehende Maßnahmen ergeben sich aus der entsprechenden medizinischen Leitlinie der Deutschen Diabetes-Gesellschaft (2007).

*Urinuntersuchungen*

Urinuntersuchungen werden bei verkehrsmedizinischen Fragestellungen überwiegend als Mehrfachstreifentests durchgeführt. Nur bei Untersuchungen im Rahmen der FeV ist das Sediment gefordert, die Grundlage hierfür ist allerdings unklar. Daher kann sicherlich ohne Verlust an Erkenntnissen auch hier ersatzweise auf die Verwendung von Streifentests zurückgegriffen werden. Darüber hinaus kommt Urinuntersuchungen im Zusammenhang mit einem im Einzelfall angezeigten Drogenscreening Bedeutung zu.

### Lunge

Wegen der besonderen Rahmenbedingungen müssen Piloten vor Aufnahme ihrer Tätigkeit einer Lungenfunktionsprüfung (Spirometrie) unterzogen werden. Zur Erstbeurteilung werden die aus der Lungenheilkunde bekannten Grenzwerte für die Ein-Sekunden-Ausatemkapazität (FEV1/FEV < 70 %) herangezogen. In Zweifelsfällen muss danach eine weitergehende Untersuchung bei einem Lungenfacharzt durchgeführt werden. Die Grundlagen zur qualitätsgesicherten Erstellung von Lungenfunktionsmessungen sind beschrieben in den „Leitlinien der Deutschen Gesellschaft für Arbeitsmedizin und Umweltmedizin e.V.“ (DGAUM, 1998). Ebenfalls kann der Anhang „Leitfaden für die Lungenfunktionsprüfung bei arbeitsmedizinischen Vorsorgeuntersuchungen nach DGUV Grundsätzen“ (DGUV, 2010) herangezogen werden.

Alle anderen verkehrsmedizinischen Untersuchungsanlässe sehen keine entsprechenden Untersuchungen vor.

### Psychometrische Leistungsuntersuchung

Für Tätigkeiten im Straßenverkehr sind für die Fahrerlaubnisklassen, die die Personenbeförderung betreffen, psychometrische Untersuchungen gefordert, mittels derer die Fähigkeiten hinsichtlich der Reaktionsfähigkeit, Konzentrationsleistung, Orientierung, Belastbarkeit und Aufmerksamkeitsleistung beurteilt werden. Dabei handelt es sich ausdrücklich nicht um eine Beurteilung der Persönlichkeit des zu Untersuchenden. Die fünf genannten Aspekte müssen mit mindestens drei verschiedenen Verfahren untersucht werden. Hiervon muss bei der Mehrzahl der eingesetzten Verfahren bei der Erstuntersuchung ein Prozentrang (nicht zu verwechseln mit einem Prozentwert!) von mindestens 33 und beim Rest ein Prozentrang von mindestens 17 erreicht werden. Die korrekte Anwendung der weiteren Vorgaben für die Testdurchführung ist wesentlich. Die auf dem Markt verfügbaren Testbatterien müssen zum Nachweis ihrer Eignung für die Beantwortung der jeweiligen Fragestellung ein altersunabhängiges Validisierungsverfahren durchlaufen und im Hinblick auf die Erfüllung der testtheoretischen Kriterien Objektivität, Reliabilität und Validität stabil sein. Daher ist es, außer bei sehr grenzwertigen Resultaten, auch nicht erfolgversprechend, diese Testverfahren mehrfach wiederholt beim selben Probanden anzuwenden, wenn er den Test nicht bestehen sollte. Der Wechsel zu einem alternativen Testverfahren kann aber doch noch zum Erfolg führen. Jedenfalls kann nach erfolgloser Wiederholung auch eine praktische Fahrprobe unter standardisierten Bedingungen das negative Ergebnis einer psychometrischen Leistungsuntersuchung ersetzen. Die Untersuchungen müssen vor erstmaliger Erteilung einer Fahrerlaubnis sowie ab dem 50. (Fahrerlaubnisklassen D) beziehungsweise ab dem 60. Lebensjahr (Fahrerlaubnis zur Fahrgastbeförderung) im Abstand von maximal jeweils 5 Jahren durchgeführt werden.

Häufiger werden die vorhandenen Testbatterien auch verwendet, um Defizite in der Aufmerksamkeit der zu Untersuchenden zu detektieren, die beispielsweise durch Einnahme von vigilanzbeeinträchtigenden Medikamenten entstehen können. Hierfür sind diese Methoden jedoch nicht validisiert. Das bedeutet, dass sie zur Beantwortung dieser speziellen Fragestellung nicht herangezogen werden können. Es müssen stattdessen solche Verfahren verwendet werden, die hierfür ein entsprechendes Validisierungsverfahren durchlaufen haben.

### Sehvermögen

Bei verkehrsmedizinischen Fragestellungen kommt der Untersuchung der Sehfähigkeit (*Tab. 3*) besondere Bedeutung zu. Bei Piloten muss bei der Erstuntersuchung dieser Untersuchungsteil durch einen Augenarzt durchgeführt werden. Im Einzelnen wird die Sehleistung in der Ferne sowie teilweise auch der Nähe untersucht. Die gesetzten Anforderungen können regelmäßig unter Verwendung einer Sehhilfe erreicht werden, bei bestimmten Fragestellungen ist aber darüber hinaus noch eine Mindestsehschärfe ohne Verwendung von Korrekturgläsern gefordert.

Zur besseren Beurteilung der Sehschärfewerte ist darüber hinaus eine Untersuchung der Stellung der Augen zueinander (Phorie) sowie des dreidimensionalen Sehens (Stereopsis) erforderlich. Weiterhin wird in der Mehrzahl der Anlässe die Untersuchung des Farbensehens verlangt, außerdem sind hier Grenzwerte festgelegt, die für normal Farbensichtige (Trichromaten) sowohl für den Rot- als auch für den Grünbereich gelten. Neuerdings beschränkt sich die FeV darauf, hier für alle Fahrerlaubnisklassen die Anwendung nur noch eines Farbtafelsystems vorzuschreiben, ansonsten reicht eine Beratung des Untersuchten aus. Die Bestimmung des Anomalquotienten bei im Rahmen dieser Methodik Auffälligen ist selbst bei Fragen der Personenbeförderung (Fahrerlaubnisse der Klassen D und zur Fahrgastbeförde-

| Sehen | | FeV bis 30.06.11 | FeV ab 01.07.11 | EBO (VDV 714) | BO Strab (VDV 714) | BO Kraft (VDV 714) | RheinPatV | SeeLotUntV | LuftVZO | SeeDTauglV | G 25 |
|---|---|---|---|---|---|---|---|---|---|---|---|
| **Sehschärfe Ferne** | | X | X | X | X | X | X | X | X | X | X |
| **Sehschärfe Nähe** | | – | – | – | – | – | | X | X | X | X |
| **Phorie** | | X | X | X | X | X | – | – | – | – | X |
| **Stereopsis** | | X | X | X | X | X | – | – | – | – | X |
| **Dämmerungssehen** | | – | X | X | X | X | X | X | – | X | X |
| **Blendungsempfindlichkeit** | | – | X | X | X | X | X | X | – | – | X |
| **Gesichtsfeld** | | X | X | X | X | X | X | X | X | X | X |
| **Farbensehen** | | X | X | X | X | X | X | X | X | X | X |
| **Einäugigkeit** | Kl. 1*<br>Kl. 2** | X<br>X | (X)<br>(X) | | | | X | – | – | – | X |
| **Keine Doppelbilder** | | X | X | X | X | X | X | | X | – | – |
| **Tonometrie** | | – | – | – | – | – | – | – | X | – | – |

X = wird geprüft/Anforderung
– = wird nicht geprüft/keine Anforderung

* Kl. 1: A, B,M, S, L, T
** Kl. 2: C, D, FzF

**Tab. 3: Methoden Prüfung Sehvermögen** (© Giso Schmeißer; Abkürzungen siehe Gesetze/Rechtsverordnungen)

rung) nicht mehr vorgesehen. Damit befindet sich der Verordnungsgeber zwar im Einklang mit der EU-Führerscheinrichtlinie (Richtlinie 2009/112/EG), er weicht aber gleichzeitig von seiner bisherigen Vorgehensweise ab und hat damit den nachdrücklichen Protest der medizinischen Fachgesellschaften sowie anderer bedeutsamer Institutionen hervorgerufen. Weiterhin ist die Untersuchung des Gesichtsfeldes mit einem automatisierten Perimeter bei einigen Fragestellungen vorgeschrieben. Diese komplexe Untersuchung wird für jedes Auge getrennt durchgeführt und stellt dabei an das Ergebnis entweder die Anforderung „normal" oder „frei von relevanten Ausfällen". Dies wird zwar nicht weiter konkretisiert, relevant werden Auffälligkeiten jedoch regelmäßig nur dann, wenn sie entweder eine flächenhafte Ausdehnung haben oder wenn im beidseits überdeckenden Gesichtsfeld auf beiden Augen an gleicher Stelle Ausfälle vorhanden sind. Wenn sie im zentralen 30-Grad-Gesichtsfeld vorhanden sind, sind sie aber auf jeden Fall kontrollbedürftig. Allerdings hat die Untersuchung des Gesichtsfeldes einen Zusatznutzen im Sinne der allgemeinen Prävention. Zusammen mit der Messung des Augeninnendrucks (die nur bei Piloten gefordert ist) und der Beurteilung des Augenhintergrunds (die ebenfalls nur bei Piloten gefordert ist) lässt sich eine Aussage darüber treffen, ob ein Risiko zur Schädigung der Netzhaut des Auges oder des Sehnervs (Glaukom) besteht. Als weitere Methode werden das Dämmerungssehen und die Blendempfindlichkeit bei einigen Fragestellungen obligat untersucht. Auch bei Teilen der FeV (Klassen C, D und FzF) wird neuerdings ein ausreichendes Dämmerungs- oder Kontrastsehen verlangt, bedauerlicherweise wird die Blendempfindlichkeit aber nur optional ergänzt. Außerdem gibt die FeV hier keine Hinweise zu Grenzwerten, sondern bleibt diesbezüglich unpräzise. Die bekannten Stufenwerte (1:23, 1:5, 1:2,7, je kleiner der Dezimalzahlenwert, desto geringer die Anforderungsstufe) beruhen auf photoptischen Bedingungen; interessanter wären aber für verkehrsmedizinische Fragestellungen skotoptische Bedingungen. Darüber hinaus sind die intraindividuellen Schwankungsbreiten der erzielten Ergebnisse erheblich größer als zum Beispiel bei der Visusbestimmung.

Im Sinne der innerbetrieblichen Prävention kann für diesen Komplex unter Nutzung der Erkenntnisse aus einer Gefährdungsbeurteilung darüber hinaus fallweise entschieden werden, ob für bestimmte Tätigkeiten gesundheitliche Eignung besteht. Der Vorrang verkehrsmedizinischer Kriterien wird dadurch aber nicht infrage gestellt.

In Deutschland befasst sich eine Kommission der Deutschen Ophthalmologischen Gesellschaft (2009) mit der Frage, welche Geräte im Zusammenhang mit der Durchführung der augenheilkundlichen Untersuchungsteile zur Durchführung dieser Untersuchungen geeignet sind. Derzeit (Stand 30.04.2011) gibt es beispielsweise kein von dieser Kommission entsprechend anerkanntes und auf dem Markt verfügbares Gerät für das Kontrastsehen.

### Besondere Erkrankungen

#### Epilepsie und andere neurologische Erkrankungen

Die Bewertung der Epilepsie vor dem Hintergrund verkehrsmedizinischer Fragestellungen orientiert sich am Kriterium der Dauer der Anfallsfreiheit seit dem letzten Anfall. In Abhängigkeit von der Art des zu führenden Fahrzeugs muss dieser Abstand zwischen einem und fünf Jahren ohne medikamentöse Therapie betragen. Im Bereich des Luftverkehrs führt eine Epilepsie mit den Ausnahmen des frühkindlichen gutartigen Typus sowie eines einmaligen epileptiformen Ereignisses grundsätzlich zum Ausschluss von einer Tätigkeit als Pilot.

Eine Hilfestellung zur Bewertung der Epilepsie ist die interdisziplinär erstellte Informationsschrift der gesetzlichen Unfallversicherung „Empfehlungen zur Beurteilung beruflicher Möglichkeiten von Personen mit Epilepsie" (BGI 585, 2007).

Andere neurologische Erkrankungen wie Lähmungen von Gliedmaßen müssen hinsichtlich ihrer Auswirkungen auf die jeweilige Tätigkeit beurteilt werden. Im Straßenverkehr sind bezüglich vorhandener Restfunktionen Einzelfallbeurteilungen unter Nutzung technischer Anpassungsmöglichkeiten vorzunehmen.

#### Tagesschläfrigkeit

Die Untersuchung auf vermehrte Tagesschläfrigkeit als Folge einer atmungsbezogenen Schlafstörung und mit der Konsequenz einer verminderten Aufmerksamkeitsleistung im Verkehr ist Gegenstand mehrerer verkehrsmedizinischer Anlässe. Die Relevanz ist insbesondere durch anamnestische Methoden zu beurteilen.

Weitergehende diagnostische Maßnahmen müssen von Spezialisten durchgeführt werden. Derzeit ist in Deutschland hierzu nur ein einziges Methodeninventar verfügbar (DGUV, 2010).

### Medikamente

Im Rahmen der Erhebung der gesundheitlichen Vorgeschichte ist darauf zu achten, ob es Hinweise auf die Einnahme von Medikamenten gibt, die die Aufmerksamkeit herabsetzen (z.B. bestimmte Schmerzmittel, ruhigstellende Medikamente, Blutdrucksenker, Stimmungsaufheller). Meist ist die Phase des Therapiebeginns am kritischsten, sodass nach einer im Rahmen einer Einstellphase erfolgenden Gewöhnung an das jeweilige Medikament eine Teilnahme am Straßenverkehr im Regelfalle möglich ist. Das gilt aber jeweils nur so lange, wie keine Ko-Medikation stattfindet – sei es, dass sie iatrogen veranlasst wird oder auch eigenständig initiiert ist. Dies führt dann wegen möglicher Interaktivitäten von Medikamenten im Sinne von Wirkungsverstärkungen oder auch Wirkungsabschwächungen jeweils zu einer erneuten Einstellphase. Im Luftverkehr und Wasserstraßenverkehr ist dafür Sorge zu tragen, dass der Untersuchte auch im Ausland über eine ausreichende Versorgung mit Medikamenten verfügt, damit seine Einsatzfähigkeit durchgängig gewährleistet ist. Eine Beschaffung solcher Medikamente im Ausland ist nicht überall völlig risikolos. Nachahmerprodukte werden bekanntermaßen nicht überall nach hiesigen Qualitätsstandards hergestellt, was aber beim Erwerb nicht ohne Weiteres erkennbar ist.

### Sonderfälle

Bei Zweifeln an der Eignung eines Fahrerlaubnisbewerbers oder -inhabers kann bei der FeV durch die zuständige Fahrerlaubnisbehörde eine fallbezogene Fragestellung zu speziellen Untersuchungen Anlass geben. Hierzu ergeht in solchen Fällen eine Anordnung der Fahrerlaubnisbehörde. Der Umfang der Untersuchung richtet sich dann nach der jeweils zu beantwortenden Frage.

Ein weiterer Sonderfall ist die ebenfalls anlassbezogene sogenannte „Medizinisch-Psychologische Untersuchung" (MPU) zur Wiedererlangung einer Fahrerlaubnis. Sie wird durch anerkannte Begutachtungsstellen durchgeführt und geht deutlich über rein medizinische Fragestellungen hinaus. Die MPU ist daher erheblich umfangreicher als Standarduntersuchungen. Sie wird hier nur der Vollständigkeit halber erwähnt, ohne im Detail darauf einzugehen.

### Gesetze

Gesetz über die Durchführung von Maßnahmen des Arbeitsschutzes zur Verbesserung der Sicherheit und des Gesundheitsschutzes der Beschäftigten bei der Arbeit (Arbeitsschutzgesetz - ArbSchG); BGBl 1996 I, S. 1246; zuletzt geändert durch BGBl 2009 I, S. 160

### Rechtsverordnungen

Eisenbahn-Bau- und Betriebsordnung (EBO); BGBl. 1967 II, S. 1563, zuletzt geändert durch BGBl. 2008 I, S. 467

Fünfte Verordnung zur Änderung der Fahrerlaubnis-Verordnung (FeV) und anderer straßenverkehrsrechtlicher Vorschriften vom 17.12.2010; BGBl. 2010 I Nr. 67, S. 2279

Luftverkehrs-Zulassungs-Ordnung (LuftVZO); BGBl. 2008 I, S. 1229, zuletzt geändert durch BGBl. 2010 I, S. 11

Verordnung über den Betrieb von Kraftfahrunternehmen im Personenverkehr (BOKraft); BGBl. 1975 I, S. 1573, zuletzt geändert durch BGBl. 2007 I, S. 2569

Verordnung über den Bau und Betrieb der Straßenbahnen (Straßenbahn-Bau- und Betriebsordnung – BOStrab); BGBl. 1987 I, S. 2648, zuletzt geändert durch BGBl. 2007 I, S. 2569

Verordnung über die Erteilung von Patenten für den Rhein (Rheinpatentverordnung – Rhein-

PatV); BGBl. 1997 II, S. 2174, 2176, zuletzt geändert durch Beschluss v. 23.11.2006

Verordnung über die seeärztliche Untersuchung von Lotsen (Seelotsenuntersuchungsverordnung – SeeLotUntV) aufgrund des Gesetzes über das Seelotsenwesen; BGBl. 1984 I, S. 1213, zuletzt geändert durch BGBl. 2001 I, S. 2785

Verordnung über die Seediensttauglichkeit (SeeDTauglV); BGBl. 1970 I, S. 1241, zuletzt geändert durch BGBl. 2004 I, S. 718

Verordnung zur Arbeitsmedizinischen Vorsorge (ArbMedVV); BGBl. 2008 I, S. 2768, zuletzt geändert durch BGBl. 2010 I, S. 1643

## Vorschriften, Regeln, Informationen

Arbeitshilfe zur Durchführung von arbeitsmedizinischen Vorsorgeuntersuchungen bei fliegendem Personal, BG-Information 768 (derzeit im Neudruck befindlich)

Deutsche Gesetzliche Unfallversicherung (DGUV): Leitfaden für Betriebsärzte zu Diabetes und Beruf, Berlin 2011 (als Download unter http://publikationen.dguv.de/dguv/pdf/10002/diabetes.pdf)

Empfehlungen zur Beurteilung beruflicher Möglichkeiten von Personen mit Epilepsie, BG-Information 585, 2007 (im Netz unter http://publikationen.dguv.de/dguv/pdf/10002/bgi585.pdf).

## Literatur

Bekanntmachung der Bestimmungen über die Lizensierung von Piloten (Flugzeug) (JAR-FCL 1 deutsch) vom 17.11.2008. In: Bundesanzeiger Nr. 13a vom 27.01.2009

Deutsche Diabetes-Gesellschaft: Evidenzbasierte Leitlinie Diabetes mellitus Typ 1, Update 2007, (im Netz unter http://www.deutsche-diabetes-gesellschaft.de)

Deutsche Gesellschaft für Arbeitsmedizin und Umweltmedizin e.V. (DGAUM): Lungenfunktionsprüfung in der Arbeitsmedizin. In: AWMF (Arbeitsgemeinschaft der Wissenschaftlichen Medizinischen Fachgesellschaften) online, 1998, letzte Aktualisierung 8/2008 (im Netz unter: http://www.awmf.org/uploads/tx_szleitlinien/002-013_S1_Lungenfunktionspruefungen_in_der_Arbeitsmedizin_08-2005_08-2010.pdf).

Deutsche Ophthalmologische Gesellschaft (DOG): Empfehlungen der DOG zur Qualitätssicherung bei sinnesphysiologischen Untersuchungen und Geräten, Heidelberg 2009 (im Netz unter: http://www.dog.org/wp-content/uploads/2009/09/EmpfehlungSinnesphysUntersuchungsmeth-Version-41.pdf).

DGUV Grundsätze für arbeitsmedizinische Vorsorgeuntersuchungen, 5. Auflage, Gentner Verlag, Stuttgart 2010

Richtlinie 2006/126/EG des Europäischen Parlaments und Rates vom 20.12.2006; Amtsblatt der Europäischen Union L 403/18 vom 30.12.2006

Richtlinie 2009/112/EG der Kommission vom 25. August 2009 (im Netz unter: http://eur-lex.europa.eu/LexUriServ/LexUriServ.do?uri=OJ:L:2009:223:0026:0030:DE:PDF )

Wonisch, M./Berent, R./Klicpera, M./Laimer, H./Marko, C./Pokan, R./Schmid, P./Schwann, H.: Praxisleitlinien Ergometrie. In: Journal für Kardiologie – Austrian Journal of Cardiology; Nr. 15/2008, S. 3–17 (im Netz unter: http://www.kup.at/kup/pdf/7255.pdf)

Rolf Ebert

# Gesundheitsstörungen und Fahreignung

**Abstract**

Ausgehend von den Festlegungen der Fahrerlaubnis-Verordnung (FeV) und des Straßenverkehrsgesetzes (StVG) werden klinische Erkrankungen, gesundheitliche Störungen und Leistungseinschränkungen in ihrer Relevanz zur Fahreignung für den Straßenverkehr dargestellt. Insbesondere geht es um differenzierte Bedingungen und Auflagen, die trotz vorliegender psychophysischer Einschränkungen die Teilnahme am aktiven Straßenverkehr ermöglichen. Außerdem werden die Möglichkeiten zur Wiederherstellung der Fahreignung genannt. In einzelnen Gutachtenbeispielen werden die Möglichkeiten der Begutachtung der Fahrerlaubnisbewerber/-inhaber dargestellt.

## Vorbemerkung

In § 1 der **Fahrerlaubnis-Verordnung** (FeV) ist festgelegt, dass zum Verkehr auf öffentlichen Straßen jeder zugelassen ist, wenn nicht für die Zulassung zu einzelnen Verkehrsarten eine Erlaubnis vorgeschrieben ist. Eine solche Regelung ist zwangsweise mit dem Führen eines Kraftfahrzeugs (Kfz) bei eingeschränkter physischer beziehungsweise psychischer Leistungsfähigkeit und den dadurch gegebenen Gefährdungsmöglichkeiten grundsätzlich auszuschließen. Deshalb sieht § 2 der FeV vor: „(1) Wer sich infolge körperlicher oder geistiger Beeinträchtigungen nicht sicher im Verkehr bewegen kann, darf am Verkehr nur teilnehmen, wenn Vorsorge getroffen ist, dass er andere nicht gefährdet. Die Pflicht zur Vorsorge, namentlich durch das Anbringen geeigneter Einrichtungen an Fahrzeugen, durch den Ersatz fehlender Gliedmaßen mittels künstlicher Glieder, durch Begleitung oder durch das Tragen von Abzeichen oder Kennzeichen, obliegt dem Verkehrsteilnehmer selbst oder einem für ihn Verantwortlichen."

Das **Straßenverkehrsgesetz** (StVG) schreibt dazu in § 2 vor: „(1) Wer auf öffentlichen Straßen ein Kraftfahrzeug führt, bedarf der Erlaubnis (Fahrerlaubnis) der zuständigen Behörde (Fahrerlaubnisbehörde). Die Fahrerlaubnis wird in bestimmten Klassen erteilt. Sie ist durch eine amtliche Bescheinigung (Führerschein) nachzuweisen. Nach näherer Bestimmung durch Rechtsverordnung auf Grund des § 6 Absatz 1 Nummer 1 kann die Gültigkeitsdauer der Führerscheine festgelegt werden.

Der Führerschein ist zu erteilen, wenn der Betreffende das erforderliche Mindestalter erreicht hat (...) und zum Führen von Kraftfahrzeugen geeignet ist (...).“

Diese **Kraftfahreignung** ist nach Rechtslage für eine Reihe von Fahrerlaubnisklassen gegeben, wenn der Bewerber um einen Führerschein den Sehtest bestanden hat und der Zulassungsbehörde keine offensichtlichen gesundheitlichen Beeinträchtigungen bekannt sind. Ein Führerschein wird dann unbefristet erteilt. Damit ist theoretisch eine Nutzung des Führerscheins über Jahrzehnte gegeben, ohne dass eine ärztliche Untersuchung die Fahreignung bestätigen, einschränken oder verneinen kann. Lediglich die Führerscheine der Klassen C1, C, C1E, CE, D1, D, D1E und DE beziehungsweise die Fahrerlaubnis zur Fahrgastbeförderung werden nach einer ärztlichen Begutachtung befristet erteilt.

Dem medizinischen Gutachter können damit nachstehende Bewerber beziehungsweise Inhaber eines Führerscheins zur Begutachtung vorgestellt werden:

- Bewerber um einen Führerschein der vorstehend genannten Klassen
- Führerscheininhaber zur Nachuntersuchung nach Fristablauf
- Führerscheininhaber nach Verkehrsverstößen beziehungsweise bei Bekanntwerden gesundheitlicher Einschränkungen mit eventueller Relevanz für die Fahreignung

Dem Gutachter obliegt es festzustellen, ob vom zu Begutachtenden ein Gefährdungssachverhalt beim Führen eines Kfz ausgehen könnte. Das ist dann der Fall, wenn

- nach dem Grad der festgestellten Beeinträchtigung der körperlichen und/oder geistigen Leistungsfähigkeit zu erwarten ist, dass die Anforderungen an das Führen eines Kfz, zu denen ein stabiles Leistungsniveau und auch die Beherrschung von Belastungssituationen gehören, nicht mehr bewältigt werden können oder
- in einem absehbaren Zeitraum die Gefahr des plötzlichen Versagens der körperlichen oder geistigen Leistungsfähigkeit (z.B. hirnorganische Anfälle, apoplektische Insulte, anfallsartige Schwindel- und Schockzustände, Bewusstseinstrübungen oder -verlust) zu erwarten sind.

Insbesondere mit zunehmendem Alter – etwa ab dem 60. Lebensjahr – ist von einer Abnahme der psychophysischen Leistungsfähigkeit, verbunden mit einer Multimorbidität, auszugehen (Henning, 2007). Dies macht sich zum Beispiel folgendermaßen bemerkbar:

- Reduzierung der Leistungsgeschwindigkeit
- Konzentrationsstörungen
- Überforderung mit größerer Stresssensibilität in komplexen Situationen
- Zunehmende Unsicherheit
- Abnahme des Sehvermögens, sowohl die Sehschärfe, das Dämmerungs- und Nachtsehen als auch das Gesichtsfeld betreffend
- Zunahme internistischer und degenerativer Erkrankungen mit Relevanz zur Fahrtätigkeit
- Hirnorganische Veränderungen

Bei der medizinischen Einschätzung der Fahreignung geht es neben den konkreten Krankheitsbildern im Wesentlichen um das Ausmaß funktioneller Defizite. Für die Beurteilung der Kraftfahreignung gelten die „Begutachtungs-Leitlinien“ (Bundesanstalt für Straßenwesen, 2010; Schubert u.a., 2005; Schubert/Mattern, 2009). Bei bestehenden Erkrankungen und Leistungseinschränkungen sind die folgenden Aspekte zu berücksichtigen:

- Die bestehenden Anforderungen und Belastungen der Fahrtätigkeit in Abhängigkeit von der jeweiligen Fahrzeugklasse

- Der Verlauf, das Ausmaß und die Prognose der Erkrankung
- Die Lebensführung und Einstellung des Patienten
- Vorhandene beziehungsweise zu schaffende Kompensationsmöglichkeiten
- Die bisherigen Erfolge der Therapie

Dabei ist der Gutachter dazu verpflichtet, auf Folgendes zu achten:

- Die Wissenschaftlichkeit seiner Ausführungen
- Die Nachvollziehbarkeit seiner Schlussfolgerungen
- Die verantwortliche Ausschöpfung der ihm gegebenen Möglichkeiten (Beschränkungen, Auflagen)
- Die mögliche prospektive Entwicklung der festgestellten Leiden/Erkrankungen

In Anlage 4 der FeV sind für Krankheiten und gesundheitliche Mängel Kriterien für die Beurteilung der Eignung oder bedingten Eignung für die Fahrzeugklassen der Gruppe 1 und 2 einschließlich notwendiger Beschränkungen und Auflagen bei bedingter Eignung vorgegeben. Für Bewerber und Inhaber der Fahrerlaubnisklassen C, C1, D, D1 einschließlich der Anhängerklasse E sowie der Fahrerlaubnis zur Fahrgastbeförderung enthält Anlage 5 der FeV Hinweise zur notwendigen Untersuchung psychischer Leistungsbereiche wie:

- Belastbarkeit
- Orientierungsleistung
- Konzentrationsleistung
- Aufmerksamkeitsleistung
- Reaktionsfähigkeit

Die in Anlage 4 der FeV vorgenommenen Bewertungen gehen vom Regelfall aus. Es werden insbesondere Einzelentscheidungen eingeräumt, wenn Leistungsdefizite durch besondere menschliche Veranlagungen, Gewöhnung, besondere Einstellungen, Verhaltenssteuerungen und -umstellungen vorliegen.

Um die Schädigungsmöglichkeit zum Beispiel durch einen kardiovaskulär bedingten Kontrollverlust am Steuer abzuschätzen, hat die Kanadische Kardiologische Gesellschaft (Canadian Cardiovascular Society, CCS) eine Berechnungsformel für die Wahrscheinlichkeit des Auftretens einer plötzlichen Fahrunfähigkeit entwickelt (Klein u.a., 2010). Diese Formel ist sowohl für Berufskraftfahrer als auch für Privatfahrer anwendbar (siehe auch Abschnitt „Kardiovaskuläre Erkrankungen“).

Wenn die ärztliche Untersuchung ergibt, dass durch die festgestellten Beeinträchtigungen der körperlichen und/oder geistigen Leistungsfähigkeit ein stabiles Leistungsniveau nur bedingt gewährleistet werden kann, also ein Gefährdungssachverhalt besteht, oder besondere Bedingungen die Gefahr des plötzlichen Versagens abwenden können, sind besondere Auflagen oder Beschränkungen durch den Gutachter der Fahrerlaubnisbehörde vorzuschlagen (Verband der TÜV e.V., 1999).

Derartige Beschränkungen können zum Beispiel betreffen:

- Fahrzeugart, -gewicht
- Anhängerbetrieb
- Sitzgestaltung
- Sicherungseinrichtungen
- Anordnung von Bedienelementen/Hebel, Schalter

An Auflagen können zum Beispiel im Gutachten vorgeschlagen werden:

- Fahren mit Prothesen beziehungsweise Stützapparat
- Gesonderte Außenspiegel
- Betriebsbedingte Höchstgeschwindigkeit
- Fahren mit speziellen Schuhen

Durch derartige Beschränkungen und Auflagen ist es oftmals erst möglich, dass die Betreffenden ein Fahrzeug sicher führen können. Durch das verantwortungsvolle Ausschöpfen der Möglichkeiten durch den

Gutachter können sie unter Umständen wieder am beruflichen und sozialen Leben teilnehmen, was sonst ohne Besitz eines Führerscheins oft nicht gegeben wäre.

### Begutachtung der Fahreignung Schwerhörigkeit und Gehörlosigkeit

Für die Bewertung von durch den Motor und andere Fahrzeugkomponenten verursachte Geräusche sowie die Wahrnehmung akustischer Warnsignale anderer Verkehrsteilnehmer ist das Gehör des Fahrzeugführers bedeutsam, auch wenn nur ein Teil der für ihn relevanten Informationen akustisch ist. Dabei ist zu beachten, dass im geschlossenen Fahrgastraum je nach Fahrzeugkonstruktion die Außengeräusche um 20 bis 25dB (A) (Schalldruckpegel in Dezibel) gedämpft werden. Zusätzlich sind die Fahrzeugeigengeräusche zu berücksichtigen, die je nach Geschwindigkeit, Straßenbeschaffenheit, Außenwindgeräuschen und Fahrzeugtyp erheblichen Schwankungen unterliegen – sie betragen häufig 60 dB (A) und reichen nicht selten bis 80 dB (A). Durch den einwirkenden Lärm kommt es zu Belastungen der Fahrer. Aus der Unfallstatistik ist allerdings ersichtlich, dass Schwerhörige und Taube weniger Unfälle verursachen als Fahrer mit intaktem Gehör. Offensichtlich werden sie durch akustische Reize weniger abgelenkt und verfügen über eine bessere optisch-sensorische Leistungsfähigkeit. Wenn auch die im Wageninneren auftretenden Geräuschpegel keine Lärmschwerhörigkeit auslösen, können nach längeren Autofahrten temporäre Hörschwellenabwanderungen auftreten (siehe Ebert, 2011).

Bei einer beidseitigen Gehörlosigkeit oder hochgradiger Schwerhörigkeit ist der Betreffende nicht in der Lage, die Anforderungen an einen Fahrzeugführer bei der Personenbeförderung mit Fahrzeugen der Klassen D1 und D sowie bei der Fahrgastbeförderung entsprechend der Fahrerlaubnis zur Fahrgastbeförderung zu erfüllen, da eine störungsfreie Kommunikation mit dem Fahrgast nicht gegeben ist.

Wenn bei einer beidseitigen Gehörlosigkeit oder hochgradiger Schwerhörigkeit eine dreijährige Fahrpraxis mit einem Kfz der Klasse B nachgewiesen werden kann, besteht die Möglichkeit, andere Kfz der Gruppe 2 zu führen. Wenn der Betreffende Träger eines Hörgeräts ist, sind die ohne Hörgerät ermittelten Audiometrieergebnisse für die Bewertung entscheidend.

Bestehen gleichzeitig andere schwerwiegende Mängel, insbesondere Sehstörungen, Störungen des Gleichgewichts oder intellektuelle Leistungseinschränkungen, ist beim Vorliegen einer ein- oder beidseitigen Gehörlosigkeit oder bei hochgradiger Schwerhörigkeit eine erhebliche Beeinträchtigung für das Führen eines Kfz gegeben. Unter Umständen sind im Einzelfall zusätzliche medizinisch-psychologische Untersuchungen zu veranlassen.

### Störungen des Gleichgewichts

Bei ständigen oder anfallsweise auftretenden Störungen des Gleichgewichts sind die Betroffenen nicht in der Lage, den gestellten Anforderungen zum Führen von Kfz beider Gruppen gerecht zu werden, da durch diese Störungen eine besondere Gefahrenlage für das Führen von Kfz besteht.

Wenn subjektive Erscheinungen fehlen oder beim Auftreten von spontanen beziehungsweise von Provokationssymptomen, die auf das Vorliegen solcher Erscheinungen schließen lassen, ist bei positiven Befunden im Rahmen der experimentellen Prüfung (rotatorische und kalorische Vestibularisprüfung) zumindest eine Störung des Gleichgewichts unter erschwerten Bedingungen anzunehmen. Solche Bedingungen sind zum Beispiel beim Führen einspuriger Kfz gegeben und würden damit das Führen derartiger Fahrzeuge ausschließen.

Bereits für die Begutachtung der Fahrzeugklasse sind nach Scherer (siehe Schubert u.a., 2005) nachfolgende Untersuchungen erforderlich:

- Testung der vestibulospinalen Bahnen
- Prüfung des Spontan- und Provokationsnystagmus
- Prüfung der peripheren Erregbarkeit
- Ausschluss einer Störung des okulomotorischen Systems

Wer unter plötzlich einsetzenden Schwindelerscheinungen ohne Prodromi leidet, ist zum Führen eines Kfz grundsätzlich nicht geeignet. Führerscheininhaber oder -bewerber mit ein- oder beidseitigen Labyrinthläsionen sind anfangs als nicht fahrtüchtig einzustufen. In Abhängigkeit von der Fahrzeugklasse ist nach sechs bis zwölf Monaten kritisch abzuwägen, inwieweit die Erteilung eines Führerscheins befürwortet werden kann.

### Sehstörungen

Sehen ist die Aufnahme von Helligkeits-, Farb- sowie Raumunterschieden und von Bewegung. Ein Kraftfahrer nimmt etwa 80 Prozent der zum Führen eines Kfz notwendigen Informationen über das Sehorgan auf. Diese werden an das Großhirn vermittelt und sind für das aktive Handeln des Fahrzeugführers erforderlich. Differenziert wird noch in:

- Wahrnehmen
- Erkennen
- Adäquates Reagieren auf die konkrete Verkehrssituation

Für die Erkennung optischer Informationen im Straßenverkehr sind wesentlich:

- Die Sehschärfe einschließlich der dynamischen Sehschärfe
- Das Dämmerungssehen
- Das Gesichtsfeld
- Das Binokularsehen
- Das Farbensehen

Für die verschiedenen Führerscheinklassen existieren dazu unterschiedliche Anforderungen an das Sehorgan (FeV, Anlage 6). Seit dem 01.01.2011 gelten für die Bewertung des Sehvermögens die in *Tabelle 1* aufgezeigten Werte.

Beim **Dämmerungssehen** wird außer dem Auflösungsvermögen (Sehwinkel) auch die Empfindlichkeit des Leuchtdichteunterschieds miteinbezogen. Für derartige Situationen des mesopischen Sehens gilt: Die Sehschärfe ist umso geringer, je geringer Umfeldleuchtdichte und Kontrast sind. Die Dämmerungssehschärfe hat eine **starke Abhängigkeit vom Lebensalter,** wie *Tabelle 2* zeigt (Carraro, 1984; Eckert, 1993).

Der bei ruhig gehaltenem Blick wahrgenommene Teil des Außenraums wird als **Gesichtsfeld** bezeichnet. Allerdings werden nicht alle objektiv vorhandenen Bildelemente wegen der Netzhautstruktur und der optischen Bedingungen des Auges wahrgenommen. Das Gesichtsfeld hat normalerweise eine ovale Form, in deren mittleren Bereich sich die Wahrnehmungsflächen beider Augen überschneiden. Im **Blickfeld** werden dagegen alle Punkte des Außenraums erfasst, die durch Augenbewegungen, ohne Bewegung des Kopfes beziehungsweise des Körpers fixiert werden können. Unter Einbeziehung von Bewegungen des Kopfes und des Körpers (mit Ausnahme der Füße) kann das Umblickfeld bestimmt werden. Gesichtsfeld und Blickfelder können unter Umständen bei der Beurteilung der Erkennbarkeit von Objekten im zu beobachtenden Verkehrsraum von Bedeutung sein.

Das Sehen mit beiden Augen bezeichnet man als **Binokularsehen.** Dieses kann in verschiedenen Stufen ausgebildet sein:

| Fahrzeugklasse | Gruppe 1 | | Gruppe 2 | |
|---|---|---|---|---|
| Untersucher | Sehteststelle | Augenarzt | Nichtaugenarzt | Augenarzt |
| Visus | 0,7/0,7 | 0,7/0,7<br>beidäugig 0,5 | 0,8/0,8<br>beidäugig 1,0 | 0,8/0,5 |
| Gesichtsfeld | | horizontal 120°<br>zentral 20° | horizontal 140°<br>(70° bis 70°)<br>oben 30°<br>unten 30° | horizontal 140°<br>zentral 30° |
| Beweglichkeit | | DB innerhalb 20° unzulässig,<br>einäugig: ausreichende Beweglichkeit | Normale Beweglichkeit beidseits, kein Schielen | DB unzulässig<br>Aufblick 25°<br>rechts/links 30°<br>Abblick 40° |
| Stereosehen | | – | normal | normal |
| Farbsehen | | – | normal | AQ <0,5<br>Aufklärung erforderlich |

(DB Doppelbilder, AQ Anomaliequotient)

**Tab. 1: Anforderungen an das Sehorgan** (Quelle: Fahrerlaubnis-Verordnung, Anlage 6)

| Altersgruppe Jahre | Keine Nachtfahreignung | |
|---|---|---|
| | Ohne Blendwirkung | Mit Blendwirkung |
| 70–79 | 34,5 % | 54,0 % |
| 60–69 | 27,5 % | 25,8 % |
| 50–59 | 11,5 % | 18,4 % |
| 40–49 | 5,5 % | 6,7 % |
| 30–39 | 2,9 % | 2,6 % |
| 20–29 | 2,3 % | 2,6 % |
| 10–19 | 3,6 % | 4,0 % |

**Tab. 2: Häufigkeitsverteilung der Nachtfahreignung nach Altersgruppen** (Quelle: Carraro, 1984; Eckert, 1993)

- 1. Grades: gleichzeitiges Sehen beider Augen ohne Verschmelzung der beiden Bildeindrücke
- 2. Grades: Verschmelzung der Bildeindrücke ohne räumliches Sehen
- 3. Grades: räumliches Sehen im Bereich guter zentraler Tagessehschärfe

Das Binokularsehen setzt die gute Funktion beider Augen für Sehschärfe und Gesichtsfeld voraus. Die mit dem Binokularsehen verbundene Fähigkeit der räumlichen Einordnung von Sehobjekten stellt für eine Reihe von Fahrertätigkeiten eine unabdingbare Voraussetzung dar und wird in einschlägigen Eignungsanforderungen explizit ausgewiesen.

Zur gezielten Übermittlung von Informationen an die Verkehrsteilnehmer werden neben bestimmten Formen, Zahlen und Zeichen auch unterschiedliche Farben eingesetzt. Es ist allerdings nicht eindeutig, welcher Stellenwert der Farbe dabei zukommt und welche Bedeutung zum Beispiel Helligkeitsunterschiede oder bestimmte Anordnungen der Zeichen beziehungsweise der Symbole in einzelnen Zeichen besitzen. In einzelnen Ländern existieren zum Teil sehr unterschiedliche Regelungen über die Teilnahme von **Farbsinngestörten** am Straßenverkehr.

Normalfarbsichtige können alle vorkommenden Farbvarianten mittels drei verschiedener Rezeptorarten in der Netzhaut wahrnehmen. In ausgeprägtem Maße werden bei der Farbempfindung angeborene Defekte offenbar. Farbsinnstörungen treten bei etwa 8 bis 10 Prozent der Männer und nur bei etwa 0,4 Prozent der Frauen auf. Nach Heinsius (1973) sind Farbanomalien folgendermaßen einzuteilen:

**I. Trichromaten**
- Normal
- Anomal
  - Protanomale (Rotschwäche)
  - Deuteranomale (Grünschwäche)
  - Tritanomale (Blauschwäche)

**II. Dichromaten**
- Protanope („Rotblinde“)
- Deuteranope („Grünblinde“)
- Tritanope („Blaublinde“)

**III. Monochromaten**

Von praktischer Bedeutung sind Rotsinnstörungen und Grünsinnstörungen. Diese Personen sind zwar in der Lage, Farbtöne wahrzunehmen; durch das Nichtwahrnehmen bestimmter Spektralbereiche weisen sie jedoch eine mangelnde Farbdifferenzierung auf, was dann zu Verwechslungen von Farbtönen führt, die der Farbtüchtige deutlich zu unterscheiden vermag.

*Tabelle 3* zeigt die Häufigkeit der Farbsinnstörungen unter der farbsinngestörten männlichen Bevölkerung nach Neubauer (1979).

Die **Erscheinungsformen der Farbwahrnehmung** beschreibt Neubauer (1979) wie folgt:
- Lichter des Gelb-Grün-Rot-Bereichs erscheinen dem Farbsinngestörten weniger bunt.
- Protanope sehen Rot als Dunkelgrau, Grün als Hellgrau, Deuteranope sehen Rot und Grün als Grau.
- Protanomale und Deuteranomale weisen in bestimmten Spektralbereichen eine unbunte Empfindung aus.

| | Anteil der Farbuntüchtigen in % | Anteil an der männlichen Gesamtbevölkerung in % |
|---|---|---|
| Protanomale | 10 | 0,8 |
| Protanope | 15 | 1,2 |
| Deuteranomale | 50 | 4,0 |
| Deuteranope | 25 | 2,0 |
| Gesamt | 100 | 8,0 |

**Tab. 3: Häufigkeit von Farbsinnstörungen** (Quelle: Neubauer, 1979)

- Farberkennungsentfernung und Farbempfindungszeit sind beim Farbsinngestörten in bestimmtem Umfang verschlechtert.

In umfangreichen Untersuchungen (Nathan u.a., 1964; Saprjanoff, 1965; Schober, 1963) konnte nachgewiesen werden, dass Farbsinngestörte gegenüber Farbtüchtigen deutlich **verlängerte Reaktionszeiten** sowie eine **Verlängerung der Farbempfindungsschwelle** und eine höhere Fehlerrate der Farberkennung aus größerer Entfernung aufwiesen. In weiteren internationalen Studien (z.B. Eckert, 1993) wurde die Verkehrsrelevanz von Farbsinnstörungen umfassend nachgewiesen.

**Fallbeispiel 1**
Eine 24-jährige Frau beantragt die Erteilung der Fahrerlaubnis für die Klassen D, D1, DE, D1E.
Befunde:
- Optische Informationen werden in ihrem Bedeutungsgehalt nicht ausreichend schnell und sicher wahrgenommen
- Notwendige motorische Reaktionen setzen zu spät ein und werden stark verzögert ausgeführt
- Zeitweiliges Schielen, Visus 0,8/0,5 bei Brille mit +6 Dptr. bds.

Beurteilung:
Die Frau ist für die genannten Fahrerlaubnisklassen nicht geeignet.

## Kardiovaskuläre Erkrankungen

### *Herzrhythmusstörungen*

Leidet ein Fahrerlaubnisbewerber oder -inhaber unter Herzrhythmusstörungen, die anfallsweise zu wiederholter Unterbrechung der Blutversorgung des Gehirns führen und damit zur Ursache von Bewusstlosigkeit werden können, ist er nicht in der Lage, den gestellten Anforderungen zum Führen von Kfz der Gruppen 1 und 2 gerecht zu werden. Grundlage der Beurteilung sollte in jedem Fall eine eingehende internistisch-kardiologische Untersuchung einschließlich 24-Stunden-Langzeit-Elektrokardiogramm (EKG) sein.

Der Betroffene kann nach erfolgreicher Behandlung der Rhythmusstörung, entweder durch Arzneimittel oder durch Anwendung eines sogenannten Herzschrittmachers, wieder in der Lage sein, Kfz der Gruppe 1 zu führen. Voraussetzung ist jedoch, dass die Herzfunktion über drei Monate normalisiert blieb und die Symptome nicht wieder aufgetreten sind.

Das Risiko eines Bewusstseinsverlusts ist bei Patienten mit ventriculären Extrasystolen ohne eine wesentliche strukturelle Herzkrankheit nicht gegeben. Einschränkungen der Fahreignung ergeben sich allerdings bei **ventriculären Arrhythmien,** wie *Tabelle 4* zeigt.

Supraventriculäre Extrasystolen stellen für Fahrzeugführer beider Gruppen keine Einschränkungen dar, da sie kein erhöhtes Risiko für eine Bewusstseinsstörung aufweisen. Für die Begutachtung der Fahreignung bei supraventriculären Arrhythmien geben Klein u.a. (2010) die in *Tabelle 5* enthaltene Empfehlung.

Bradycarde Arrhythmien bedingen in Abhängigkeit von vorliegenden Bewusstseinsstörungen ebenso unterschiedliche Zeiten der Fahrungeeignetheit. Die aktuellsten Bewertungsmöglichkeiten stammen auch hier von Klein u.a. (2010) und sind in *Tabelle 6* zusammengestellt.

Nach Implantation eines Kardioverters/Defibrillators (ICD) kann erst nach einer längeren Verlaufsbeobachtung (wenigstens sechs Monate) eine Beurteilung erfolgen. Unbedingt erforderlich ist die regelmäßige ärztliche Überwachung in Abständen von längstens sechs Monaten, die in

| | Gruppe 1 | Gruppe 2 |
|---|---|---|
| **Keine strukturelle Herzerkrankung** | | |
| VES | Keine Einschränkung | Keine Einschränkung |
| Nichtanhaltende VT ohne Bewusstseinsstörung | Keine Einschränkung | Individuelle Entscheidung, i. d. R. FG |
| Anhaltende VT ohne Bewusstseinsstörung | Keine Einschränkung bzw. ICD-Sekundärprävention | Individuelle Abwägung, ggf. FG bzw. ICD-Sekundärprävention |
| VT/VF mit Bewusstseinsstörung | ICD-Sekundärprävention | |
| **Strukturelle Herzerkrankung** | | |
| VES | Keine Einschränkung | Keine Einschränkung |
| Anhaltende VT mit/ohne Bewusstseinsstörung | Wie ICD | |
| VF | Wie ICD | |
| Nicht anhaltende VT | | |
| ▪ mit Bewusstseinsstörung | Individuelle Entscheidung, ggf. wie ICD | |
| ▪ ohne Bewusstseinsstörung | Individuelle Entscheidung, i. d. R. FG | Individuelle Entscheidung, i. d. R. FU |

(FG Fahrgeeignetheit, FU Fahrungeeignetheit, ICD implantierbarer Kardioverter/Defibrillator, VES ventriculäre Extrasystolen, VF Vorhofflimmern, VT Kammertachycardie)

**Tab. 4: Empfehlungen zur Fahreignung bei ventriculären Arrhythmien** (Quelle: Klein u. a., 2010)

| | Privatfahrer | Berufsfahrer |
|---|---|---|
| **SVES** | Keine Einschränkung | Keine Einschränkung |
| **AVNRT/EAT** | | |
| ▪ ohne Bewusstseinsstörung | Keine Einschränkung | Keine Einschränkung |
| ▪ mit Bewusstseinsstörung | Ein Monat nach effektiver Therapie | Drei Monate nach effektiver Therapie |
| **WPW-Syndrom** | | |
| ▪ ohne VHF, ohne Synkopen | Keine Einschränkung | Keine Einschränkung |
| ▪ mit VHF | Keine Einschränkung | Lkw/Bus: Ein Tag nach erfolgreicher Ablationstherapie<br>Taxi: keine Einschränkung |
| ▪ mit Synkopen | Eine Woche nach effektiver Therapie | Ein Monat nach effektiver Therapie |
| **Vorhofflimmern/-flattern** ohne Synkopen | Keine Einschränkung | Keine Einschränkung |

(AVNRT AV-Knoten-Reentry-Tachycardie, EAT ektope etriale Tachycardie, FU Fahrungeeignetheit, SVES supraventriculäre Extrasystolen, VHF Vorhofflimmern, WPW Wolff-Parkinson-White-Syndrom)

**Tab. 5: Empfehlungen zur Fahreignung bei supraventriculären Arrhythmien** (Quelle: Klein u. a., 2010)

| | **Privatfahrer** | **Berufsfahrer** |
|---|---|---|
| **SA-Blockierungen** | | |
| ▪ ohne Bewusstseins-störungen | Keine Einschränkung | Keine Einschränkung |
| ▪ mit Bewusstseinsstörungen | FU bis effektive Therapie, danach s. SM | FU bis effektive Therapie, danach s. SM |
| **AV-Block I** | Keine Einschränkung | Keine Einschränkung |
| **AV-Block II (Typ Mobitz)** | | |
| ▪ ohne Bewusstseinsstörung | Ggf. FG bis SM-Therapie | FU bis SM-Therapie |
| ▪ mit Bewusstseinsstörung | FU bis effektive Therapie (in der Regel SM), danach s. SM | FU bis effektive Therapie (in der Regel SM), danach s. SM |
| **AV-Block III** | FU bis effektive Therapie, danach s. SM | FU bis effektive Therapie, danach s. SM |
| **LSB** | Keine Einschränkung | Keine Einschränkung |
| **RSB** | Keine Einschränkung | Keine Einschränkung |
| **Hemiblöcke** | Keine Einschränkung | Keine Einschränkung |
| **Alternierende SBB** mit Bewusstseinsstörung, s. SM-Patienten | FU bis effektive Therapie | FU bis effektive Therapie |
| **Bifaszikuläre SBB** mit Bewusstseinsstörung, s. SM-Patienten | FU bis effektive Therapie | FU bis effektive Therapie |
| Patienten **nach SM**<br>▪ nicht schrittmacher-abhängig und keine Synkopenanamnese | FU für eine Woche | FU für eine Woche |
| Patienten **nach SM**<br>▪ schrittmacherabhängig oder Synkopenanamnese | FU für eine Woche | FU für drei Monate |

(FG Fahrgeeignetheit, FU Fahrungeeignetheit, LSB Linksschenkelblock, RSB Rechtsschenkelblock, SA-Blockierungen sinuatriale Blockierungen, AV-Block atrioventriculäre Blockierungen, SBB Schenkelblockbilder, SM Schrittmacher)

**Tab. 6: Empfehlungen zur Fahreignung bei bradycarden Arrhythmien** (Quelle: Klein u. a., 2010)

Form einer regelmäßigen fachärztlichen Kontrolle nachgewiesen werden muss. Die Deutsche Gesellschaft für Kardiologie gibt eine Empfehlung zur Beurteilung der Fahreignung nach ICD-Implantation *(siehe Tabelle 7)*.

| | Gruppe 1 | Gruppe 2 |
|---|---|---|
| **Sekundärprävention** | | |
| VT ohne Synkope | FU für einen Monat | Lkw/Bus: i. d. R. FU<br>Taxi: evtl. FG nach einem Monat |
| Nach VT/VF-assoziierter Bewusstlosigkeit | FU für drei Monate | Lkw/Bus: i. d. R. FU<br>Taxi: i. d. R. FU |
| Primärprävention | FG eine Woche nach Implantation | Lkw/Bus: i. d. R. FU<br>Taxi: bei KHK i. d. R. FU – im Einzelfall Seattle Heart Failure Score prüfen – bei DCM i. d. R. FG eine Woche nach Implantation |
| **Verweigerung eines ICD** | | |
| - Sekundärprophylaktisch<br>+ ohne Bewusstseinsminderung | FG | Lkw/Bus: FU<br>Taxi: i. d. R. FG |
| + mit Bewusstseinsminderung | FG nach sechs Monaten ohne Bewusstseinsminderung | Lkw/Bus: FU<br>Taxi: FU |
| Primärprophylaktisch | FG | Lkw/Bus: FU<br>Taxi: bei KHK i. d. R. FU, im Einzelfall Risiko nach Seattle Heart Failure Score prüfen – bei DCM i. d. R. FG |
| Nach Aggregatwechsel | FU für eine Woche | Taxi: evtl. FU für eine Woche |
| Nach Sondenwechsel | | |
| ICD primärpräventiv | FU für eine Woche | Taxi: evtl. FU für eine Woche |
| ICD sekundärpräventiv | FU für einen Monat | Taxi: evtl. FU für einen Monat |
| Nach adäquatem Schock | FU für drei Monate ohne erneuten adäquaten Schock. Nach asymptomatischem Schock ggf. individuelle Entscheidung | Taxi: FU mindestens ein Jahr ohne erneuten adäquaten Schock. Nach asymptomatischem Schock ggf. individuelle Entscheidung |

(FG Fahrgeeignetheit, FU Fahrungeeignetheit, DCM dilatative Kardiomyopathie, ICD implantierbarer Kardioverter-Defibrillator, KHK koronare Herzkrankheit, VT Kammertachycardie)

**Tab. 7: Empfehlungen zur Fahreignung nach ICD-Implantation** (Quelle: Klein u. a., 2010)

Ein Betroffener ist beim Vorliegen **komplexer ventriculärer Herzrhythmusstörungen,** nach **Auftreten von Synkopen** oder bei einem **Zustand nach Reanimation** für mindestens sechs Monate den Anforderungen beim Führen eines Kfz nicht gewachsen. Danach ist eine regelmäßige Kontrolle der Effektivität einer Behandlung mit Durchführung eines 24-Stunden-Langzeit-EKGs und eventuell zusätzlichen Spezialuntersuchungen erforderlich. Die Voraussetzungen dafür, den Anforderungen zum Führen eines Kfz der Gruppe 2 zu entsprechen, sind in der Regel nicht gegeben.

**Fallbeispiel 2**

Ein 62-jähriger Mann, 28 Jahre Berufspraxis als Busfahrer, beantragt die Verlängerung der Fahrerlaubnisklassen D, D1, DE, D1E.

Befunde:

- Zustand nach Herzrhythmusstörung nach Behandlung und Einsatz eines Herzschrittmachers
- Rotschwäche, Anomaliequotient 0,7
- Nach Beendigung eines Alkoholmissbrauchs seit über einem Jahr gefestigte Änderung des Trinkverhaltens

Beurteilung:

Regulär liegt keine Fahreignung vor, bei entsprechender Einstellung kann unter Umständen die Erteilung der Fahrerlaubnis für die Klasse D1 befürwortet werden; es sollte eine Nachuntersuchungsfrist von einem halben Jahr vorgeschlagen werden.

*Hypertonie*

Bei Blutdruckwerten von diastolisch > 130 mm Hg (mm Hg = Millimeter Quecksilbersäure) oder systolisch > 220 mm Hg kann nur von einer eingeschränkten Fahreignung ausgegangen werden. Bei diastolischen Blutdruckwerten zwischen 100 und 130 mm Hg kann den Anforderungen zum Führen von Kfz der Gruppe 2 nicht entsprochen werden, wenn gleichzeitig andere prognostisch ernste Symptome, zum Beispiel Zeichen einer gestörten Nierenfunktion, starke Augenhintergrundveränderungen (Blutungen und Exsudate), neurologische Restsymptome nach Hirndurchblutungsstörungen oder eine deutliche Linkshypertrophie des Herzens, nachzuweisen sind. Unter besonderen Bedingungen (Tageszeitbegrenzung, Fahrtradiusbegrenzung o.Ä.) ist der Betroffene geeignet, Kfz der Gruppe 1 zu führen, gegebenenfalls kann die Erteilung der Fahrerlaubnis zur Fahrgastbeförderung (Taxi) vorgeschlagen werden.

Bei erhöhten Blutdruckwerten ist unabhängig von der Fahreignung eine bessere Blutdruckeinstellung erforderlich. Bei der Neueinstellung beziehungsweise Umstellung der medikamentösen Therapie kann ein niedriger Blutdruck mit Schwindel und Müdigkeit auftreten. Darüber ist der Patient hinsichtlich einer eingeschränkten Fahrtauglichkeit zu informieren.

**Fallbeispiel 3**

Ein 50-jähriger Mann, im Besitz der Fahrerlaubnis für die Klassen B, BE, M, L, T, C, C1, CE, C1E, beantragt die Verlängerung der Fahrerlaubnisklassen C, C1, CE, C1E.

Befunde:

- Hypertonie, diastolische Werte zwischen 100 und 130 mm Hg (Millimeter Quecksilbersäule)
- Diabetes mellitus, ausgeglichene Stoffwechsellage bei oraler Antidiabetikatherapie
- Zustand nach erfolgreicher Nierentransplantation

Beurteilung:

Der Verlängerung der Gültigkeit für die Fahrerlaubnisklassen C, C1, CE, C1E kann nach erfolgter Nierentransplantation bei den bestehenden zwei prognostisch ernsten Erkrankungen (Hypertonie, Diabetes mellitus) nicht zugestimmt werden.

*Hypotonie*
In der Regel hat die Hypotonie keinen Krankheitswert. Sie kann nach diversen Erkrankungen auftreten. Ein Teil der hypotonen Patienten ist leichter ermüdbar und psychisch insgesamt weniger belastungsfähig. Vorübergehende anfallsartige Bewusstseinsstörungen, die ein erhebliches Risiko für den Fahrzeugverkehr darstellen und sicherheitsrelevante Auswirkungen haben, treten sehr selten auf. Personen, bei denen hypotoniebedingt anfallsartige Bewusstseinsstörungen auftreten, sind nicht in der Lage, den gestellten Anforderungen als Fahrzeugführer gerecht zu werden. Durch angemessene Behandlung, in deren Folge die Blutdruckwerte stabilisiert werden konnten, kann ein Betroffener wieder in der Lage sein, den gestellten Anforderungen bei Teilnahme am motorisierten Straßenverkehr gerecht zu werden.

*Koronare Herzkrankheit*
Aus klinischer Sicht erfolgt aktuell die Einstufung eines Myocardinfarkts in den ST-Streckenhebungsinfarkt (STEMI) und den Nicht-ST-Streckenhebungsinfarkt (NSTEMI). Weitere Abgrenzungen des Myocardinfarkts erfolgen zum Beispiel nach Ereignissen ohne Gefäßverschluss, bei Stentthrombosen und so weiter.

Für Patienten mit koronarer Herzkrankheit (KHK), arterieller Verschlusskrankheit (aVK) oder Aortenaneurysma geben Klein u.a (2010) in einem Positionspapier der Deutschen Gesellschaft für Kardiologie die in *Tabelle 8* enthaltenen Begutachtungsempfehlungen. Diese lassen eine differenziertere Bewertung als die Begutachtungs-Leitlinien (Bundesanstalt für Straßenwesen, 2010) zu und weichen zum Teil erheblich von ihnen ab.

*Herzleistungsschwäche*
Eine Herzleistungsschwäche kann infolge angeborener oder erworbener Herzfehler auftreten oder andere Ursachen haben. Die Fahreignung für die Gruppen 1 und 2 wird entsprechend dem Ausprägungsgrad nach der Klassifikation der New York Heart Association (NYHA) bestimmt. So ist bei der Gruppe 1 bei NYHA I–III Fahreignung gegeben, bei NYHA IV allerdings für beide Gruppen ausgeschlossen. Klein u. a. (2010) empfehlen für die Gruppe 2 folgende Einstufungen:

| | |
|---|---|
| NYHA I | Lkw/Bus FU bei EF < 40 Prozent, individuell bei EF 40 bis 50 Prozent<br>Taxi in der Regel FG |
| NYHA II | Lkw/Bus FU bei EF < 40 Prozent, individuell bei EF 40 bis 50 Prozent<br>Taxi individuell, in der Regel FG |
| NYHA III | Lkw/Bus FU<br>Taxi individuell |

(EF = Ejektionsfraktion, FG = Fahrgeeignetheit, FU = Fahrungeeignetheit)
Vom Gutachter vorzuschlagende Auflagen beziehungsweise Beschränkungen sind abhängig vom Gesamtzustand. Sie können insgesamt die ärztliche Überwachung mit Festlegung von Nachuntersuchungen, Beschränkungen im Fahrzeugtyp sowie im Fahrumkreis und tageszeitliche Beschränkungen umfassen. Kompensierte Herzvitien stellen in der Regel keine Kontraindikation dar, lediglich bei einer Aortenstenose zweiten und vierten Grades (II bzw. IV) sollte eine Fahrungeeignetheit ausgesprochen werden.

*Kreislaufabhängige Störungen der Hirntätigkeit*
Folgen einer Hirnblutung oder -ischämie bedingen bei Vorliegen relevanter neuro-

| | Gruppe 1 | Gruppe 2 |
|---|---|---|
| Nach Herzinfarkt | EF > 30 % – FG nach 14 Tagen<br>EF < 30 % und/oder VT – frühestens ein Monat nach Infarkteintritt mit Nachuntersuchung und evtl. spezifischer Behandlung | Lkw/Bus<br>a) EF > 50 % – FG nach drei Monaten<br>b) Herzinsuffizienz bei akutem Infarkt und EF > 40 % – dauerhaft FU<br>c) EF 40–50 % – FG nach sechs Monaten möglich<br>d) EF < 40 % – dauerhaft FU<br>Taxi<br>a) EF > 50 % – FG nach einem Monat<br>b) Herzinsuffizienz bei akutem Infarkt und EF > 40 % – FG nach zwei Monaten<br>c) EF 30–40 % – FG nach sechs Monaten<br>d) EF < 30 % – FG nach zwölf Monaten evtl. möglich |
| Stabile Angina pectoris und nach perkutaner koronarer Intervention (PCI) | Keine Restriktion, FG 24 Stunden nach PCI bei gutem klinischen Ergebnis | Lkw/Bus<br>FG bei EF > 50 %, individuell bei EF 40–50 %, FU bei EF < 40 %<br>Taxi<br>In der Regel FG<br>Lkw/Bus<br>FG einen Monat nach PCI mit gutem klinischem Ergebnis, adäquate therapeutische Kooperation, jährliche Nachuntersuchung<br>Taxi<br>Wie Privatfahrer |
| Nach Bypassoperation | FG zwei bis vier Wochen nach Operation möglich | FG zwei bis drei Monate nach Operation möglich |
| AVK | FU bei Ruhebeschwerden<br>FG eine Woche nach Operation oder 24 Stunden nach Intervention mit unkompliziertem Verlauf | FU bei Ruhebeschwerden<br>FG einen Monat nach Operation oder eine Woche nach Intervention möglich |
| Aortenaneurysma | Bei fehlender Symptomatik keine Einschränkung der FG<br>Nach Operation oder Intervention FG nach Rekonvaleszenz | Keine Einschränkungen bei fehlender Symptomatik und Durchmesser < 5,5 cm<br>Lkw/Bus<br>FU bei Aneurysma > 5,5 cm<br>Taxi<br>In der Regel FG<br>Lkw/Bus/Taxi<br>FG einen Monat nach Intervention oder zwei bis drei Monate nach Operation mit unkompliziertem Verlauf möglich |

(AVK arterielle Verschlusskrankheit, EF Ejektionsfraktion, FG Fahrgeeignetheit, FU Fahrungeeignetheit, VT Kammertachykardien, PCI perkutane Koronarintervention)

**Tab. 8: Empfehlungen zur Fahreignung bei koronaren Herzkrankheiten, arteriellen Verschlusskrankheiten und Aortenaneurysma** (Quelle: Klein u. a., 2010)

logischer und/oder neuropsychologischer Ausfälle, dass den gestellten Anforderungen zum Führen von Kfz beider Gruppen nicht entsprochen werden kann.

Abhängig von den besonderen Umständen des Einzelfalls kann nach erfolgreicher Therapie angenommen werden, dass der Betroffene bedingt wieder in der Lage ist, Kfz der Gruppe 1 zu führen. Die Beurteilung setzt in der Regel eine stationäre Untersuchung voraus. Eine risikolose Teilnahme am Straßenverkehr ist nur dann gegeben, wenn nach entsprechender Diagnostik und Therapie keine signifikant erhöhte Rezidivgefahr mehr bei Vorliegen transitorisch-ischämischer Attacken nachzuweisen ist, die mit Bewusstseinsstörungen oder relevanten neurologischen Ausfällen einhergehen.

Nachuntersuchungen bei Fahrzeugführern der Gruppe 1 sind je nach Lage des Falls, im Allgemeinen aber nach ein, zwei und vier Jahren zur Auflage zu machen.

*Herzleistungsschwäche durch angeborene oder erworbene Herzfehler oder sonstige Ursachen*

Wenn in Ruhe Zeichen einer Herzleistungsschwäche bestehen, ist der Betroffene nicht in der Lage, den gestellten Anforderungen zum Führen von Kfz beider Gruppen gerecht zu werden. Bei Zeichen einer Herzschwäche unter gewöhnlichen Alltagsbelastungen genügt der Betroffene nicht den gestellten Anforderungen zum Führen von Kfz der Gruppe 2. Er kann als Fahrerlaubnisinhaber zum Führen von Kfz der Gruppe 1 bedingt geeignet sein.

Tritt eine Herzleistungsschwäche bei besonderen Belastungen (Treppensteigen, Laufen, Lastentransport usw.) auf, so wird der Betroffene den gestellten Anforderungen zum Führen von Kfz der Gruppe 2 nicht gerecht. Auch ein Fahrerlaubnisinhaber zum Führen von Kfz der Gruppe 1 ist beim Vorliegen einer derartigen Herzleistungsschwäche nur bedingt in der Lage, den Anforderungen zum Führen eines Kfz gerecht zu werden.

**Gesicherte Herzfehler,** die unter stärkeren körperlichen Belastungen kompensiert bleiben, sind ohne Einfluss auf die Leistung zum sicheren Führen von Kfz, sofern in Abständen von zwei bis drei Jahren internistisch-kardiologische Nachuntersuchungen erfolgen und die Kompensationsfähigkeit bestätigt wird.

**Herzoperationen** beseitigen einen Großteil der angeborenen Herzfehler, sodass der Betreffende nach der Operation als gesund zu bezeichnen ist. Auch bei den erworbenen Herzfehlern mit oder ohne Einsatz von künstlichen Klappen können die Ergebnisse sehr günstig sein, sodass die bedingte Belastungsfähigkeit zum Führen von Kfz gegeben sein kann.

### Periphere Gefäßerkrankungen

Nicht bei allen arteriellen oder anderen Gefäßerkrankungen bestehen Einschränkungen, was das Führen von Kfz angeht. Liegen jedoch arterielle Verschlussleiden mit Ruhebeschwerden oder Gewebsuntergang vor, sind die Betroffenen nicht in der Lage, ein Kfz sicher zu führen. Bestehen bei den Betroffenen mit arteriellen Verschlussleiden bereits bei gewöhnlichen Alltagsbelastungen Beschwerden, sind diese nicht in der Lage, ein Kfz der Gruppe 2 sicher zu führen. Für Fahrer der Gruppe 1 besteht eine bedingte Eignung bei regelmäßigen ärztlichen Kontrollen und Nachuntersuchungen in der Regel nach einem Jahr.

Gefährliche Gefäßerkrankungen oder Anomalien, wie zum Beispiel Aneurysmen oder Dissektionen der Brust- und Bauchschlagader oder der Hirngefäßarterien, die durch eine Ruptur zu plötzlichem Leistungsversagen führen können, schließen die Erteilung eines Führerscheins generell aus.

### Diabetes mellitus

Der Diabetes mellitus ist wegen des hohen Anteils nicht diagnostizierter und der hohen Anzahl behandlungsbedürftiger Diabetiker für die Verkehrssicherheit besonders bedeutsam. Zur Begutachtung des Diabetes mellitus hat die Deutsche Diabetes-Gesellschaft (DDG) Empfehlungen zur verkehrsmedizinischen Bewertung der Erkrankung herausgegeben (Ausschuss Soziales der Deutschen Diabetes-Gesellschaft, 2004), die nachstehend interpretiert sind.

Zur verkehrsmedizinischen Bewertung werden drei Gruppen von Diabetikern unterschieden:

a) Patienten, die nur mit Diät sowie mit Diät und Medikamenten zur Verbesserung der Insulinresistenz beziehungsweise mit Medikamenten zur Resorptionsverzögerung von Nährstoffen behandelt werden
b) Patienten, die mit Diät und oralen Antidiabetika vom Sulfonylharnstofftyp behandelt werden
c) Patienten, die mit Diät und Insulin oder mit Insulin und oralen Antidiabetika behandelt werden

Diabetiker, die zu schweren Stoffwechselentgleisungen mit Hypoglykämien mit Kontrollverlust, Verhaltensstörungen oder Bewusstseinsbeeinträchtigungen oder Hypoglykämien mit ausgeprägten Symptomen (z.B. Zittern, Schwitzen, Sehstörungen, Schwäche, Übelkeit, Erbrechen oder Bewusstseinsbeeinträchtigungen, Gedächtnisstörungen, Wesens- und Verhaltensänderungen) neigen, sind nicht in der Lage, den gestellten Anforderungen zum Führen von Kfz beider Gruppen gerecht zu werden.

Nach einer erstmaligen Stoffwechseldekompensation (oder wenn überhaupt neu eingestellt wird) ist ein Betroffener so lange nicht in der Lage, den gestellten Anforderungen zum Führen von Kfz beider Gruppen gerecht zu werden, bis die Einstellphase durch Erreichen einer ausgeglichenen Stoffwechsellage (inkl. der Normalisierung des Sehvermögens) abgeschlossen ist.

Im Umgang mit der Erkrankung informierte Diabetiker, die mit Diät, oralen Antidiabetika oder mit Insulin behandelt werden, sind bei ausgeglichener Stoffwechsellage in der Lage, Kfz der Gruppe 1 sicher zu führen.

Mit Insulin behandelte Diabetiker sind in der Regel nicht in der Lage, den gestellten Anforderungen zum Führen von Kfz der Gruppe 2 gerecht zu werden. Ausnahmen setzen außergewöhnliche Umstände voraus, die in einem ausführlichen Gutachten im Einzelnen zu beschreiben sind. Neben regelmäßigen ärztlichen Kontrollen sind Nachbegutachtungen im Abstand von höchstens zwei Jahren erforderlich.

| Keine Hypoglykämiegefährdung | Hypoglykämiegefährdung in Monotherapie und/oder Kombinationstherapie |
|---|---|
| ▪ α-Glukosidasehemmer<br>▪ Metformin<br>▪ Glitazone<br>▪ DPP-4-Hemmer<br>▪ GLP1-Analoga (in Monotherapie nicht zugelassen) | ▪ Sulfonylharnstoffderivate<br>▪ Glinide<br>▪ Insulin |

**Tab. 9: Hypoglykämiegefährdung** (Quelle: Fischer, 2011)

Mit oralen Antidiabetika vom Sulfonylharnstofftyp oder Gliniden behandelte Diabetiker sind in der Lage, den gestellten Anforderungen zum Führen von Kfz der Gruppe 2 gerecht zu werden. Bedingung ist jedoch, dass vor der Genehmigung eine gute Stoffwechselführung ohne Hypoglykämien über etwa drei Monate vorlag. Nachbegutachtungen sind im Abstand von höchstens drei Jahren erforderlich.

Das verkehrsmedizinische Risiko kann sich im Verlauf der Diabeteserkrankung ändern, daher sind nach einer Erstbegutachtung in geeigneten Zeitabständen, zum Beispiel zwischen sechs Monaten und höchstens drei Jahren, Nachbegutachtungen erforderlich. Besondere Aufmerksamkeit ist hinsichtlich der Fahreignungsbegutachtung chronischen Diabeteskomplikationen (z.B. diabetische Nephropathie, Neuropathie, Angiopathien im cardialen oder cerebralen Bereich, ggf. Nervenschädigungen an den unteren Extremitäten) zu widmen. Nach Fischer (2011) besteht jedoch bei der Gabe von Antidiabetika, in Abhängigkeit vom jeweiligen Antidiabetikum, die Gefahr, dass eine Hypoglykämie auftritt.

Im Verlauf einer Diabeteserkrankung kann sich das verkehrsmedizinische Risiko schnell ändern, sodass die entsprechend § 23 der FeV genannten Befristungen der Fahrerlaubnis der Gruppe 2 unzureichend sind. Hier ist im Einzelfall eine kürzere Nachuntersuchungsfrist festzulegen.

### Nierenerkrankungen

Leiden Führerscheinbewerber oder -inhaber unter einer schweren Niereninsuffizienz mit erheblicher Beeinträchtigung des Allgemeinbefindens und beträchtlicher Einschränkung der Leistungsfähigkeit, sind sie nicht in der Lage, den gestellten Anforderungen zum Führen von Kfz beider Gruppen gerecht zu werden.

Bei einer Niereninsuffizienz mit erforderlicher ständiger Dialysebehandlung ist in der Regel nicht die Voraussetzung gegeben, ein Kfz der Gruppe 2 zu führen. Nach individueller nephrologischer Begutachtung kann unter besonders günstigen Bedingungen angenommen werden, dass die Voraussetzungen zum Führen eines Kfz dieser Gruppe noch oder wieder vorliegen. Eine eingehende Begründung durch den Gutachter ist erforderlich.

Liegt eine Niereninsuffizienz mit ständiger Dialysebehandlung vor, sind die Betroffenen unter besonderen Bedingungen in der Lage, den gestellten Anforderungen zum Führen von Kfz der Gruppe 1 gerecht zu werden. Komplikationen und/oder Begleiterkrankungen, die ein sicheres Verhalten bei Teilnahme am motorisierten Straßenverkehr einschränken oder ausschließen, dürfen jedoch nicht bestehen.

Nach erfolgreicher **Nierentransplantation** ist eine normale oder annähernd normale Nierenfunktion gegeben. Es kann deshalb angenommen werden, dass ein Betroffener unter besonderen Bedingungen wieder in der Lage ist, ein Kfz beider Gruppen zu führen. Bei vorliegenden Komplikationen oder Begleiterkrankungen (Bluthochdruck, Herzinsuffizienz, Rhythmusstörungen, koronare Herzkrankheit, Diabetes mellitus, Sehstörungen usw.) ist eine verkehrsmedizinische Beurteilung nach den hierfür vorgesehenen Grundsätzen regelmäßig vorzunehmen – insbesondere unter Beachtung der Kombinationen vorliegender Erkrankungen und der damit möglicherweise vorliegenden Einschränkungen zum Führen eines Kfz im öffentlichen Straßenverkehr.

**Fallbeispiel 4**

Ein 38-jähriger Mann beantragt die Verlängerung der Fahrerlaubnis der Klassen A1, B, M, L sowie für Fahrzeuge zur Personenbeförderung.

Befunde:

- Koronare 2-Gefäßerkrankung mit normaler LV-Funktion (EF 65 %), nachgewiesen durch Koronarangiographie mit 90-prozentiger Stenose der RCA, RIVA 50-prozentige Stenose, RCX-PLA2 chronisch verschlossen
- Zustand nach erfolgreicher PTCA und Stentimplantation in die hochgradige RCA-Stenose prox. Der Crux cordis ohne Reststenose
- Arterielle Hypertonie
- Terminale Niereninsuffizienz bei IgA-Nephropathie mit derzeitiger Dialysepflicht
- Renoparenchymatöser Hypertonus
- Zustand nach Nierentransplantation vor 11 Jahren

Beurteilung:

Unter Beachtung nachstehender Auflagen wird die Erteilung der Fahrerlaubnis zur Personenbeförderung vorgeschlagen:

- Befristung der Fahrerlaubnis für vorerst sechs Monate
- Nachweis einer ständigen ärztlichen Betreuung und Kontrolle
- Nachbegutachtung nach sechs Monaten
- Beschränkung der Fahrerlaubnis auf einen Umkreis von max. 40 km vom Wohnort
- Fahrerlaubnis zu Personenbeförderung ausschließlich in Tagschichten
- Fahrverbot an Tagen der Dialysebehandlung

**Lungen- und Bronchialerkrankungen**

Schwere Erkrankungen der Bronchien und der Lungen lassen Rückwirkungen auf die Herz-Kreislauf-Dynamik erwarten. Insbesondere in fortgeschrittenen Stadien können infolge einer Gasaustauschstörung sowie durch plötzliche „Hustensynkopen“ die Fähigkeiten, den gestellten Anforderungen bei der Teilnahme am motorisierten Straßenverkehr gerecht zu werden, aufgehoben oder erheblich eingeschränkt sein.

Wer an einer unbehandelten schlafbezogenen Atmungsstörung **(Schlafapnoe-Syndrom)** und dadurch verursachten ausgeprägten Vigilanzbeeinträchtigungen leidet, sollte nicht am Straßenverkehr teilnehmen (siehe Orth/Kotterba, 2011; Eller, 2011). Bei betroffenen Personen, besonders aber bei Berufskraftfahrern und Personen, die Kfz zur Personenbeförderung führen (Klasse D oder D1 und Fahrerlaubnis zur Fahrgastbeförderung), sind der Nachweis der erfolgreichen Therapieeinleitung in einem schlafmedizinischen Labor und die regelmäßige Kontrolle dieser Therapie zu fordern.

**Erkrankungen und Folgen von Verletzungen des Rückenmarks**

Erkrankungen oder Folgen von Verletzungen oder Operationen des Rückenmarks, die in relevantem Umfang zu motorischen Behinderungen führen, bedingen, dass den gestellten Anforderungen zum Führen von Kfz der Gruppe 2 in der Regel nicht entsprochen werden kann. Ausnahmen von dieser Regel sind nur in seltenen Fällen möglich und bedürfen der Begründung. Das Führen von Kfz der Gruppe 1 hängt von der Ausprägung der Behinderungen ab. Hierbei bestehen vielfältige Möglichkeiten technischer Veränderungen am Fahrzeug, die ein sicheres Führen im weitesten Umfang gewährleisten. Berthold (2011) gibt dazu Einschätzungskriterien für Querschnittslähmungen in unterschiedlichen Höhen *(siehe Tab. 10)*. Nach ihm sind bei kompletten Querschnittslähmungen in Abhängigkeit von der Läsionshöhe Möglichkeiten gegeben, elektrische Rollstühle beziehungsweise Kfz mit speziellen technischen Anpassungen zu führen.

| **Läsionshöhe (innervierter Kernmuskel)** | **Persönlicher Pflegebedarf und funktionelle Fähigkeiten** | **Pflege- und Hilfsmittel (Auszug)** |
|---|---|---|
| C 0/1<br>C1/2 | ▪ Pflegeabhängig<br>▪ Kopfkontrolle gering<br>▪ Mundsteuerung<br>▪ Stehtraining | ▪ E-Rollstuhl, Schalensitz, Blas-Saug-Steuerung<br>▪ Mechanischer Rollstuhl |
| C 2/3 | ▪ Pflegeabhängig<br>▪ Kopfkontrolle gering<br>▪ Mund-Kinn-Steuerung<br>▪ Stehtraining | ▪ E-Rollstuhl, Schalensitz, Blas-Saug-Steuerung<br>▪ Mechanischer Rollstuhl |
| C 3/4 | ▪ Pflegeabhängig<br>▪ Kopfkontrolle sicher<br>▪ Mundbedienung<br>▪ Stehtraining | ▪ E-Rollstuhl (Kinnsteuerung)<br>▪ Mechanischer Rollstuhl, evtl. Schalensitz |
| C 5 | ▪ Pflegeabhängig<br>▪ Armgesteuertes Bedienen eines E-Rollstuhls bzw. Antreiben eines mechanischen Rollstuhls auf ebener Strecke | ▪ E-Rollstuhl<br>▪ Mechanischer Rollstuhl |
| C 6 | ▪ Teilweise selbstständig<br>▪ Antreiben eines mechanischen Rollstuhls auf ebener Strecke,<br>▪ evtl. Bedienen eines adaptierten Pkw | ▪ Mechanischer Rollstuhl<br>▪ E-Rollstuhl<br>▪ Adaptierter Pkw (Handsteuergerät) |
| C 7 | ▪ Weitgehend selbstständig<br>▪ Antreiben eines mechanischen Rollstuhls auf ebener Strecke<br>▪ Bedienen eines adaptierten Pkw | ▪ Mechanischer Rollstuhl<br>▪ Adaptierter Pkw (Handsteuergerät) |
| C 7/8 | ▪ Selbstständig<br>▪ Antreiben eines mechanischen Rollstuhls in unebenem Gelände<br>▪ Bedienen eines adaptierten Pkw | ▪ Mechanischer Rollstuhl<br>▪ Adaptierter Pkw (Handsteuergerät) |

| Läsionshöhe (innervierter Kernmuskel) | Persönlicher Pflegebedarf und funktionelle Fähigkeiten | Pflege- und Hilfsmittel (Auszug) |
|---|---|---|
| Th 1–9 | ▪ Selbstständig<br>▪ Antreiben eines mechanischen Rollstuhls im Gelände mit Steigungen<br>▪ Bedienen eines adaptierten Pkw | ▪ Mechanischer Rollstuhl<br>▪ Adaptierter Pkw (Handsteuergerät) |
| Th 10–L 2 | ▪ Selbstständig<br>▪ teilweise rollstuhlabhängig<br>▪ Bedienen eines adaptierten Pkw | ▪ Adaptierter Pkw (Handsteuergerät) |
| L 3/4 | ▪ Selbstständig<br>▪ teilweise rollstuhlunabhängig<br>▪ Bedienen eines adaptierten Pkw | ▪ Adaptierter Pkw (Handsteuergerät) |
| L 5/S 1 | ▪ Selbstständig<br>▪ rollstuhlunabhängig für mittlere Strecken<br>▪ normales Bedienen eines Pkw | ▪ Weitgehend pflegeunabhängig |
| Unterhalb S 1 | ▪ Gehfähig | ▪ Pflegeunabhängig |

**Tab. 10: Innervations- und Funktionsschema bei kompletter Querschnittslähmung sowie notwendige Hilfsmittel und Pflege** (Quelle: Berthold, 2011)

### Erkrankungen der neuromuskulären Peripherie

Die nachstehenden Erkrankungen führen zu einer relevanten Beeinträchtigung der motorischen Funktion. Die Betroffenen sind nicht in der Lage, den gestellten Anforderungen zum Führen von Kfz der Gruppe 2 gerecht zu werden:

- Myopathischer Muskelschwund
- Myasthenisches Syndrom
- Neuropathische Schädigungen

Die Genehmigung zum Führen von Kfz der Gruppe 1 kann nur im Einzelfall und abhängig vom Ausprägungsgrad der Störungen – nachgewiesen durch eine nervenärztliche/neurologische Untersuchung – erteilt werden.

Schwere Formen anderer Erkrankungen der neuromuskulären Peripherie bedingen im Allgemeinen eine erfolgreiche Behandlung, bevor sie zu der Annahme führen, dass die Leistungsfähigkeit des Betroffenen zur Anforderungsbewältigung beim Führen eines Kfz ausreichend gegeben sein wird. Bei positiver Beurteilung der Leistungsfähigkeit sind Nachuntersuchungen in Abständen von ein, zwei und vier Jahren erforderlich.

### Extrapyramidale Erkrankungen

Probanden mit extrapyramidalen Erkrankungen (Parkinsonsche Krankheit, Parkinsonismus, andere extrapyramidale Erkrankungen einschließlich zerebraler

Syndrome), die zu einer herabgesetzten Leistungs- und Belastungsfähigkeit führen, sind nicht in der Lage, den gestellten Anforderungen zum Führen von Kfz der Gruppe 2 zu entsprechen.

Die Fähigkeit, Kfz der Gruppe 1 sicher zu führen, ist nur bei erfolgreicher Therapie oder in leichten Fällen der Erkrankung gegeben. Leistungseinbußen, die mit Verlangsamung oder groben Bewegungsstörungen einhergehen, lassen auf das nicht mehr sichere Führen von Kfz schließen. In allen Fällen ist eine nervenärztliche/neurologische und, je nach den Umständen, eine psychologische Zusatzbegutachtung erforderlich.

**Nachuntersuchungen** sind in Abständen von ein, zwei und vier Jahren je nach den Befunden, die der Einzelfall bietet, festzulegen.

### Zustände nach Hirnverletzungen, Hirnoperationen, Hirnschäden

Nach Schädelhirnverletzungen oder Hirnoperationen, die zu einer Substanzschädigung des Gehirns führten, sind die Betroffenen im Allgemeinen für die Dauer von drei Monaten nicht in der Lage, den gestellten Anforderungen zum Führen von Kfz beider Gruppen gerecht zu werden. Ausnahmen gelten für Schädelhirnverletzungen, wenn keine hirnorganischen Leistungsstörungen feststellbar sind.

Bei Rezidivgefahr nach Operationen von Hirnkrankheiten (z.B. Tumoren) müssen Nachuntersuchungen und Begutachtungen in angemessenen Abständen (ein, zwei und vier Jahre) erfolgen.

Sowohl bei Hirnverletzten als auch bei Zuständen nach Hirnoperationen kann bei nachgewiesener Heilung angenommen werden, dass ein Betroffener den Anforderungen zum Führen eines Kfz der Gruppe 2 wieder gewachsen ist. In solchen Fällen ist durch eine nervenärztliche/neurologische Untersuchung – mit psychologischer Zusatzuntersuchung – unbedingt der Nachweis zu führen, dass neben Beschwerdefreiheit keine hirnorganischen Leistungsschwächen vorliegen.

### Anfallsleiden

Für die Gruppe 1 gilt: Bei persistierenden epileptischen Anfällen oder anderen anfallsartig auftretenden Bewusstseinsstörungen ist in der Regel keine Eignung für die gestellten Anforderungen zum Führen von Kfz der Gruppe 1 gegeben, solange ein wesentliches Risiko von Anfallsrezidiven besteht.

Ebenso ist bei nichtepileptischen Anfällen mit akuter Beeinträchtigung des Bewusstseins oder der Motorik (wie narkoleptischen Reaktionen, affektiven Tonusverlusten, kardiovaskulären Synkopen, psychogenen Anfällen und ähnlichen Störungen) eine Ungeeignetheit für die Gruppe 1 gegeben.

Ausnahmen für die Erteilung einer Fahrerlaubnis der Gruppe 1 sind:

- Einfache fokale Anfälle ohne Bewusstseinsstörung sowie nicht vorhandene motorische, sensorische oder kognitive Ausfälle
- Bei ausschließlich an den Schlaf gebundenen Anfällen nach einer mindestens dreijährigen Beobachtungszeit

Bestehen weitere körperliche oder psychische Krankheiten und Störungen beziehungsweise Besonderheiten, sind diese bei der Begutachtung mit zu berücksichtigen. Gegebenenfalls sind weitere Gutachten durch Fachärzte mit verkehrsmedizinischer Qualifikation einzuholen.

Bei Beendigung einer antiepileptischen Therapie mit Absetzen der Antiepileptika ist für die Dauer der Reduzierung und des Absetzens des letzten Arzneimittels sowie in den ersten drei Monaten danach wegen des erhöhten Risikos eines Anfallsrezidivs kein Kfz zu führen. Ausnahmen sind lediglich in gut begründeten Fällen möglich. Nach dem Auftreten eines Anfallsrezidivs genügt in der Regel eine Fahrtunterbrechung von sechs Monaten, wenn vorher die vorgeschriebene anfallsfreie Frist eingehalten wurde.

Bei Fahrerlaubnisinhabern oder Fahrerlaubnisbewerbern, die dauernd mit Antiepileptika behandelt werden müssen, dürfen keine Intoxikationen oder andere unerwünschte zentralnervöse Nebenwirkungen erkennbar sein und es dürfen keine die erforderliche Leistungsfähigkeit ausschließenden hirnorganischen Veränderungen vorliegen.

Für die Gruppe 2 gilt: Nach mehr als zwei epileptischen Anfällen bleiben in der Regel die Voraussetzungen zum Führen von Kfz der Gruppe 2 ausgeschlossen. Bei einer durch ärztliche Kontrolle nachgewiesenen fünfjährigen Anfallsfreiheit ohne antiepileptische Behandlung kann im Ausnahmefall unter Berücksichtigung der arbeitsmedizinischen Bedingungen die Berechtigung zum Führen von Kfz der Gruppe 2 erteilt werden.

Nach einem einmaligen Anfall im Erwachsenenalter ohne Anhalt für eine beginnende Epilepsie oder eine andere hirnorganische Erkrankung ist eine anfallsfreie Zeit von zwei Jahren abzuwarten. Nach einem Gelegenheitsanfall ist bei Vermeiden der provozierenden Faktoren nach sechs Monaten keine wesentliche Risikoerhöhung mehr anzunehmen.

Bei Fahrerlaubnisinhabern beider Gruppen sind Kontrolluntersuchungen in Abständen von ein, zwei und vier Jahren erforderlich.

### Organisch-psychische Störungen

Bei den folgenden organischen Psychosen ist keine Eignung gegeben, den gestellten Anforderungen zum Führen von Kfz beider Gruppen gerecht zu werden:

- Delir (Verwirrtheitszustand)
- Amnestisches Syndrom (Korsakow-Syndrom)
- Dämmerzustand
- Organische Psychose mit paranoider, manischer oder depressiver Symptomatik

Ist eine organische Psychose abgeklungen, hängt die Fähigkeit zum sicheren Führen von Kfz beider Gruppen im Wesentlichen von Art und Prognose des Grundleidens ab. In der Regel – bei organischer Psychose mit unklarer Ursache in jedem Fall – sind Nachuntersuchungen in bestimmten, vom Gutachter festzulegenden Abständen erforderlich. Nach einmaligem schädigenden Ereignis und kurzer Krankheitsdauer kann von einer Nachuntersuchung abgesehen werden.

### Demenz und organische Persönlichkeitsveränderungen

Bei allen Formen organisch-psychiatrischer Störungen ist in der Regel nur bei leichten Erkrankungsformen die Möglichkeit gegeben, ein Kfz im Straßenverkehr zu führen. Nach Peitz/Hoffmann-Born (2011) haben Demenzerkrankungen wegen ihrer Häufigkeit, insbesondere im zunehmenden Alter, bei der verkehrsmedizinischen Beratung einen besonderen Stellenwert.

Die Voraussetzungen zum Führen von Kfz der Gruppe 1 hängen von der Art und Schwere eines hirnorganischen Psychosyndroms beziehungsweise einer hirnorganischen Wesensänderung ab. Eine leichte hirnorganische Wesensänderung kann die Voraussetzungen für die Fahrerlaubnisgruppe 1 unter Umständen unberührt lassen. Schwere Störungen schließen jedoch die Voraussetzungen zum Führen von Kfz dieser Gruppe aus.

Den gestellten Anforderungen zum Führen von Kfz der Gruppe 2 können Betroffene mit einer Demenz und/oder organischem Psychosyndrom in der Regel (von seltenen Ausnahmen abgesehen) nicht gerecht werden.

Bei schweren altersbedingten Persönlichkeitsveränderungen oder ausgeprägten Erscheinungen einer senilen oder präsenilen Demenz sind die zu Begutachtenden nicht in der Lage, Fahrzeuge beider Gruppen zu führen.

Nachuntersuchungen sind (auch bei positiver Beurteilung) im Hinblick auf eine mögliche Verschlechterung vorzusehen. Ist der Zustand erwiesenermaßen stabil (z.B. leichte, posttraumatisch bedingte psychische Störungen), kann von einer Nachuntersuchung abgesehen werden.

### Affektive Psychosen

Für die Gruppe 1 gilt: Bei jeder schweren Depression, die zum Beispiel mit

- depressiv-wahnhaften,
- depressiv-stuporösen Symptomen oder mit
- akuter Suizidalität

einhergeht, und bei allen manischen Phasen sind die notwendigen psychischen Fähigkeiten so erheblich herabgesetzt, dass ein ernsthaftes Risiko des verkehrswidrigen Verhaltens besteht. Nach Abklingen der manischen Phase und wenn die relevanten Symptome einer sehr schweren Depression nicht mehr vorhanden sind und – gegebenenfalls unter regelmäßig kontrollierter medikamentöser Prävention – mit ihrem Wiederauftreten nicht mehr gerechnet werden muss, ist in der Regel von einem angepassten Verhalten bei Teilnahme am Straßenverkehr mit einem Kfz auszugehen. Besonders zu berücksichtigen sind Auswirkungen der antidepressiven Pharmakotherapie, insbesondere in den ersten Tagen nach rascher Dosissteigerung.

Ein angepasstes Verhalten im Straßenverkehr kann nur dann wieder angenommen werden, wenn die Krankheitsaktivität geringer geworden ist und mit einer Verlaufsform in der vorangegangenen Schwere nicht mehr gerechnet werden muss. Dies muss durch regelmäßige psychiatrische Kontrollen belegbar sein.

Für Fahrer der Gruppe 2 ist Symptomfreiheit zu fordern. Nach mehreren depressiven oder manischen Phasen ist in der Regel kein angepasstes Verhalten bei Teilnahme am Straßenverkehr mit einem Kfz zu erwarten.

### Schizophrene Psychosen

In akuten Stadien schizophrener Episoden ist die Voraussetzung zum sicheren Führen von Kfz beider Gruppen nicht gegeben.

Nach abgelaufener akuter Psychose kann die Voraussetzung zum sicheren Führen von Kfz der Gruppe 1 in der Regel wieder gegeben sein, wenn keine Störungen (z.B. Wahn, Halluzination, schwere kognitive Störungen) mehr nachweisbar sind, die das Realitätsurteil erheblich beeinträchtigen. Bei der Behandlung mit Psychopharmaka ist einerseits deren stabilisierende Wirkung, andererseits die mögliche Beeinträchtigung psychischer Funktionen zu beachten. Nach mehreren psychotischen Episoden sind unter Berücksichtigung möglicher Wiedererkrankungen die Untersuchungen durch einen Facharzt für Psychiatrie und Psychotherapie in festzulegenden Abständen zu wiederholen.

Nach einer schizophrenen Erkrankung bleiben für Fahrer der Gruppe 2 die Voraussetzungen zum sicheren Führen eines Kfz in der Regel – abgesehen von besonders günstigen Umständen, die durch einen Facharzt für Neurologie/Psychiatrie abzuklären sind – ausgeschlossen.

### Intellektuelle Leistungseinschränkungen

Bei schwerer Beeinträchtigung der intellektuellen Leistungsfähigkeit sind die Betroffenen nicht in der Lage, ein Kfz zu führen. Bei den folgenden Anknüpfungstatsachen ist anzunehmen, dass die Kraftfahreignung wegen intellektueller Minderleistung ausgeschlossen oder zumindest in Zweifel zu ziehen ist:

- Verhaltensweisen, die zeigen, dass klar erkennbare Gefahren oder erhebliche persönliche Nachteile, deren Eintreten durchaus wahrscheinlich ist, nicht erkannt werden
- Auffälligkeiten durch extrem desorientiertes Fahrverhalten beziehungsweise Nichterkennen oder Fehldeutung einer Verkehrssituation

Weitere Anknüpfungstatsachen sind zum Beispiel:

- Eine stark erhöhte Risikobereitschaft
- Fehlleistungen im Sinne einer zeitweilig fehlenden Konzentration auf die Verkehrssituation oder einer falschen Einschätzung der zeitlich-räumlichen Verhältnisse
- Der Einfluss situativer Faktoren, zum Beispiel irritierendes Verhalten anderer Verkehrsteilnehmer oder vorübergehende Unpässlichkeit
- Körperliche, zum Beispiel sinnesphysiologische Beeinträchtigungen
- Alzheimer Krankheit oder senile Demenz
- Psychosen
- Alkohol und Drogen

Die Eignung ausschließende intellektuelle Leistungseinschränkungen sind nicht gegeben, wenn der IQ (Intelligenzquotient) über 70 in einem entsprechenden Intelligenztest (z.B. HAWIE-R) liegt.

Eine intellektuelle Leistungseinschränkung kann durch ein ausgeprägtes Risikobewusstsein und eine sicherheitsbetonte Grundhaltung, die in einer langjährigen Fahrpraxis erworben wurde, kompensiert werden. Die psychischen Leistungen müssen aber mindestens den Prozentrang von 16 in den eingesetzten Tests erreichen.

Die zusätzlichen Risiken und Gefahren, die mit dem Führen von Kfz der Gruppe 2 verbunden sind, müssen besonders berücksichtigt werden. Taxi- und Busfahrer sollten einen IQ von mindestens 85 aufweisen. Im Zweifelsfall empfiehlt sich die Beobachtung des Fahrverhaltens.

### Körperliche Behinderungen/ orthopädische Erkrankungen

Erworbene oder angeborene Körperbehinderungen durch Fehlen einzelner Gliedmaßen, das Fehlen von Teilen von Gliedmaßen oder das kombinierte Fehlen mehrerer Gliedmaßen sowie entsprechende Fehlstellungen beziehungsweise Bewegungseinschränkungen stellen für die Betroffenen zum Teil eine erhebliche Einschränkung ihrer beruflichen und sozialen Kontaktmöglichkeiten dar.

Zu den relevanten orthopädischen Erkrankungen gehören:

- Missbildungen mit partiellem oder totalem Verlust oder Deformierung von Extremitäten
- Amputationen mit partiellem oder totalem Verlust von Extremitäten
- Lähmungen mit Kraftminderung oder -verlust von Muskeln oder Muskelgruppen
- Primärchronische Polyarthritis mit Deformierungen von Extremitäten
- Koxarthrose und Gonarthrose mit Bewegungseinschränkungen, dadurch bedingtem fehlendem Umsetzungsvermögen oder auch Kontrakturen
- Morbus Bechterew mit Versteifung der Wirbelsäule und dadurch unter Umständen bedingter Blickfeldeinschränkung oder Sitzproblemen

- Zustände nach Gelenkoperationen

Können die Betroffenen trotz bestehender Körperbehinderungen ein Kfz nutzen, ermöglicht das vielen von ihnen erst eine berufliche Tätigkeit oder die Kontaktpflege mit anderen Menschen; sie können außerdem Besorgungen besser alleine tätigen und ihre sozialen Beziehungen eigenständiger gestalten. Allerdings ist durch die Zunahme von Gelenkoperationen mit dem Einsatz künstlicher Gelenke insbesondere postoperativ zu prüfen, ab wann der Betroffene wieder ein Kraftfahrzeug führen kann. So können postoperativ bei bestimmten Bewegungen Gefährdungen für das Implantat oder auch eine Luxationsgefahr bestehen, es kann aber auch zu einer Krafteinschränkung kommen, die die Betätigung bestimmter Pedale zur Fahrzeugführung unmöglich macht. Nach Erler u.a. (2011) ist in der Regel sechs Wochen nach rechtsseitiger Implantation eines künstlichen Hüftgelenks wieder die Möglichkeit zum Führen eines Fahrzeugs gegeben.

Im Anhang B der Begutachtungs-Leitlinien zur Kraftfahreignung (Bundesanstalt für Straßenwesen, 2010) sind Auszüge aus dem VdTÜV-Merkblatt Kraftfahrwesen enthalten (Verband der TÜV e.V., 1999), die für einzelne Fälle einer Körperbehinderung Empfehlungen geben, durch welche Beschränkungen und Auflagen das Führen dieser Fahrzeuge wieder möglich werden kann.

**Beschränkungen** können je nach Behinderung nachstehende Bereiche betreffen:

- Fahrzeugart, -gewicht, Anhängerbetrieb
- Betriebsbremse
- Feststellbremse
- Kupplung/Schaltung
- Gaspedal
- Lenkung
- Hupe, Blinker, Warnblinkanlage
- Abblendlichtschalter
- Schalter für Licht, Scheibenwischer, Scheibenwaschanlage
- Sitz, Sicherheitsgurt, Sicherungseinrichtungen gemäß § 38a Straßenverkehrs-Zulassungs-Ordnung (StVZO)
- Heckscheibe, Seitenfenster
- Umsturzschutzvorrichtung
- Beinstütze

Die gegebenenfalls zu erteilenden Auflagen können betreffen:

- Prothese, Stützapparat
- Außenspiegel
- Schuhe
- Absichern liegengebliebener Fahrzeuge
- Betriebsbedingte Höchstgeschwindigkeit
- Funktelefon

Durch entsprechende Fahrzeugauswahl und Nutzung der gegebenen technischen Möglichkeiten besteht für einen großen Teil der Betroffenen die Möglichkeit der aktiven Teilnahme am Straßenverkehr.

**Fallbeispiel 5**

Ein 79-jähriger Mann wurde als Fußgänger von einem Radfahrer angefahren und erlitt dabei eine Oberarmfraktur rechts.

Befunde:

Zustand nach operativer Behandlung einer offenen distalen Humerusfraktur und einer geschlossenen subcapitalen Humerusfraktur rechts mit erheblicher Beeinträchtigung der Funktion des rechten Armes, insbesondere dem Unvermögen, den Getriebeschalthebel mit der rechten Hand zu bedienen.

Beurteilung:

Zur Gewährleistung eines verkehrssicheren Handelns und einer nicht mehr als zumutbaren Behinderung beim Führen von Kraftfahrzeugen ist die Ausstattung des Fahrzeugs mit einem Automatikgetriebe erforderlich.

## Maßnahmen zur Wiederherstellung der Fahreignung

Zur Wiederherstellung der Eignung bei bestehenden Erkrankungen und Leistungseinschränkungen gibt es verschiedene Förderungsmaßnahmen mit oder auch ohne Rechtsfolge. Sie gewinnen neben den repressiven Maßnahmen auf dem Gebiet der Gefahrenabwehr im Straßenverkehr zunehmend an Bedeutung. Fördermaßnahmen mit Rechtsfolge bewirken die Wiedererteilung beziehungsweise die Belassung der Fahrerlaubnis. Gleichzeitig gibt es die Möglichkeit, über freiwillige Teilnahme an Kursen eine Sperrfristabkürzung von bis zu drei Monaten auf dem Gnadenweg zu erreichen. Kurse mit Rechtsfolgen unterliegen einer spezifischen Wirksamkeitskontrolle.

Die Anzahl sonstiger Kurse, wie Nachschulungs-, Rehabilitations- und therapeutische Interventionsmaßnahmen, ist gegenwärtig unübersehbar und in ihrer Wirkung nicht immer als positiv einzuschätzen. Der Schwerpunkt liegt in den Bereichen der Verkehrszuwiderhandlungen mit und ohne Alkoholeinfluss.

## Gesetze und Verordnungen

Fahrerlaubnis-Verordnung (Fev) vom 13. Dezember 2010 (BGBl. I S. 1980), die zuletzt durch Artikel 1 der Verordnung vom 7. Januar 2011 (BGBl. I S. 3) geändert worden ist

Straßenverkehrsgesetz (StVG) in der Fassung der Bekanntmachung vom 5. März 2003 (BGBl. I S. 310, 919), das zuletzt durch Artikel 1 des Gesetzes vom 23. Juni 2011 (BGBl. I S. 1213) geändert worden ist

Straßenverkehrs-Zulassungs-Ordnung (StVZO) in der Fassung der Bekanntmachung vom 28. September 1988 (BGBl. I S. 1793), die zuletzt durch Artikel 3 der Verordnung vom 21. April 2009 (BGBl. I S. 872) geändert worden ist

## Literatur

Ausschuss Soziales der Deutschen Diabetes-Gesellschaft: Empfehlungen zur Beurteilung beruflicher Möglichkeiten von Personen mit Diabetes, DDG-Information, Berlin 2004

Berthold, F.: Fahreignung bei orthopädischen Erkrankungen, Vortrag Sächsische Landesärztekammer (SLÄK) 2011

Bundesanstalt für Straßenwesen (BASt): Begutachtungs-Leitlinien zur Kraftfahreignung. Berichte aus der Bundesanstalt für Straßenwesen, Heft M 115, Bergisch Gladbach 2010

Carraro, U: Die Adaptationsleuchtdichten bei inhomogenen Leuchtdichtefeldern unter Berücksichtigung einer dynamischen Sehaufgabe, Dissertation TH Ilmenau, 1984

Ebert, R.: Verkehrsmedizin und -psychologie. In: Ludovisy, M./Eggert, C./Burhoff, D. (Hrsg.): Praxis des Straßenverkehrsrechts, ZAP Verlag, Münster 2011, S. 1431 ff.

Eckert, M.: Lichttechnik und optische Wahrnehmungssicherheit im Straßenverkehr, Verlag Technik GmbH, Berlin/München 1993

Eller, S.: Tagesschläfrigkeit beim obstruktiven Schlafapnoe-Syndrom. In: Wilhelm, B./Stephan, E./Dittmann, V. (Hrsg.): Tagesschläfrigkeit – Gefahren und Konsequenzen für den Straßenverkehr, Tagungsband 6. Symposium der DGVM und DGVP 2010 Tübingen, Kirschbaum Verlag, Bonn 2011, S. 55–56

Erler, K./Bartneck, M./Neumann, U.: Veränderungen des Reaktionsvermögens bei Autofahrern nach Implantation eines künstlichen Hüftgelenkes. In: Blutalkohol, Vol. 48/2011, Supp. 23, Steintor Verlag, Lübeck

Fischer, S.: Verkehrsmedizinische Begutachtung Diabetes mellitus, Vortrag Sächsische Landesärztekammer (SLÄK) 2011

Heinsius, E.: Die Farbsinnstörung und ihre Prüfung in der Praxis, Enke Verlag, Stuttgart 1973

Henning, J.: Verkehrssicherheitsberatung älterer Verkehrsteilnehmer, Berichte der Bundesanstalt für Straßenwesen, Heft M 0189, Bergisch Gladbach 2007

Klein, H. H./Krämer, A./Pieske, B. M./Trappe, H.-J./de Vries, H.: Fahreignung bei kardiovaskulären Erkrankungen. In: Der Kardiologe, Vol. 4, Nr. 6/2010, S. 441–473

Madea, B./Mußhoff, F./Berghaus, G. (Hrsg.): Verkehrsmedizin, Deutscher Ärzte-Verlag, Köln 2007

Nathan, J./Henry, G./Cole, B.: Recognition of colored road traffic light signals by normal and colorvision-defective observers. In: Journal of the Optical Society of America, Vol. 54 (1964), S. 1041–1045

Neubauer, O.: Kompensationsmöglichkeiten der Rotblinden als Lenker von Kraftfahrzeugen im Straßenverkehr, Bundesministerium für Gesundheit u. Umweltschutz, Wien 1979

Orth, M./Kotterba, S.: Tagesschläfrigkeit und Unfallhäufigkeit beim obstruktiven Schlafapnoe-Syndrom. In: Wilhelm, B./Stephan, E./Dittmann, V. (Hrsg.): Tagesschläfrigkeit – Gefahren und Konsequenzen für den Straßenverkehr, Tagungsband 6. Symposium der DGVM und DGVP 2010 Tübingen, Kirschbaum Verlag, Bonn 2011, S. 51–54

Peitz, J./Hoffmann-Born, H.: StreetReadyTool, Fahrsicherheit zielsicher bewerten, Schattauer Verlag, Stuttgart 2011

Saprjanoff, T.: Über die Bedeutung angeborener Farbsinnstörungen für den Straßenverkehr. In: Zeitschrift für Verkehrssicherheit 12 (1965), 11, S. 567

Schober, H.: Die physiologischen Anforderungen an die Augen des Kraftfahrers und Hilfsmittel zur Verbesserung des Sehens. In: Zeitschrift für Verkehrssicherheit 9 (1963), S.9–34

Schubert W./Mattern, R.: Beurteilungskriterien: Urteilsbildung in der medizinisch-psychologischen Fahreignungsdiagnostik, Kirschbaum Verlag, Bonn 2009

Schubert, W./Schneider, W./Eisenmenger, W./Stephan, E.: Begutachtungs-Leitlinien zur Kraftfahreignung, Kommentar, 2. Auflage, Kirschbaum Verlag, Bonn 2005

Verband der TÜV e.V.: VdTÜV-Merkblatt Kraftfahrwesen 745, Ausgabe 11/99

Wilhelm, B./Stephan, E./Dittmann, V. (Hrsg.): Tagesschläfrigkeit – Gefahren und Konsequenzen für den Straßenverkehr, Tagungsband 6. Symposium der DGVM und DGVP 2010 Tübingen, Kirschbaum Verlag, Bonn 2011

Maritta Orth | Sylvia Kotterba

# Tagesschläfrigkeit

## Unfallhäufigkeit unter besonderer Berücksichtigung des obstruktiven Schlafapnoe-Syndroms

### Abstract
Die Objektivierung der Tagesschläfrigkeit und die Einschätzung ihrer Auswirkungen auf die Leistungsfähigkeit des Patienten ist der entscheidende Auftrag an den schlafmedizinisch tätigen Arzt, insbesondere bei gutachterlichen und sozialmedizinischen Fragestellungen. Hierzu stehen zahlreiche Testverfahren von der Anamnese bis hin zu sowohl apparativ als auch personell aufwendigen Untersuchungsverfahren wie Langzeit-Elektroenzephalogramm beziehungsweise der Fahrsimulatoruntersuchung zur Verfügung. Entscheidend für die Auswahl des geeigneten Testinstrumentes ist die exakte Erfassung der realen Situation mit hoher Einschlafneigung im Setting der Testbedingungen. Nur so kann einerseits unökonomischer Aufwand vermieden und andererseits aber auch eine adäquate Diagnostik vorgehalten werden.

### Müdigkeit im Straßenverkehr

Müdigkeit beziehungsweise Schläfrigkeit stellen anhand wissenschaftlicher Erhebungen eine wesentliche Ursache von Unfällen dar. So konnte in den USA ermittelt werden, dass 60 Prozent aller Autofahrer bereits einmal müde am Steuer gesessen hatten, 17 Prozent gaben zu, dass sie beim Steuern ihres Kraftfahrzeugs bereits einmal eingenickt waren (Wise, 2006; National Highway Traffic Safety Administration). Vergleichbare Daten liegen auch aus Kanada vor. Die Befragung von 750 Autofahrern ergab, dass 58,6 Prozent bereits einmal schläfrig am Steuer gesessen hatten, 14,5 Prozent waren beim Steuern ihres Fahrzeugs bereits einmal eingeschlafen und 2 Prozent der Unfälle der Befragten im vorangegangenen Jahr waren auf Einnicken am Steuer zurückzuführen (Vanlaar u.a., 2008). Als wesentliche Gründe für die Verursachung von Unfällen wurden in dieser Untersuchung übermäßiger Alkoholgenuss und der Gebrauch illegaler Drogen genannt; jedoch war Schläfrigkeit beim Fahren in immerhin 59,6 Prozent der Fälle der Grund für das Einnicken am Steuer. Ähnliche Daten liegen auch in Deutschland vor. In einer Untersuchung des HUK-Verbandes konnte nachgewiesen werden, dass 24 Prozent aller Unfälle auf bayerischen Autobahnen mit Getöteten im Jahre

1991 auf Müdigkeit am Steuer zurückzuführen waren (Langwieder, 1994). Das obstruktive Schlafapnoe-Syndrom (OSAS) ist sicherlich eine der wesentlichen Ursachen für das Auftreten von Tagesschläfrigkeit, daneben gibt es noch zahlreiche weitere (ca. 80) verschiedene Krankheitsbilder, die zu Müdigkeit beziehungsweise Schläfrigkeit führen können und die in der schlafmedizinischen Klaviatur der Differenzialdiagnose berücksichtigt werden müssen (Deutsche Gesellschaft für Schlafforschung und Schlafmedizin, 2009).

An dieser Stelle sei noch einmal auf die Unterscheidung zwischen Schläfrigkeit und Müdigkeit hingewiesen. Tagesschläfrigkeit beinhaltet den zwanghaften Drang, insbesondere bei monotonen Situationen und vor allem, wenn sie in die Phasen der physiologischen Leistungstiefs fallen, zwanghaft einzuschlafen, das heißt sich nicht wachhalten zu können. Müdigkeit hingegen bezeichnet eher den Zustand der Erschöpfung, „einer Aufgabe überdrüssig" zu sein, beinhaltet aber nicht den genannten zwanghaften Schlafdrang (Peter u.a., 2007).

Ein besonderes Augenmerk ist auf die professionellen Bus- und Lkw-Fahrer zu richten. In einer argentinischen Untersuchung an 738 Langstrecken-Lkw-Fahrern konnte nachgewiesen werden, dass die Schlafdauern extrem kurz waren (3,76 Stunden (Standarddeviation [SD] 2.4)), die Fahrtzeiten dafür umso länger (15,9 Stunden SD 5.6). 43 Prozent der Fahrer gaben an, müde Auto zu fahren und der gleiche Prozentsatz klagte über häufiges Schnarchen (Pérez-Chada u.a., 2005). Ähnliche Daten stammen aus Brasilien, wo angegeben wurde, dass der Müdigkeit durch Trinken von Kaffee (90%), Alkohol (50%) und Einnahme von Stimulanzien (11%) entgegengewirkt wird (Souza u.a., 2005). Die letztgenannten Maßnahmen sind hierbei sicherlich kontraproduktiv.

Sichere Faktoren, die das relative Risiko (OR), einen Unfall zu verursachen, relevant erhöhen, sind die akut angegebene Müdigkeit (OR 8.2), das Fahren zwischen 2.00 und 5.00 Uhr morgens (OR 5.6) und weniger als fünf Stunden Schlaf (OR 2.7) in den letzten 24 Stunden (Connor u.a., 2002). Hinzu kommt, dass die Prävalenz des OSAS gerade in der Gruppe der professionellen Fahrer deutlich gegenüber dem der Normalbevölkerung – 2 Prozent Frauen, 4 Prozent Männer in der Altersgruppe zwischen dem 30. und 60. Lebensjahr (Young u.a., 1993) – um das zirka 4fache, also auf 16 Prozent, erhöht ist (Young u.a., 1997). Es handelt sich hierbei schlussendlich um ein Patientenkollektiv, dem ärztlicherseits besondere Aufmerksamkeit zukommen muss.

### Arbeits- und sozialmedizinische Aspekte müdigkeitsbedingter Unfälle

Untersuchungen aus Australien haben ergeben, dass die Kosten für Erkrankungen, die mit Müdigkeit beziehungsweise Schläfrigkeit einhergehen, im Jahre 2004 zirka 7,5 Milliarden Dollar betrugen. Für müdigkeitsbedingte Arbeits- und Autounfälle wurden Kosten von 2,8 Milliarden Dollar errechnet (Hillmann u.a., 2006).

Anschaulicher wird das Thema Kosten im Rahmen einer Studie von Sassani u.a. Diese ergab anhand von Medline-Recherchen beziehungsweise Befragungen des National Safety Council, dass im Jahre 2000 zirka 800.000 Fahrer in OSAS-bedingte Unfälle verwickelt waren. Infolge dieser Unfälle gab es 1.400 Todesfälle und sie zogen Kosten in Höhe von 15,6 Milliarden US-Dollar nach sich. Die hypothetische Gegenrechnung ergab, dass eine Behandlung aller Fahrer zirka 3,8 Milliarden

US-Dollar gekostet hätte, 980 Menschenleben hätten gerettet werden können und 11,1 Milliarden Dollar hätten eingespart werden können (Sassani u.a., 2004).

### Unfallhäufigkeit bei OSAS

Hier sei exemplarisch auf *Tabelle 1* verwiesen, in der die Ergebnisse einiger fallkontrollierter Studien zusammengestellt sind. Es muss davon ausgegangen werden, dass das relative Risiko, einen Unfall zu verursachen, bei Vorliegen eines OSAS mindestens um den Faktor 2,3 bis hin zum Faktor 8,2 erhöht ist (vgl. Barbé u.a., 1998; Masa u.a., 2000; Terán-Santos u.a., 1999; Young u.a., 1993).

### Risikofaktoren für Unfälle bei OSAS

Der wichtigste Risikofaktor für die Verursachung von Unfällen ist die Tageszeit (das gilt im Übrigen auch für Gesunde). Abhängig von der zirkadianen Rhythmik und den entsprechenden Leistungstiefs finden sich gehäuft Unfälle in den frühen Morgenstunden zwischen 2.00 und 5.00 Uhr sowie in der Mittagszeit zirka zwischen 14.00 und 16.00 Uhr (Garbarino u.a., 2001). Der letztgenannte Gipfel mag neben der zirkadianen Rhythmik auch das meist zu dieser Tageszeit ausgeprägte postprandiale Leistungstief (also nach dem Essen) und das vermehrte Verkehrsaufkommen als Ursachen haben.

Eine Prädiktion der Unfallhäufigkeit anhand polysomnographischer Befunde, sei es anhand der Störung der Schlafarchitektur oder des Ausprägungsgrads der Ventilationsstörung, wäre wünschenswert, konnte aber bislang in keiner Studie nachgewiesen werden (Barbé u.a., 1998).

Entscheidend für die Abschätzung des Unfallrisikos scheint die Angabe von Tagesschläfrigkeit. Es konnte in mehreren Studien nachgewiesen werden, dass bei ehrlicher Angabe dieses Symptoms das Risiko, einen Unfall zu verursachen, signifikant ansteigt (Howard u.a., 2004; Stoohs u.a., 1994).

### Unfallhäufigkeit bei OSAS unter Therapie

Es ist eindeutig nachgewiesen, dass durch eine effiziente CPAP-Therapie (**C**ontinuous **P**ositive **A**irway **P**ressure = kontinuierlicher Atemwegsüberdruck) die Anzahl der schlafapnoe-bedingten Unfälle drastisch reduziert werden kann. Dies zeigt unter anderem die Studie von Cassel u.a., die den Nachweis erbringt, dass ein Jahr nach eingeleiteter CPAP-Therapie sowohl die Anzahl der Gesamtunfälle, insbesondere aber die der schläfrigkeitsbeding-

| Autor | Studientyp (n =) | Ergebnis |
|---|---|---|
| Barbé u.a., 1998 | case-control (60-60) | OR 2,3 (1 Unfall/3 Jahre)<br>OR 5,2 (>1 Unfall/3 Jahre) |
| Young u.a.,1997 | Kohortenstudie, 913 | OR 7,3<br>(>1 Unfall/5 Jahre, AHI>15/h) |
| Téran-Santos u.a., 1999 | case-control (102-152) | OR 6,3 (1 Unfall, AHI>10/h) |
| Masa u.a., 2000 | Interview (4002),<br>case-control (107-109) | OR 8,5 (AHI>15/h, Müdigkeit) |

**Tab. 1: Unfallhäufigkeit beim obstruktiven Schlafapnoe-Syndrom (OSAS)**

ten Unfälle, signifikant reduziert werden konnte (Cassel u.a., 1996). Ähnliche Daten konnten Krieger u.a. nachweisen, wobei in dieser Studie auch insbesondere die Zahl der Beinaheunfälle signifikant reduziert werden konnte. Gleichermaßen reduzierte sich die Anzahl der erforderlichen Krankenhausbehandlungstage auf 10 Prozent (Krieger u.a., 1997).

**Risikostratifizierung für Unfälle**

Für die Beurteilung der Tagesschläfrigkeit kommen unterschiedliche Verfahren zur Anwendung:

**1. Nichtapparative Verfahren/Anamnese**

Die schlafspezifische Anamneseerhebung erfolgt unter Verwendung standardisierter Fragebögen. International gebräuchlich zur Einschätzung der Tagesschläfrigkeit ist die Epworth-Sleepiness-Scale (ESS), wobei ein Wert > 11 eine pathologisch vermehrte Tagesschläfrigkeit impliziert.

**2. Apparative Testverfahren**

Die Tests wurden nach neuropsychologischen Aufmerksamkeitsmodellen entwickelt (Hartje/Poeck, 1997; Pérez-Chada u.a., 2005). Aufmerksamkeit ist die Grundvoraussetzung für Leistungsfähigkeit. Nach psychologischen und neuropsychologischen Aufmerksamkeitstheorien lassen sich mindestens vier Aufmerksamkeitskomponenten unterscheiden:

- Zentralnervöse Aktivierung
- Selektive Aufmerksamkeit
- Geteilte Aufmerksamkeit
- Längerfristige Aufmerksamkeitszuwendung

Die *zentralnervöse Aktivierung* (sog. „alertness“ bzw. „Aufmerksamkeitsaktivierung“) bezeichnet das unbewusste, durch das vegetative Nervensystem und physiologische Tagesschwankungen beeinflusste Aktivitätsniveau eines Organismus. Sie umfasst eine „tonische“ (= stabile Höhe des Aufmerksamkeitsniveaus über einen längeren Zeitraum; Beispiel: Wachheit des Zuhörers während eines Vortrages) und eine „phasische“ Komponente (= Fähigkeit, auf einen Warnreiz hin das Aktivierungsniveau für eine nachfolgende Reaktion zu steigern; Beispiele: Während des Vortrages wendet sich der Redner einem einzelnen Zuhörer zu oder die schnelle Bremsreaktion bei einer unerwartet über die Fahrbahn laufenden Person).

Die *selektive oder fokussierte Aufmerksamkeit* beschreibt die Fähigkeit, die Aufmerksamkeit auf ein bestimmtes Merkmal zu richten beziehungsweise bei einer Aufgabe möglichst schnell auf relevante Reize zu reagieren, irrelevante jedoch zu vernachlässigen (z.B. auf die Ampelschaltung zu reagieren, obwohl das Radio spielt).

Als *geteilte Aufmerksamkeit* wird die Fähigkeit zur schnellen, automatisierten und kontrollierten Informationsverarbeitung sowie die Fähigkeit zu serieller und paralleler Informationsverarbeitung bezeichnet. Hierbei müssen mindestens zwei Reizquellen gleichzeitig beachtet werden und es muss auf relevante Reize, die in der einen oder anderen Reizquelle auftauchen können, reagiert werden (übliche Anforderungen bei Autofahrten in dichterem Verkehr).

Bei der *längerfristigen Aufmerksamkeitszuwendung* werden die Komponenten Daueraufmerksamkeit und Vigilanz unterschieden. Daueraufmerksamkeit beschreibt die längerfristige Aufrechterhaltung der Aufmerksamkeit bei hoher Reizfrequenz. Vigilanz ist hingegen die Fähigkeit, auch bei sehr eingeschränkten Reizbedingungen (Monotonie) über eine lange Zeit (bis hin zu Stunden) aufmerksam zu bleiben (z.B. Fahrten in der Nacht, Kontrollarbeit in einem Kraftwerk).

Für die genannten Aufmerksamkeitsleistungen stehen unterschiedliche Testinstrumente zur Verfügung (*siehe Tab. 2;* zur Einzelbewertung siehe Weeß u.a., 2000). Die Auswahl richtet sich nach der gutachterlichen Fragestellung. Die Ergebnisse der neuropsychologischen Testungen sind normiert in Prozenträngen zu ermitteln (Hartje/Poeck, 1997).

Bei Tagesschläfrigkeit sollte immer die Vigilanz beurteilt werden. Es empfiehlt sich der Quatember-Maly-Test. Unter bestimmten Fragen ist ein Monitoring mittels EEG und gegebenenfalls die Verlängerung der Testdauer auf 60 Minuten notwendig. Zu beachten ist ferner, dass ein Multipler-Schlaf-Latenz-Test (MSLT) oder ein Maintenance of Wakefulness Test (MWT) nur nach einer Polysomnographie durchgeführt werden darf, da die Schlafqualität in die Testergebnisse einfließt. Dabei kann die Elektrodenmontage direkt beibehalten werden. Studien zum MSLT haben gezeigt, dass die Einschlaflatenz oft eine individuelle Eigenschaft ist und sich unter Therapie nicht verlängert, der MWT aber die Fähigkeit des Patienten dokumentiert, sich der Schläfrigkeit zu widersetzen. Therapieeffekte bei Tagesschläfrigkeit sollten daher mittels MWT dokumentiert werden (Littner u.a., 2005).

Bei Fragen speziell zur Fahrtüchtigkeit hat sich der Einsatz von Fahrsimulatoren bewährt. Der Vorteil von Fahrsimulatoruntersuchungen liegt in dem fehlenden Risiko, in der relativen Orts- und Zeitunabhängigkeit und der Untersuchungsökonomie. Obwohl Fahrsimulationen nicht

| Aufmerksamkeitskomponente | Empfohlene Testverfahren |
|---|---|
| Tonische Aktivierung | Multipler-Schlaf-Latenz-Test (MSLT) |
| | Maintenance of Wakefulness Test (MWT) |
| | LZ-EEG |
| | Pupillographie |
| | Reaktionszeitmessungen |
| Phasische Aktivierung | Reaktionszeitmessungen mit Warnreiz (z. B. Zimmermann Testbatterie – TAP) |
| | Ereigniskorrelierte Potenziale |
| Selektive Aufmerksamkeit | Reaktionszeitmessungen mit hoher zeitlicher Anforderung |
| | Arbeitsleistungsserie (Wiener Testsystem) |
| | Test „Selektive Aufmerksamkeit" (TAP) |
| Geteilte Aufmerksamkeit | Test „Geteilte Aufmerksamkeit" (TAP) |
| | Wiener Determinationsgerät |
| Vigilanz | Vigilanztest nach Quatember und Maly |
| | Test „Vigilanz" (TAP) |
| | Vigimar |

**Tab. 2: Testverfahren zur Beurteilung unterschiedlicher Aufmerksamkeitskomponenten**

komplett auf die Realität übertragbar sind, berichten Patienten mit hoher Fehlerrate am Fahrsimulator zumeist auch über eine erhöhte Unfallneigung im Straßenverkehr. Insbesondere für das OSAS konnte mit unterschiedlichen Fahrsimulatoren eine signifikant höhere Unfallrate in der simulierten Fahrsituation gegenüber Gesunden sowie eine deutliche Absenkung der Unfallhäufigkeit unter CPAP-Therapie nachgewiesen werden (George/Boudreau/Smiley, 1997; Masa u.a., 2000; Nowak u.a, 2007; Orth u.a., 2005 (1); Orth u.a., 2005 (2); Orth u.a., 2002). Ziel der Fahrsimulatoruntersuchung ist die möglichst realitätsnahe Erfassung der komplexen Fahrleistung, die in unterschiedlichem Ausmaß die beschriebenen Aufmerksamkeitskomponenten widerspiegeln und gleichzeitig einer Situation mit der höchsten Einschlafneigung (Monotonie, ausreichende Zeitdauer) entsprechen muss. Entscheidend ist die Auswahl von Testinstrumenten, die zu der jeweiligen Arbeitsplatzanforderung passen sollten.

Mithilfe der genannten Untersuchungsmethoden können die Leitsymptome des OSAS – Tagesschläfrigkeit und imperativer Schlafdrang – und ihre Auswirkungen zum Beispiel unter gutachterlichen Fragestellungen beurteilt werden.

### Literatur


Barbé, F. u.a.: Automobile accidents in patients with sleep apnea syndrome. In: American Journal of Respiratory and Critical Care Medicine 158, Nr. 1/1998, S. 18–22

Carter, N. u.a.: Sleep debt, sleepiness and accidents among males in the general population and male professional drivers. In: Accident Analysis and Prevention 35 (4), 2003, S. 613–17

Cassel, W. u.a.: Risk of traffic accidents in patients with sleep-disordered breathing: reduction with nasal CPAP. In: European Respiratory Journal 9, 1996, S. 2606–2611

Connor, J. u.a.: Driver sleepiness and risk of serious injury to car occupants: population based case control study. In: British Medical Journal 324, 2002, S. 1125–1129

Deutsche Gesellschaft für Schlafforschung und Schlafmedizin: S3-Leitlinie Nicht erholsamer Schlaf/Schlafstörungen. In: Somnologie 13, 2009, S. 4–160

Garbarino, S. u.a.: The contributing role of sleepiness in highway vehicle accidents. In: Sleep 24, 2001, S. 203–206

George, C. F. P.: Vigilance impairment: assessment by driving simulators. In: Sleep 23, 2000, S. 115–118

George, C. F. P./Boudreau, A.C./Smiley, A.: Effects of nasal CPAP on simulated driving performance in patients with obstructive sleep apnoea. In: Thorax 52, 1997, S. 648–653

Hartje, W./Poeck, K.: Klinische Neuropsychologie, Thieme Verlag, Stuttgart, New York, 1997

Hillman D. u.a.: The economic cost of sleep disorders. In: Sleep 29, 2006, S. 299–305

Howard M. E. u.a.: Sleepiness, sleep-disordered breathing, and accident risk factors in commercial vehicle drivers. In: American Journal of Respiratory and Critical Care Medicine 170, 2004, S. 1014–1021

Krieger, J. u.a.: Accidents in obstructive sleep apnea patients treated with nasal continuous positive airway pressure: a prospective study. The Working Group ANTADIR, Paris and CRESGE, Lille, France. Association Nationale de Traitement à Domicile des Insuffisants Respiratoires. In: Chest 112, 1997, S. 1561–1566

Langwieder, K. u.a.: Struktur der Unfälle mit Getöteten auf Autobahnen im Freistaat Bayern im Jahr 1991, HUK-Verband, Büro für Kfz-Technik, München 1994

Littner, M. R. u.a.: Practice parameters for clinical use of the multiple sleep latency test and the maintenance of wakefulness test. In: Sleep 28, 2005, S. 113–121

Masa, J.F. u.a.: Habitually sleepy drivers have a high frequency of automobile crashes associated with respiratory disorders during sleep. In: American Journal of Respiratory and Critical Care Medicine 162, 2000, S. 1407–1412

Nowak, D. u.a. (Hrsg.): Bewertung und Begutachtung in der Pneumologie: Empfehlungen der Deutschen Atemwegsliga und der Deutschen Gesellschaft für Pneumologie, Thieme Verlag, Stuttgart 2007

Orth, M. u.a.: Abschätzung des Unfallrisikos bei obstruktivem Schlafapnoe-Syndrom (OSAS) durch Fahrsimulation. In: Pneumologie 56, 2002, S. 13–18

Orth, M. u.a.: Driving simulator performance and neuropsychological testing in OSAS before and under CPAP. In: European Respiratory Journal 26, 2005 (1), S. 898–903

Orth, M. u.a.: Fahrsimulatoruntersuchung bei Patienten mit obstruktivem Schlafapnoe-Syndrom: Konsequenzen für die Beurteilung der Fahrtüchtigkeit? In: Deutsche Medizinische Wochenschrift 130, 2005 (2), S. 2555–2560

Pérez-Chada, D. u.a.: Sleep habits and accident risk among truck drivers: A cross-sectional study in Argentina. In: Sleep 28, 2005, S. 1103–1108

Peter, H. u.a. (Hrsg.): Enzyklopädie der Schlafmedizin, Springer Medizin Verlag, Heidelberg 2007

Posner, M./Rafal, R.: Cognitive theories of attention and the rehabilitation of attentional deficits. In: Meier, M./Benton, A./Diller, L. (Hrsg): Neuropsychological rehabilitation, Churchill Livingstone, Edinburgh 1987, S. 182–201

Sassani, A. u.a.: Reducing motor-vehicle collisions, costs and fatalities by treating OSAS. In: Sleep, 27, 2004, S. 453–458

Souza, J.C. u.a.: Sleep habits, sleepiness and accidents among truck drivers. In: Arq Neuropsychiatr 63, 2005, S. 925–930

Stoohs, R. A. u.a.: Traffic accidents in commercial long-haul truck drivers – The influence of sleep-disordered breathing and obesity. In: Sleep 17 (7), 1994, S. 619–623

Terán-Santos, J. u.a.: The association between sleep apnea and the risk of traffic accidents. In: New England Journal of Medicine 340, 1999, S. 847–851

Vanlaar, W. u.a.: Fatigued and drowsy driving: a survey of attitudes, opinions and behaviors. In: Journal of Safety Research 39, 2008, S. 303–309

Weeß, H. G. u.a.: Vigilanz, Einschlafneigung, Daueraufmerksamkeit, Müdigkeit, Schläfrigkeit – Diagnostische Instrumentarien zur Messung müdigkeits- und schläfrigkeitsbezogener Prozesse und deren Gütekriterien. In: Somnologie 4, 2000, S. 20–38

Wise, M. S.: Objective Measures of Sleepiness and Wakefulness, Application to the Real World? In: Journal of Clinical Neurophysiology 23, 2006, S. 39–49

Young, T. u.a.: Sleep-disordered breathing and motor vehicle accidents in a population-based sample of employed adults. In: Sleep 20, 1997, S. 608–613

Young, T. u.a.: The occurrence of sleep-disordered breathing among middle-aged adults. In: New England Journal of Medicine 328, 1993, S. 1230–1235

## Internet

National Highway Traffic Safety Administration www.nhtsa.org

National Sleep Foundation Sleep in America 2005 www.sleepfoundation.org

Maritta Orth | Sylvia Kotterba

# Tagesschläfrigkeit und Aufmerksamkeitsdefizite – Gutachterliche Aspekte

**Abstract**
Bislang existieren europaweit keine einheitlichen Handlungsanweisungen beziehungsweise Gesetze, die den Umgang mit professionellen Fahrern im Rahmen von Einstellungsuntersuchungen oder – im Falle einer die Tagesleistungsfähigkeit einschränkenden Krankheit – die Fahrtauglichkeit unisono regeln. Es wird daher im Folgenden auf die Situation in Europa und anschließend auf die bisher in Deutschland vorliegenden Empfehlungen beziehungsweise Gesetze eingegangen.

## Europa

In Europa fanden im 21. Jahrhundert zwei Expertenkonferenzen statt, deren Ergebnisse im Jahr 2008 publiziert wurden. An der von Alonderis geleiteten Sitzung nahmen 25 europäische Länder teil. Exzessive Tagesschläfrigkeit beziehungsweise ein manifestes obstruktives Schlafapnoe-Syndrom (OSAS) war nur in neun beziehungsweise zehn Ländern als ein die Fahrtauglichkeit einschränkender Faktor überhaupt anerkannt. Nur in zehn europäischen Ländern wurde der Nachweis eines medizinischen Zeugnisses über Symptomkontrolle und Therapiecompliance vor der Wiederaufnahme der beruflichen Fahrtätigkeit gefordert. Beispielhaft in diesem Zusammenhang sind sicherlich die Regularien in Frankreich, die einen unauffälligen Maintenance of Wakefulness Test (MWT) von den Berufskraftfahrern fordern. Die Handlungsempfehlungen, die sich aus beiden Konferenzen ergaben, waren nahezu identisch: Es wurde ein medizinischer Check-up bei Fahrern ab dem 45. Lebensjahr gefordert (z. B. beim Allgemeinmediziner, gestützt durch Fragebögen wie zum Beispiel die Epworth-Sleepiness-Scale = ESS); bei Verdacht auf das Vorliegen einer Schlafstörung sollte ein Schlafmediziner aufgesucht werden. Vorgeschlagene Grenzwerte für den Verdacht auf das Vorliegen eines OSAS waren zum Beispiel die ESS > 10 oder ein Apnoe-Hypopnoe-Index (AHI) > 30/h (Alonderis u. a., 2008) beziehungsweise ein ESS > 11 und ein Body-Mass-Index (BMI) > 30 kg/m². Fahrtauglichkeit sollte erst nach einem Monat complianter CPAP (Continuous Positive Airway Pressure = kontinuierlicher Atemwegsüberdruck)-Nutzung (> 4 h/Nacht) angenommen werden, jährliche Kontrollen werden eingefordert sowie die Anwendung zusätzlicher Testverfahren bei Berufskraftfahrern. Weiterhin wurde eingefordert, dass die Polizei nach einem Unfall explizit nach einer etwaigen Schläfrigkeit des Fahrers fragt.

Die Uneinheitlichkeit des Umgangs mit diesem Problem ist geradezu grotesk. Das sei anhand des nachfolgenden Beispiels erläutert: In England ist der Arzt, der ein OSAS mit Tagesschläfrigkeit feststellt, verpflichtet, dies der Verkehrsbehörde zu melden. Fahrtauglichkeit ist erst nach mindestens einem Monat konsequenter CPAP-Nutzung für ≥ 5 Stunden pro Nacht anzunehmen und entsprechend auch durch ein ärztliches Attest zu belegen. In Frankreich wird der erwähnte Normalbefund eines MWT eingefordert. In Italien hingegen entscheidet der Patient selbst, wie er mit der Diagnose umgeht. Grundsätzlich besteht dort kein Fahrverbot. Für den Fall, dass es sich um einen Fernfahrer handelt, muss jedoch bedacht werden, dass dieser ja durchaus auch durch Länder reist, in denen es Regularien geben mag.

### Deutschland

In Deutschland existieren verschiedene Empfehlungen beziehungsweise Handlungsanweisungen für den Umgang mit Patienten mit Tageschläfrigkeit und deren Fahrtauglichkeit. Konkret finden sich Hinweise unter folgenden Quellen:

1. Empfehlungen der Deutschen Gesellschaft für Schlafforschung und Schlafmedizin (DGSM)
2. Arbeitsmedizinischer Grundsatz für Fahr-, Steuer- und Überwachungstätigkeiten (G 25) der Deutschen Gesetzlichen Unfallversicherung
3. Fahrerlaubnis-Verordnung (FeV)

### Empfehlungen der Deutschen Gesellschaft für Schlafforschung und Schlafmedizin

Bei Fahrern mit einem OSAS und dadurch bedingten ausgeprägten Vigilanzstörungen wird Fahrsicherheit erst nach einer mindesten sechswöchigen CPAP-Therapie angenommen. Anamnese, MWT und Aufmerksamkeitstests (in diesem Fall wird hier konkret die Daueraufmerksamkeit genannt) sollten keine Auffälligkeiten mehr zeigen. Fahrunsicherheit ist anzunehmen, wenn trotz Therapie noch Tagesschläfrigkeit besteht.

### Begutachtungsempfehlungen Fahrtüchtigkeit – G 25, Anlage 6: Schlafapnoe

Die Vorgehensweise ist gestuft: Zunächst erfolgt die Anamnese, unterstützt durch den ESS, weiterhin wird gefragt nach Faktoren wie Schnarchen (mehr als dreimal/Woche), Atemaussetzern, Tagesschläfrigkeit und Sekundenschlaf. Anthropometrische Daten wie zum Beispiel ein BMI ≥ 30 kg/m² unterstützen die Wahrscheinlichkeit, dass ein OSAS vorliegt. Bei Verdacht auf das Vorliegen einer Schlafstörung, insbesondere einer schlafbezogenen Atmungsstörung, erfolgt dann je nach arbeitsplatzbezogenen Anforderungen die Empfehlung zur zeitnahen Abklärung und Behandlung der Störung, ebenso wie die Empfehlung der regelmäßigen Therapiekontrolle.

### Fahrerlaubnis-Verordnung

§ 1 FeV sieht vor, dass zum Verkehr auf öffentlichen Straßen jedermann zugelassen ist, soweit nicht für die Zulassung zu verschiedenen Verkehrsarten eine besondere Erlaubnis vorgeschrieben ist. § 11 FeV sieht vor, dass die notwendigen geistigen und körperlichen Anforderungen erfüllt sein müssen. Die Anforderungen sind insbesondere nicht erfüllt, wenn eine Erkrankung oder ein Mangel nach Anlage 4 oder 5 vorliegt, wodurch die Eignung oder die bedingte Eignung zum Führen von Kraftfahrzeugen ausgeschlossen wird. Ziffer 11.2 enthält nunmehr Regelungen zur Eignung und bedingten Eignung zum Führen von Kraftfahrzeugen für Menschen mit chronischen Schlafstörungen. Nicht behandelte Personen mit Schlafstörungen sollen nach dem neuen Gesetzeswortlaut der Ziffer 11.2.1. künftig nicht mehr tauglich zum Führen von Fahrzeugen sein, wenn eine messbar auffällige Tagesschläfrigkeit vorliegt. Die besondere Herausforderung für verkehrsmedizinische Experten besteht darin, dieses mit Inhalten zu füllen, das heißt, gangbare Algorithmen zu entwickeln, die eine sichere Beurteilung der Fahrtauglichkeit zulassen.

## Literatur


Alonderis, A. u.a.: Medico-legal implications of sleep apnoea syndrome: driving license regulations in Europe. In: Sleep Medicine 9, 2008, S. 62–75

Begutachtungs-Leitlinien zur Kraftfahrereignung. In: Berichte der Bundesanstalt für Straßenwesen, Heft M115, 2000

Fromm, I.E.: Die Neuerungen in der Fahrerlaubnis-Verordnung zur Bekämpfung der Gefährdung des Straßenverkehrs durch Schlafapnoe und sonstige chronische Schlafstörungen. In: Pneumologie 62, 2008, S. 387–391

Kotterba, S./Orth, M./Happe, S./Mayer, G.: Begutachtung der Tagesschläfrigkeit bei neurologischen Erkrankungen und dem obstruktiven Schlafapnoe-Syndrom (OSAS). In: Nervenarzt 78, 2007, S. 861–870

Rodenstein, D. u.a.: Driving in Europe: the need of a common policy for drivers with obstructive sleep apnoea syndrome. In: Journal of Sleep Research 17, 2008, S. 281–284

Rühle, K.-H./Mayer, G.: Empfehlungen zur Begutachtung von Schlaf-Wachstörungen und Tagesschläfrigkeit. In: Somnologie 2, 1998, S. 89–95

Hermann H. Klein

# Risikoeinschätzung für Unfallereignisse am Beispiel kardiovaskulärer Erkrankungen

Abstract

Bei kardiovaskulären Erkrankungen sind zwei Ursachengruppen für eine fehlende Fahreignung zu unterscheiden. Zum einen kann eine fehlende Fahreignung durch körperliche Schwäche, zum Beispiel nach einer größeren Operation, vorliegen, die nur empirisch mit allgemeiner ärztlicher Erfahrung eingeschätzt werden kann. Zum anderen ist bei Herz-Kreislauf-Erkrankungen mit dem Risiko eines plötzlichen Kontrollverlustes (Synkope, plötzlicher Herztod) am Steuer zu rechnen. Zur Einschätzung des Unfallrisikos bei plötzlichem Kontrollverlust bietet sich der Gebrauch der Risk-of-harm-Formel an, der von der Kanadischen Kardiovaskulären Gesellschaft eingeführt wurde. Die Risk-of-harm-Formel besagt, dass das Risiko für einen schweren Unfall, eventuell auch mit Todesfolge, sich direkt proportional zu der Zeit am Steuer, der Art des Fahrzeugs, der Wahrscheinlichkeit eines plötzlichen Kontrollverlusts und der Wahrscheinlichkeit, dass der Unfall mit schweren Folgen einhergeht, verhält. Für Lkw- und Busfahrer wird ein oberer Grenzwert für einen plötzlichen Kontrollverlust von einem Prozent pro Jahr, für Taxifahrer von 3,6 Prozent pro Jahr und für Privatfahrer von 22,3 Prozent pro Jahr akzeptiert. Für die Allgemeinheit bedeuten alle drei Grenzwerte ein Risiko von 1:20.000 für einen schweren Unfall, wenn die Fahrer übliche Zeiten am Steuer verbringen. Die Risikoeinschätzung durch die Risk-of-harm-Formel kann durchaus auch bei anderen Erkrankungen (z.B. Diabetes mellitus, Epilepsie, Schlaganfall) eingesetzt werden.

## Fahreignung bei kardiovaskulären Erkrankungen

Im Auftrag der Deutschen Gesellschaft für Kardiologie hat eine Gruppe von Kardiologen ein Positionspapier zum Thema Fahreignung bei kardiovaskulären Erkrankungen erarbeitet, das Ende 2010 veröffentlicht wurde (Klein u.a., 2010). Anlass für die Erarbeitung des Positionspapiers war die Frage, ob ein behandelnder Arzt einen Patienten über eine mögliche fehlende Fahreignung aufgrund einer Erkrankung in seinem Fachgebiet aufzuklären hat und welche Empfehlungen konkret im Einzelfall bei kardiovaskulären Erkrankungen sinnvollerweise auszusprechen sind. Als Grundlagen zur Beurteilung der Fahreignung bei kardiovaskulären Erkrankungen lagen vor der Erstellung des Positionspapiers die Fahrerlaubnis-Verordnung (FeV) als Gesetz und die Begutachtungs-Leitlinien zur Kraftfahrereignung der Bundesanstalt für Straßenwesen (BASt, 2010) vor. Beide Werke erwiesen sich im praktischen Umgang mit Patienten eingeschränkt brauchbar. Die FeV beschreibt nur wenige konkrete Sachverhalte, die Begutachtungs-Leitlinien sind in dieser Hinsicht zwar deutlich ausführlicher und geben zeitliche Angaben zu einer möglichen fehlenden Fahreignung an – Begründungen für den Zeitraum einer fehlenden Fahreignung finden sich dagegen kaum. Der Wissensstand, der den Begutachtungs-Leitlinien zugrunde liegt, ist etwa 15 Jahre alt und somit zusätzlich als nicht mehr aktuell anzusehen. Auch wenn keine genaueren Daten dazu vorliegen, kann man davon ausgehen, dass nur ganz wenige Ärzte in Akutkrankenhäusern einen Patienten nach einem komplikationslosen Herzinfarkt darüber aufklären, dass er als Privatfahrer drei Monate nicht Auto fahren darf. Diese Empfehlung müsste aber ausgesprochen werden, wenn die Begutachtungs-Leitlinien angewendet werden. Patienten, die prophylaktisch wegen einer Herzschwäche mit einem implantierbaren Defibrillator (ICD) versorgt werden, sollen nach den Begutachtungs-Leitlinien ebenfalls drei Monate als Privatfahrer auf das Autofahren verzichten.

Diese Empfehlung stößt bei den betroffenen Patienten auf wenig Verständnis, da sie ohne dieses Gerät keine Restriktionen auferlegt bekommen. Viele Patienten halten sich deshalb auch nicht an die Empfehlungen. Bekommt ein Berufsfahrer prophylaktisch einen ICD implantiert, verbessert sich zwar seine Lebensprognose, als Berufsfahrer wird er aber, entsprechend den Begutachtungs-Leitlinien, nicht mehr fahren dürfen. Eine wichtige Aufgabe des Positionspapiers bestand auch in der Kalkulation des Unfallrisikos durch kardiovaskuläre Erkrankungen unter Berücksichtigung des derzeitigen medizinischen Kenntnisstandes. Hierzu wurden wissenschaftliche Studien ausgewertet, die nicht primär zur Frage der Fahreignung angelegt waren. In erster Linie wurde in diesen Untersuchungen danach geforscht, wie wahrscheinlich bei bestimmten kardiovaskulären Erkrankungen mit einem plötzlichen Kontrollverlust zu rechnen ist.

### Ursachen für eine kardiovaskulär bedingte fehlende Fahreignung

Bei Herz-Kreislauf-Erkrankungen sind zwei Zustände zu unterscheiden, die zu einer Fahrungeeignetheit führen können. Jede bedeutsame körperliche Schwäche, zum Beispiel als Folge einer größeren Herzoperation oder einer ausgeprägten Herzschwäche, kann dazu führen, dass ein Patient zeitlich befristet oder dauerhaft den Anforderungen als Fahrer im Straßenverkehr nicht gerecht werden kann. Diese Problematik lässt sich nicht anhand wissenschaftlicher Daten berechnen. Die Empfehlungen in diesen Situationen entspringen primär der allgemeinen ärztlichen Erfahrung. Die andere wichtige Ursache, die zu einem plötzlichen Kontrollverlust am Steuer führen kann, ist die zerebrale Durchblutungsstörung jeder Genese. Als wichtigste Ursachen kardiovaskulärer Erkrankungen sind hier besonders der plötzliche Herztod, Bewusstlosigkeit wegen Herzrhythmusstörungen (zu langsamer oder zu schneller Herzschlag) oder Bewusstlosigkeit wegen plötzlichen Blutdruckabfalls (Synkopen) zu erwähnen.

## Einschätzung des Unfallrisikos bei Herz-Kreislauf-Erkrankungen

Zur Abschätzung der Fahreignung bei Herzerkrankungen hat die Kanadische Kardiologische Gesellschaft (Canadian Cardiovascular Society, CCS) eine Berechnungsformel entwickelt, aus der sich das Unfallrisiko bei definierten Erkrankungen berechnen lässt (Simpson u.a., 2004). Die Gleichung lautet:

$$\mathbf{RH = TD \times V \times SCI \times Ac}$$

Dabei bedeuten RH = Risk of harm (Schädigungswahrscheinlichkeit), TD = time spent behind the wheel (Zeit am Steuer), V = vehicle (Art des Fahrzeugs), SCI = sudden cardiac incapacitation (plötzlicher, kardial bedingter Kontrollverlust), Ac = accident risk (Wahrscheinlichkeit eines schweren oder tödlichen Unfalls). Nach der Risk-of-harm-Formel verhält sich die Wahrscheinlichkeit für einen schweren Unfall direkt proportional zu der Zeit am Steuer, der Art des Fahrzeugs, der Wahrscheinlichkeit eines plötzlichen Kontrollverlustes und der Wahrscheinlichkeit, dass ein solcher Unfall zu schwerem Schaden führt. Dabei wird der Terminus Ac als eine Konstante von zwei Prozent angenommen, das heißt, dass nur in zwei Prozent der Unfälle ein schwerer Unfall, eventuell auch mit Todesfolge, resultiert. Der Terminus V wird für Lkws und Busse mit 1, für Pkws mit 0,28 angegeben, da nach den kanadischen Recherchen Lkw-Fahrer nur in zwei Prozent aller Unfälle, aber in 7,2 Prozent aller tödlichen Unfälle verwickelt sind. Während die Termini TD und SCI die Unfallhäufigkeit beschreiben, charakterisieren die Termini V und Ac das Risiko für einen schweren Unfall.

Anhand eines typischen Beispiels wird der Gebrauch der Risk-of-harm-Formel näher erläutert:

Ein etwa 50 Jahre alter Mann, der vor drei bis sechs Monaten einen Herzinfarkt folgenlos überstanden hat und ansonsten gesund ist (keine Herzinsuffizienz, keine myokardiale Minderdurchblutung in Ruhe oder unter Belastung, keine bedrohlichen Rhythmusstörungen), hat eine Wahrscheinlichkeit für einen plötzlichen Kontrollverlust (am ehesten durch plötzlichen Herztod, aber auch durch Synkope oder Schlaganfall) von etwa einem Prozent pro Jahr. Wäre er Lkw- oder Bus-Berufsfahrer, würde er etwa 25 Prozent seiner Zeit am Steuer sitzen. Für die Allgemeinheit würde er ein Risiko von 0,25 (TD) x 1 (V) x 0,01 (SCI) x 0,02 (Ac) = 0,00005 = 1: 20.000 für einen schweren Unfall eventuell mit Todesfolge bedeuten. Bei 20.000 so definierten Lkw- und Busfahrern würden wir in Deutschland einen schweren krankheitsbedingten Unfall erwarten müssen. Wäre dieser so definierte Fahrer Taxifahrer, würde er für die Allgemeinheit das gleiche Risiko bedeuten, wenn er einen plötzlichen Kontrollverlust von 3,6 Prozent pro Jahr hätte. Der Unterschied ergibt sich durch den geringeren Terminus für V von 0,28 anstelle von 1 für Lkw und Busse. Der identische Fahrer würde als Privatfahrer, der nur vier Prozent seiner Zeit am Steuer eines Pkws verbringt, einen plötzlichen Kontrollverlust von 22,3 Prozent pro Jahr aufweisen dürfen, um für die Allgemeinheit ein Risiko von 1: 20.000 pro Jahr für einen schweren Unfall zu bedeuten.

## Welches Risiko akzeptiert die Gesellschaft für das Auftreten einer plötzlichen kardiovaskulär bedingten Fahrunfähigkeit mit schwerer Unfallfolge?

Die Fahrerlaubnis-Verordnung gestattet in ihrer Anlage 4 einem Berufsfahrer nach akutem Myokardinfarkt ausnahmsweise das berufliche Fahren. In den Begutachtungs-Leitlinien zur Kraftfahrereignung (BASt, 2010) wird das berufliche Autofahren sechs Monate nach einem Herzinfarkt akzeptiert, wenn gefährliche Herzrhythmusstörungen und eine Herzschwäche ausgeschlossen sind. Unter Berücksichtigung beider Aussagen darf ein Berufsfahrer sechs Monate nach einem unkomplizierten Herzinfarkt berufsmäßig Auto fahren. Wie im vorherigen Abschnitt ausgeführt, wird bei diesem Fahrer ein Risiko von 1: 20.000 für einen schweren Unfall akzeptiert. Mit einem solchen Unfall ist zu rechnen, da bei einem 50-Jährigen mit Zustand nach Myokardinfarkt ein plötzlicher jährlicher Kontrollverlust von einem Prozent zu erwarten ist. Unabhängig von Auflagen der FeV und den Begutachtungs-Leitlinien kann die Unfallstatistik der Bundesrepublik Deutschland aus dem Jahr 2006 zum Vergleich herangezogen werden (Kubitzki/Janitzek, 2009). Aktuell dürfte sie sich um maximal 25 Prozent verbessert haben. Im Jahr 2006 ereigneten sich – bezogen auf 100.000 zugelassene Pkw der Altersgruppe der 18- bis 20-Jährigen – mehr als 9.500 Unfälle mit Personenschaden. Das ist eine Unfallrate mit Personenschaden von knapp 10 Prozent. Bei diesen Unfällen kamen 99 Fahrteilnehmer auf 100.000 zugelassene Pkw dieser Altersgruppe zu Tode. Bei Fahrern dieser Altersklasse akzeptiert unsere Gesellschaft ein Risiko von etwa 1: 1000 für einen tödlichen Unfall, während ein etwa 20-mal niedrigeres Risiko für Berufsfahrer (1: 20.000) vorgeschrieben wird.

In unserem Positionspapier (Klein u.a., 2010) haben wir für eine Reihe kardiovaskulärer Erkrankungen das Risiko für einen plötzlichen Kontrollverlust anhand der verfügbaren medizinischen Daten berechnet. Eine fehlende Fahreignung wurde angenommen, wenn sich ein plötzlicher Kontrollverlust für Lkw- und/oder Busfahrer >1 Prozent pro Jahr, für Taxifahrer > 3,6 Prozent pro Jahr und für Privatfahrer > 22,3 Prozent pro Jahr aus der wissenschaftlichen Literatur berechnete.

### Einschätzung des Unfallrisikos bei einer Herzinsuffizienz mit eingeschränkter linksventrikulärer Auswurffraktion (systolische Herzinsuffizienz)

Eine Herzschwäche kann durch Einbuße der körperlichen Leistungsfähigkeit zur Fahrungeeignetheit führen. Gefürchteter, weil schwieriger einzuschätzen, ist das Risiko eines plötzlichen Herztodes bei einer systolischen Herzinsuffizienz. Aus einer Reihe von Herzinsuffizienzstudien ist ein Punktesystem entwickelt worden, das die Gesamtsterblichkeit eines Patienten mit Herzinsuffizienz gut abschätzen lässt (Levy u.a., 2006). In die Berechnung gehen zum Beispiel das Alter, die Symptomatik, die linksventrikuläre Auswurffraktion, die Nierenfunktion und die medikamentöse Therapie ein. Dieses Seattle Heart Failure Score-System ist im Internet unter www.SeattleHeartFailureModel.org kostenfrei abrufbar. Aufgrund der Ergebnisse der großen Herzinsuffizienzstudien wissen wir, dass etwa 30 bis 40 Prozent der Todesfälle bei Herzinsuffizienz plötzlich auftreten. Wenn wir das individuelle Gesamtsterblichkeitsrisiko eines Patienten ermittelt haben, können wir dieses halbieren, um so die Wahrscheinlichkeit eines plötzlichen Kontrollverlustes berechnen zu können.

### Probleme in der Einschätzung des Unfallrisikos bei Herz-Kreislauf-Erkrankungen

Bei der Risikoeinschätzung für einen plötzlichen Kontrollverlust sind wir vom „idealen" Patienten ausgegangen, der nur eine Erkrankung hat, dessen Risiko wir statistisch einigermaßen gut einschätzen können. Kommen weitere erschwerende Krankheiten dazu, müssen auch diese berücksichtigt werden, wodurch die Risikoberechnung immer unzuverlässiger wird. Für manche Krankheiten gibt es nur Aussagen aus weniger verlässlichen retrospektiven Studien oder aus prospektiven Untersuchungen mit relativ wenigen Patienten, die eine Risikobewertung ebenfalls unsicher werden lassen. Die Fahrzeit am Steuer wirkt unmittelbar auf das Risiko ein. Bei den Berechnungen wurde von üblichen Fahrzeiten ausgegangen. Die Risikoberechnung ist anzupassen, wenn zum Beispiel ein Privatfahrer als Firmenvertreter acht Stunden pro Tag am Steuer sitzt.

Ein plötzlicher Herztod wird meist als Tod innerhalb von einer Stunde nach Auftreten einer Symptomatik definiert. Die meisten Patienten (etwa 75 %) haben vor dem terminalen Ereignis eine Symptomatik, die zum Anhalten des Fahrzeugs führen könnte. Wie oft die Symptomatik am Steuer richtig eingeschätzt und der Wagen vor Eintreten eines Kontrollverlustes zum Anhalten gebracht wird, ist unbekannt. Weiterhin ist die Erstmanifestation einer Erkrankung, die zu einem umgehenden Kontrollverlust am Steuer (Kammerflimmern, totaler atrioventrikulärer (AV-) Block, Synkope) führen kann, prinzipiell nicht vorherzusagen. Bei einigen Krankheiten kann das Risiko für einen Kontrollverlust zeitlich unterschiedlich sein, was bei der Risikoberechnung berücksichtigt werden muss. Nach einem Herzinfarkt tritt Kammerflimmern als Ursache eines plötzlichen Herztodes häufig kurz nach dem Infarkteintritt auf. Das Risiko nimmt dann im Laufe der Zeit ab (Solomon u.a., 2005).

Trotz all dieser Einschränkungen ist der Versuch der Risikoeinschätzung zur Beurteilung der Fahreignung durch die Risk-of-harm-Formel hilfreich, da nur so transparent dargestellt werden kann, warum im Einzelfall eine Fahreignung vorliegen oder nicht vorliegen kann.

### Beispiele für den Einsatz der Risk-of-harm-Formel in der praktischen Begutachtung

Die Qualität der Vorhersage durch die Risk-of-harm-Formel ist bisher studienmäßig nicht überprüft worden. Anhand einer prospektiven Studie von Patienten mit einem implantierten Defibrillator (ICD) und bekannter Unfallhäufigkeit kann abgeschätzt werden, ob die Risk-of-harm-Formel das Ergebnis richtig vorhergesagt hätte. In der TOVA-Studie (Albert u.a., 2007) wurde prospektiv überprüft, ob Autofahren die Wahrscheinlichkeit von Schockabgaben bei Patienten mit implantiertem Defibrillator erhöht. Diese Hypothese konnte verneint werden. Es traten aber vermehrt Schockabgaben innerhalb von 30 Minuten nach dem Autofahren auf. Insgesamt lag die Prävalenz der jährlichen Schockabgabe bei 17,7 Prozent. Unter der Annahme einer Synkopenhäufigkeit von 10 bis 15 Prozent bei einem Schock, dürften etwa 2,7 Prozent der Patienten in der TOVA-Studie eine rhythmusbedingte Synkope erlitten haben, die zum plötzlichen kardial bedingten Kontrollverlust (SCI) geführt hat. Setzt man die Daten aus der TOVA-Studie in die Risk-of-harm-Formel (TD = 0.02, im Mittel 32 min Fahrzeit pro Tag und SCI = 2,7 unter Weglassen von Ac und V, die die Schwere des Unfalls charakterisieren), ergibt sich ein Wert von 0,5 Unfällen pro 1.000 Patientenjahre, entsprechend 0,9 Unfällen auf 1.830 Patientenjahre (Nachbeobachtung in der TOVA-Studie). In der TOVA-Studie wird über einen Unfall bei einer Schockabgabe berichtet, sodass die Hochrechnung durch die Risk-of-harm-

Formel (0,9 Unfälle) und die wirkliche Unfallhäufigkeit (ein Unfall) auch bei kleinen Zahlen erstaunlich gut übereinstimmen.

Die Abschätzung des Unfallrisikos durch die Risk-of-harm-Formel macht auch viel Sinn bei Erkrankungen, die weder in der FeV noch in den Begutachtungs-Leitlinien erwähnt werden. So wurde ich zum Beispiel mit der Frage konfrontiert, ob ein Lkw-Fahrer mit hochgradiger asymptomatischer Aortenklappenstenose weiter Lkw fahren darf. Zur Beantwortung dieser Frage war es notwendig, den natürlichen Verlauf dieser Erkrankung einzuordnen. In der Literatur ließ sich eine gute prospektive Studie an mehr als 100 Patienten mit dieser Erkrankung finden. Diese Patienten wiesen einen plötzlichen Kontrollverlust (Synkope, plötzlicher Herztod) von 2,3 Prozent pro Jahr auf. Da diese Häufigkeit über dem Grenzwert von einem Prozent pro Jahr für Lkw- und Busfahrer liegt, habe ich mich gegen eine Fahreignung ausgesprochen. Nach einem Aortenklappenersatz dürfte die Fahreignung nach entsprechender Rekonvaleszenz wieder vorliegen.

Die Risikoeinschätzung für einen Unfall anhand der Risk-of-harm-Formel stellt aus meiner Sicht einen wirklichen Fortschritt dar und sollte nicht nur bei kardiovaskulären Erkrankungen berücksichtigt werden. Ihr Gebrauch setzt aber voraus, dass sich der Gutachter mit den zu begutachtenden Erkrankungen und mit einer wissenschaftlichen Literaturrecherche gut auskennt.

## Literatur

Albert, C.M./Rosenthal, L./Calkins, H./Steinberg, J.S./Rushkin, J.N./Wang, P./Muller, J.E./Mittleman, M.A., TOVA Investigators: Driving and implantable cardioverter-defibrillator shocks for ventricular arrhythmias. In: Journal of the American College of Cardiology 2007; 50, S. 2233–2240

Bundesanstalt für Straßenwesen (BASt): Begutachtungs-Leitlinien zur Kraftfahreignung, Berichte aus der Bundesanstalt für Straßenwesen M115, Bergisch Gladbach 2010

Klein, H.H./Krämer, A./Pieske, B.M./Trappe, H.-J./de Vries, H.: Fahreignung bei kardiovaskulären Erkrankungen. In: Kardiologe 2010; 4, S. 441–473

Kubitzki, J./Janitzek, T.: Sicherheit und Mobilität älterer Verkehrsteilnehmer. Allianz Deutschland AG, Fritz-Schäffer-Str. 9, München 2009

Levy, W.C./Mozaffarian, D./Linker, D.T./Sutradhar, S.C./Anker, S.D./Cropp, A.B./Anand, I./Maggioni, A./Burton, P./Sullivan, M.D./Pitt, B./Poole-Wilson, P./Mann, D.L./Packer, M.: The Seattle Heart Failure Model, prediction of survival in heart failure. In: Circulation 2006; 113, S. 1424–1433

Simpson, C./Dorian, P./Gupta, A./Hamilton, R./Hart, S./Hoffmaster, B./ Klein, G./Krahn, A./Kryworuk, P./Mitchell, L.B./Poirier, P./Ross, H./Sami, M./Sheldon, R./Stone, J./Surkes, J.: Assessment of the cardiac patient for fitness to drive: Drive subgroup executive summary. In: The Canadian Journal of Cardiology 2004; 20, S. 1314–1320. Die kompletten Ausführungen sind im Internet unter www.ccs.ca erhältlich.

Solomon, S.D./Zelenkofske, S./McMurray, J.J.V./Finn, P.V./Velasques, E./Ertl, G./Harsanyi, A./Rouleau, J./Maggioni, A./Kober, L./White, H./van der Werf, F./Pieper, J./Califf, R.M./Pfeffer, M.A.: for the Valsartan in Acute Myocardial Infarction Trial (Valiant) Investigators: Sudden death in patients with myocardial infarction and left ventricular dysfunction, heart failure, or both. In: The New England Journal of Medicine 2005; 352, S. 2581–2588

## Internet

Seattle Heart Failure Score-System
www.SeattleHeartFailureModel.org

Rolf Kittel

# Psychotrope Substanzen

**Abstract**

Die Einnahme von psychotropen Substanzen kann sich ungünstig auf das Konzentrations- und Reaktionsvermögen sowie die Fahrtüchtigkeit auswirken. Die größte Rolle im Verkehr spielt der Alkoholkonsum (häufigste Unfallursache). Fünf Prozent der Bevölkerung betreiben einen Alkoholmissbrauch, drei Prozent sind alkoholabhängig. Wichtig ist die rechtzeitige Diagnostik eines Alkoholmissbrauchs bei verkehrsmedizinischen Untersuchungen und die Kenntnis typischer Symptome und spezifischer Laborparameter. Der aussagekräftigste Alkoholmarker ist das Alkoholabbauprodukt Ethylenglucoronid (ETG) mit einer Spezifität von 100 Prozent. Die Einnahme von psychotropen Substanzen kann insbesondere zu Beginn der Behandlung zu psychomotorischen Leistungsbeeinträchtigungen führen, die einer Alkoholbeeinflussung von über 0,5 Promille entsprechen. Drei bis zehn Prozent der Unfälle werden unter dem Einfluss von Medikamenten verursacht, besonders häufig nach Einnahme von Benzodiazepinen. Für Benzodiazepine wird ein fünffach erhöhtes, für Antidepressiva ein ein- bis zweifach erhöhtes Unfallrisiko angegeben. Nach den Herstellerangaben in den Beipackzetteln können 15 bis 20 Prozent der Arzneimittel das Reaktionsvermögen im Verkehr und bei der Maschinenbedienung beeinträchtigen.

## Alkohol

Etwa 16 Prozent der Bevölkerung betreiben zumindest zeitweise einen riskanten Alkoholkonsum, fünf Prozent Alkoholmissbrauch, drei Prozent sind alkoholabhängig. Die Zahl der bei Alkoholunfällen im Verkehr Getöteten nahm seit den 1970er Jahren kontinuierlich ab. 2009 starben noch 440 Menschen (10,6 % von 4.152 Verkehrstoten) bei Alkoholunfällen. Verursacher von Unfällen unter Alkoholeinfluss sind in 88,4 Prozent Männer und in 11,6 Prozent Frauen. An einem Drittel der Unfälle ist die Altersgruppe der 18- bis 24-jährigen Männer beteiligt bei einem nur achtprozentigen Anteil an der Gesamtbevölkerung (Eckert, 2009; Hüllinghorst, 2010).

Ab einen Blutalkoholgehalt von 0,3 Promille kann die Konzentrations- und Reaktionsfähigkeit im Verkehr beeinträchtigt sein. Bei Auffälligkeiten im Straßenverkehr und bei Nachweis alkoholtypischer Defizite können schon Blutalkoholwerte ab 0,3 Promille bestraft werden (relative Fahruntüchtigkeit).

Für Autofahrer unter 21 Jahren und Fahranfänger gilt ein absolutes Alkoholverbot mit Bestrafung ab einer Blutalkoholkonzentration von 0,2 Promille oder 0,01 mg/l Atemalkoholkonzentration. Für alle übrigen Autofahrer gilt die 0,5-Promille-Grenze. Ab einer Blutalkoholkonzentration von 0,5 Promille oder Atemalkoholkonzentration von 0,25 mg/l erfolgt eine Bestrafung als Ordnungswidrigkeit nach § 24 c Straßenverkehrsgesetz (StVG). Ab einer Blutalkoholkonzentration von 1,1 Prozent erfolgt bei Autofahrern eine Bestrafung nach dem Strafgesetzbuch (§ 315c, § 316 StGB) wegen absoluter Fahruntüchtigkeit, bei Radfahrern ab einer Blutalkoholkonzentration von 1,6 Promille. Erstmalig auffällige Autofahrer mit einer Blutalkoholkonzentration über 1,6 Promille und mehrfach mit 0,5 Promille und mehr auffällige Autofahrer müssen sich einer Medizinisch-Psychologischen Untersuchung (MPU) unterziehen und erhalten die Fahrerlaubnis erst nach einem Gutachten mit positiver Zukunftsprognose wieder (Gilg, 2011).

Wichtig ist die Erkennung eines erhöhten Alkoholkonsums/Alkoholmissbrauchs bei den verkehrsmedizinischen Untersuchungen. Häufig findet sich bei überhöhtem Alkoholkonsum eine alkoholische Fettleber, die bei Alkoholkarenz meist reversibel ist. Die Diagnose erfolgt sonographisch bei typischen Leberenzymerhöhungen vor allem der Gamma-Glutamyl-Transferase (Gamma-GT), geringer der Glutamat-Pyruvat-Transaminase (GPT) und der Glutamat-Oxalacetat-Transaminase (GOT). Zehn bis 15 Prozent der Fettleberpatienten entwickeln eine Steatohepatitis, acht bis 20 Prozent im Lauf der Jahre eine alkoholische Leberzirrhose, ein bis zwei Prozent ein hepatozelluläres Karzinom. Übergewichtige Menschen, die regelmäßig Alkohol trinken, haben fast immer eine Fettleber, die sich unter Alkoholkarenz bei 65 Prozent zurückbildet (Seitz, 2005; Mueller/Seitz, 2008).

Die Diagnose eines Alkoholmissbrauchs mit Relevanz für die Fahrtauglichkeit erfolgt durch Eigen- und Fremdanamnese mit Augenmerk auf typische klinische Alkoholsymptome wie vegetative Zeichen, verstärkt auslösbaren Würgereflex, Zungen- und Händezittern (Tremor), gerötete Augenbindehäute, aufgedunsenes Gesicht (häufig gelblich-blass/rot), erhöhte Schweißneigung, Parotisschwellung, Leberhautzeichen, Lebervergrößerung und Alkoholfoetor (ggf. überdeckt durch Mundwasser, Hustenbonbons usw.). Im fortgeschrittenen Stadium fallen auf: typischer Habitus – Bierbauch im Kontrast zur Muskelatrophie der Beine; Gangunsicherheit; Gang etwas breitbeinig, tapsig bei Polyneuropathie; erhöhte Reizbarkeit; verminderte Impulskontrolle, gerötete, entzündete Lackzunge und Lacklippen (Vitamin B-Mangel); Palmarerythem; Lebersternchen (Spider naevi); Gynäkomastie.

Laborchemisch lassen sich typische Alkoholmarker nachweisen. Die Gamma-GT weist einen Alkoholmissbrauch zwar sehr sensitiv nach, ist aber relativ unspezifisch (Normbereich bei Männern bis 66 Units/Liter [U/l], bei Frauen bis 39 U/l). Gamma-GT-Erhöhungen findet man bei längerfristig überhöhtem Alkoholkonsum, bei Leber- und Pankreaserkrankungen, bei Einnahme lebertoxischer Medikamente und bei fettreicher Fehlernährung. Die Sensitivität liegt bei 70 Prozent, das heißt 30 Prozent der Alkoholkranken haben eine unauffällige Gamma-GT.

Die Spezifität beträgt 30 bis 50 Prozent, das heißt in 50 bis 70 Prozent sind

Gamma-GT-Erhöhungen nicht durch Alkohol ausgelöst.

Bei der alkoholischen Fettleber sind die Transaminasen GOT und GPT leicht- bis mittelgradig erhöht, Werte über 250 bis 300 findet man selten. Ein Quotient aus GOT/GPT (de-Ritis-Quotient) > 2 spricht sehr wahrscheinlich für eine alkoholbedingte Lebererkrankung. Isolierte Gamma-GT-Erhöhungen von mehr als 1.000 sind mit großer Wahrscheinlichkeit durch Alkohol verursacht, selten durch Medikamente wie zum Beispiel Phenytoin (Mueller/Seitz, 2008).

Weitere typische Alkoholmarker: MCV (Normalwert 86–98 ); Sensitivität 25 Prozent, Spezifität 95 Prozent; Erhöhungen auch bei Folsäuremangel, Rauchern, Lebererkrankungen und im höheren Alter. CDT (kohlehydrat-defizientes Transferrin) positiv bei chronischem Alkoholkonsum über 60 Gramm mehr als eine Woche; Sensitivität 87 Prozent; Spezifität 92 Prozent. Zum Vergleich: Thoraxfrakturen bei Alkoholproblemen; Sensitivität 87 Prozent; Spezifität 27 Prozent (Seitz, 2008). Bei Lebererkrankungen und bei starken Rauchern findet man nicht selten ohne übermäßigen Alkoholkonsum erhöhte falsch-positive CDT-Werte; auch beim CDG-Syndrom (Häufigkeit 1:600) und bei einer seltenen genetischen Transferrin-Variante. 30 Prozent aller alkoholabhängigen Patienten haben normale CDT-Werte.

Der aussagekräftigste Alkoholmarker ist das Alkoholabbauprodukt Ethylenglukoronid (ETG) im Urin. Ein Prozent des abgebauten Alkohols wird in ETG umgewandelt. Die Spezifität liegt bei 100 Prozent, das heißt in 100 Prozent der Fälle ist ETG im Urin bis fünf Tage nach Alkoholkonsum nachweisbar. Ab einem Wert von 0,1 mg/dl ETG im Urin ist von einem positiven Ergebnis auszugehen. Bei der Haaranalyse mit sechs Zentimeter langem Kopfhaar spricht ein ETG-Wert von acht bis 25 pg/dl

| ETG-Bestimmung | Urinanalyse | Haaranalyse |
|---|---|---|
| Nachweisfenster | Ca. 1–5 Tage | Mehrere Wochen bis Monate |
| Asservierung | Sichtkontrolle | Nicht invasiv, bedingt wiederholbar |
| Manipulation | Möglich | Nicht möglich |
| Lagerung | Kühlschrank oder bei -20 °C | Raumtemperatur |
| Probencharakteristika | 10–100 ml, infektiös, pH, Farbe, Kreatinin | 50–500 mg, nicht infektiös, Länge, Textur, kosmetische Behandlung |
| Analyseverfahren | Immunoassay, Überprüfung mit GC/MS; LC/MS | GC oder LC/MS |
| Analysekosten | Moderat – Einzelanalyse ca. 20 – 25 € | Hoch – Einzelanalyse 120–150 € |
| Information | Einzelbefund qualitativ | Kumulativer Befund, qualitativ bis semiquantitativ |

**Tab. 1: Alkoholnachweis durch ETG-Bestimmung: Vergleich Urinanalyse – Haaranalyse**
(Quelle: Skopp, 2009)

für soziales Trinken (überhöhter Alkoholkonsum), ein ETG-Wert über 25 pg/dl für Alkoholabhängigkeit (Hoffmann-Born, 2008; Müller/Seitz, 2008; Skopp, 2009, *siehe Tab. 1*).

Nach den Begutachtungs-Leitlinien zur Kraftfahrereignung ist die Fahrtauglichkeit nach Alkoholmissbrauch (Fahrt mit Kfz unter Alkoholeinwirkung) nur dann wieder gegeben, wenn eine Änderung des Trinkverhaltens eingetreten ist bei einem angemessenen Problembewusstsein (Einsicht) und wenn Alkohol nur noch kontrolliert getrunken wird, sodass Trinken und Fahren zuverlässig getrennt werden können. Ein Wiedereinsatz als Fahrer eines Kraftfahrzeugs ist erst sechs bis zwölf Monate nach der Fahrt unter Alkoholeinfluss möglich (evtl. Besuch von evaluierten Rehabilitationskursen). Bei Alkoholabhängigkeit ist eine Wiederzulassung zum Straßenverkehr erst nach einer erfolgreichen ambulanten oder stationären Entwöhnungsbehandlung in einer Einrichtung für Suchtkranke möglich. In der Regel muss eine einjährige Abstinenz nach der Entwöhnung durch vier bis sechs ärztliche Untersuchungen mit Labordiagnostik (Alkoholmarker) und ETG-Bestimmung im Urin nachgewiesen werden. Der Betroffene muss aus eigener Einsicht eine lebenslange Alkoholabstinenz anstreben.

An den Begutachtungs-Leitlinien für Kraftfahrereignung orientieren sich auch die Tauglichkeitsrichtlinien im Schienen- und öffentlichen Busverkehr, wie das Handbuch 10700 „Tauglichkeit feststellen" der Deutschen Bahn AG (2011) und die VDV-Schrift 714 „Leitlinien für die Beurteilung der Betriebsdiensttauglichkeit in Verkehrsunternehmen" (2006).

**Kasuistik 1: 54-jähriger Busfahrer mit Synkope während der Busfahrt**

Ein 54-jähriger Busfahrer erlitt während einer Busfahrt plötzlich eine Synkope. Der Bus kollidierte mit einer Mauer. Glücklicherweise blieben der Busfahrer und die Passagiere unverletzt. Im Krankenhaus wurden bei dem Busfahrer 0,5 g/l Alkohol im Plasma festgestellt, sodass eine Synkope am ehesten im Rahmen eines Alkoholmissbrauchs vermutet wurde. Dafür sprachen auch die typischerweise festgestellte Gamma-GT- und Transaminasenerhöhung bei hohem MCV. Anamnestisch konnte eine erstmalige häusliche Synkope im Rahmen eines Alkoholmissbrauchs zwei Jahre zuvor erfragt werden. Eine durchgeführte Herzkatheteruntersuchung ergab eine Koronarsklerose ohne signifikante Stenose bei normaler Pumpfunktion. Als Risikofaktor wurde ein Bluthochdruck und eine Hypercholesterinämie diagnostiziert. Bei einer elektrophysiologischen Untersuchung konnte primäres Kammerflimmern (Zeichen einer erhöhten ventrikulären Vulnerabilität) induziert werden. Ein Event-Recorder wurde implantiert. Die weitere Diagnostik ergab eine Alkoholabhängigkeit. Anschließend zehnwöchige stationäre Entwöhnungsbehandlung mit anschließendem regelmäßigem Besuch einer Selbsthilfegruppe ein Mal pro Woche. Bis zuletzt – eineinhalb Jahre nach der Synkope – ist der Mann bei regelmäßigen Alkohol- und Laborkontrollen abstinent und es sind keine Rhythmusstörungen und Synkopen mehr aufgetreten bei unauffälligen kardiologischen Kontrolluntersuchungen. Ob ein Wiedereinsatz als Busfahrer möglich ist, kann erst nach einer Begutachtung bei einer zertifizierten Begutachtungsstelle wie zum Beispiel TÜV, DEKRA unter Berücksichtigung aktueller kardiologischer Befunde entschieden werden.

### Drogen

Im Vergleich zu Alkohol spielt die Einnahme von Rauschmitteln und illegalen Drogen im Sinne des Betäubungsmittelgesetzes im Verkehr eine geringere Rolle, wobei eine hohe Dunkelziffer angenommen wird. Im Jahre 2009 starben 440 Menschen (10,6 %) bei Alkoholunfällen und 30 (0,7 %) bei Drogenunfällen bei insgesamt 4.152 Verkehrstoten. 6.159 Menschen wurden unter Alkoholeinfluss schwer verletzt und 406 unter Drogeneinfluss. In den letzten Jahren sind die Alkoholunfälle deutlich zurückgegangen, während die Zahl der Unfälle unter Drogeneinfluss um das Dreifache gestiegen ist. Am häufigsten ist der Konsum von weichen Drogen wie Cannabis. In Deutschland sollen zwei Millionen Menschen Cannabis konsumieren, davon zirka 300.000 mit einem täglichen oder gewohnheitsmäßigem Cannabiskonsum. Zirka 250.000 Menschen konsumieren harte Drogen, zirka 100.000 sind heroinabhängig (Hüllinghorst, 2010; Orth, 2011).

Gemäß § 24a Abs. 2 Straßenverkehrsgesetz (StVG) handelt ordnungswidrig, wer unter Wirkung eines berauschenden Mittels wie Cannabis, Morphin, Heroin, Kokain, Amphetamin und Designer-Amphetamin ein Kraftfahrzeug fährt, ohne dass relevante Ausfallerscheinungen festgestellt werden. Dabei muss eine Mindest-Konzentration, der sogenannte analytische Grenzwert festgestellt werden, der bei Tetrahydrocannabinol (THC) bei 1 ng/ml liegt. Dieser Grenzwert entspricht der 0,5 Promille-Grenze bei Alkohol *(siehe Tab. 2)*. Erst bei Erreichen der analytischen Grenzwerte kann unter Berücksichtigung eines Urteils des Bundesverfassungsgerichts vom 21.12.2004 angenommen werden, dass die entsprechende Rauschmittelsubstanz in einer Konzentration nachweisbar ist, die eine Beeinträchtigung der Fahrsicherheit zumindest als möglich erscheinen lässt.

Nach den Vorgaben der FeV und der Begutachtungs-Leitlinien für die Kraftfahrereignung besteht grundsätzlich bei Einnahme von Betäubungsmitteln (mit Ausnahme von Cannabis) wie zum Beispiel Heroin, Morphin, Kokain und Amphetamin keine Fahreignung. Dies gilt auch bei missbräuchlicher Einnahme (regelmäßigem, übermäßigem Gebrauch) von psychoaktiv wirkenden Stoffen und Arzneimitteln. Nach Entgiftung und Entwöhnung wird mindestens eine einjährige Abstinenz

| Rauschmittel | Nachgewiesene Substanz | Grenzwert |
|---|---|---|
| ▪ Cannabis | ▪ Tetrahydrocannabinol (THC) | 1 ng/l |
| ▪ Heroin (Diacetylmorphin) | ▪ Morphin | 10 ng/ml |
| ▪ Morphin | ▪ Morphin | 10 ng/ml |
| ▪ Kokain | ▪ Kokain | 10 ng/ml |
| ▪ Kokain | ▪ Benzoylecgonin | 75 ng/ml |
| ▪ Amphetamin | ▪ Amphetamin | 25 ng/ml |
| ▪ Designer-Amphetamin | ▪ Methylendioxyfetamin (MDA) | 25 ng/ml |
| | ▪ Methylendioxyethylenfetamin (MDE) | 25 ng/ml |
| | ▪ Methylendioxymethanfetamin (MDMA) | 25 ng/ml |
| ▪ Metamphetamin | ▪ Metamphetamin | 25 ng/ml |

**Tab. 2: Liste der berauschenden Substanzen nach § 24a StVG-Anlage**

gefordert, die durch ärztliche Untersuchungen mit mindestens vier unvorhersehbar anberaumten Laboruntersuchungen innerhalb der Jahresfrist in unregelmäßigen Abständen nachzuweisen ist. Die Fahrerlaubnis kann erst nach einer Begutachtung mit positiver Zukunftsprognose unter Auflagen (regelmäßige Untersuchungs- und Laborkontrollen) wieder erteilt werden.

### Cannabis

Nach den Vorgaben der Fahrerlaubnis-Verordnung (FeV) und den Begutachtungs-Leitlinien zur Kraftfahrereignung ist bei gelegentlichem Cannabiskonsum Fahreignung nur dann gegeben, wenn Cannabiskonsum und Fahren eindeutig getrennt werden können, wenn kein zusätzlicher Gebrauch von Alkohol oder anderer psychoaktiv wirkenden Stoffe, keine Störung der Persönlichkeit und kein Kontrollverlust vorliegen. Bei regelmäßigem (täglichem oder gewohnheitsmäßigem) Cannabiskonsum ist keine Fahreignung mehr gegeben. Ausnahmen sind nur in seltenen Fällen möglich, wenn eine hohe Wahrscheinlichkeit gegeben ist, dass Konsum und Fahren getrennt werden und wenn keine Leistungsmängel vorliegen.

Cannabiskonsum führt häufig zu einem euphorischen Rausch mit gleichzeitiger Entspannung. Als Folge des Rausches treten verkehrsrelevante Leistungsbeeinträchtigungen des Seh- und Hörvermögens, der Koordination, der Reaktions- und Konzentrationsfähigkeit, des Zeitgefühls, des Denkens und des Kurzzeitgedächtnisses auf. Bei anhaltendem schwerem Cannabiskonsum über Monate und Jahre kann ein „amotivationelles Syndrom" auftreten mit Abstumpfung, Gleichgültigkeit und fehlender Leistungsbereitschaft (Kannheiser, 2000). Zusammen mit den dabei häufigen Gedächtnis- und Aufmerksamkeitsstörungen bestehen hier erhebliche Verkehrsgefährdungen mit erhöhter Unfallgefahr. Unter Cannabiskonsum sind die Pupillen normal groß (3,5–6 mm) oder nur gering erweitert, wobei die Pupillenreaktion verlangsamt ist. Im Dunkeln weite Pupillen schließen sich bei Beleuchtung mit einer Diagnostiklampe nur sehr langsam. Es besteht eine erhöhte Blendempfindlichkeit. Bei der Untersuchung fallen gegebenenfalls Störungen der Bewegungskoordination auf wie unsicherer Finger-Finger-Versuch, unsicherer Romberg und Seiltänzergang.

Cannabis ist im Blut als Tetrahydrocannabinol (THC-COOH) zwei bis drei Tage nach einmaligem Konsum und bis zu zwei bis drei Wochen bei Dauerkonsum noch nachweisbar, im Urin nach einmaligem Konsum zwei bis fünf Tage und bei mehrmaligem wöchentlichen Konsum fünf bis 14 Tage (Schubert, 2005).

#### Kasuistik 2: 27-jähriger Rangierleiter mit langjährigem abusivem Cannabiskonsum und dadurch ausgelösten Erregungszuständen mit nachfolgender Psychose

Der 27-jährige Rangierarbeiter hat mit dem Cannabiskonsum im Alter von 18 Jahren in der Bundeswehrzeit begonnen und dann auf täglichen Konsum gesteigert. Seit 1991 Rangierer und Rangierleiter bei der Deutschen Bundesbahn. Der Mann litt unter Schlafstörungen und rezidivierenden Erregungszuständen. Die routinemäßigen bahnärztlichen Tauglichkeitsuntersuchungen waren unauffällig. Am Arbeitsplatz fiel der Mann lange nicht auf. Schließlich bedrohte der 27-Jährige seine schwangere Ehefrau und zertrümmerte die Wohnungseinrichtung in einem akuten Erregungszustand. Die Polizei wurde gerufen und durch den Notarzt erfolgte die Zwangseinweisung in eine Psychiatrische Klinik. Dort wurde eine paranoide Psychose bei langjährigem Cannabiskonsum diagnostiziert. Es schloss sich eine dreimonatige stationäre Behandlung an. Dabei entwickelte sich ein zunächst therapieresistentes Residualsyndrom mit erheblicher Suizidgefährdung über den Entlassungszeitpunkt aus der Klinik hinaus. Unter fachpsychiatrischer Behandlung und ambulanter Psychotherapie bei strikter Cannabisabstinenz nach drei Monaten völlige Beschwerdefreiheit. Nach weiteren neun Monaten erfolgte nach fachpsychiatrischer Begutachtung die Wiederzulassung für die Tätigkeit als Rangierleiter im Betriebsdienst bei der Deutschen Bahn. Voraussetzung dafür sind der regelmäßige Nachweis der Drogenabstinenz durch Urinkontrollen in unregelmäßigen Abständen zirka alle vier Wochen und der quartalsweise Nachweis der seelischen Gesundheit durch den Facharzt für Psychiatrie für mindestens zwei Jahre.

### Kokain

Kokain wird meist als Kokain-Hydrochlorid geschnupft oder intravenös gespritzt, seltener als Crack – aus Kokainsalz und Natron – geraucht. Kokain – besonders in Form von Crack – hat das höchste Abhängkeitspotenzial gefolgt von Nikotin und Heroin. Die Kokainwirkung setzt schnell ein – nach Injektion in Sekunden, beim Schnupfen nach zirka drei Minuten – mit Hochgefühl, Antriebssteigerung bei eingeschränktem Kritik- und Urteilsvermögen, zum Teil auch mit Halluzinationen. Es werden drei Rauschphasen unterschieden:

- Euphorisches Stadium mit starken positiven Empfindungen (High-Gefühle) und erhöhter Risikobereitschaft
- Dysphorisches Stadium mit negativem Erleben der Umgebung zum Teil mit Angst und Halluzinationen
- Depressives Stadium mit Erschöpfung, Antriebsminderung und gedrückter Stimmung. Typisch ist eine Pupillenerweiterung (> 7 mm) mit gestörter Helladaption, verlangsamter Pupillenreaktion und vermehrter Blendempfindlichkeit. Die Pupillen reagieren bei Beleuchtung mit einer Diagnostiklampe nicht oder nur sehr langsam.

Kokain ist im Blut bis zu 24 Stunden nach dem Konsum nachweisbar, im Urin über das nicht aktive Abbauprodukt Benzoylecgonin zwei bis drei Tage (Schubert, 2005).

### Amphetamin und Designer-Amphetamin

Typische Designer-Drogen sind:

- Methylendioxyamphetamin (MDA, z. B. love drug)
- Methylendioxyethylamphetamin (MDE, z. B. Eva, Eve)
- Methylendioxymethamphetamin (MDMA, z. B. Ecstasy, Adam, XTC)
- Dimethyl-Oxyamphetaminderivat mit Bromatom (DOP, z. B. golden eagle, 100 X)

MDA, MDE, MDMA wirken ähnlich, DOP ist hundertfach stärker als MDA. Die Substanzen wirken aufputschend und haben eine sympathomimetische, aktivierende Wirkung mit erhöhter Konzentrationsfähigkeit, wobei Müdigkeit unterdrückt wird. Amphetamine bewirken eine gesteigerte körperliche Leistungsfähigkeit mit Erhöhung der Herzfrequenz und des Blutdrucks, motorische Unruhe, Zittern und Schlaflosigkeit. Es treten verkehrsrelevante Leistungsbeeinträchtigungen auf durch Selbstüberschätzung, Euphorie, riskanten Fahrstil bei fehlender Wahrnehmung von Hunger, Durst und Übermüdung mit drohender Dekompensation. Typisch sind erweiterte Pupillen mit verlangsamter Pupillenreaktion, gestörter Helladaption mit vermehrter Blendempfindlichkeit. Amphetamine sind im Blut vier bis acht Stunden, im Urin zwei bis drei Tage nachweisbar (Schubert, 2005).

### Opiate (Morphin, Heroin)

Heroin (Diacetylmorphin) wirkt stärker als das länger, aber milder wirkende Morphin. Heroin wird zu 6-Acetylmorphin abgebaut. Die euphorisierende Wirkung („Kick") beginnt bereits Sekunden nach der Injektion. Zunächst dominiert die Hochstimmung mit Steigerung des Selbstbewusstseins, danach eine innere Zufriedenheit und Gelassenheit. Bei Abklingen des zwei bis vier Stunden dauernden Rausches treten dysphorische Zustände mit Angstgefühlen und negativer Stimmung auf. Verkehrsgefährdende Beeinträchtigungen sind Aufmerksamkeits- und Konzentrationsminderung, psychomotorische Verlangsamung, Gleichgültigkeit, Schläfrigkeit und ausgeprägte Pupillenverengung mit Gesichtsfeldeinschränkungen und Störungen des Dämmerungs- und Nachtsehens. Bei anhaltendem Heroin- oder Morphinkonsum tritt innerhalb von Wochen eine Gewöhnung mit Toleranzentwicklung ein, die zum Erreichen der gleichen Rauschintensität eine Dosiserhöhung nötig macht. Nicht selten stellt sich dann eine Wesensveränderung mit Abstumpfung, Interessensverlust, Gleichgültigkeit und Verlangsamung ein (amotivationelles Syndrom, vgl. Täschner, 1987). Im Blut sind Opiate bis zu acht Stunden nach Konsum nachweisbar, im Urin zirka zwei bis drei Tage (vgl. Schubert, 2005).

### Kasuistik 3: 35-jähriger Busfahrer mit Heroin- und Benzodiazepinabusus

Bei einem 35-jährigen Busfahrer mit langjähriger Praxis in einem privaten Busunternehmen wurden bei der Einstellungsuntersuchung im Urin Benzodiazepine und Morphin nachgewiesen. Im Informationsgespräch über die erhobenen Befunde gab der Busfahrer an, reichlich Mohnkuchen konsumiert zu haben, schließlich gab er aber Drogenkonsum zu. Im Bestätigungstest konnte 6-Monoacetyl-Morphin nachgewiesen werden als Hinweis darauf, dass Morphin aus Heroin entstanden ist. Die körperliche Untersuchung des Busfahrers war völlig unauffällig ohne feststellbare Injektionsstellen. Im psychologischen Eignungstest erreichte der Busfahrer ein gutes Ergebnis mit positiven Werten besonders im Bereich Kommunikation und Kundenorientierung. Auch beim Einstellungsgespräch in der Personalabteilung machte er einen guten Eindruck. Der Fall zeigt, dass Drogenkonsumenten häufig sozial angepasst sind und bei Untersuchungen nicht auffallen. Ähnliche Ergebnisse berichtete die Nervenärztin und Arbeitsmedizinerin Frau Dr. Kleinsorge bei der Firma BASF in Ludwigshafen. Auch sie stellte fest, dass chronische Drogenkonsumenten am Arbeitsplatz häufig nicht auffallen (Kleinsorge, 1994).

### Arzneimittel

In den Begutachtungs-Leitlinien zur Kraftfahrereignung (BASt, 2010) wird ausgeführt, dass bei nachgewiesenen Intoxikationen und anderen Wirkungen von Arzneimitteln, welche die Leistungsfähigkeit zum Führen eines Kraftfahrzeugs beeinträchtigen, bis zu deren völligem Abklingen die Voraussetzung zum Führen von Kraftfahrzeugen nicht gegeben ist. Eine verkehrsrelevante psychophysische Beeinträchtigung tritt vorwiegend zu Beginn einer Therapie mit psychotropen Arzneimitteln bei noch nicht eingetretener Anpassung an das Medikament und bei Dauerbehandlung mit stärker sedierenden Medikamenten auf, sodass eindeutig keine Fahreignung vorliegt. Zu Beginn einer Therapie treten bei zahlreichen psychotropen Arzneimitteln anfängliche psychomotorische Leistungsbeeinträchtigungen auf, die einer Alkoholbeeinflussung von mehr als 0,5 Promille entsprechen (Berghaus, 2006.

Nach den Herstellerangaben in den Beipackzetteln können 15 bis 20 Prozent der Arzneimittel das Reaktionsvermögen im Verkehr und bei der Maschinenbedienung beeinträchtigen (Brunnauer, 2011). Berücksichtigt man, dass in der Bundesrepublik Deutschland zirka 1,5 Millionen Menschen arzneimittelabhängig sind – zwei Drittel davon Frauen –, erkennt man, dass das Problem in der Öffentlichkeit eher unterschätzt wird. Drei bis zehn Prozent aller Unfälle werden unter dem Einfluss von Medikamenten verursacht, besonders häufig nach Einnahme von Benzodiazepinen, wobei die häufigste Einzelsubstanz Diazepam ist. Für Benzodiazepine wird ein bis fünffach erhöhtes, für Antidepressiva und Antihistaminika ein bis zu zweifach erhöhtes Unfallrisiko angegeben (Berghaus, 2006). In verschiedenen Studien ließen sich bei Unfallverursachern in bis zu 13 Prozent der Fälle Benzodiazepine nachweisen (Lottner, 2010).

Ein weiterer Indikator für die Gefährlichkeit einer psychotropen Substanz im Verkehr ist die Bestimmung des Verursacherrisikos. Dabei wird bei Unfällen mit mehreren Beteiligten bestimmt, wie oft die Substanz bei Unfallverursachern im Vergleich zu den anderen Unfallbeteiligten nachgewiesen wurde. Eine erhöhte Gefährdung wird angenommen, wenn die Substanz deutlich häufiger bei Unfallverursachern als bei Unfallbeteiligten nachgewiesen wurde. Verursacheranalysen liegen nur für Benzodiazepine und Opiate vor, da andere Substanzen im Blut von Unfallbeteiligten zu selten nachgewiesen werden. Für Benzodiazepine wurde ein zwei- bis fünffach erhöhtes Risiko festgestellt, für Opiate ein schwach erhöhtes Risiko von 1,4 (Drummer, 2004; Longo, 2000 zit. nach Krüger, 2007). Bei der Behandlung mit psychotropen Medikamenten können als unerwünschte Nebenwirkungen Beeinträchtigungen der Vigilanz, des Konzentrations- und Reaktionsvermögens, der Affektivität und des Antriebs auftreten. Eine Gefährdung im Verkehr besteht insbesondere bei der Dauerbehandlung mit Antidepressiva, Antikonvulsiva, Neuroleptika, Antihistaminika, Schmerz-, Schlaf- und Beruhigungsmitteln abhängig von der Dosis und dem individuellen Stoffwechsel (Benkert, 2003).

Die Beeinträchtigung der Verkehrssicherheit durch Medikamente kann nach den Ergebnissen klinisch-experimenteller Studien mit folgendem Risikobewertungssystem gekennzeichnet werden:

**Beeinträchtigung der Leistungsfähigkeit – mittlerer Gefährdungswert (MGW) 1–4:**

1 = keine Beeinträchtigung der Leistungsfähigkeit

2 = mäßige Beeinträchtigung der Leistungsfähigkeit

3 = deutliche Beeinträchtigung der Leistungsfähigkeit

4 = starke Beeinträchtigung der Leistungsfähigkeit

**Abb. 1: Beeinträchtigung der Leistungsfähigkeit** (Quelle: Herberg, 1993)

2001 traten die Richtlinien für Medizinprodukte der Europäischen Union in Kraft mit der Forderung, dass bei der Medikamentenzulassung in den Produktinformationen auch Informationen zum Medikamenteneinfluss auf die Fahrtüchtigkeit und die Maschinenbedienung angegeben werden müssen. Die Produktinformationen im Beipackzettel sollten prägnant und für den medizinischen Laien verständlich sein. 1995 wurde im Rahmen des International Council on Alcohol, Drugs and Traffic Safety (ICADTS) ein dreistufiges Kategoriesystem vorgestellt. Es wurde bereits von einigen europäischen Ländern wie Belgien, Holland und Spanien übernommen. Dabei wird das Gefährdungspotenzial von Medikamenten in 3 Kategorien unterteilt (Krüger, 2007; Verster/Mets, 2009):

- *Kategorie I:* Sichere Medikamente ohne Einfluss auf die Fahrtüchtigkeit: Antritt der Fahrt erst nach Lesen des Beipackzettels
- *Kategorie II:* Medikamente mit geringen oder mäßigen, die Fahrtüchtigkeit einschränkenden Nebenwirkungen: Antritt der Fahrt nach Konsultation des Arztes
- *Kategorie III:* Medikamente mit schweren, die Fahrtüchtigkeit einschränkenden Nebenwirkungen: Keine Fahrt. Nach Therapieerfolg Fahrt in Absprache mit dem Arzt

Wichtige Hinweise für eine solche Gefährdungsanalyse können aus einer Metaanalyse von 812 Studien mit 7.536 Experimenten und 26.269 Testresultaten von Berghaus (1997) entnommen werden. Speziell für sedierende Medikamente wurde in der Metaanalyse dokumentiert, dass die für die Fahrsicherheit relevanten psychophysischen Leistungen vermindert sein können. Beeinträchtigungen treten auf beim Sehen, bei der Sehschärfe, Adaptation, komplexer Wahrnehmung, Aufmerksamkeit, Konzentration, Feinmotorik, Grobmotorik, motorischem Tempo, Auge-Hand-Koordination und Informationsverarbeitung mit ungünstigem Einfluss auf Stimmung (Aggression) und Sozialverhalten (Berghaus, 2006).

Verkehrsrelevante Leistungsbeeinträchtigungen durch psychotrope Medikamente können durch neuro-psychologische Tests sowie Fahrverhaltensproben am Fahrsimulator und im alltäglichen Verkehr objektiviert werden. In einer fundierten niederländischen Studie wurden Realfahrten auf der Autobahn über 100 Kilometer mit einer Geschwindigkeit von 58 Meilen (93 km/h) durchgeführt. 382 Wirkstoffe wurden getestet, wobei die laterale Spurabweichung gemessen wurde. Die Kalibration erfolgte anhand von Blutalkoholkonzentrationen (Verster/Mets, 2009).

Die Einstufung erfolgte nach der IACDTS-Skala in die Kategorien I, II und III. Wie in verschiedenen anderen Studien durch neuro-psychologische Tests und am Fahrsimulator konnte in der Fahrverhaltensprobe auf der Autobahn festgestellt werden, dass Benzodiazepine, Barbiturate, trizyklische Antidepressiva und Morphine zur stärksten Leistungsbeeinträchtigung (Kategorie III) führen *(Tab. 3–6)* (Verster/Mets, 2009).

| Medikamentengruppe | Substanz | ICADTS-Kategorie |
|---|---|---|
| Barbiturate | Secobarbital | III |
| Benzodiazepine | ▪ Flurazepam, Nitrazepam,<br>▪ Flunitrazepam, Estazolam,<br>▪ Triazolam, Lormetazolam,<br>▪ Temazepam, Midazolam,<br>▪ Brotizolam, Quazepam,<br>▪ Loprazolam, Diazepam,<br>▪ Chlordiazepoxid, Medazepam,<br>▪ Oxazepam, Lorazepam,<br>▪ Bromazepam, Clobazam,<br>▪ Ketazolam, Alprazolam | III |
| Nichtbenzodiazepin-tranquilizer | Zolpidem<br>Zopiclon | III<br>II |

**Tab. 3: Schlafmittel, sedierende Medikamente** (Quelle: Verster/Mets, 2009)

| Medikamentengruppe | Substanz | ICADTS-Kategorie |
|---|---|---|
| Trizyklische Antidepressiva | ▪ Desipramin, Imipramin,<br>▪ Clomapramin, Nortriptylin,<br>▪ Amitriptylin, Doxepin | II<br>II<br>III |
| Monoxydasehemmer | ▪ Moclobemid | II |
| Selektive Serotonin-wiederaufnahmehemmer | ▪ Fluoxetin, Paroxetin,<br>▪ Citalopram, Sertralin,<br>▪ Fluvoxamin, Escitalopram | I<br>II<br>II |
| Andere Antidepressiva | ▪ Venlafaxin, Reloxetin,<br>▪ Nefazolon,<br>▪ Mianserin, Trazodon,<br>▪ Mirtazepin | I<br>II<br>III<br>III |

**Tab. 4: Antidepressiva** (Quelle: Verster/Mets, 2009)

| Medikamentengruppe | Substanz | ICADTS-Kategorie |
|---|---|---|
| Aminoalkyläther | ▪ Diphenhydramin, Clemastin | III |
| Substituiierte Alkylamine | ▪ Desoxychlorphenamin<br>▪ Chlorphenamin, Pheniramin | II<br>II |
| Phenothiazinderivate | ▪ Phenothiazin<br>▪ Mequitazin | III<br>II |
| Piperazinderivate | ▪ Meclozin<br>▪ Cetirizin<br>▪ Levocetirizin | II<br>II<br>I |
| Andere Antihistaminika | ▪ Terfenadin, Loratadin,<br>▪ Azelastin, Ebastin,<br>▪ Fexofenadin, Desloratadin,<br>▪ Mizolastin<br>▪ Tripolidin | I<br>I<br>I<br>II<br>III |

**Tab. 5: Antihistaminika** (Quelle: Verster/Mets, 2009))

| Medikamentengruppe | Substanz | ICADTS-Kategorie |
|---|---|---|
| Analgetika | ▪ Paracetamol, ASS, Ibuprofen<br>▪ Kodein, Oxycodon,<br>▪ Morphin, Tramadol, Fentanyl | I<br>II<br>III |

**Tab. 6: Schmerzmittel** (Quelle: Verster/Mets, 2009)

Die Qualität und die Dauer der Leistungsbeeinträchtigungen durch psychotrope Substanzen hängt unter anderem von der Substanz, der Konzentration, der Dosis, der Wirkdauer, der Zeit zwischen Einnahme und Leistungsanforderung, der Behandlungsdauer und der Schwere der behandelten Erkrankung ab.

So ist in der Gruppe der Benzodiazepine unter Midazolam bei kürzerer Halbwertszeit mit einer deutlich geringeren Dauer und Intensität der Leistungsbeeinträchtigungen zu rechnen als etwa bei Flunitrazepam, Flurazepam oder Diazepam. Bei den Antihistaminika ist die Sedierungsstärke der einzelnen Substanzen entscheidend für die Leistungsbeeinträchtigung im Verkehr. Abgeleitet aus den klinisch-experimentellen Studien führt die Einnahme von Levocetirizin, Terfenadin und Loratadin zu keinen verkehrsrelevanten Leistungsminderungen im Gegensatz zur Einnahme von ausgeprägt sedierenden Medikamenten wie Clemastin und Diphenhydramin. Auch die Dosis ist entscheidend für verkehrsrelevante Leistungseinbußen. Je höher die Dosis bei der einmaligen Anwendung, desto ausgeprägter sind die Leistungsbeeinträchtigungen. Auch Dosisänderungen können sich gefährlich auswirken. Auch die Anwendungsart hat Auswirkungen auf die Leistungseinbußen. Nach intravenöser Applikation sind stärkere Leistungsbeeinträchtigungen zu erwarten als nach oraler Einnahme mit längerer Resorptionszeit. Der Zeitabstand zwischen Anwendung und Leistungsaktivität ist besonders zu Behandlungsbeginn wichtig. Die maximale Leistungseinbuße ist im Stadium der maximalen Wirkstoffkonzentration im Blut zu erwarten. Aus klinisch-experimentellen Studien lässt sich wie beim Alkohol ableiten, dass während der Aufnahmephase einer Substanz die Leistungseinschränkungen als Folge der Anflutungswirkung größer sind als während der Eliminationsphase. Anders als bei einmaliger Anwendung besteht dieser Unterschied bei längerer Behandlungsdauer nicht mehr, weil durch lange Eliminationshalbwertszeiten die Substanzen kumulieren und eine gleichmäßige Substanzkonzentration erreicht wird. Nach längerer Einnahme einer Substanz tritt häufig eine Anpassung („Gewöhnung") des Organismus an den Wirkstoff ein und die anfangs bestehenden Leistungseinbußen bestehen nicht mehr oder nur in geringer Intensität (Berghaus, 2006).

Die fahrrelevante Nebenwirkungsintensität hängt auch von individuellen Faktoren des Patienten wie Stoffwechselaktivität, Geschlecht, Alter, Grunderkrankung sowie körperlicher und seelischer Belastung ab. Bei chronischen Erkrankungen, Polymorbidität und höherem Alter liegt häufig eine höhere leistungsbeeinträchtigende Nebenwirkungsrate vor, mit Verstärkung der Leistungsminderung durch Einnahme von zahlreichen Medikamenten mit den entsprechenden Interaktionen. Wichtig ist auch die Compliance des Patienten, da eigenmächtige Dosisänderungen oder Weglassen der Medikamente sich verkehrsgefährdend auswirken können. Ungünstig wirkt sich auch die Einnahme zusätzlicher psychotroper Medikamente sowie von Alkohol und Drogen aus durch eine überadditive leistungsbeeinträchtigende Wirkungsverstärkung (Berghaus, 2006).

Nach der Rechtsprechung haben sowohl der Patient wie auch der Arzt bei der Einnahme/Verordnung von psychotropen Substanzen eine Informations- und Handlungspflicht. Der Patient muss sich vor Fahrtantritt durch den Beipackzettel und der Arzt den Patienten über verkehrsrelevante Beeinträchtigungen der eingenommenen Medikamente informieren. Das Führen eines Kraftfahrzeuges unter Einwirkung psychoaktiv wirkender Medikamente kann eine Ordnungswidrigkeit nach dem StVG sein oder eine Straftat nach § 316 StGB *(siehe Tab. 7)*:

Berauschende (psychotrope) Arzneimittel können ähnliche Wirkungen wie Alkohol haben und zu fahrrelevanten Leistungseinschränkungen mit Unfällen führen. Während bei Alkohol im Verkehr ein Grenzwert von 1,1 Promille für die „absolute Fahrunsicherheit" gilt, sind für psychotrope Medikamente bisher keine Grenzwerte für die absolute Fahrunsicherheit festgelegt worden. Bei Auffälligkeiten im Verkehr unter dem Einfluss psychotroper Medikamente kann eine Verurteilung nur erfolgen, wenn die Substanz im Blut nachgewiesen wurde und die beobachteten Auffälligkeiten durch das eingenommene Medikament erklärt werden können. In der Regel wird dann eine Geldstrafe in Höhe von einem Monatsgehalt und ein Führerscheinentzug von mindestens sechs Monaten ausgesprochen. Bei Verdacht auf Arzneimittelmissbrauch oder Medikamentenabhängigkeit kann die Fahrerlaubnis erst nach einer Begutachtung mit einer Medizinisch-Psychologischen Untersuchung (MPU) wieder erteilt werden.

Eine Verurteilung wegen einer Verkehrsgefährdung unter dem Einfluss von psychotropen Medikamenten hat häufig auch versicherungsrechtliche Folgen. Haftpflichtversicherungen können Regress vom Patienten verlangen, Unfall- und Kaskoversicherungen Zahlungen verweigern (Berghaus, 2006).

Der Arzt hat eine Aufklärungspflicht bei der Verordnung von psychotropen Medikamenten bei am Verkehr teilnehmenden Patienten und kann bei Unterlassung und Unfällen straf- und zivilrechtlich belangt werden. Notwendig ist eine ausführliche Information über das Risiko der Behandlung in einer Sprache, die der Patient ver-

| **§ 315c StGB: Gefährdung des Straßenverkehrs** |
| --- |
| „(1) Wer im Straßenverkehr 1. ein Fahrzeug führt, obwohl er a) infolge des Genusses alkoholischer Getränke oder anderer berauschender Mittel oder b) infolge geistiger oder körperlicher Mängel nicht in der Lage ist, das Fahrzeug sicher zu führen ... und dadurch Leib oder Leben oder fremde Sachen von bedeutendem Wert gefährdet, wird mit Freiheitsstrafe bis zu fünf Jahren oder mit Geldstrafe bestraft ..." |
| **§ 315 StGB: Trunkenheit Im Verkehr** |
| „(1) Wer im Verkehr (§§ 315 bis 351d) ein Fahrzeug führt, obwohl er infolge des Genusses alkoholischer Getränke oder anderer berauschender Mittel nicht in der Lage ist, das Fahrzeug sicher zu führen, wird mit Freiheitsstrafe bis zu einem Jahr oder mit Geldstrafe bestraft ..." |

**Tab. 7: § 315 c und § 316 Strafgesetzbuch (StGB)**

steht unter Berücksichtigung möglicher Leistungseinbußen durch Einwirkung des Medikaments im Verkehr. Eine angemessene Dokumentation der Aufklärung sollte durch den Arzt in den Krankenunterlagen erfolgen. Besonders wichtig ist die Aufklärung über verkehrsrelevante Leistungseinschränkungen zu Beginn der Behandlung, bei Änderung der Dosis oder Medikamentenumstellung, schlechtem Gesundheitszustand, psychotroper Ko-Medikation und Alkoholkonsum. Bei der Therapiekontrolle muss der Arzt regelmäßig nach Verhaltens- und Leistungsänderungen unter der Medikation und der Verordnung anderer psychotroper Medikamente durch weitere behandelnde Ärzte fragen („Übermedikation", „überadditive Wirkung"). Er hat den Patienten auf eine kritische Selbstüberprüfung seines Zustands vor jedem Fahrantritt hinzuweisen.

Bei ungenügender Aufklärung oder gar Unterlassung der Aufklärung können straf- und zivilrechtliche Folgen für den Arzt eintreten. In den §§ 823 ff. Bürgerliches Gesetzbuch (BGB) wird die Verschuldenshaftung bei Aufklärungs- und Informationsfehlern beschrieben („zivilrechtliche Haftung").

Uneinsichtige Patienten sollte der Arzt schriftlich (mit Unterschrift der Information durch den Patienten) auf das Fahrverbot unter Medikamenteneinfluss hinweisen. Gegebenenfalls kann der Patient auf eine mögliche Überprüfung der Fahreigung unter der Medikation durch ein privates Gutachten bei einer medizinisch-psychologischen Untersuchungsstelle hingewiesen werden. Bei nach wiederholter Aufklärung völlig uneinsichtigen Patienten kann der Arzt nach sorgfältiger Abwägung der Interessen des Patienten gegenüber der Sicherheit anderer Verkehrsteilnehmer eine Meldung bei der Verkehrsbehörde abgeben (Rechtsgüterabwägung, rechtfertigender Notstand § 34 StGB). Zuvor sollte er aber den Patienten auf die beabsichtigte Meldung hingewiesen haben. Nach Kenntnis des Falles wird die Verkehrsbehörde (Führerscheinstelle) in der Regel eine Überprüfung der Fahreignung durch eine Facharztbegutachtung beziehungsweise eine Medizinisch-Psychologische Untersuchung veranlassen und gegebenenfalls im Interesse der Verkehrssicherheit den Führerschein einziehen.

Bei der Entscheidung, ob ein mit sedierenden Medikamenten behandelter Mitarbeiter im Betrieb bei Fahr-, Steuer- und Überwachungstätigkeiten eingesetzt werden kann, ist eine enge Zusammenarbeit zwischen dem Betriebsarzt und dem behandelnden Facharzt nötig. Häufig ist ein Einsatz bei Fahr-, Steuer- und Überwachungstätigkeiten erst nach Gewöhnung an das Medikament und optimaler individueller Einstellung in Abstimmung mit dem behandelnden Facharzt unter engmaschigen Kontrollen (2-Schultern-Prinzip) wieder möglich. In Zweifelsfällen kann das Reaktionsvermögen, die Belastbarkeit sowie die Orientierungs-, Konzentrations- und Aufmerksamkeitsleistung durch gezielte psychologische Untersuchungen und Testungen wie zum Beispiel mit dem Wiener Determinationsgerät oder dem Act-React-Testsystem 2020 überprüft werden. Im Einzelfall kann erst nach einer praktischen Arbeitsplatzüberprüfung in Anwesenheit des Vorgesetzten, der Sicherheitsfachkraft, des Betriebsarztes und gegebenenfalls eines technischen Sachverständigen über den Wiedereinsatz entschieden werden. Bei Untersuchungen nach der Fahrerlaubnis-Verordnung wird der untersuchende Arzt im Zweifelsfall bei der Einnahme von sedierenden Medikamenten der Fahrerlaubnisbehörde in der Regel eine Begutachtung bei einem verkehrsmedizinisch weitergebildeten Facharzt vorschlagen. Zusätzlich kann eine psychologische Untersuchung und eine Prüfung der Mindestanforderungen an die Aufmerksamkeit, Reaktionsfähigkeit, Konzentration, Orientierung und Belastbarkeit gemäß Anlage 5 FeV verlangt werden. In Zweifelsfällen sollte eine praktische, beobachtete Fahrverhaltensprobe im Verkehr mit Überprüfung der tatsächlichen Fahrleistung mit einer repräsentativen Auswahl an Fahraufgaben durchgeführt werden (Krüger, 2007).

### Antidepressiva

In Abhängigkeit von der Dosierung ist die Wahrscheinlichkeit, unter trizyklischen Antidepressiva in einen Verkehrsunfall verwickelt zu werden, um den Faktor 2,3 erhöht (Leveille, 1994). Trizyklische Antidepressiva werden häufig bei Depressionen, Angststörungen, psychosomatischen Erkrankungen, Schlafstörungen und chronischen Schmerzen verordnet. Die älteren trizyklischen Antidepressiva wie zum Beispiel Imipramin, Desipramin und Amitryptilin können durch ihre sedierende Wirkung Leistungsbeeinträchigungen im Verkehr auslösen (Herberg, 1993; Madea, 2006). Nach verschiedenen Untersuchungen wird trizyklischen Antidepressiva ein mittlerer Gefährdungswert (MGW) von 2,56 zugeordnet (Herberg, 1993). Trizyklische Antidepressiva können zu erheblichen Einschränkungen des Konzentrations- und Reaktionsvermögens bei anticholinergischer und sedierender Wirkung führen. Auch können Akkomodationsstörungen, kardiotoxische Nebenwirkungen und Erregungszustände bis hin zum seltenen Delirium auftreten (Laux, 2002).

Die neueren Serotonin-Wiederaufnahmehemmer (SSRI) wie zum Beispiel Citalopram, Paroxetin und Fluoxetin beeinträchtigen die kognitiven Leistungen sowie das Konzentrations- und Reaktionsvermögen deutlich geringer als die älteren trizyklischen Antidepressiva (Brunnauer, 2011). Neben Magen-Darm-Störungen treten nicht selten Erregungszustände und Schlafstörungen auf, insbesondere bei den neueren Substanzen Moclobemid ( MAO-Hemmer), Reboxetin und Venlafaxin. Sedierend und schlafanstoßend wirken Mirtazepin, Nefazoden und Mianserin. Bei abendlicher Einnahme dieser sedierenden Antidepressiva ist am nächsten Morgen keine beeinträchtigende Wirkung auf die Fahrtüchtigkeit mehr zu erwarten (Ramaekers, 2003). Selektive Serotoninwiederaufnahmehemmer wie zum Beispiel Fluoxetin, Citalopramund Paroxetin werden mit einem MGW von 1,8 bis 2,2 bewertet.

Insbesondere zu Beginn einer antidepressiven Behandlung können verkehrsrelevante Beeinträchtigungen auftreten, während nach Abklingen der Depression bei Einnahme von Antidepressiva in niedriger Dosierung in der Regel vom behandelnden Psychiater Fahrtauglichkeit bescheinigt werden kann. Zu berücksichtigen ist auch, dass durch eine adäquate antidepressive Therapie die Verkehrsteilnahme erst wieder möglich wird.

### Benzodiazepine, Hypnotika, Antihistaminika

Benzodiazepine (besonders die mit langer Halbwertszeit) führen zu einer deutlichen Sedierung und Konzentrationsminderung auch noch am nächsten Morgen nach der Einnahme. Nach verschiedenen Untersuchungen ist das Verkehrsunfallrisiko bei Benzodiazepindauerbehandlung um den Faktor 5 bis 6 erhöht (van Laar/Volkerts, 1998; Madea, 2006). Benzodiazepine wie zum Beispiel Diazepam, Flunitrazepam und Oxazepam werden mit einem MGW von 3,45 bewertet (Herberg, 1993). Dagegen ist bei den kurz wirksamen Benzodiazepinen wie zum Beispiel Midazolam und bei den Non-Benzodiazepin-Tranquilizern Zopiclon und Zolpidem nach Anwendung der empfohlenen Dosen nur bis etwa sechs Stunden nach der Applikation von einer Einschränkung der Fahrtüchtigkeit auszugehen. Die Fahrtüchtigkeit ist somit bei einer Behandlung von Schlafstörungen am Abend am nächsten Morgen nicht mehr eingeschränkt. Die Gabe als Sedativum am Tag führt dagegen in der Regel zur Fahruntüchtigkeit. Die Einnahme von Benzodiazepinen mit langer Halbwertszeit wie zum Beispiel Diazepam führt zu jeder Tageszeit zu einer erheblichen Einschränkung der Fahrtüchtigkeit. Bei einer Dauertherapie ist durch die Anpassung allgemein mit einem Rückgang der Leistungseinschränkungen zu rechnen. Dabei gilt: Je kürzer die Halbwertszeit und damit die Wirkungszeit, umso schneller gewöhnt sich der Körper an die Substanz (Krüger, 2007).

Die älteren Antihistaminika wie zum Beispiel Diphenhydramin und Meclozin wirken sedierend und können zu einer erheblichen Beeinträchtigung der Fahrtüchtigkeit führen. Sedierende Antihistaminika wie Diphenhydramin, Meclozin und Clemastin werden mit einem MGW von 2,60 bewertet (Herberg, 1993).

Die neueren Antihistaminika wie Cetrizin und Loratadin haben in der Regel keine größeren Auswirkungen auf die Fahrtüchtigkeit bei allenfalls minimalen schwach sedierenden Nebenwirkungen.

### Stimmungsstabilisatoren

Die Stimmungsstabilisatoren Lithium, Carbamazepin, Valproat, Gabapentin und Lamotrigin werden in der Rezidivprophylaxe von manisch-depressiven Erkrankungen und Psychosen eingesetzt. Bei Lithiumgabe sind regelmäßige Blutspiegelkontrollen bei geringer therapeutischer Breite notwendig. Meist zu Beginn der Therapie treten als Nebenwirkungen häufig Sedierung, psychomotorische Verlangsamung, Tremor und Schwindel mit einer möglichen Beeinträchtigung der Fahrsicherheit und einer anschließenden Anpassung und Gewöhnung auf

Valproat mit nur leichter Sedierung zu Beginn der Behandlung gilt als besser verträgliche Alternative zur Behandlung mit Lithium. Die neuerdings eingesetzten Medikamente Gabapentin und Lamotrigin gelten ebenfalls als gut verträglich mit meist nur leichter Sedierung und Müdigkeit bei Therapiebeginn ohne stärkere Beeinträchtigung der Fahrtüchtigkeit bei Dauerbehandlung (Madea, 2006; Brunnauer, 2011).

### Neuroleptika

Die vorwiegend bei der Behandlung von Psychosen eingesetzten Neuroleptika führen häufig zu einer deutlichen Beeinträchtigung der Fahrtüchtigkeit bei Vigilanzminderung. Besonders bei Einnahme der klassischen Medikamente wie zum Beispiel Haloperidol und Chlorpromazin tritt eine deutliche Sedierung mit psychomotorischer Verlangsamung, Reaktionsminderung und Gleichgültigkeit mit erheblicher Beeinträchtigung der Fahrtüchtigkeit auf. Geringer ausgeprägt sind die sedierenden Nebenwirkungen bei den neueren atypischen Neuroleptika wie Sulpirid, Olanzapin, Clozapin, Quetiapin und Risperdal, wobei auch hier eine relevante Sedierung und Reaktionsminderung zu einer deutliche Beeinträchtigung der Fahrtüchtigkeit führen kann. Nicht selten lassen sich die medikamentösen Nebenwirkungen nicht eindeutig von den typischen Symptomen der Psychose abgrenzen (Madea, 2006; Brunnauer, 2011).

### Antiepileptika

Die klassischen Antiepileptika wie Clonazepam, Phenytoin und Carbamazepin können sich durch Sedierung und zentralnervöse Beeinträchtigung ungünstig auf die Fahrtüchtigkeit auswirken. Sie werden mit einem MGW von 2,60 bewertet (Herberg, 1993). Die neueren Antiepileptika wie Valproat, Lamotrigin und Topiramat haben meist zu Beginn der Behandlung deutlich geringere sedierende Nebenwirkungen ohne stärkere Beinträchtigung der Fahrtüchtigkeit bei Dauerbehandlung.

### Stimulantien

Stimulantien wie Ephedrin, Amphetamin und Methylphenidat führen zu kurzfristig aufgehobener Müdigkeit, innerer Unruhe, verminderter Konzentrationsleistung, übersteigertem Antrieb und Selbstüberschätzung. Der MGW liegt bei 2,45 (Herberg, 1993). Gefährlich ist die Überdosierung von Stimulantien, die zu einer Überschätzung des eigenen Leistungsvermögens führen kann mit erhöhter Risikobereitschaft, erhöhter Unruhe, Aufmerksamkeits- und Koordinationsstörungen. Wenn bereits übermüdete Menschen Stimulantien zur Bekämpfung der Müdigkeit einnehmen, wird die Müdigkeit kurzfristig abklingen, bei weiter anhaltender Belastung kann es aber zu einem Nachlassen der Wirkung mit erneuter, umso größerer Müdigkeit kommen.

Mit Amphetamin und Methylphenidat werden Personen mit einem Aufmerksamkeitsdefizit-Hyperaktivitäts-Syndrom (ADHS) behandelt. Bei den häufig verwendeten Präparaten mit verzögerter Methylphenidatfreisetzung besteht in der Regel keine wesentliche Beeinträchtigung der Fahrtüchtigkeit. Im Gegenteil: Durch die Einnahme der Präparate wird bei den ADHS-Erkrankten erst die sichere Teilnahme am Straßenverkehr möglich. Studien am Fahrsimulator zeigen, dass mit Methylphenidat behandelte ADHS-Patienten bessere Fahrleistungen zeigen, während bei gesunden Testpersonen nach Methylphenidat-Einnahme eine Verschlechterung des Konzentrationsvermögens eintritt (Madea, 2006; Krüger, 2007).

### Schmerzmittel

Die meisten Schmerzmittel wie zum Beispiel ASS, Ibuprofen und Paracetamol haben keine oder nur eine geringe Auswirkung auf die Fahrtüchtigkeit mit allenfalls minimaler Sedierung, aber einer zu erwartenden Wirkungsverstärkung durch Alkohol. Der MGW für diese Analgetika liegt bei 2,17 (Herberg, 1993). Stärkere Leistungseinschränkungen treten bei Einnahme von Morphin und Opioiden durch eine Sedierung besonders bei Beginn der Behandlung auf. Für Schmerzpatienten und auch für Patienten unter einer Methadontherapie wird in verschiedenen Studien eine Anpassung mit nur noch geringer Leistungsbeeinträchtigung beschrieben (Krüger, 2007). In Ausnahmefällen ist bei stabilen Dosierungen und einer guten Compliance bei Schmerzpatienten nach neuropsychologischer Testung (z. B. am ACT-React-Testsystem 2020) ein Einsatz im Straßenverkehr unter engmaschigen Kontrollen möglich. So habe ich als Betriebsarzt in Abstimmung mit dem behandelnden Neurologen einen Kleinbusfahrer mit Phantomschmerzen unter einer niedrigen Morphindosis nach Gewöhnung bei optimaler Compliance weiter im Dienst belassen. Voraussetzung dafür waren eine Untersuchung beim Verkehrspsychologen mit unauffälligen neuropsychologischen Testergebnissen und regelmäßige engmaschige Kontrolluntersuchungen (individuelle Einzelfallentscheidung in Abstimmung mit dem behandelnden Neurologen).

Unter Berücksichtigung verschiedener Studien besteht bei den psychotropen Substanzen, insbesondere bei den Hypnotika und Sedativa, Tranquilizern, Antidepressiva, Antiepileptika, Antihistaminika, Stimulantien und Analgetika, ein je nach Substanz unterschiedliches Gefährdungspotenzial (Berghaus, 1997 und 2006; Fries, 2002; Madea, 2006), das in *Tabelle 8* zusammenfassend dargestellt ist.

| **Arzneimittelgruppe** | **Substanz** | **Gefährdung durch** | **Gefährdungsgrad*** |
|---|---|---|---|
| Hypnotika und Sedativa | Barbiturate, Bromureide Chloralhydrat Piperinderivate Benzodiazepine | Lange Halbwertszeiten, Sedierung, Aufmerksamkeits- u. Reaktionsminderung | +++ - ++++ |
| Tranquilizer | Oxazepam, Diazepam, Flunitrazepam u. a. | Sedierende, beruhigende, schlafanstoßende Wirkung, muskelrelaxierend | +++ - ++++ |
| Antidepressiva | Amitryptilin, Doxepin, Desipramin, Imipramin u. a. | Sedierung, Antriebsminderung oder -steigerung, psychomotorische Verlangsamung | +++ - ++++ |
| Antihistaminika | Diphenhydramin, Meclozin, Clemastin, Promethazin | Sedierung, Beruhigung, schlafanstoßende Wirkung | + - ++ |
| Antiepileptika | Clonazepam, Phenytoin, Primidon, Carbamazepin | Sedierung, psychomotorische Verlangsamung | ++ - +++ |
| Stimulantien | Coffein, Ephedrin, Metylphenidat u. a. | Unruhe, Konzentrationsminderung; Euphorie, Selbstüberschätzung bei kurzfristig aufgehobener Müdigkeit | + - +++ |
| Einfache bis mittelstarke Analgetika<br><br>Starke Analgetika – Opioide | ASS, Paracetamol, Ibuprofen, Propyphenazon u. a.<br><br>Morphine, Codein, Methadon, Buprenorphin, Tramal, Tilidin, Oxycodon | Selten Übelkeit, Schwindel, Wirkverstärkung durch Alkohol, meist ohne Nebenwirkungen<br><br>Starke Sedierung, Reaktionsminderung, Antriebs- und Stimmungsänderung | 0 - ++<br><br>++ - ++++ |

* Gefährdungsgrad: 0 = keine Gefährdung/+ = geringe/++ = leichte/+++ = deutliche/ ++++ = starke Gefährdung

**Tab. 8: Psychotrope Arzneimittel mit verkehrsrelevanten Nebenwirkungen** (Quelle: Eigene Auswertung nach Berghaus, 1997 und 2006; Fries, 2002; Herbert, 1993; Madea, 2006)

Zahlreiche Studien zeigen, dass Alkohol im Straßenverkehr die häufigste Unfallursache darstellt und die Einnahme von psychotropen Medikamenten weniger häufig die Ursache von Verkehrsgefährdungen oder Unfällen ist. Angesichts der demographischen Entwicklung mit einer zunehmend alternden und im Verkehr weiter mobilen Gesellschaft werden Verkehrsgefährdungen durch Einnahme psychotroper Medikamente künftig eine größere Rolle spielen.

Der zunehmenden Herausforderung gilt es konstruktiv zu begegnen durch eine bessere ärztliche Aufklärung und Information über die Arzneimittelrisiken im Verkehr und durch Vermeidung von Doppel- und Übermedikation durch Konsultation zahlreicher Ärzte und Heiler (mit gefährlichen Arzneimittelinteraktionen), die nichts voneinander wissen. Hier wird dem Hausarzt als lebenslang begleitendem Arzt des Vertrauens künftig eine wichtige Lotsen-Funktion in der Steuerung der Medikation und der Aufklärung über die Medikamentenrisiken im Verkehr zukommen.

### Gesetze

Bürgerliches Gesetzbuch (BGB), Fassung vom 2.1.2002, Bundesgesetzblatt 2003, www.juris.de

Strafgesetzbuch (StGB) in der Fassung vom 23.6.2011, Bundesgesetzblatt 2011, www.juris.de

Straßenverkehrsgesetz (StVG) in der Fassung vom 29.6.2011, Bundesgesetzblatt 28.6.2011, www.juris.de

### Literatur

Benkert, O./Hippius, H. (Hrsg.): Kompendium der psychiatrischen Pharmakotherapie, Springer Verlag, Berlin 2003

Berghaus, G.: Arzneimittel und Fahrtüchtigkeit – Metaanalyse experimenteller Studien, Bericht über das Forschungsprojekt FP 2.9108 der Bundesanstalt für Straßenwesen 1997

Berghaus, G.: Arzneimittel und Fahrsicherheit. In: Deutsches Ärzteblatt 31-32, 2006, S. 2104–2109

Berghaus, G./Grass, H.: Fahrsicherheit unter Arzneimitteltherapie. In: Madea, B./Brinkmann, B. (Hrsg.): Handbuch der gerichtlichen Medizin Band 2, Springer Verlag, Heidelberg 2003

Brunnauer, A./Laux, G.: Psychische Erkrankungen, Psychopharmaka und Fahrtauglichkeit. In: Golka, K. u.a. (Hrsg.): Verkehrsmedizin – arbeitsmedizinische Aspekte, ecomed Medizin, 2011

Bundesanstalt für Straßenwesen (BASt): Begutachtungs-Leitlinien zur Kraftfahreignung, Berichte aus der Bundesanstalt für Straßenwesen M115, Bergisch Gladbach 2010

Deutsche Bahn AG: Konzernrichtlinie Handbuch 10700 – Tauglichkeit und Eignung feststellen in der Fassung vom 1.1. 2011, Berlin 2011

Drummer O. u.a.: The involvement of drugs in drivers of motor vehicles killed in Australian road traffic crashes. In: Accident Analysis and Prevention 36, 2004, S. 239–248

Eckert, F. (Hrsg.): Alkohol Jahrbuch 2009, Zimmermann Verlag, Balve 2009

Fries, W. u.a.: Fahreignung bei Krankheit oder Verletzung, Zuckschwerdt Verlag, Germering 2002

Ganßmann, B.: Verkehrssicherheit nach Einnahme psychotroper Substanzen, Workshop, Schriftenreihe Berichte der Bundesanstalt für Straßenwesen, Heft M 127, Verlag für Neue Wissenschaft, Bremerhaven 2001

Gilg, T.: Einfluss von Alkohol, Rauschmitteln und Medikamenten auf die Fahrtüchtigkeit. In: Golka, K. u.a.: Verkehrsmedizin – arbeitsmedizinische Aspekte, ecomed Medizin, 2011, S. 190–212

Hentschel, P. u.a.: Straßenverkehrsrecht Kommentar, Beck Verlag, München 2009

Hentschel, P./Krumm, C.: Fahrerlaubnis und Alkohol, Nomos Verlag, Baden Baden 2010

Herberg, K.W.: Beeinträchtigung der Sicherheit durch Arzneimittel. Prüfstelle für Medikamenteneinflüsse auf Verkehrs- und Arbeitssicherheit des TÜV Rheinland e.V., Köln 1993

Hoffmann-Born, H.: Fahrtüchtigkeit und Fahreignung, Symposium der DGVP und der DGVM, Neu-Ulm, 24.–25.10.2008

Hüllinghorst, R. u.a.: (Hrsg.): Jahrbuch Sucht 2010, Neuland Verlag, Geesthacht 2010

Kannheiser, W.: Mögliche verkehrsrelevante Auswirkungen von gewohnheitsmäßigem Cannabiskonsum. In: Neue Zeitschrift für Verkehrsrecht 13, 2000, S. 57–104

Kleinsorge, H./Zober, M. A.: Drogen bei der Einschätzung der Arbeitsfähigkeit. In: Arbeitsmedizin – Sozialmedizin – Umweltmedizin 29, 1994, S. 486–489

Krüger, H. P. u. a.: Psychopharmaka und Fahrtüchtigkeit. In: Halsboer, F. u. a.: Handbuch der Psychopharmakatherapie, Springer Verlag, Berlin 2007, S. 1119–1124

Laux, G.: Psychische Störungen und Fahrtauglichkeit. Eine Übersicht. In: Nervenarzt 73, 2002, S. 231–238

Leveille, S.G. u. a.: Psychoactive medications and injurious motor vehicle collisions invoving older drivers. In: epidemiology 5, 1994, S. 591–598

Lottner, S. u. a.: Pharmakotherapie und Fahrtüchtigkeit. In: Münchener Medizinische Wochenschrift – Fortschritte der Medizin 51–52, 2010, S. 26–29

Madea, B. u.a. (Hrsg.): Verkehrsmedizin, Deutscher Ärzteverlag, Köln 2006

Müller, S./Seitz, H.K.: Alkohol und Lebererkrankungen. In: Medizinische Welt 59, 2008, S. 210–216

Orth, B. u. a.: Illegale Drogen – Zahlen und Fakten zum Konsum. In: Jahrbuch Sucht 2011, Neuland-Verlag, Geesthacht 2011, S. 97–108

Ramaekers, J.: Antidepressants and driver impairment: empirical evidence from a standard on-the-road-test. In: Journal of Clinical Psychiatry 64, 2003, S. 20–29

Schubert, W. u. a.: Begutachtungs-Leitlinien zur Kraftfahrereignung, Kommentar, Kirschbaum Verlag, Bonn 2005

Seitz, H.K. u. a.: Alcoholic liver disease: from pathophysiology to therapie. In: Alcoholism: Clinical and Experimental Research 29, 2005, S. 1276–1281

Seitz, H.K.: Fahrtüchtigkeit und Fahreignung, Symposium der DGVP und der DGVM. Neu-Ulm, 24.–25.10.2008

Skopp, G.: Rauschmittelgebrauch und Fahreignung, 5. Symposium der DGVP und der DGVM, Weimar 23.–24. Oktober 2009

Täschner, K. L.: Klinik der Rauschdrogen. In: Kisker, H. u. a. (Hrsg.): Psychiatrie der Gegenwart – Band 3: Abhängigkeit und Sucht, Springer Verlag, Berlin 1987

Täschner, H. L.: Cannabis: Biologie, Konsum und Wirkung, Deutscher Ärzteverlag, Köln 2005

Van Laar, M./Volkerts, E.: Driving and benzodiazepine use: Evidence that they do not mix. CNS Drugs 10, 1998, S. 383–396

VDV-Schrift 714: Leitlinien für die Beurteilung der Betriebsdiensttauglichkeit in Verkehrsunternehmen, 2006

Verster, J./Mets, M.: Psychoactive medication and traffic safety. In: International Journal of Environ-mental Research and Public Health 6, 2009, S. 1041–1054

# Technik und Arbeitsschutz

Michael Bretschneider-Hagemes | Mark Brütting |
Eva Flaspöler | Peter Nickel

## Bedienergonomie

**Abstract**
Die Aufgabenschnittstelle Mensch-Verkehrssystem-Interaktion beschäftigt sich mit der Frage, welche Aufgaben in welcher Form vom Fahrer und von den übrigen Systemkomponenten erledigt werden sollen. Die Interaktionsschnittstelle beschreibt die Bedingungen, unter denen Aufgaben zu erledigen sind. Hinweise für eine verbesserte Gestaltung und praktische Handlungsempfehlungen beziehen sich zum Beispiel auf Arbeitsplatz, Arbeitsmittel und Arbeitsumgebung.

### Mensch-Verkehrssystem

Die Bedienergonomie bezieht sich auf eine Vorgehensweise zur Gestaltung von Arbeitssystemen, bei der zunächst ein technisches System (z.B. Maschine, Fahrzeug) entwickelt wird und dann Möglichkeiten zur Steuerung dieses Systems für den Menschen geschaffen, angebaut und, soweit wie dann noch möglich, an den Menschen angepasst werden.

Für den Arbeitsschutz ist es notwendig, Grundsätze ergonomischer Gestaltung bereits während der Planung von Arbeitssystemen zu berücksichtigen.

Auf ein Verkehrssystem übertragen kann dies Folgendes heißen: Ein Fahrer soll ein Paket am Ort B abliefern und setzt für die Fahrt von A nach B ein Verkehrsmittel ein. Durch die Anwendung von Bedienergonomie sollen auf den Fahrer angepasste Arbeitsbedingungen geschaffen werden und man sollte die Komponenten des Systems derart auslegen, dass er oder andere Verkehrsteilnehmer weder gefährdet sind noch verunfallen.

### Aufgabenschnittstelle

#### Gestaltungsgrundsätze

*Gestaltungsgrundsatz Aufgabenorientierung*
Die Gestaltung beginnt zunächst mit der Analyse beziehungsweise Beschreibung der Aufgabe, bei der ein Verkehrsmittel eingesetzt werden soll. Davon leitet sich die Gestaltung der Aufgabenschnittstelle in vier Schritten ab (DIN EN 614-2):

1. Zuweisung von Funktionen an den Menschen oder die Maschine (Technik): Soll der Mensch zum Beispiel selbst fahren, lenken, schalten, navigieren und so weiter oder wird diese Funktion dem Verkehrsmittel übertragen?
2. Festlegung der Automatisierungsgrade:

Soll der Mensch beim Führen des Fahrzeugs (z. B. beim Lenken oder Schalten) manuell aktiv werden, soll er durch ein Assistenzsystem unterstützt oder soll das Führen des Fahrzeugs vollautomatisch geregelt werden?

3. Aufgabenverteilung: Dabei wird nach dem Umfang oder Anteil für den Menschen oder auch nach zeitlichen Regeln gefragt, wann für den Menschen zum Beispiel Fahren, Lenken oder Schalten möglich ist.
4. Aufgabengestaltung: Aufgaben werden unter Berücksichtigung der Merkmale gut gestalteter Aufgaben gestaltet und die Bearbeitung der Aufgabenabfolge wird beschrieben.

Erst nach diesen vier Schritten schließt sich die Gestaltung der Interaktionsschnittstelle an. Dabei wird auf die Gestaltung der Bedingungen zur Bearbeitung der Aufgabe (z. B. Arbeitsplatz, -mittel, -umgebung) eingegangen. Es sollte dabei nicht nur eine einzige Lösung festgeschrieben werden; vielmehr sollte man bei jeder Einzelfrage mehrere Möglichkeiten der Aufgabenerledigung dokumentieren.

*Vermeidung der gleichzeitigen Bearbeitung mehrerer Aufgaben*

Das Führen eines Fahrzeugs ist mittlerweile in vielen Fällen keine einfache, sondern immer häufiger eine mehrfache Aufgabe. Wenn mehrere Aufgaben gleichzeitig ausgeführt werden, die die Körperkraft oder ein gewisses Maß an Aufmerksamkeit erfordern, werden die Grenzen der Leistungsfähigkeit schnell erreicht. Daher ist grundsätzlich eine sequenzielle Abarbeitung von Aufgaben zu empfehlen. Ausnahmen sollten nur gestattet werden, wenn bei paralleler Aufgabenbearbeitung eine Beeinträchtigung der Sicherheit und des Verkehrsteilnehmers nachweislich vermieden werden kann.

Wenn parallel zur Fahrzeugführung weitere Aufgaben (z. B. Terminabstimmung am Mobiltelefon) bearbeitet werden sollen, ist die Aufgabe so zu organisieren und/oder das Arbeitsmittel „Mobiltelefon" im Fahrzeug derart zu gestalten, dass dadurch die Aufgabe der Fahrzeugführung nicht beeinträchtigt wird. Dafür gibt es mehrere Möglichkeiten: So könnte festgelegt werden, dass erst nach Fahrtunterbrechung telefoniert wird oder dass eine Freisprechanlage eingebaut wird.

Da ein Verkehrsmittel nicht für Verwaltungsarbeiten ausgelegt ist, ist die Bearbeitung derartiger Aufgaben im Fahrzeug weder angemessen noch sinnvoll möglich. Der Einbau und die Nutzung weiterer Arbeitsmittel für andere als Fahraufgaben am Arbeitsplatz ist bestenfalls ein Kompromiss, der aus Gründen der Verkehrssicherheit und des Arbeitsschutzes die Bearbeitung der Fahraufgaben nicht beeinträchtigen darf.

### Merkmale gut gestalteter Aufgaben

Merkmale gut gestalteter Aufgaben (DIN EN 614-2) bilden die Grundlage für ein optimales und sicheres Funktionieren des Arbeits- beziehungsweise Verkehrssystems. Im Folgenden wird ein Merkmal näher erläutert.

*Die Gestaltung der Aufgabe sollte Über- und Unterforderung während der Aufgabenbearbeitung vermeiden*

Unter den Begriffen „Über-" und „Unterforderung" werden Beeinträchtigungen durch die Häufigkeit oder Intensität sensorischer, kognitiver und motorischer Aktivitäten des Verkehrsteilnehmers während der Aufgabenbearbeitung verstanden. Da das Führen eines Fahrzeugs bereits einen hohen Anteil der Aufmerksamkeitskapazität des Fahrers bindet, führt die parallele und zusätzliche Benutzung, zum Beispiel von Stellteilen zur Steuerung eines Entertainment-Systems, zur Abwendung der Aufmerksamkeit, der Hände und des Blicks von der eigentlichen Fahraufgabe. Aufgrund der parallelen Bearbeitung mehrerer Aufgaben kann es zur Überforderung sowie zur Beeinträchtigung der Verkehrssicherheit kommen. Die Benutzung eines Navigationsgeräts kann dazu beitragen, die Gefahr von Überforderung durch das parallele Betrachten der Verkehrssituation und eines Straßenplans zu vermeiden. Die Benutzung von Unterstützungssystemen in Fahrzeugen lässt allerdings auch das Risiko der Unterforderung ansteigen. Überforderung wiederum kann auftreten, wenn Stellteile nicht erreicht werden oder inkonsistent ausgelegt sind oder aber die Lesbarkeit und gebrauchstaugliche Kodierung von Anzeigen nicht gewährleistet ist.

### Interaktionsschnittstelle Gestaltungsgrundsätze

Zur Gestaltung der Interaktionsschnittstelle kann man auf Grundsätze zurückgreifen, die in der arbeitswissenschaftlichen Fachliteratur (z.B. Schmidtke, 2007) beschrieben werden.

*Grundsätze zur Arbeitsplatzgestaltung*
Bei Arbeitsplätzen im Bereich „Verkehr" handelt es sich meist um Sitzarbeitsplätze, sodass durch die Gestaltung ein gutes Sitzen und Bearbeiten der Aufgaben ermöglicht werden muss. (Mehr dazu im Kapitel „Sitzeinstellung des Fahrerarbeitsplatzes".) In Erweiterung zum Sitzarbeitsplatz an einem Arbeitstisch sind im Kraftfahrzeug die dynamischen Bedingungen zu berücksichtigen, unter denen die Fahraufgabe auszuführen ist. Daher sind weitere Empfehlungen zu beachten, die sich auf Sitze von Fahrern oder Beifahrern mit zugehörigen Greif-, Stell- und Sehräumen beziehen (z.B. siehe unten; VBG, 2010), die sich auf die Ausstattung sowie Ausrüstung des Fahrzeugs beziehen, die den Zugang zum oder in das Fahrzeug betreffen und auch mögliche Zuladungen beinhalten. Abhängig von den Arbeitsaufgaben werden unterschiedliche Anforderungen an die Auslegung des Arbeitsplatzes gestellt. Das wird deutlich, wenn man Gestaltungsanforderungen für die Interaktionsschnittstelle bei Erdbaumaschinenführern mit denen von Rangierern vergleicht.

*Grundsätze zur Arbeitsmittelgestaltung*
Bezogen auf das Führen von Fahrzeugen sind Anzeigen und Stellteile besonders bedeutsam. Detaillierte Informationen zur Gestaltung von software- oder hardwaregestützten Anzeigen, Sichtmitteln wie Scheiben und Spiegel, Steuerarmaturen, Handgriffen und Verschlüssen mit Verweis auf allgemeine Gestaltungsprinzipien sind in Schmidtke (2007) zusammengestellt. Übergeordnete Grundsätze der Gestaltung der Normenreihen DIN EN 894 (2010) und DIN EN ISO 9241 (2007) verfolgen das Ziel, durch eine angemessene Gestaltung der Interaktionsschnittstelle Gefährdungen zu vermeiden. Die Gestaltung von Arbeitsmitteln ist nicht nur für eine einzelne Aufgabe (z.B. das Führen des Kraftfahrzeugs), sondern gegebenenfalls auch in Kombination mit weiteren Aufgaben des Verkehrsteilnehmers (z.B. Warenauslieferung) zu bewerten. In den nachfolgenden Abschnitten wird dem Rechnung getragen. Es wird darin weniger auf Anzeigen und Stellteile der Konsole eingegangen, als insbesondere auf sogenannte Zusatzgeräte hingewiesen, die im Kraftfahrzeug oder in Sonderfahrzeugen vermehrt zum Einsatz kommen (z.B. Entertainment-System, Kommunikationsge-

räte, Steuerungseinrichtungen). (Siehe dazu auch BGI/GUV-I 8696, 2009 und BGV D29, 2000.)

*Grundsätze zur Arbeitsumgebungsgestaltung*
Bei der Gestaltung und Bewertung von physikalischen, chemischen, biologischen, organisatorischen, sozialen und kulturellen Faktoren der Arbeitsumgebung ist der Kontext der Benutzung zu berücksichtigen. Die Gestaltung der Arbeitsumgebung hängt eng mit der Gestaltung des Arbeitsplatzes oder der Anzeigen und Stellteile zusammen, wenn es um die Raumgröße oder um die Steuerung des Klimas im Fahrzeuginnenraum geht. Witterungs-, Beleuchtungs- und Verkehrsbedingungen nehmen eine herausragende Stellung im Themengebiet ein.

## Arbeitsplatz

*Bedienergonomische Arbeitsplatzgestaltung durch die Integration mobiler IT-gestützter Geräte in Kraftfahrzeugen*
Die Digitalisierung der Arbeitswelt und die zunehmende Nutzung moderner Informations- und Kommunikationstechnologien (IKT) haben dazu geführt, dass Fahrzeugführer häufig auf die Integration bordeigener Informations- und Kommunikationssysteme an Fahrerarbeitsplätzen angewiesen sind. Oft erfordern Fahrerarbeitsplätze den Umgang mit einer Vielzahl digitaler Systeme. Aufgrund ihrer Ablenkungspotenziale müssen sie eine optimale bedienergonomische Integration aufweisen. Das gilt für werksseitige Systeme der Fahrzeughersteller ebenso wie für Nachrüstsysteme. Die häufig vernetzten Systeme dienen zum Beispiel der Auftragsvergabe, der Disposition und Navigation sowie der mobilen Informationsgewinnung. Typische Geräte sind mobile Navigationssysteme, Notebookintegrationen an Fahrerarbeitsplätzen im Bereich mobiler technischer Dienstleistungen und so weiter. Ob die Arbeitsplatzgestaltung durch den Einsatz mobiler IT gefährdungsfrei ist, muss auch im Rahmen einer Gefährdungsbeurteilung gemäß § 5 des Arbeitsschutzgesetzes (ArbSchG) im Einzelfall geklärt werden. Die TRBS 1111: Gefährdungsbeurteilung und sicherheitstechnische Bewertung (2006) beschreibt die Vorgehensweise zur Ermittlung von Gefährdungen und entsprechenden Konsequenzen durch Arbeitsmittel.

Bei Geräteintegrationen muss bedacht werden, dass eine Bedienung sowie eine nicht die direkte Fahrtätigkeit betreffende Informationsausgabe nicht während der Fahrt erfolgen sollte. Für nahezu alle betreffenden Geräte können GPS-gestützte Softwarelösungen unter anderem dafür eingesetzt werden, dies zu gewährleisten. Sie schalten die Geräte während der Fahrt ab beziehungsweise differenzieren die Informationsausgabe kontextspezifisch. Zudem ist eine nachweisliche Splittersicherheit sowie die Einhaltung adäquater Kantenradien bei der Arbeitsplatzgestaltung durch den Einsatz mobiler IT dringend zu beachten. Geräte für den Einsatz an Fahrerarbeitsplätzen sollten über einen Nachweis auf Splittersicherheit im Falle eines Aufpralls verfügen. Der Kantenradius sollte mindestens 2,5 Millimeter betragen. Im Zweifel muss der Hersteller der Geräte kontaktiert werden, um Verletzungspotenziale auszuschließen. Geräte mit unzureichenden Kantenradien können durch eine sogenannte Einhausung (Umschalung der Geräte) dennoch sinnvoll integriert werden. Spezialisierte Hersteller fertigen sichere und passgenaue Lösungen für eine Vielfalt von Endgeräten an.

Ein wesentlicher Aspekt der sicheren Fahrzeugintegration ist die Positionierung und Fixierung der Geräte. Dabei sind folgende Szenarien zu beobachten und verschieden zu bewerten: Eine seitliche Positionierung (max. 30 Grad seitlich der Geradeaussicht) am unteren Rand des Blickfelds ist vorzuziehen. Dadurch findet keine direkte optische Ablenkung des Fahrers während der Fahrt statt. Ebenso liegt keine Beschränkung des Außensichtfelds vor und es findet sich zumeist ausreichend Raum für individuelle Einstellungen der Geräteposition. Auf eine streckfreie Handerreichbarkeit ist aus bedienergonomischer, aber auch aus sicherheitstechnischer Sicht zu achten (hilfreiche Informationen hierzu finden sich in der ISO 3958 Passenger cars – Driver hand-control reach, 1996).

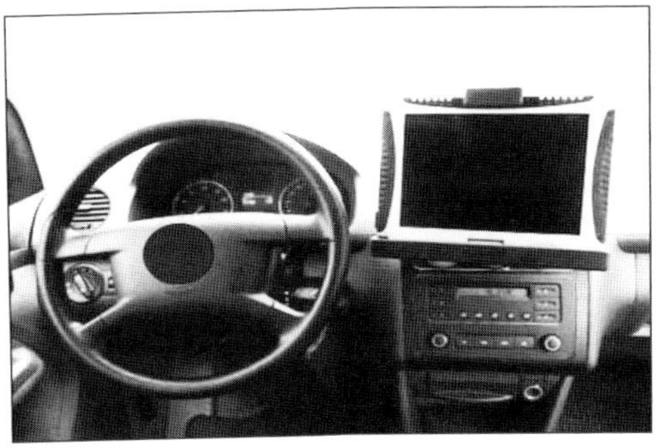

**Abb. 1: Typisches Beispiel der Integration mobiler IT in Fahrerarbeitsplätze** (Quelle: Fa. Tormaxx)

Eine zentrale Positionierung ist nur bei werksseitigen Head-Up-Displays zu tolerieren. Klassische Bildschirmgeräte sollten auf keinen Fall im zentralen Blickfeld positioniert werden. Für mobile Navigationssysteme scheidet diese Möglichkeit der Fahrzeugintegration ebenso aus wie für Notebooks und so weiter. Kritisch ist eine Positionierung oberhalb des Blickfelds zu beurteilen. Diese Positionierung zwingt zu einer belastenden Kopfhaltung. Ist außerdem noch die Bedienung des Bildschirmgeräts erforderlich, so zieht dies eine ungünstige Streckhaltung nach sich. Gerade bei der Integration sogenannter Tablet-Notebooks lassen sich solche Lösungen beobachten. Eine Nutzung kann nur für sehr kurze Tätigkeiten bei geparktem Fahrzeug toleriert werden.

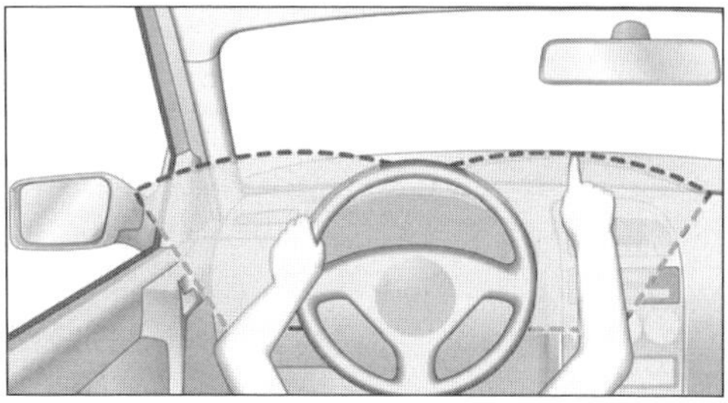

**Abb. 2: Seitlicher Positionierungsraum mobiler IT** (© Bretschneider-Hagemes/Brütting/Flaspöler/Nickel)

**Positionierung und Airbags:** Moderne Fahrzeuge haben Airbags unter anderem im Bereich des Armaturenbretts (klassische Airbags), der A-Säule (Kopfairbags) und im Dachholm (Vorhangairbag). Bei der Positionierung der Geräte ist unbedingt der Raumbedarf der Airbags im Falle einer Auslösung zu beachten.

**Fixierung:** Die Fixierung der Arbeitsmittel stellt einen wesentlichen Eingriff in die Arbeitsplatzgestaltung dar. Der konkrete Arbeitsplatz Kraftfahrzeug unterliegt besonderen Bestimmungen, die durch die allgemeine Betriebserlaubnis (ABE) des Fahrzeugs sichergestellt sind. Eine Fixierung kann die ABE des Fahrzeugs infrage stellen, wenn zum Beispiel Haltesysteme mit dem Fahrzeug fest verbunden werden und herstellerseitig keine ABE bereitgestellt wird. Im Zweifel muss im Rahmen einer Gefährdungsbeurteilung der Sachverhalt geklärt werden. Liegt eine ABE für Haltesysteme vor, kann man davon ausgehen, dass neben anderen Testkriterien auch Crashtests die Sicherheit der Systeme bewiesen haben. Grundsätzlich ist auf eine vibrationsfreie und sichere Festmontage zu achten. Saugnäpfe, wie sie oft bei mobilen Navigationssystemen Verwendung finden, sind, wenn es zu einem Unfall kommt, als problematisch anzusehen. Losgerissene Systeme können insbesondere bei Auffahrunfällen erhebliche Verletzungen verursachen.

Die Arbeitsplatzgestaltung durch die Integration mobiler IKT kann bei der Berücksichtigung aller genannten bedienergonomischen Vorgaben relativ störungsfrei und sicher erfolgen. Es bleibt jedoch stets zu bedenken, dass die Fahrtätigkeit im Mittelpunkt steht – alle anderen Aufgaben und damit einhergehenden Integrationsbemühungen haben sich dieser unterzuordnen.

*Sitzeinstellung des Fahrerarbeitsplatzes*

Beschäftigte an Fahrerarbeitsplätzen sind vermehrt von muskuloskelettalen Beschwerden betroffen (Institut für Kraftfahrwesen u. a., 1996). Zurückgeführt wird dies hauptsächlich auf die eingenommene Sitzhaltung während der Fahrtätigkeit. Die individuelle Einstellung des Sitzes hat somit einen beträchtlichen Einfluss auf die dauerhafte Leistungsfähigkeit des Fahrers.

Fahrersitze neuerer Generationen bieten inzwischen vielfältige Ein- und Verstellmöglichkeiten wie zum Beispiel Sitzflächenhöhe, Sitzflächenneigung, Sitzflächenlänge, Rückenlehnenneigung auf verschiedenen Höhen (Lendenwirbelunterstützung, Schulterneigung), Kopfstützenneigung und -höhe, Armlehnenneigung und -höhe, Sitzposition in der Länge, pneumatische Federungen, hydraulische Dämpfungen und Klimatisierungen von der Temperatureinstellung bis zur Belüftung (siehe hierzu auch BGI 7005 – Gesund und fit im Kleinbetrieb – Klima im Fahrzeug, 2007). Grundsätzlich sind jedoch, um eine aus arbeitsmedizinischer Sicht ergonomisch optimale Sitzhaltung und -position zu erreichen, lediglich vier unterschiedliche Einstellungen notwendig, die sich aufgrund der Anthropometrie des Fahrers ergeben (DIN 33402-1 bis -3, 1984). Es sind dies die Sitzhöhe, die Sitz-

- Pedalgrundstellung (α) ca. 32,5°
- Fußgelenkwinkel (β) ca. 90°
- Kniewinkel (χ) ca. 110°–120°
- Hüftwinkel (δ) ca. 100°–115°
- Oberarmwinkel (ε) ca. 10°–40°
- Ellenbogenwinkel (φ) ca. 95°–135°
- Kopfwinkel (ϒ) ca. 155°–175°

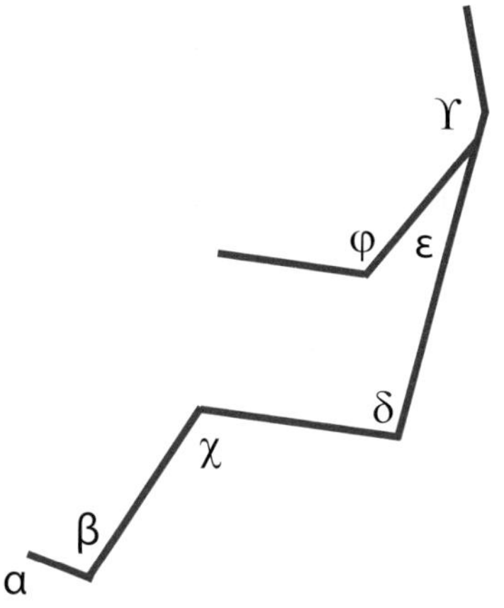


**Abb. 3: Körperwinkel bei ergonomischer Sitzhaltung** (© Bretschneider-Hagemes/Brütting/Flaspöler/Nickel)

längseinstellung, die Rückenlehnenneigung und die Sitzflächenneigung. Bei der Einstellung der genannten Variablen sollten die in *Abbildung 3* gezeigten Komfortwinkelstellungen eingehalten werden.

Die Sitzflächenlänge sollte so gewählt werden, dass zwischen Kniekehle und Sitzvorderkante noch zirka 5 bis 10 Zentimeter (3 Fingerbreit) Platz sind. Die Sitzhöhe muss ein Erreichen der Pedale bei einem Fußgelenkwinkel von zirka 90 Grad gewährleisten. Der Kniewinkel sollte zirka 110 bis 120 Grad betragen, wobei das Knie vom Rumpf aus gesehen um einige Grade etwas ansteigen sollte. Die Rückenlehnenneigung von zirka 10 bis 25 Grad nach hinten ermöglicht einen Hüftwinkel von zirka 100 bis 115 Grad und bewirkt einen leicht nach vorn geneigten Kopf (Kopfwinkel zirka 155°–175°). Lenkradneigung und Distanz sollten so eingestellt sein, dass Oberarmwinkel von zirka 10 bis 40 Grad und Ellenbogenwinkel von zirka 95 bis 135 Grad resultieren. Ein Sitzeinstellungsverfahren für Linienbusfahrer ist als Faltblatt von der VBG erhältlich (VBG, 2010).

Die übrigen Sitzeinstellungsmöglichkeiten sind nicht überflüssig, sondern können ein positives Komfortempfinden des Fahrers zusätzlich unterstützen. Die Mechanismen zur Sitzeinstellung sollten entsprechend ergonomischer Gestaltungskriterien leicht erreich- und bedienbar sowie selbsterklärend sein. Idealerweise sollte eine individuelle, ergonomisch optimal eingestellte Sitzposition auch reproduzierbar und somit einfach auf andere Fahrzeuge übertragbar sein, zum Beispiel beim regelmäßigen Fahrzeugwechsel im Linienbusbetrieb. Neuere Entwicklungen der Industrie unterstützen dies bereits durch sogenannte Memorysitze. Diese verfügen über ein System, welches erlaubt, verschiedene Parameter einer bestimmten Sitzeinstellung auf einer Chipkarte zu speichern und auf einen Sitz gleichen Typs in einem anderen Fahrzeug zu übertragen. Der Fahrer kann so seine individuelle Sitzeinstellung in andere Fahrzeuge mitnehmen; ein möglicherweise wiederholtes, zeitaufwändiges und eventuell ungenaues Sitzeinstellungsverfahren kann somit entfallen.

Mit einer Änderung der Sitzeinstellung geht auch eine geometrische Veränderung des gesamten Arbeitsplatzes einher. So kann sich beispielsweise die Erreichbarkeit von Instrumenten, Pedalen und Steuer ändern sowie die Sicht durch Verdeckungen, zum Beispiel durch Armaturen, bei niedriger Sitzhöhe eingeschränkt werden. Umso wichtiger ist es also, den Arbeitsplatz als Gesamtheit zu betrachten. Änderungen einzelner Bestandteile des Arbeitsplatzes müssen immer auch im Kontext des Gesamtkonzepts des entsprechenden Arbeitsplatzes vorgenommen werden. Genauso ist auch nicht nur die Anthropometrie des Menschen alleine ausschlaggebend für die subjektive Beurteilung eines Fahrersitzes; auch die Psyche spielt dabei eine Rolle. Technisch und ergonomisch gleichwertige Sitze können subjektiv völlig unterschiedlich bewertet werden. Deshalb sollte das Fahrpersonal möglichst an den Entscheidungen zur Sitzbeschaffung beteiligt werden, um Sitzprobleme zu minimieren (VBG, 2010). Die Ausstattung neuer Linienbusse erfolgt inzwischen überwiegend unter Berücksichtigung der Vorgaben des Standard VDV-Fahrerarbeitsplatzes (VDV-Schrift 234, 2000).

### Arbeitsmittel

Ein ergonomisches Schwergewicht im Umgang mit IT als direktes Arbeitsmittel stellten von Beginn an die Displays der Geräte dar. Bei mobilen Geräten (wie bspw. Notebooks, Navigationssysteme und Smartphones) verschärft sich die Problematik oftmals aufgrund der geringen Displaygröße und der wechselnden Lichtbedingungen, die die Mobilität notwendigerweise mit sich bringt. Gütekriterien für Displays mobiler IT sind daher noch kompromissloser zu berücksichtigen als die stationärer Vertreter. Dies gilt erst recht, wenn ein hochsicherheitssensitiver Einsatz an Fahrerarbeitsplätzen stattfindet. Jede Störung und Ablenkung ist hier auszuschließen. Die wesentlichen Kriterien lauten:

- Entspiegelter Bildschirm: Bildschirme sollten eine nicht spiegelnde Oberfläche aufweisen, denn selbst geringe Lichteinstrahlung kann störende Reflexionen verursachen. Sogenannte „glossy screens" sind an Fahrerarbeitsplätzen tabu. Antireflexfolien sowie Sonnen-/Reflexionsfilter und Blenden für den Bildschirm können Verbesserungen bewirken.
- Kontrastreiche Zeichendarstellung: Je kleiner die Darstellung, desto größer der Kontrastbedarf.
- Nachweisliche Splittersicherheit und adäquate Kantenradien: Displays für den Einsatz an Fahrerarbeitsplätzen sollten über einen Nachweis auf Splittersicherheit im Falle eines Aufpralls verfügen. Der Kantenradius sollte mindestens 2,5 Millimeter betragen.
- Bildschirmhelligkeit: Das Display sollte eine Möglichkeit zur Anpassung der Helligkeit der Bildschirmdarstellung an die der Arbeitsumgebung vorsehen, um Blendungen zu vermeiden und eine gute Lesbarkeit zu gewährleisten. Eine automatische Anpassung der Helligkeit durch eine eingebaute Fotozelle ist unter Umständen vorzuziehen.

Die ergonomische und möglichst ablenkungsarme Güte der Informationsaufbereitung baut auf den genannten Hardwarekriterien auf. Hier sollte ergänzend eine variable Zeichengrößendarstellung berücksichtigt werden. Zur Orientierung können die Angaben der BGI 650 – Bildschirm- und Büroarbeitsplätze berücksichtigt werden *(siehe Abb. 4)*.

Die Bedienelemente der Geräte stellen die *bedienaktive* Seite der Bedienergonomie dar. Die Bedienung erfolgt in der Regel auf eine der folgenden Arten (zur vertiefenden Lektüre empfiehlt sich auch hier die BGI/GUV-I 8696 Einsatz von bordeigenen Kommunikations- und Informationssystemen mit Bildschirmen an Fahrerarbeitsplätzen, 2009):

1. Physische Tasten (z.B. an Bildschirmgeräten, Lenkradfernbedienungen): Beachtet werden sollten neben den Anforderungen „Tastenanschlag" und „Bedienung" der Bildschirmarbeitsverordnung (BildschArbV) Folgendes: Pro Taste sollte nur eine Funktion zugeordnet sein. Das beidhändige Betätigen der Tastatur ist dabei aus Sicherheitsgründen ausgeschlossen, denn eine Hand muss für die Reaktion

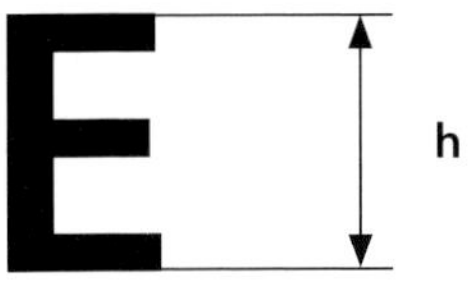


$$\text{Zeichenhöhe h [mm]} = \frac{\text{Sehabstand [mm]}}{155}$$

**Abb. 4: Zusammenhang zwischen Zeichenhöhe und Sehabstand** (Quelle: BGI 650, 2007, S. 39)

auf eine kritische Situation frei bleiben, um das Lenkrad stets führen zu können. Gleiche/ähnliche Funktionalitäten sollten stets gleich aussehenden Tasten zugeordnet werden, um unnötige Umgewöhnungen und Fehlbedienungen zu vermeiden. Neben dieser sogenannten Erwartungskonformität sollte die Zuordnung einer Funktionalität zu einer Taste optisch leicht und auf eindeutige Weise erkennbar sein. Die Tasten müssen der Aufgabe entsprechend ausreichend groß sein und einen eindeutigen Druckpunkt (bzw. ergänzende Feedbacks wie Vibrationsimpulse) aufweisen.

2. Virtuelle Tasten: Hier sind die Bedientasten als sogenannte „Softkeys" oder „Touchpoints" auf einem berührungsempfindlichen Bildschirm (Touchscreen) in die Bildschirmdarstellung integriert. Touchscreens sind empfindlicher gegenüber Vibrationen und erfordern daher eine wiederkehrende Kalibrierung. Dies trifft insbesondere dann zu, wenn die Geräte ursprünglich nicht für den Betrieb im Kraftfahrzeug konstruiert wurden.

Folgende Grundsätze sind ergänzend zu denen fester Tasten zu beachten, um Ablenkungen, unter anderem durch Fehleingaben, zu vermeiden: Die Tasten müssen – auch bei Seitenansicht – gut zu erkennen sein und sollten ein optisches und/oder akustisches Feedback abgeben. Bei Touchscreens ist die Differenzierung zwischen resistiven und kapazitiven Bildschirmen zu beachten. Erstere sind druckempfindlich und somit auch handschuh- und stylusbedienbar (Bedienstift). Letztere können nur mit dem Finger oder speziellen Stiften, die aber beinahe fingerdick sind, bedient werden (hier werden veränderte Widerstände auf der gläsernen Oberfläche gemessen). Gerade filigranere Eingaben können aber oft nur über einen klassischen Stylus-Bedienstift getätigt werden. Kapazitive Screens eignen sich eher zum haptischen, gestengesteuerten Surfen und für Multimediaanwendungen.

### Arbeitsumgebung

Die Arbeitsumgebung stellt den Kontext der bedienergonomisch zu betrachtenden Tätigkeit und der direkt zu bedienenden Arbeitsmittel dar. Als solche bedarf sie einer ausreichenden Würdigung, wenn es darum geht, verkehrsmedizinische Betrachtungen der Bedienergonomie ganzheitlich vorzunehmen. Am Beispiel von Instrumentenbeleuchtungen wird das Wechselspiel aus Arbeitsumgebung und Arbeitsmittel sowie der bedienergonomische Bezug deutlich.

Umgebungshelligkeit erfordert eine differenzierte Informationsaufbereitung in Form von kontextspezifischen Tachometerbeleuchtungen, Displayhintergrundbeleuchtungen und mit Leuchtmitteln hinterlegten Bedienknöpfen. Fahrzeughersteller tragen diesem Erfordernis durch einfache Tag-/Nachtmodi beziehungsweise durch die Verwendung von Helligkeitssensorik Rechnung (vgl. Hinweis im Bereich Arbeitsmittel).

Ähnliche Wechselwirkungen lassen sich ebenfalls an den Beispielen Lenkung (kontextspezifische Servounterstützung), Scheibenwischautomatik (Geschwindigkeitsanpassung nach Regenintensität) und so weiter feststellen. Die Thematik der Fahrassistenzsysteme schließt hieran in (teil-) automatisierter Form an. Die in diesem Beitrag selektiv vorgenommenen Darstellungen beziehen sich vornehmlich auf die bedienergonomische Darstellung des eigentlichen Arbeitsplatzes und der in direkter Interaktion mit dem Fahrer befindlichen Arbeitsmittel. Dennoch kann die Arbeitsumgebung (z. B. regelmäßige Fahrtätigkeit in unbefestigtem Gelände) für betriebliche Entscheider die bedienergonomisch adäquate Anschaffung von Fahrzeugen und Arbeitsmitteln maßgeblich beeinflussen (z.B. durch einen luftgefederten Sitz).

## Der Mensch als Verkehrsteilnehmer

Lebensalter, Erfahrung, Geschlecht, aber auch psychische Ermüdung und Müdigkeit beeinflussen die Fahrtüchtigkeit von Verkehrsteilnehmern (Wickens u.a., 2004). Mit Assistenzsystemen wird versucht, die Fahrzeugbedienung an die Erfahrung der Verkehrsteilnehmer flexibel anzupassen (z.B. Assistenten für das Einparken, das Spurwechseln oder das Einhalten bestimmter Geschwindigkeiten mittels Tempomat). Diese Assistenzsysteme sind oftmals wahlweise zu- und abschaltbar. In neuen ergonomischen Ansätzen der Anzeigengestaltung wird versucht, auf die Fahrweise direkten Einfluss auszuüben. Zu den möglichen technischen Maßnahmen zählen auch Hilfen, die Fahrer über Fahrbahnabweichungen oder die Existenz unterschiedlicher Fahrbahnbeläge in Bereichen von Kreuzungen oder Fahrbahnrändern informieren und ein akustisches, optisches oder haptisches Signal im Fahrzeug erzeugen (Sanders/McCormick, 1993).

## DGUV-Regelwerk

BGI 650 – Bildschirm- und Büroarbeitsplätze, VBG 2007

BGI 7005 – Gesund und fit im Kleinbetrieb – Klima im Fahrzeug, DGUV 2007

BGI/GUV-I 8696: Einsatz von bordeigenen Kommunikations- und Informationssystemen mit Bildschirmen an Fahrerarbeitsplätzen, DGUV 2009

BGV D29: Unfallverhütungsvorschrift Fahrzeuge, BGV 2000

TRBS 1111: Gefährdungsbeurteilung und sicherheitstechnische Bewertung, Bundesanzeiger 232a, 09.12.2006, S. 7

## Literatur

DIN 33402-3: Körpermaße des Menschen – Bewegungsraum bei verschiedenen Grundstellungen, Beuth, Berlin 1984

DIN EN 614-2: Sicherheit von Maschinen – Ergonomische Gestaltungsgrundsätze – Teil 2: Wechselwirkungen zwischen der Gestaltung von Maschinen und den Arbeitsaufgaben, Beuth, Berlin 2008

DIN EN 894-4: Sicherheit von Maschinen – Ergonomische Anforderungen an die Gestaltung von Anzeigen und Stellteilen – Teil 4: Lage und Anordnung von Anzeigen und Stellteilen, Beuth, Berlin, 2010

DIN EN ISO 9241-400: Ergonomie der Mensch-System-Interaktion – Teil 400: Grundsätze und Anforderungen für physikalische Eingabegeräte, Beuth, Berlin 2007

Institut für Kraftfahrwesen (RWTH Aachen)/Institut für Arbeitswissenschaft (RWTH Aachen)/Berufsgenossenschaftliches Institut für Arbeitssicherheit: Lastenheft Fahrerarbeitsplatz im Linienbus, 1996, http://www.vbg.de/bt/oepnv_bahnen/bahn/praev_konz/lastenheft.htm

ISO 3958 Passenger cars – Driver hand-control reach, Beuth, Berlin 1996

Müller, M.: Evaluationswerkzeuge für Bedienkonzepte von Fahrzeug-Cockpits (Dissertation), Universität der Bundeswehr, Neubiberg 2004

Richtlinie 74/60/EWG des Rates vom 17. Dezember 1973 zur Angleichung der Rechtsvorschriften der Mitgliedstaaten über die Innenausstattung der Kraftfahrzeuge

Sanders, M. S. /McCormick, E.: Human factors in engineering and design, McGraw-Hill, New York 1993

Schmidtke, H. (Hrsg.): Handbuch der Ergonomie mit ergonomischen Konstruktionsrichtlinien und Methoden (einschl. Ergänzungslieferung 11/2007), Bundesamt für Wehrtechnik und Beschaffung, Koblenz 2007

VBG: Richtig sitzen am Fahrerarbeitsplatz im Linienbus. In: warnkreuz Spezial Nr. 26, VBG-Fachinformationen, Hamburg 2010

VDV-Schrift 234: Fahrerarbeitsplatz im Niederflur-Linienbus (Entwurf), 2000

Wickens, C. D./Lee J. D./Liu, Y./Gordon Becker, S. E.: An Introduction to Human Factors Engineering, Pearson Prentice Hall, New Jersey 2004

Heinz Hautzinger

# Assistenzsysteme

**Abstract**
Fahrerassistenzsysteme sind elektronische Einrichtungen in Kraftfahrzeugen, die das Umfeld des Fahrzeugs erfassen und aus der Lage und der Relativgeschwindigkeit von Objekten im Verhältnis zum eigenen Fahrzeug Warnungen und Fahrzeugeingriffe zur Vermeidung von Unfällen ableiten. Der Fahrer trägt aber weiterhin die volle Verantwortung für das Verhalten seines Fahrzeugs im Straßenverkehr. Nach den eher Pkw-orientierten Anfängen in den 1980er Jahren (Antiblockiersystem, Antriebsschlupfregelung) gibt es inzwischen auch für Lkw und Omnibusse eine ständig wachsende Zahl von Assistenzsystemen (Elektronisches Stabilitätsprogramm ESP und vieles mehr). Bei der Analyse und Bewertung der Verkehrssicherheitseffekte von Fahrerassistenzsystemen sind vorrangig diejenigen Unfallarten zu berücksichtigen, auf deren Vermeidung die betreffenden Systeme abzielen. Konkret können Fahrerassistenzsysteme Unfälle natürlich nicht vollständig verhindern, sondern immer nur die Wahrscheinlichkeit des Eintretens von Unfällen verringern. Die bisherigen Untersuchungen zu den Sicherheitswirkungen von Fahrerassistenzsystemen beziehen sich überwiegend auf Assistenzsysteme in Pkw. Zur Frage, inwieweit diese Systeme die aktive Sicherheit von Nutzfahrzeugen verbessern, liegen demgegenüber erst relativ wenige Studien vor.

## Grundlagen

Ausgehend von Visionen für einen Straßenverkehr mit höchster Effizienz und höchstem Sicherheitsniveau, wie sie Ende der 1980er Jahre im europäischen Forschungsprogramm PROMETHEUS entwickelt wurden, sind Fahrerassistenzsysteme (FAS; englisch: Advanced Driver Assistance Systems oder auch eSafety Systems) inzwischen Realität geworden. Voraussetzung für die Einführung dieser elektronischen Zusatzeinrichtungen in Kraftfahrzeugen, die den Fahrer in bestimmten Fahrsituationen unterstützen, war die Verfügbarkeit entsprechender technischer Komponenten – man denke beispielsweise an Sensoren zur Umfelderfassung und zur Erfassung der Fahrzeugdynamik. Vorrangiges Ziel der Ausstattung von Kraftfahrzeugen mit FAS ist die Verbesserung der aktiven Fahrzeugsicherheit (Unfallvermeidung), doch auch die Steigerung von Fahrkomfort und Wirtschaftlichkeit spielt eine Rolle. Es lassen sich verschiedene Typen von FAS unterscheiden:

- Fahrerinformationssysteme
- Fahrzeugkommunikationssysteme
- Prädiktive FAS
- Systeme zur Fahrzeugstabilisierung
- Systeme zur Erkennung des Fahrerzustands

FAS greifen teilautonom oder autonom in Antrieb, Steuerung oder Signalisierungseinrichtungen des Fahrzeugs ein oder warnen durch geeignete Mensch-Maschine-Schnittstellen den Fahrer kurz vor oder während kritischer Situationen. Der Fahrer trägt aber weiterhin die volle Verantwortung für das Verhalten seines Fahrzeugs im Straßenverkehr. Ausführliche Darstellungen zu FAS finden sich in einigen Handbüchern (Winner u.a., 2009; Wallentowitz/Reif, 2006).

### FAS in Nutzfahrzeugen

Wie eingangs erwähnt, gibt es inzwischen auch für Lkw und Omnibusse eine ständig wachsende Zahl von FAS, die wie zum Beispiel

- Antiblockiersystem (ABS),
- Antriebsschlupfregelung (ASR),
- Elektronisches Stabilitätsprogramm (ESP), beinhaltet auch ASR,
- Elektronische Differentialsperre (EDS),
- Adaptives Kurvenlicht,
- Fernlichtassistent (automatisches Auf- und Abblenden des Fernlichts),
- Nachtsichtassistent, Night Vision,
- Bremsassistent (BAS),
- Abstandsregeltempomat, Adaptive Cruise Control (ACC) und
- Spurhalteassistent, Lane Departure Warner, Lane Guard System (LGS)

bereits am Markt vorhanden sind.

Andere Formen von FAS wie beispielsweise

- Fahrerzustandserkennung (Driver Drowsiness Detection),
- Verkehrszeichenerkennung,
- Geisterfahrtenwarner (in Kombination mit einem Navigationssystem),
- Copilot für Kurveninformationen,
- Querverkehr- und Ampelassistent und
- Car2Car Communication, funkgestützte Kommunikation zwischen Fahrzeugen

befinden sich momentan noch in der Entwicklung. Eine ausführliche Dokumentation zu FAS in Nutzfahrzeugen („heavy vehicles") findet man im Dokument Deliverable 6.1 zum EU-Forschungsprojekt TRACE (Traffic Accident Causation in Europe), welches von der Projektwebsite heruntergeladen werden kann.

### Funktionsweise und Wirkbereiche ausgewählter FAS

Bei der Analyse und Bewertung der Verkehrssicherheitseffekte von FAS sind vorrangig diejenigen Unfallarten zu berücksichtigen, die mithilfe der betreffenden Systeme vermieden werden sollen. Konkret können FAS Unfälle natürlich nicht vollständig verhindern; sie können immer nur die Wahrscheinlichkeit des Eintretens von Unfällen verringern. Für drei ausgewählte FAS werden nachfolgend die intendierten Wirkbereiche, das heißt die den Systemen zuzuordnenden „Zielgesamtheiten von Unfällen" (englisch: crash populations addressed by driver assistance systems) dargestellt. Aus wissenschaftlicher Perspektive besitzt ein FAS eine umso höhere Sicherheitsrelevanz, je breiter sein Wirkbereich – gemessen am Umfang der betreffenden Unfallzielgesamtheit – ist und je schwerer die zum Wirkbereich des Systems gehörenden Unfälle sind (Hautzinger u.a., 2011).

### Elektronisches Stabilitätsprogramm (ESP)

ESP ist ein Fahrerassistenzsystem zur Fahrdynamikregelung. In Abhängigkeit von Querbeschleunigung und Lenkwinkel kann durch gezieltes Anbremsen einzelner Räder das Fahrzeug in kritischen Situationen (Schleudern) stabilisiert werden, um ein unkontrolliertes Abkommen von der Fahrbahn zu verhindern. Bei Nutzfahrzeugen wird ESP mit dem elektronischen Bremssystem (EBS) und der Anti-Schlupf-Regelung (ASR) kombiniert. Das System wird bei Herstellern unter anderem auch als Elektronische Stabilitätskontrolle (ESC – Electronic Stability Control) bezeichnet.

Der intendierte Wirkbereich des ESP umfasst ganz allgemein Kollisionen und Alleinunfälle, die aus dem Verlust der Kontrolle über das Fahrzeug (instabile Fahrzustände) resultieren. Das System zielt konkret darauf ab, Schleudern und Abkommen von der Fahrbahn zu verhindern. Ein Beispiel hierfür aus dem Nutzfahrzeugbereich wäre etwa ein zu schnell ausgeführtes Ausweichmanöver, bei dem sich einzelne Räder des Anhängers heben und das ganze Fahrzeug zu kippen droht.

Insbesondere soll ESP unkontrollierten Fahrzeugbewegungen und damit verbundenen Unfällen infolge von sogenanntem Übersteuern entgegenwirken. Ein Übersteuern liegt zum Beispiel vor, wenn eine Kurve mit überhöhter Geschwindigkeit angefahren wird, der Fahrer einlenkt, aber das Fahrzeug sich aufgrund seiner Trägheit zunächst weiter in Fahrtrichtung bewegt. Dadurch knickt die Zugmaschine in Kurvenrichtung ein, das ganze Fahrzeug „rutscht" aber dennoch aus der Kurve heraus. Das System ESP ermittelt in einer solchen kritischen Situation die richtige Bremskraft, um das Fahrzeug – durch gezieltes Abbremsen des äußeren Vorderrades und des Anhängers – dennoch in der Spur zu halten und das Ausbrechen zu verhindern. Entsprechend seiner Funktionsweise dient das System ESP auch der Vermeidung von Unfällen auf glatter Fahrbahn (z.B. durch Schnee oder Eis). Es versteht sich aber von selbst, dass unter solchen Bedingungen auch ESP rasch an seine Grenzen stößt.

### Abstandsregeltempomat (ACC)

ACC ist ein Assistenzsystem, welches anders als der herkömmliche Tempomat nicht nur die Geschwindigkeit, sondern auch den Abstand zum vorausfahrenden Fahrzeug regelt und den Fahrer bei Unterschreiten des Sicherheitsabstands mindestens akustisch warnt, optional noch zusätzlich optisch. Das System arbeitet mit Radarsensoren, modellabhängig können auch Video- und Ultraschallsensoren in die Funktion integriert sein. Bei Herstellern wird das in Rede stehende FAS zum Beispiel als Abstandsregler oder Adaptive Cruise Control (ACC) bezeichnet. Teilweise umfasst der ACC auch eine Notbremsfunktion (Einleitung einer Vollbremsung bei ausbleibendem Reagieren des Fahrers).

Voraussetzung für die Abstandsregelung ist, dass sich das vorausfahrende Fahrzeug mit einer gewissen Mindestgeschwindigkeit (ca. 5 bis 10 km/h) bewegt. Unbewegliche Objekte und Hindernisse wie beispielsweise Brückenpfeiler oder stehende Fahrzeuge werden nicht erkannt. Das System ACC kann nur bei eingeschaltetem Tempomat und erst ab einer Fahrgeschwindigkeit von zirka 25 Stundenkilometern aktiviert werden. Der ACC ist für Autobahn und Landstraße ausgelegt, im städtischen Bereich gelangt das System schnell an seine Funktionsgrenzen. Weitere Probleme können vor allem auf kurvenreichen Landstraßen auftreten, wo das vorausfahrende Fahrzeug gegebenenfalls nicht erkannt wird. Außerdem schränken schlechte Witterungsverhältnisse wie heftiger Regen, Schneefall oder Verschmutzung des Sensors das bestimmungsgemäße Funktionieren des Systems unter Umständen so stark ein, dass es gänzlich außer Kraft gesetzt wird. Der Wirkbereich des ACC umfasst somit Auffahrunfälle insbesondere in der Kolonnenfahrt. Allerdings ist ACC kein vollwertiges Kollisionsvermeidungssystem für die Kolonnenfahrt, da, wie oben erwähnt, ein Auffahren auf unbewegliche Hindernisse (z.B. stehende Fahrzeuge am Stauende) nicht verhindert wird.

### Spurhalteassistent (LGS)

Beim Spurassistent oder genauer Spurhalteassistent – nicht zu verwechseln mit dem Spurwechselassistent, der den Fahrer unterstützt, indem mithilfe von Radarsensoren der tote Winkel und das Verkehrsgeschehen hinter dem Fahrzeug beobachtet wird – handelt es sich um ein System, das den Fahrer akustisch und/oder haptisch (Vibration im Lenkrad) warnt, wenn dieser im Begriff ist, seine Fahrspur unbeabsichtigt zu verlassen. Dieses Assistenzsystem wird bei Herstellern auch als Spurverlassenswarner, Lane Departure Warning System (LDWS) oder Lane Guard System (LGS) bezeichnet. Das System ist kamerabasiert und arbeitet grundsätzlich auch nachts. Es soll den Fahrer vor allem beim Fahren auf Autobahnen und Landstraßen unterstützen, weshalb es erst ab einer Geschwindigkeit von zirka 60 Stundenkilometern arbeitet. Bedingungen, unter denen die Warnbereitschaft des LGS nicht gegeben ist, sind beispielsweise eine zu geringe Geschwindigkeit, eine zu breite oder zu schmale Fahrspur oder die Nichterkennbarkeit der Fahrspurbegrenzungslinien. Da LGS das unbeabsichtigte Verlassen der Fahrspur verhindern soll, wirkt das System nur bei inaktivem Fahrtrichtungsanzeiger (ausgeschalteter Blinker).

Als videobasiertes System stößt LGS bei schlechten oder fehlenden Spurmarkierungen wie in Baustellen und bei Fahrbahnverengungen an seine Grenzen. Auch kann es bei ausgebesserten Stellen im Fahrbahnbelag beziehungsweise je nach Neuasphaltierung zu falschem Alarm kommen. Die Probleme ähneln in einigen Punkten denen des ACC. Da das System auf „Sicht" fährt, beeinträchtigen schlechte Witterungsverhältnisse, Verschmutzungen der Fahrbahn, Schnee oder sehr ungünstige Kontraste die Funktionalität gegebenenfalls so sehr, dass es inaktiv wird. Die Stärke des LGS entfaltet sich in monotonen Situationen, zum Beispiel beim Fahren bei Dunkelheit und bei geringem Verkehrsaufkommen.

Indem LGS vor dem unbeabsichtigtem Verlassen der eigenen Fahrspur warnt, soll das System Kollisionen mit entgegenkommenden Fahrzeugen und Zusammenstöße mit Fahrzeugen, die seitlich in die gleiche Richtung fahren, verhindern. Zum Wirkbereich gehören aber auch Alleinunfälle infolge eines Abkommens von der Fahrbahn.

### Ursachen von Unfällen unter Beteiligung von Nutzfahrzeugen

Unfälle im Straßenverkehr werden durch viele verschiedene, häufig zusammenhängende Faktoren verursacht. Gleichwohl zeigt die Unfallursachenforschung, dass es einige Hauptursachen für Verkehrsunfälle gibt. Dies trifft auch für Unfälle unter Beteiligung von Lkw zu; das wurde unter anderem durch die groß angelegte European Truck Accident Causation Study (ETAC) nachgewiesen (EU/IRU, 2007), bei der mehr als 600 Unfälle im Rahmen örtlicher Unfallerhebungen („in-depth accident investigation") von Expertenteams im Detail analysiert worden sind. Es wurde festgestellt, dass 85 Prozent der untersuchten Unfälle auf menschliches Fehlverhalten zurückgeführt werden können, wobei aber nur in einem Viertel dieser Fälle der Lkw-Fahrer Hauptverursacher des Unfalls war. Detaillierte Ursachenanalysen (einschließlich Unfallrekonstruktion) zu den einzelnen Unfallarten lassen die wichtigsten Einzelursachen erkennen. Beispielhaft seien hier folgende Befunde genannt:

- Bei Auffahrunfällen, bei denen der Lkw-Fahrer Hauptverursacher ist (Zusammenstoß mit einem anderen Fahrzeug, das vorausfährt oder wartet), sind die drei wichtigsten Fehlverhaltensarten des Lkw-Fahrers (1) nicht angepasste Geschwindigkeit (22 %), (2) unzureichender Sicherheitsabstand (16 %) und (3) mangelnde Aufmerksamkeit des Fahrers (13 %).
- Bei den von Lkw-Fahrern verursachten Spurwechselunfällen (Zusammenstoß mit einem anderen Fahrzeug, das seitlich in gleicher Richtung fährt oder entgegenkommt) geht der hier meist vorliegende Kontrollverlust über das Fahrzeug hauptsächlich auf folgende Ursachen zurück: (1) nicht angepasste Geschwindigkeit (20 %), (2) Verlust des Kraftschlusses zwischen Reifen und Fahrbahn (14 %) und (3) technische Mängel des Lkw (9 %).

Sieht man von technischen Mängeln als Unfallursache einmal ab, so legen diese Untersuchungsergebnisse eine bestimmte Vermutung nahe: Viele der aus den genannten Fehlverhaltensweisen von Lkw-Fahrern resultierenden Unfälle hätten vermieden werden können, wenn die betreffenden Fahrzeuge mit FAS wie zum Beispiel ESP, ACC oder LGS ausgestattet gewesen wären.

### Sicherheitspotenzial von FAS in Nutzfahrzeugen

Die bisherigen Untersuchungen zu den Sicherheitswirkungen von FAS beziehen sich überwiegend auf Assistenzsysteme in Pkw. Zur Frage, inwieweit diese Systeme die aktive Sicherheit von Nutzfahrzeugen und damit das Sicherheitsniveau im Straßenverkehr insgesamt verbessern, liegen demgegenüber erst relativ wenige Studien vor. Die meisten dieser Studien behandeln allerdings die *möglichen* beziehungsweise *voraussichtlichen* Sicherheitswirkungen (Sicherheitspotenzial) und nicht die *tatsächlich eingetretenen* Sicherheitswirkungen von FAS in Nutzfahrzeugen.

In der Literatur finden sich verschiedene methodische Ansätze zur Abschätzung des Sicherheits- beziehungsweise Wirkpotenzials von FAS:

- Retrospektive Einzelfallanalyse („case-by-case") von gut dokumentierten Unfällen: Expertenurteil im Hinblick auf Vermeidbarkeit des betreffenden Unfalls im Fall der Ausstattung mit FAS („Was wäre gewesen wenn ...?"), Berücksichtigung der Unfallumstände und der technischen Auslegung des FAS (z.B. eingeschränkte Funktion bei Nebel). Das Expertenurteil stützt sich auf technische Kenntnisse zum jeweiligen FAS sowie auf Informationen/Einschätzungen der Wirksamkeit des FAS in verschiedenen Unfallszenarien (Gwehenberger u.a., 2006; Kingsley, 2009).
- Einsatz von Crash-Simulationstechniken: Ein Simulationsmodell, bestehend aus einer Unfallszenario-Datenbank in Verbindung mit Fahrzeug-, Fahrer- und Umweltmodellen, wird an empirischen Unfalldaten kalibriert und zur Quantifizierung des Einflusses von FAS auf die Unfallbeteiligungs- und Verletzungswahrscheinlichkeit verwendet. Im Sinne einer Monte-Carlo-Simulation werden Parameter wie zum Beispiel die Reaktionszeit des Fahrers zufallsabhängig variiert. Indem man die Simulationsläufe für

das Fahrzeugmodell mit und ohne FAS durchführt, kann der Sicherheitsgewinn durch FAS bewertet werden (Sugimoto/Sauer, 2005).

- Ermittlung von Konflikthäufigkeitsdaten für eine Testflotte im Rahmen sogenannter Field Operational Tests (FOT): Typischerweise werden hierbei auf Basis eines Versuchsplans bestimmte FAS in den Fahrzeugen einer kleineren Lkw-Testflotte installiert und automatisierte Daten zum Fahrtverlauf – differenziert nach Fahrten mit eingeschaltetem und deaktiviertem FAS – über einen längeren Zeitraum (z.B. 12 Monate) gesammelt. Aus den aufgezeichneten Daten werden dann im Nachhinein Häufigkeit und Art von „Konfliktsituationen“ beim Fahren mit und ohne FAS ermittelt. Aus den festgestellten Unterschieden in der Konflikthäufigkeit schließt man dann auf die tatsächlich ja nicht erhobenen Unterschiede in der Unfallhäufigkeit. Bekannt sind die Feldversuche der Lkw-Hersteller Volvo und Mack, bei denen die Systeme LGS beziehungsweise LDWS untersucht worden sind (Lehmer u.a., 2007; Orban u.a., 2006).

Die derzeit umfangreichste Informationsgrundlage zum Sicherheitspotenzial einer großen Zahl von FAS ist die im Rahmen eines EU-Projekts gepflegte Website http://esafety-effects-database.org. Deutsche Untersuchungen kommen unter anderem zu folgenden Ergebnissen zum Sicherheitspotenzial von FAS in Nutzfahrzeugen:

- Rund 9 Prozent aller Lkw-Unfälle mit schweren Personenschäden (Lkw über 3,5 t zulässiges Gesamtgewicht) sind „ESP-relevant“, gehören also zu der Teilgesamtheit von Unfällen, auf welche ESP abzielt. Betrachtet man nur Außerortsunfälle, so liegt die betreffende Quote bei 12 Prozent, im Fall der Lkw-Alleinunfälle sogar bei 44 Prozent (Gwehenberger u.a., 2006).
- Von den Lkw-Unfällen, die nicht ESP-relevant sind, könnten 4 Prozent durch LGS vermieden werden (Lkw über 7,5 t). In der Teilgesamtheit der Lkw-Unfälle durch Abkommen von der Fahrbahn liegt die betreffende Vermeidungsquote sogar bei 49 Prozent (Dörner, 2006).
- Mit ACC sind ohne Fahrereingriff rund 20 Prozent und mit zusätzlicher Vollbremsung durch den Fahrer 24 Prozent aller Lkw-Unfälle vermeidbar (Dörner, 2006).

### Faktische Sicherheitswirkungen von FAS in Nutzfahrzeugen

Die sicherheitstechnische Überlegenheit von Nutzfahrzeugen mit FAS gegenüber Nutzfahrzeugen ohne entsprechende Ausstattung kann auf überzeugende Weise letztlich nur im Rahmen einer methodisch fundierten Evaluationsstudie empirisch nachgewiesen werden. Zentrales Element einer solchen Untersuchung ist der statistische Gruppenvergleich zwischen Fahrzeugen mit und ohne FAS im Hinblick auf Häufigkeit und Art der Unfallbeteiligung. Ausgehend von den dabei gewonnenen Erkenntnissen zum Risiko der Unfallbeteiligung von Fahrzeugen mit und ohne FAS können im Rahmen einer nachgeschalteten Kosten-Nutzen-Analyse auch die durch FAS vermiedenen monetären Unfallkosten ermittelt werden.

Die aus statistischer Sicht am besten geeignete Untersuchungsform ist die Kohortenstudie (Follow-up-Studie). Dabei werden zwei Gruppen (Kohorten) von Fahrzeugen gebildet, die über einen definierten Zeitraum beobachtet werden:

- Testgruppe: Fahrzeuge mit FAS
- Kontrollgruppe: Fahrzeuge ohne FAS

Im einfachsten Fall stellt man pro Gruppe fest, wie viele Fahrzeuge im Beobachtungszeitraum in einen Unfall verwickelt sind, um auf diese Weise für Fahrzeuge mit und ohne FAS eine Schätzung des Unfallbeteiligungsrisikos $p_1$ beziehungsweise $p_0$ zu erhalten. Die sicherheitstechnische Überlegenheit von Fahrzeugen mit FAS im Vergleich zu Fahrzeugen ohne FAS ist gesichert, wenn das relative Risiko – $RR = p_1/p_0$ – signifikant kleiner als Eins ist (Böhning, 1998; Woodward, 2005). Aus epidemiologischer Perspektive besitzt im Fall $RR < 1$ die Ausstattung von Nutzfahrzeugen mit FAS den Charakter eines wirksamen „Schutzfaktors", der das Risiko der Unfallbeteiligung reduziert. Der Risikovergleich kann durch Einbeziehung von sogenannten Kontrollvariablen (z. B. Fahrleistung im Untersuchungszeitraum) verbessert werden, da hierdurch eventuellen Struktur- und Einsatzunterschieden zwischen FAS- und Vergleichsfahrzeugen Rechnung getragen wird.

Bisher liegt erst eine einzige Studie dieser Art vor (Hautzinger u. a., 2011). Auf der Grundlage von Daten zu n = 1.250 schweren Lkw (darunter 715 FAS-Fahrzeuge), die über rund 24 Monate beobachtet wurden, kommt die Untersuchung zu dem Ergebnis, dass das Unfallbeteiligungsrisiko von Fahrzeugen, die mit den drei Systemen ESP, ACC und LGS ausgestattet sind, gegenüber Vergleichsfahrzeugen ohne diese Ausstattung um rund ein Drittel niedriger ist.

## Literatur


Bantz, R.: Gute Assistenten gesucht. In: SicherheitsPartner, Heft 1/2009, S. 14–15

Böhning, D.: Allgemeine Epidemiologie und ihre methodischen Grundlagen, Oldenbourg Verlag, München/Wien 1998

Chiellino, U./Winkle, Th./Graab, B./Ernstberger, A./Donner, E./Nerlich, M.: Was können Fahrerassistenzsysteme im Unfallgeschehen leisten? In: Zeitschrift für Verkehrssicherheit 56, 3/2010, S. 131–137

Dörner, K.: Assistenzsysteme für Nutzfahrzeuge und deren Unfallvermeidung, Vorentwicklung Fahrerassistenz/Elektronik, MAN Nutzfahrzeuge AG, 26.09.2006

EU/IRU (Hrsg.): European Truck Accident Causation Study (ETAC), 2007

Gwehenberger, J./Schwertberger, W./Daschner, D.: Wirkungspotenziale von Adaptive Cruise Control und Lane Guard System bei schweren Nutzfahrzeugen, Zweiter Grazer Nutzfahrzeug-Workshop, 12.05.2006

Hautzinger, H./Lohre, D. u. a.: Wissenschaftliche Begleitung der Kampagne „Sicher. Für Dich. Für mich" von BG Verkehr, BGL und KRAVAG, Forschungsbericht IVT und INVL, Hochschule Heilbronn, 2011

Kingsley, K.J.: Evaluating crash avoidance countermeasures using data from FMCS's and NHTSA's large truck accident causation study, Proceedings of the 21st International Technical Conference on the Enhanced Safety of Vehicles Conference (ESV), Stuttgart 2009

Lehmer, M.J./Brown, V. u. a.: Volvo trucks field operational test: evaluation of advanced safety systems for heavy trucks, Proceedings of the 20th International Technical Conference on the Enhanced Safety of Vehicles Conference (ESV). Lyon 2007

Morschheuser, K.: Bessere Sicherheit im Straßenverkehr durch Fahrerassistenzsysteme für Nutzfahrzeuge, Vortrag im Rahmen des 8th European Transport Congress der Deutschen Verkehrswissenschaftlichen Gesellschaft e. V. (DVWG), Stuttgart, 6.–7. Mai 2010

Orban, J./Hadden, J. u. a.: Evaluation of the Mack Intelligent Vehicle Initiative Field Operational Test, Final Report, U.S. Department of Transportation, Federal Motor Carrier Safety Administration, September 2006

Pflug, H.-Chr.: Mercedes Benz Safety Truck: Konzept des sichersten Lkw der Welt, Daimler Chrysler, 22.09.2007

Sugimoto, Y./Sauer, C.: Effectiveness Estimation Method for Advanced Driver Assistance System and its Application to Collision Mitigation Brake System, 19th International Technical Conference on the Enhanced Safety of Vehicles (ESV), Paper No. 05-01148-O, Washington DC 2005

Wallentowitz, H./Reif, K. (Hrsg.): Handbuch Kraftfahrzeugelektronik – Grundlagen, Systeme, Anwendungen, 1. Auflage, GWV Fachverlag GmbH, Wiesbaden 2006

Winner, H./Hakuli, St./Wolf, G. (Hrsg.): Handbuch Fahrerassistenzsysteme – Grundlagen, Komponenten und Systeme für aktive Sicherheit und Komfort, Vieweg + Teubner, Wiesbaden 2009

Woodward, M.: Epidemiology – Study Design and Data Analysis, Chapman & Hall, London 2005

## Internet

EU-Projekt mit Informationen zum Sicherheitspotenzial von FAS
http://esafety-effects-database.org.

Forschungsprojekt TRACE (Traffic Accident Causation in Europe)
http://www.trace-project.org

Christian Felten | Thomas Sye

# Klima und Luftqualität

**Abstract**
Lkw, Busse, Bahnen, aber auch Binnenschiffe und Verkehrsflugzeuge, sind in einer zunehmend mobilen Gesellschaft Arbeitsplätze, an die in ergonomischer Hinsicht die gleichen Ansprüche gestellt werden müssen wie an herkömmliche Büro- und Industriearbeitsplätze. Als Teil der ergonomischen Gestaltung spielen an mobilen Arbeitsplätzen Fragen der thermischen Behaglichkeit und der Belastung mit Luftschadstoffen eine zunehmend wichtige Rolle.

## Mobilität und thermische Behaglichkeit

Angesichts zunehmend heißer Sommer ist die Ausstattung von Nutzfahrzeugen mit Klimaanlagen ein in den Unternehmen kontrovers diskutiertes Thema. Der Einbau von Klimaanlagen etwa in Lkw oder Busse wird vielfach noch als unnötiger Luxus und Kostentreiber angesehen. Gleichzeitig verbessern Klimaanlagen in den heißen Sommermonaten die thermische Behaglichkeit in den Fahrzeugen und haben damit indirekt auch einen Einfluss auf die Verkehrsicherheit. Gerade Lkw-Fahrer werden davon ein Lied singen können, wenn sie ihre Pausen im Hochsommer in der Mittagshitze an Autobahnparkplätzen abhalten müssen. Nicht selten heizen sich die Fahrzeuge im Inneren auf Temperaturen von 40 Grad Celsius und mehr auf. An einen erholsamen Schlaf ist unter solchen Bedingungen nicht zu denken. Abhilfe könnten hier Standklimaanlagen schaffen. Die damit verbundenen Investitionskosten sind im Verhältnis zu den Anschaffungskosten, beispielsweise für einen Sattelzug, sicherlich zu vernachlässigen.

Unzweifelhaft ist, dass die Leistungsfähigkeit des Menschen ganz wesentlich von der Umgebungstemperatur beeinflusst wird. Es ist erwiesen, dass auch die Aufmerksamkeit im Fahrbetrieb bei hohen Temperaturen sinkt und sich somit ein erhöhtes Unfallrisiko ergeben kann. Bei Temperaturen über 25 Grad Celsius und starker Sonneneinstrahlung kann es bereits zu Hitzeschäden kommen. Eine hohe Luftfeuchtigkeit behindert die Schweißbildung und die Effektivität der Wärmeabgabe. Bei einer Luftfeuchtigkeit von 90 bis 100 Prozent tendiert die Wärmeabgabe durch Verdunstung gegen Null. Vorsicht ist bereits angebracht, wenn bei einer Luftfeuchtigkeit von 50 bis 60 Prozent gleichzeitig eine hohe Lufttemperatur besteht.

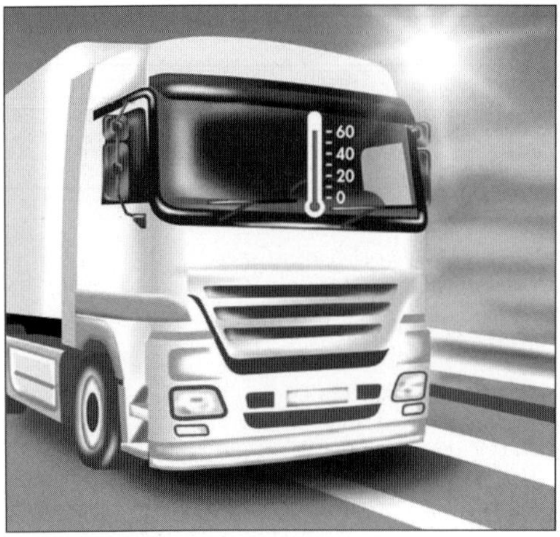


**Abb. 1: Temperaturen im Fahrzeuginneren ohne Klimaanlage** (Quelle: BG Verkehr)

Insbesondere bei körperlicher Belastung und damit einhergehend einer vermehrten Wärmeproduktion des Organismus wirkt sich eine hohe Umgebungstemperatur negativ auf die Leistungsfähigkeit aus. Neben Störungen des Wasser- und Elektrolythaushaltes (Dehydratation) kann es auch zur Störung der Temperaturregulation des menschlichen Organismus kommen. Im Straßenverkehr kann dies einen direkten Einfluss auf die Verkehrssicherheit haben, da die Leistungsfähigkeit und damit die Aufmerksamkeit des Kraftfahrers sinken.

Bekannt ist, dass hohe Außentemperaturen einen Anstieg der Herzfrequenz und der Körpertemperatur hervorrufen. Daneben steigt die Schweißproduktion und die Hautdurchblutung wird erhöht. Untersuchungen zeigen, dass mit steigenden Fahrzeuginnentemperaturen die Reaktions- und Konzentrationsfähigkeit der Fahrzeugführer abnehmen.

In einer umfangreichen Untersuchung zu Wettergeschehen und Unfallhäufigkeit (Arminger/Bonne, 1999) konnte ein direkter Zusammenhang zwischen Wärmebelastung und Unfallhäufigkeit nachgewiesen werden *(siehe Abb. 2)*.

Den stärksten Einfluss auf die Erhöhung der Unfallhäufigkeit innerorts haben demnach eine hohe Wärmebelastung und eine nasse Straße. Eine mittlere Wärmebelastung erhöht die Unfallhäufigkeit um zirka 11 Prozent gegenüber behaglichen Umgebungsbedingungen. Bei hoher Wärmebelastung (etwa 32 °C) im Fahrzeug erhöht sich Zahl der Unfälle innerorts um 22 Prozent.

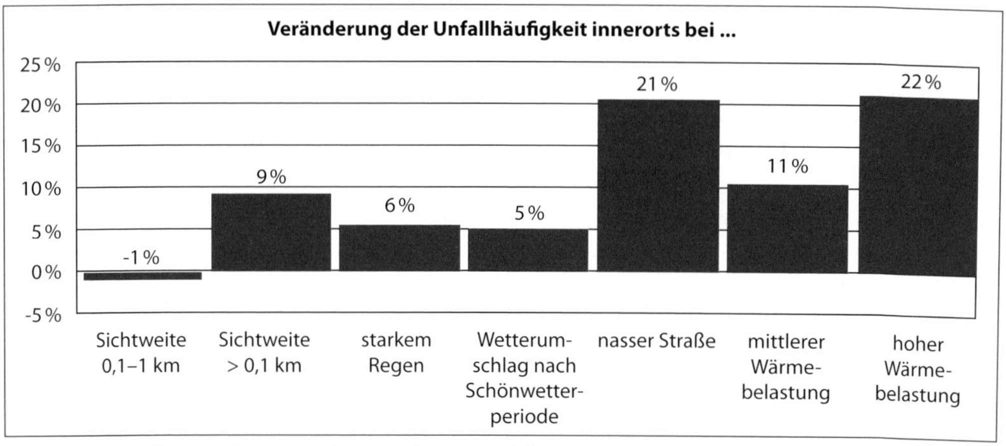


**Abb. 2: Veränderung des Unfallgeschehens in Abhängigkeit von äußeren Einflussfaktoren** (Quelle: Arminger/Bonne, 1999)

### Klimaeinflussgrößen und Klimaempfinden im Fahrzeug

Neben physikalischen Größen wie Lufttemperatur, Luftfeuchte, Luftgeschwindigkeit und Wärmestrahlung haben Ausstattungsmerkmale der Fahrzeuge einen ganz wesentlichen Einfluss auf das Klima und damit auf das thermische Empfinden im Fahrzeug. Zu nennen ist hier insbesondere die Fahrzeugfarbe. Ein dunkles Fahrzeug heizt sich im Sommer sehr viel stärker auf (um ca. 6 °C) als ein weißes Fahrzeug.

Aber auch die Farbe der Sitze und Oberflächen oder die Größe der Glasflächen haben einen spürbaren Einfluss auf das Fahrzeugklima.

Die Fahrzeugausstattung als Einflussgröße auf das Klimaempfinden wurde bereits genannt. Daneben spielen individuelle Faktoren eine entscheidende Rolle. Hier sind vor allem die körperliche Aktivität, die Bekleidung sowie der Gesundheitszustand des Fahrzeugführers zu nennen. Um thermische Behaglichkeit zu empfinden, müssen physikalische und individuelle Faktoren im Gleichgewicht stehen.

### Messung der thermischen Behaglichkeit im Fahrzeug

Wenn die thermische Situation an einem Arbeitsplatz, beispielsweise in einem Führerhaus, als nicht behaglich empfunden wird, sagt dies zunächst nichts darüber aus, wie stark die tatsächliche Abweichung zu Klimabedingungen ist, die von einer Mehrzahl von Personen als angenehm empfunden wird, oder ob mit der Arbeit unter bestimmten klimatischen Bedingungen eine mögliche Gesundheitsgefahr verbunden sein könnte.

Zwei Einflussgrößen entscheiden ganz wesentlich darüber, ob die klimatischen Bedingungen als angenehm empfunden werden oder nicht. Zum einen muss zwischen der Hauttemperatur und der Körperkerntemperatur thermische Neutralität vorliegen, das heißt, es darf keine erhebliche Temperaturdifferenz vorhanden sein. Die zweite wesentliche Voraussetzung für Umgebungsbedingungen, die als thermisch angenehm oder behaglich empfunden werden, ist eine ausgeglichene Energiebilanz des Körpers. Diese beiden Voraussetzungen für thermische Behaglichkeit sind aber nicht immer, insbesondere nicht im sommerlichen Fahrbetrieb ohne Einsatz von Klimaanlagen, erfüllt. Dies gilt insbesondere für Fahrzeuge, die auf kurzen Strecken und bei Sonneneinstrahlung mit geringen Geschwindigkeiten operieren.

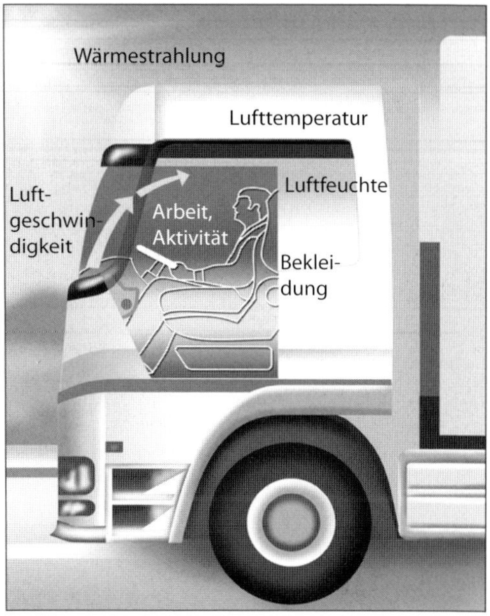


**Abb. 3: Klimaeinflussgrößen im Fahrzeug**
(Quelle: BG Verkehr)

Zur Bestimmung, ob klimatische Umgebungsbedingungen als thermisch behaglich empfunden werden, werden der so genannte PMV-Wert (Predicted Mean Vote = vorausgesagtes mittleres Votum) und der PPD-Wert (Previsible Percentage of Dissatisfied = vorausgesagter Prozentsatz Unzufriedener) herangezogen. Festlegungen, wie diese Werte zu bestimmen sind, sind sowohl in der DIN EN ISO 7730 „Ermittlung des PMV und des PPD und Beschreibung der Bedingungen für thermische Behaglichkeit" (1995; siehe dazu auch Sye/Felten/Sinner, 2006) als auch in der derzeit in der Entwurfsfassung vorliegenden Norm DIN EN ISO 14505 „Ergonomie der thermischen Umgebung. Beurteilung der thermischen Umgebung in Fahrzeugen" (2004) beschrieben.

Der PMV-Wert ist eine Zahl, die den Durchschnittswert für die Klimabeurteilung durch eine große Personengruppe anhand einer siebenstufigen Klimabeurteilungsskala vorhersagt. Der PMV-Wert lässt sich heute mittels geeigneter Messtechnik bestimmen, wobei Faktoren wie Kleidung, körperliche Anstrengung, Stoffwechselrate und so weiter Berücksichtigung finden. Mithilfe dieses PMV-Werts lässt sich dann aus dem zugehörigen Diagramm für den PPD-Wert ermitteln, ob die unter den aktuellen Bedingungen für Temperatur, Luftfeuchtigkeit, Wärmestrahlung, Kleidung und so weiter festgestellten Klimabedingungen als zuträglich anzusehen sind oder ob sie von einer Mehrzahl potenziell Betroffener als unbehaglich empfunden werden. Der PPD stellt damit eine quantitative Voraussage der Anzahl der mit einem bestimmten Umgebungsklima unzufriedenen Menschen dar, woraus sich Aussagen über die körperliche und mentale Leistungsfähigkeit ableiten lassen.

| Siebenstufige Klimabeurteilungsskala | |
|---|---|
| +3 | zu warm |
| +2 | warm |
| +1 | etwas warm |
| 0 | neutral |
| -1 | etwas kühl |
| -2 | kühl |
| -3 | zu kühl |

**Tab. 1: Siebenstufige Klimabeurteilungsskala** (Quelle: BG Verkehr)

Mit dem PPD-Wert lässt sich entsprechend der siebenstufigen Klimabeurteilungsskala (s.o.) der Prozentsatz einer großen Gruppe von Personen voraussagen, der sich zu warm oder zu kühl fühlen wird. Nach Ermittlung des PMV-Wertes kann der PPD-Wert aus der folgenden Grafik *(Abb. 4)* abgelesen werden.

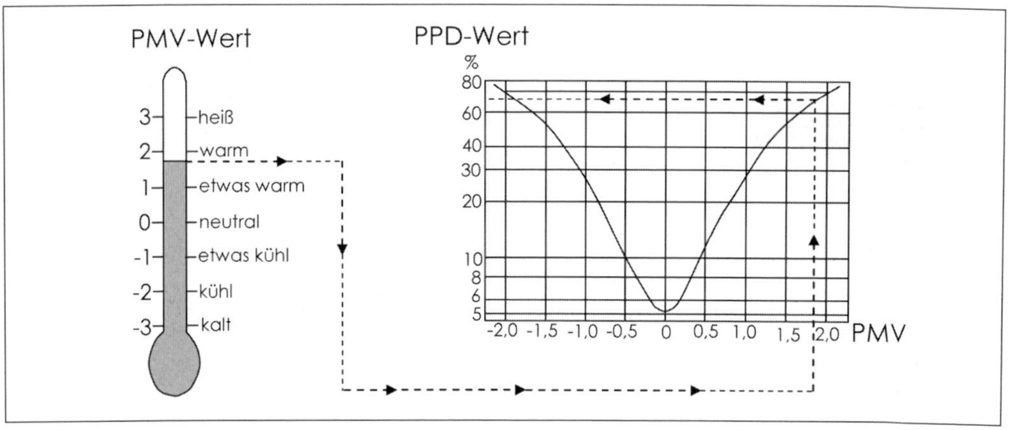


**Abb. 4: Zusammenhang zwischen PMV- und PPD-Wert** (Quelle: Fa. InnovaAirTech Instruments, Ballerup, Dänemark)

Damit sind nun Rückschlüsse darauf möglich, ob die ermittelten klimatischen Bedingungen von der Mehrzahl potenziell Betroffener als angenehm oder unangenehm empfunden werden. Hier in diesem Beispiel wurde ein PMV-Wert von zirka 1,8 ermittelt. Im Ergebnis werden zirka 70 Prozent der potenziell Betroffenen mit den klimatischen Bedingungen unzufrieden sein und unter Umständen mit Leistungseinbußen reagieren.

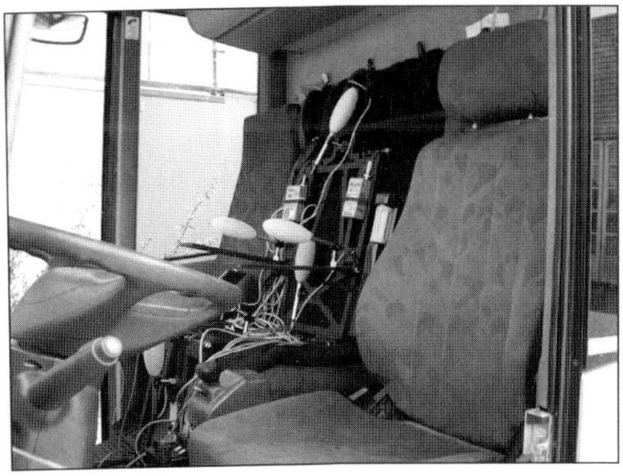

**Abb. 5: Messaufbau zur Messung der thermischen Behaglichkeit in einem Entsorgungsfahrzeug** (Quelle: BG Verkehr)

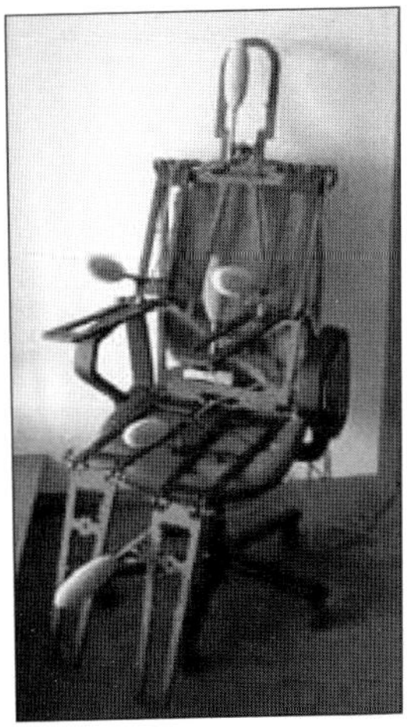

**Abb. 6: Mess-Dummy mit Sensoren in der Frontalansicht** (Quelle: BG Verkehr)

**Fahrzeugklimatisierung**

Klimaanlagen, zumindest einfache Kühlanlagen, gehören heute vielfach bereits zur Standardausstattung in Pkw und Nutzfahrzeugen. Für die meisten Verkehrsteilnehmer sind sie im Pkw nicht mehr wegzudenken. Doch auch in Nutzfahrzeugen sind Klimaanlagen kein unnötiger Luxus, da sie durch Verbesserung der thermischen Behaglichkeit einen nicht unwesentlichen Beitrag zur Erhöhung der Verkehrssicherheit leisten.

Zu nennen sind hier etwa Fahrtätigkeiten im Stop-and-go-Verkehr, beispielsweise in der Abfallentsorgung oder bei Linienbussen. Hier kommt es unter hochsommerlichen Bedingungen ohne Klimatisierung schnell zur starken Aufheizung der Fahrzeuge mit den oben genannten Auswirkungen auf die Konzentrations- und Reaktionsfähigkeit der Fahrzeugführer.

Gerade im Öffentlichen Personennahverkehr ist die Aufheizung der Busse im innerstädtischen, hochsommerlichen Verkehr ein bekanntes Phänomen, dem durch geeignete Fahrzeugklimatisierung begegnet werden kann.

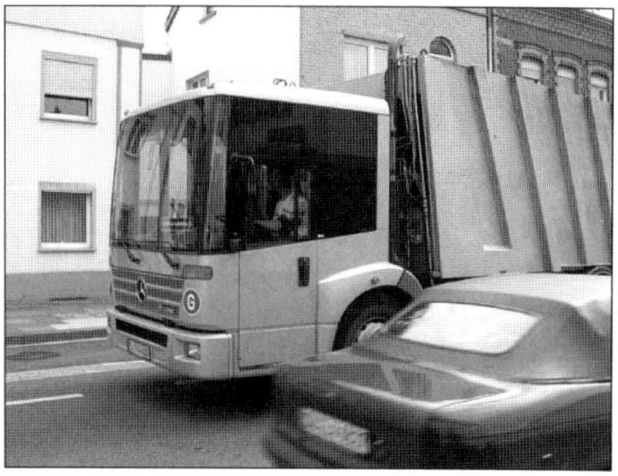

**Abb. 7: Modernes Entsorgungsfahrzeug mit großen Fensterflächen** (Quelle: BG Verkehr)

### Wie funktioniert eine Fahrzeugklimaanlage?

Das Funktionsprinzip einer Klimaanlage ähnelt dem eines Kühlschranks. In einem geschlossenen System wird Kältemittel verdampft und anschließend komprimiert. Dabei wird der Umgebungsluft am Verdampfer zunächst Wärme entzogen. Die dabei entstehende gekühlte Luft wird dann ins Fahrzeuginnere geleitet. Anschließend wird das Kühlmittel im Kondensator wieder verflüssigt, wobei Wärme entsteht, die an die Außenluft abgegeben wird. Beim folgenden Einspritzen des flüssigen Kältemittels in den Verdampfer wird das flüssige Kältemittel entspannt und dadurch abgekühlt. Luft, die dem Fahrzeuginneren zugeführt werden soll, wird nun gekühlt und kann so ins Fahrzeuginnere geleitet werden.

Bei der Bedienung der Klimaanlage beziehungsweise der Lüftung ist zu beachten:

Für eine optimale Luftverteilung im Fahrzeuginneren ist darauf zu achten, dass der Körper nie direkt angeströmt wird, da dies zu Zugeffekten führen kann, die gerade im Sommer als unangenehm empfunden werden. Nach Möglichkeit sind die Lüftungsdüsen so einzustellen, dass die Luft im Bereich des Kopfes kühler ist als im Bereich der Füße. Die kühle Luft sollte also nach oben geleitet werden und sich von dort im Fahrzeuginneren verteilen.

*Abbildung 8* illustriert diese optimale Luftverteilung im Kühlbetrieb.

Für den Heizbetrieb gilt, dass die Luft im Bereich der Füße wärmer sein sollte als im Bereich des Kopfes. Die warme Luft sollte also in diesem Fall in den Fußraum geleitet werden.

Wichtig ist, dass die Temperaturdifferenz zwischen Innen- und Außentemperatur gerade im Sommer nicht zu groß wird. Als ideal ist bei gemäßigten Außentemperaturen zwischen 10 und 25 Grad Celsius eine Innentemperatur von 22 Grad Celsius anzusehen. Bei höheren Außentemperaturen sollte auch die Innentemperatur höher eingestellt werden, um die Temperaturdifferenz zwischen innen und außen nicht zu groß werden zu lassen.

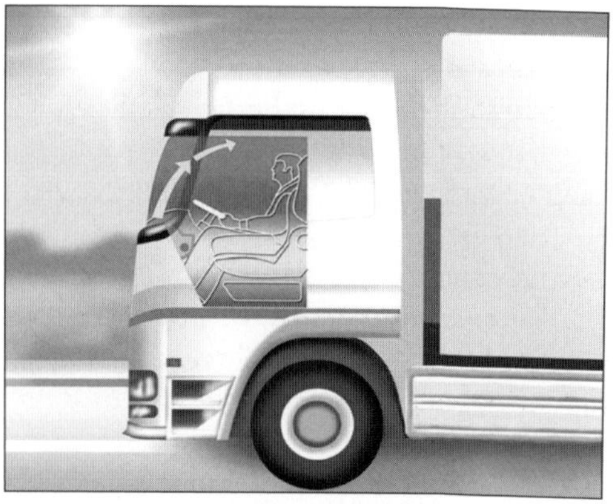

**Abb. 8: Optimale Schichtung der Luft im Fahrzeug bei Kühlbetrieb der Klimaanlage** (Quelle: BG Verkehr)

### Weitere Möglichkeiten, um die thermische Behaglichkeit im Fahrzeug zu verbessern

Außer mit einer Klimaanlage kann auch mit weiteren Zusatzausstattungen Einfluss auf die Fahrzeugklimatisierung genommen werden. Die Fahrzeugfarbe und die Farbe der Innenausstattung wurden bereits erwähnt. Darüber hinaus kann es sinnvoll sein, Fahrzeuge mit Standheizungen oder Zusatzheizungen auszustatten. Im Lkw-Fernverkehr sind Standklimaanlagen, die auch während der Ruhezeiten, etwa im Hochsommer, für ausreichende Kühlung des Fahrzeuginnenraumes sorgen, empfehlenswert. Auch Sonnenschutzrollos in Fahrzeugen mit großen Glasflächen (Busse, Straßenbahnen usw.) sind eine geeignete Zusatzausstattung, die die Aufheizung des Fahrzeuges vermindern kann.

## Luftschadstoffe in Fahrzeugen

Als Fahrzeugführer ist man wie alle anderen Verkehrsteilnehmer im Verkehrsgeschehen, etwa Fußgänger und Radfahrer, einer Vielzahl von chemischen Verbindungen ausgesetzt, die mehr oder weniger schädlich sind. Es beginnt bei den Fahrzeugabgasen wie Dieselmotoremissionen, Kohlenmonoxid und Stickoxiden und reicht weiter zu Ozon (bei starker Sonneneinstrahlung im Sommer) und Staub.

Die häufig geäußerte Vermutung, bei der Teilnahme im Straßenverkehr komme es zur Anreicherung von Luftschadstoffen im Fahrzeuginneren, konnte durch Untersuchungen, beispielsweise der BG Verkehr, nicht bestätigt werden (Sye u.a., 2010; Sye/Felten/Sinner, 2008). Sowohl die Belastung mit Staub als auch mit anderen Luftschadstoffen entspricht der ubiquitären Hintergrundbelastung im Straßenverkehr.

Lediglich bei Tunnelfahrten sind erhöhte Schadstoffeinträge möglich, denen man durch Abschaltung der Lüftung oder durch Umschalten der Klimaanlage auf Umluft begegnen kann.

Darüber hinaus gewährleisten Staubfilter in den Lüftungs- und Klimaanlagen moderner Fahrzeuge eine sehr gute Abscheidung von Staubpartikeln und Pollen.

## Literatur

Arminger, G./Bonne, T.: Einfluss der Witterung auf das Unfallgeschehen im Straßenverkehr. In: ATZ-Ausgabe 1999/09

DIN EN ISO 7730 Ermittlung des PMV und des PPD und Beschreibung der Bedingungen für thermische Behaglichkeit, September 1995

prEN ISO 14505 Ergonomie der thermischen Umgebung. Beurteilung der thermischen Umgebung in Fahrzeugen, Teil 1 und 2, Juli 2004

Rose, D.-M. u.a.: Klimatische Belastungen und Beanspruchungen in Fahrzeugkabinen von Flugzeugschleppfahrzeugen. In: Ergo Med 1, 2003, S. 18–25

Sye, T./Flemming, B./Guba, C./Felten, C.: Feldstudie zu Klima und Luftqualität an Fahrerarbeitsplätzen von Omnibussen, Berufsgenossenschaft für Transport und Verkehrswirtschaft 2010

Sye, T./Felten, C./Sinner, K.: Klimatische Belastungen und Luftqualität auf Binnenschiffen, Abschlussbericht, Berufsgenossenschaft für Fahrzeughaltungen, 2008

Sye, T./Felten, C./Sinner, K.: Thermische Behaglichkeit und Luftqualität in Führerhäusern von Fahrzeugen der Entsorgungswirtschaft, Abschlussbericht, Berufsgenossenschaft für Fahrzeughaltungen, 2006

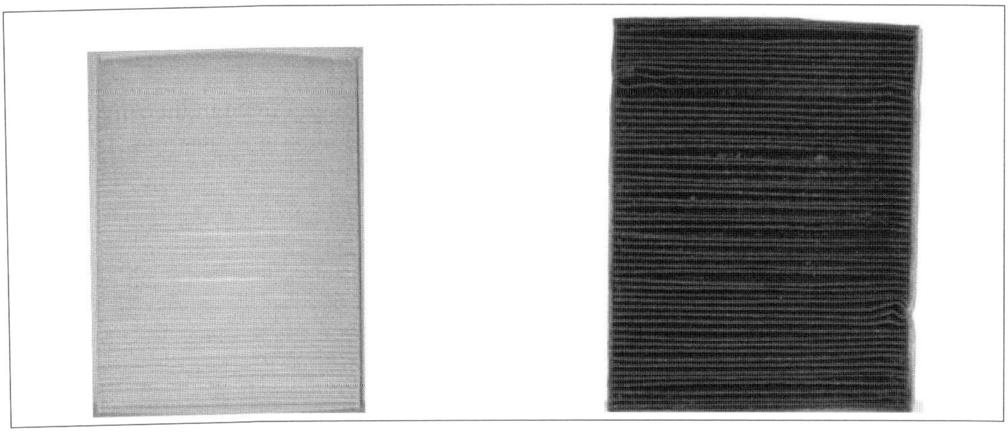

**Abb. 9: Neuwertiges Filter** (Quelle: BG Verkehr) **Benutztes Filter**

Michael Schué | Jürgen Menge | Lothar Kaufmann

# Öffentlicher Straßenverkehr

**Abstract**
Unfallanalysen geben Aufschluss über geeignete Ansatzpunkte für Maßnahmen zur Verbesserung der Verkehrssicherheit. Bei der Analyse spielen eine Vielzahl von Faktoren eine Rolle, unter anderem der Straßenzustand, die Tageszeit, die Verfassung des Fahrzeugführers, der technische Zustand des Fahrzeugs, die Häufigkeit einer Unfallart und so weiter. Im Straßenverkehr ist die Schwere der Unfälle kontinuierlich rückläufig. Hierzu hat neben verbesserten Rettungsdiensten auch die Unfallanalyse mit den danach umgesetzten Maßnahmen wesentlich beigetragen. Wer den öffentlichen Personennahverkehr (ÖPNV) nutzt, hat aus Sicht der Verkehrssicherheit eine gute Wahl getroffen. Zu Recht spricht die ÖPNV-Branche davon, dass sie das sicherste Verkehrsmittel auf der Straße betreibt. Insbesondere die hochwertige Aus- und Weiterbildung, regelmäßige medizinische Tests sowie moderne Fahrzeugtechnik und -überwachung führen zu diesem positiven Ergebnis.

## Definition

Der öffentliche Straßenverkehr beschreibt alle Verkehre im öffentlichen Straßenraum in Abgrenzung zu innerbetrieblichen Verkehren beziehungsweise sonstigen Verkehren auf Privatgelände. Hier gibt es eingehende Unfallanalysen, die wissenschaftlich fundiert sind und die speziell auf bestimmte, häufig vorkommende Unfallarten fokussieren.

Öffentlicher Verkehr im engeren Sinne sind die jedermann zugänglichen und regelmäßig mit staatlichen Mitteln bezuschussten Mobilitätsangebote. Dazu zählen im Personennahverkehr auf der Straße Linienbusse, Schülerverkehre und Straßenbahnen. Bei der Betrachtung und Analyse des Unfallgeschehens wird aufgrund vergleichbarer fahrzeugbezogener Rahmenbedingungen regelmäßig auch der Reisebus (sog. Gelegenheitsverkehr) miteinbezogen. Taxis rechnet man auch zum öffentlichen Verkehrsangebot, dennoch werden die Taxiunfälle in der amtlichen Statistik nicht gesondert, sondern nur zusammen mit den Pkw-Unfällen erfasst.

## Grundsätzliches zur Entwicklung des Unfallgeschehens im öffentlichen Straßenraum

Mobilität wird in der Gesellschaft nur dann akzeptiert, wenn ihre negativen Folgen

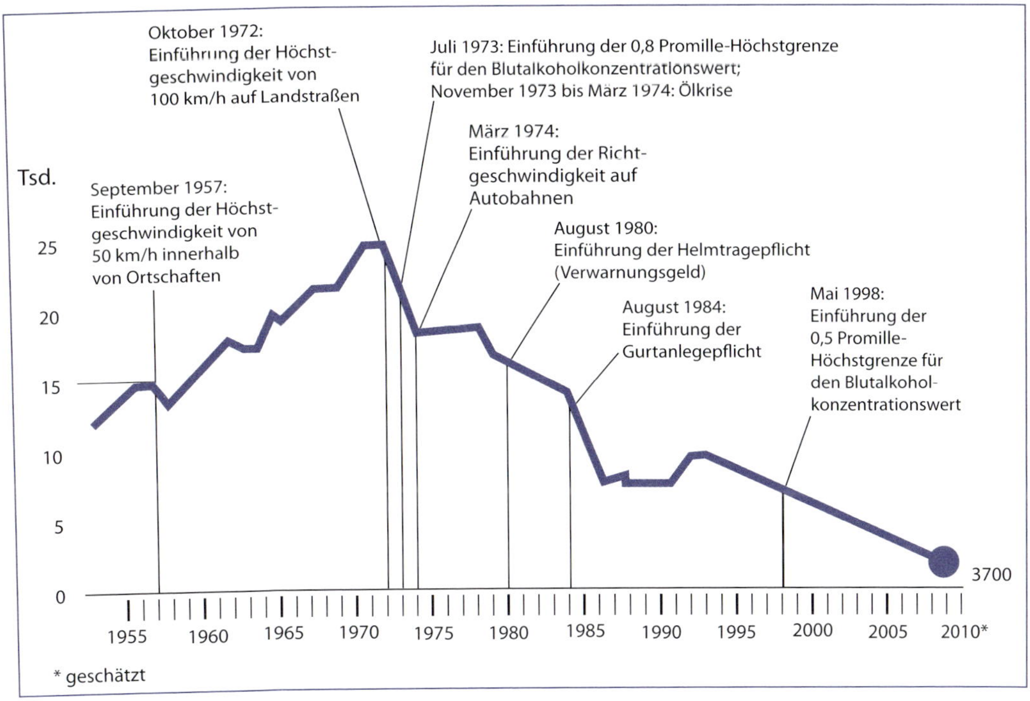


**Abb. 1: Entwicklung der Zahl der im Straßenverkehr Getöteten 1953 bis 2010** (Quelle: Statistisches Bundesamt, 2010/1; 2010/2)

auch mit Blick auf die Verkehrssicherheit so weit wie möglich vermindert werden. Die Verkehrssicherheitsarbeit sieht sich dabei im Kontext der von der Europäischen Union vorgegebenen anspruchsvollen Zielsetzungen für die Verkehrssicherheit.

Zur Entwicklung einer langfristigen und nachhaltigen Strategie spielt dabei die Verkehrsunfallanalyse eine herausragende Rolle, um in Schwerpunktprojekten Abhilfemaßnahmen zu den häufigsten Unfallursachen zu erarbeiten und umzusetzen.

Dabei hat sich die Zahl der im Straßenverkehr ums Leben gekommenen Verkehrsteilnehmer seit den 1970er Jahren insgesamt deutlich rückläufig entwickelt *(siehe Abb. 1)*.

Offensichtlich haben sich neben den Fortschritten in der Fahrzeugtechnik auch die an den Fahrzeugführer adressierten Verhaltensregeln positiv auf die Unfallentwicklung ausgewirkt. In diesem Zusammenhang ist auch die Verkehrserziehung und -aufklärung der Kinder, Jugendlichen und jungen Fahranfänger zu nennen. Eine zentrale Bedeutung kommt gleichzeitig der Infrastruktur – der Straße selbst – zu. Denn: Nur ein modernes, leistungsfähiges und den höchsten technischen Sicherheitsstandards entsprechendes Straßennetz dient nachhaltig der Verbesserung der Verkehrssicherheit. Dies gilt sowohl im Individual- als auch im öffentlichen Straßenverkehr.

Zur Entwicklung des Verkehrsunfallgeschehens kann festgestellt werden, dass nach den letzten Berechnungen die Zahl der im Straßenverkehr Getöteten im Jahr 2010 mit 3.648 einen neuen Tiefstand erreicht hat. Die Zahl der Verkehrstoten liegt damit so niedrig wie noch nie seit 1950.

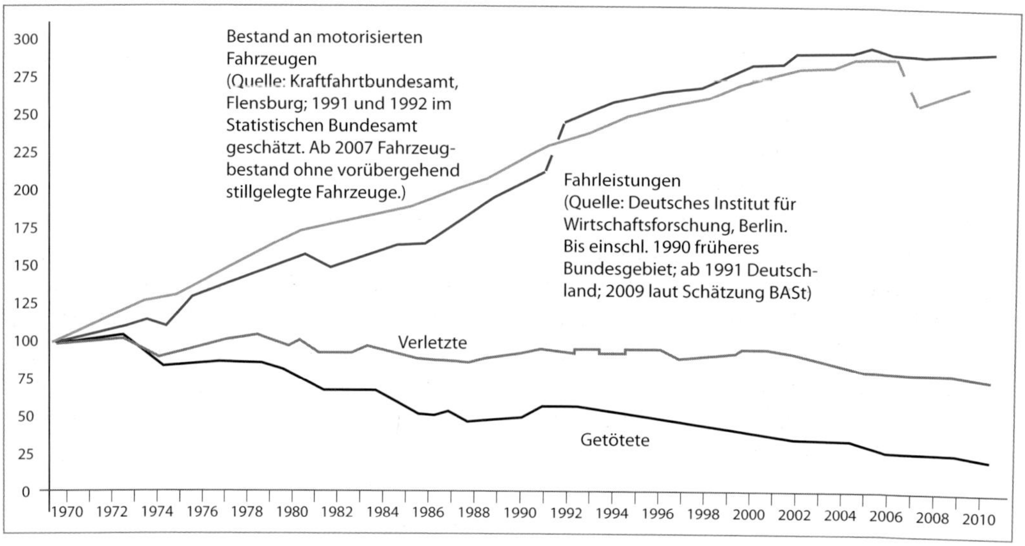


**Abb. 2: Getötete, Verletzte, Bestand an motorisierten Fahrzeugen, Fahrleistungen**

*Abbildung 2* verdeutlicht zudem, dass diese Entwicklung bei gleichzeitigem Anstieg des Bestandes der motorisierten Fahrzeuge sowie der Fahrleistungen eingetreten ist. Umso bemerkenswerter ist der erreichte Rückgang bei der Zahl der Getöteten und Verletzten.

Gleichwohl ist festzustellen, dass damit das auch von der EU vorgegebene Ziel einer Halbierung der Verkehrstoten bis zum Jahr 2010 nicht ganz erreicht werden konnte. Weitere Anstrengungen sind daher notwendig, zumal es nach wie vor eine Reihe besonders gefährdeter Verkehrsteilnehmer gibt – dabei handelt es sich vor allem um junge Fahrer, motorisierte Zweiradfahrer, Senioren und Kinder.

Insgesamt ist die Zahl der Verkehrsunfälle im Jahr 2010 um 1,6 Prozent auf rund 2,35 Millionen gestiegen. Um 6 Prozent – auf 293.000 – nahmen jedoch die Unfälle ab, bei denen Personen verletzt oder getötet wurden. Gesunken sein wird laut den Prognosen damit auch die Zahl der Verunglückten, und zwar um 5 Prozent auf 380.000.

## Zahlen, Daten und Fakten zum Unfallgeschehen im ÖPNV

Die Straße als Verkehrsträger Nummer eins ist gleichsam auch das Fundament für den ÖPNV mit Bussen, Straßenbahnen und Taxis. Der ÖPNV spielt unter struktur- und verkehrspolitischen Aspekten insbesondere im städtischen Bereich sowie als Anbindung von ländlichen Gebieten eine wichtige Rolle in der Daseinsvorsorge.

Der straßengebundene ÖPNV dient auch als Verknüpfung mit vorhandenen Bahnangeboten. 28 Millionen Fahrgäste nutzen in Deutschland täglich den ÖPNV. Sie fahren damit zur Arbeit oder zur Ausbildung, zu Kultur- und Sportveranstaltungen oder zur Erholung in Natur und Landschaft. Und alles, was täglich sonst so zu erledigen ist, kann mit Bus oder Bahn erreicht werden. Auch diejenigen, die einen Pkw zur Verfügung haben, nutzen immer häufiger die öffentliche Mobilitätsalternative. Im Zeitraum 2000 bis 2007 stiegen die Fahrgastzahlen im ÖPNV um 7 Prozent. Die hohen Kraftstoffpreise haben allein im ersten Halbjahr 2008 bundesweit noch einmal 2 Prozent mehr Fahrgäste in Busse und Bahnen gebracht.

Wegen der im Vergleich zu anderen Verkehrsmitteln sehr niedrigen Zahl der Unfälle im ÖPNV steht hierzu entsprechend wenig statistisches Datenmaterial zur Verfügung. Laut Statistischem Bundesamt (2010/1) waren Insassen von Bussen im Jahr 2009 mit 1,3 Prozent an der Zahl der verunglückten Personen beteiligt – und dies bei einer Verkehrsleistung der Busse (nur Nahverkehr bis 50 km) von 29,5 Milliarden Personenkilometern im Jahr 2009.

Ereigneten sich im Jahr 2000 in Deutschland insgesamt noch 307 Unfälle mit Beteiligung eines Kraftomnibusses (mit zwei Getöteten und 16 Schwerverletzten), so lag der Vergleichswert im Jahr 2007 nur noch bei 224 (mit null Getöteten und sieben Schwerverletzten).

Was Straßenbahnunfälle angeht, zeigt ein Blick in die Medienberichterstattung, dass die häufigste Unfallursache bei Kollision mit Fußgängern deren „Unachtsamkeit" ist und bei Kollision mit Pkw das Linksabbiegen des Autos.

### Unfallanalyse bei Schülerverkehren

Bei der oft emotional diskutierten Sicherheit von Schulbussen ist eine genauere Betrachtung angezeigt. Immer wieder geht es dabei um die Einführung einer Anschnallpflicht in Bussen. Generelle Regelungen in Bezug auf eine Sitzplatzgarantie sowie die Einführung einer Gurtpflicht in Bussen lassen sich indes nicht mit dem Unfallgeschehen bei der Schülerbeförderung begründen. Nach der Unfallstatistik ist der Bus das sicherste Verkehrsmittel auf dem Weg zur Schule.

Die generelle Einführung einer Anschnallpflicht in Bussen bringt insbesondere in technischer Hinsicht erhebliche Schwierigkeiten mit sich. Für die mit einer Ausrüstung der Fahrzeuge mit Gurten verbundenen Investitionskosten einschließlich der Kosten für die erforderliche Anpassung der Sitzkonstruktion und -befestigung liegen zwar keine konkreten Kostenschätzungen vor. Bei der Einführung einer Gurtpflicht wäre aber zu berücksichtigen, dass mit Blick auf die verschiedenen Einsatzarten von Bussen sowie die verschiedenen Altersgruppen der Schüler je Sitzplatz mehrere spezielle Rückhaltesysteme vorgehalten werden müssten. Bei der Beförderung von Personen mit einer Körpergröße kleiner als 1,50 Meter wäre eine Ausrüstung ausschließlich mit Standard-Sicherheitsgurten nicht nur ungeeignet, sondern auch gefährlich, da es bei einem Aufprall durch den Schultergurt zu Halsverletzungen oder durch den Beckengurt zu Verletzungen im Unterleib kommen könnte.

Soweit sich im Rahmen der Schülerbeförderung überhaupt Unfälle ereignen, ist dies nach den Erhebungen der Unfallkassen vor allem auf das Verhalten der Fahrgäste beim Ein- oder Aussteigen sowie im Bus selbst zurückzuführen. Ansonsten verletzen sich Schüler im Alter ab zehn Jahren auf dem Schulweg wesentlich häufiger durch Fahrradunfälle oder als Fußgänger (zusammen rd. 23 %) sowie als (nicht sachgemäß gesicherte) Mitfahrer im Pkw (rd. 53 % der im Straßenverkehr getöteten Kinder im Alter von null bis 14 Jahren im Jahr 2009).

### Chancen für mehr Sicherheit im öffentlichen Personennahverkehr – Faktor Mensch

Ein perfektes Verkehrssystem wird es auch in Zukunft nicht geben. Das darf aber trotz der erreichten Fortschritte kein Hinderungsgrund sein, im Sinne der Vision Zero ständig an weiteren Verbesserungen zu arbeiten. Dies gilt auch für die Schulbussicherheit. Es wird dabei in der Regel nur um weitere Optimierungen von Einzelaspekten gehen.

So führen beispielsweise die Unfallkassen in den Ländern Schulungsmaßnahmen durch, mit denen die Schülerinnen und Schüler für eventuelle Gefahren beim Ein- und Aussteigen oder während der Fahrt im Bus sensibilisiert werden. Ferner werden dort im Zusammenwirken mit den Busunternehmen Schulbusbegleiter ausgebildet.

Durch die als Vereine vor Ort organisierten Verkehrswachten werden Schülerlotsen ausgebildet, die den Schulweg besonders für die Fußgänger absichern. Die Polizeien der Länder führen regelmäßig spezialpräventive Schwerpunktkontrollen zum Thema ordnungsgemäßes Angurten von Kindern durch, die sie mit Informationsmaterialien begleiten.

### Chancen für mehr Sicherheit im öffentlichen Personennahverkehr – Faktor Fahrzeug

Das Bundesministerium für Verkehr, Bau und Stadtentwicklung (BMVBS) hat gemeinsam mit den Ländern einen „Anforderungskatalog für Kraftomnibusse (KOM) und Kleinbusse (Pkw), die zur Beförderung von Schülern und Kindergartenkindern besonders eingesetzt werden", erarbeitet (2005). Er enthält zum einen eine zusammenfassende Darstellung der einzuhaltenden technischen Voraussetzungen an KOM und Pkw, zum anderen darüber hinausgehende Empfehlungen und einen Mustervertrag. Dieser Anforderungskatalog soll zum Bestandteil der Verträge zwischen Schulträgern und Verkehrsunternehmen gemacht werden, soweit solche abgeschlossen werden.

Die gesamten Anstrengungen der vergangenen Jahrzehnte in der Verkehrssicherheitsarbeit haben dazu geführt, dass die Gefahr, als Kind im Straßenverkehr zu verunglücken, 2009 um den Faktor 14 gegenüber dem Jahr 1978 reduziert war.

### Zahlen, Daten und Fakten zum Unfallgeschehen bei Reisebusverkehren Unfallanalyse

Reisebusunfälle sind statistisch sehr seltene Ereignisse und werden als solche vom Statistischen Bundesamt nicht in einer gesonderten Kategorie erfasst. Im Rahmen einer von der Bundesanstalt für Straßenwesen in Auftrag gegebenen Studie – „Sicherheit im Straßenverkehr" (1995) – wurde als Verunglücktenrate eine Verteilung von 200 Unfällen mit 267 verunglückten Personen auf 1 Milliarde Fahrzeugkilometer ermittelt. Die Studie zeigt, dass bei Reisen bis zu 500 Kilometer Entfernung das Risiko, mit dem Reisebus zu verunglücken, etwa sechsmal geringer ist als mit dem Pkw.

Reisebusunfälle ziehen dennoch immer eine große Aufmerksamkeit auf sich, weil durch ein solches Ereignis im Einzelfall eine hohe Zahl von Verkehrsteilnehmern betroffen sein kann. Im Hinblick auf die hierbei häufig festgestellten Unfallursachen Übermüdung beziehungsweise gesundheitliche Konstitution des Fahrers wird durch ein Bündel von Maßnahmen Vorsorge getroffen.

### Chancen für mehr Sicherheit im Reisebusverkehr – Faktor Mensch

Die Verkehrsunternehmen setzen sich für eine verstärkte Schulung ihrer Fahrer in Form von Sicherheitstrainings ein. In unternehmensinternen Schulungen wird die Sensibilität des Fahrpersonals dafür gestärkt, dass die bestehenden Verkehrsregeln im Interesse der Fahrgäste und einer sicheren Beförderung einzuhalten sind. Ein Bestandteil des Trainings ist neben der Verbesserung der Fahrfertigkeiten vor allem eine Sensibilisierung für die sicherheitsrelevante Bedeutung der Lenk- und Ruhezeiten. Auch das Krisenmanagement ist heute Gegenstand der Aus- und Weiterbildung.

Für die entsprechenden Fahrerlaubnisklassen D und D1 sind der regelmäßige Gesundheitscheck und die ärztliche Augenuntersuchung im Rahmen der alle fünf Jahre fälligen Verlängerung der Fahrerlaubnis ein weiteres Sicherheitsmodul.

Außerdem wird bei der Einstellung von Fahrern auf eine hohe Qualität der Ausbildung, auf Zuverlässigkeit und Weiterbildung geachtet. Seit Oktober 2006 besteht eine gesteigerte regelmäßige Weiterbildungsverpflichtung durch das Berufskraftfahrer-Qualifikations-Gesetz (BKrFQG). Die Kenntnisse müssen dabei jeweils im 5-Jahres-Zyklus auf den neuesten Stand gebracht werden.

### Chancen für mehr Sicherheit im Reisebusverkehr – Faktor Fahrzeug

Die Einführung von Sicherheitsgurten in Reisebussen im Oktober 1999 wird ebenfalls als wichtiger Baustein auf dem Weg zu mehr Sicherheit im Reisebusverkehr angesehen. Zu nennen sind hier auch die technologischen Entwicklungen zur Kontrolle der Augenbewegungen durch moderne Assistenzsysteme. Ferner zählt auch die Entwicklung von Abstandswarngeräten, die der Unfallursache „nicht ausreichender Sicherheitsabstand" entgegenwirken, zu den noch auszuschöpfenden Sicherheitspotenzialen im Reisebusverkehr.

Zur regelmäßigen Überwachung des technischen Zustands der Busse bestehen umfassende Vorschriften. Alle Kraftomnibusse müssen nach der Straßenverkehrs-Zulassungs-Ordnung (§ 29 StVZO) und der Verordnung über den Betrieb von Kraftfahrunternehmen im Personenverkehr (§§ 41, 42 BOKraft) in regelmäßigen Zeitabständen untersucht werden. Vorgeschrieben sind die jährliche Durchführung einer Hauptuntersuchung und die vierteljährliche Durchführung einer Sicherheitsprüfung von hierfür anerkannten Kraftfahrzeugwerkstätten. Die vierteljährliche Sicherheitsprüfung umfasst eine Sicht-, Wirkungs- und Funktionsprüfung des Fahrgestells und des Fahrwerks sowie der Reifen, Räder, Auspuffanlage und Bremsanlage des Fahrzeugs.

Nach den Ergebnissen des Bus-Reports 2010/2011 des TÜV-Verbands (2010) waren 55,8 Prozent der untersuchten Busse mängelfrei und weitere 31,6 Prozent wiesen lediglich geringe Mängel auf. Allerdings gab es auch bei 12,4 Prozent der Fahrzeuge erhebliche Mängel, die überwiegend auf Verschleiß zurückzuführen waren.

Hier tragen verstärkte unternehmensinterne Controllingmaßnahmen und Kontrollen durch die Polizei zu weiteren Verbesserungen der technischen Sicherheit bei. Ein mit der Beteiligung des Deutschen Verkehrssicherheitsrates e.V. entwickelter Kriterienkatalog für Busunternehmer sowie eine Checkliste für Busreisende finden sich unter www.sicherheit-im-reisebus.de .

Eine Übersicht des Bundesverbands Deutscher Omnibusunternehmer (bdo) zeigt, welche Vorgaben und Maßnahmen den erreichten Sicherheitsstand im Busverkehr tragen *(siehe Abb. 3)*.

In Zukunft dürfte – mit Blick auf mehr Sicherheit im Busverkehr – insbesondere der Ausrüstung von Reisebussen mit modernen Assistenzsystemen für die Busfahrer eine wachsende Bedeutung zukommen.

**Die vier Säulen der Bussicherheit**

**Unternehmer**

- Berufszugangsverordnung
- personenbeförderungsrechtliche Genehmigung
- Wiedererteilung spätestens alle 5 Jahre nach Prüfung der finanziellen und subjektiven Zulassungsvoraussetzungen
- Arbeitsschutzvorschriften – jährliche sicherheitstechnische Betreuung
- vorgeschriebene Unfallverhütungsvorschriften
- Tarifverträge
- regelmäßige Kontrollen durch Behörden (Genehmigungsbehörde, Gewerbeaufsichtsamt, TÜV/DEKRA, Berufsgenossenschaft)
- ergänzende Regelungen aus der Verordnung über den Betrieb von Kraftfahrunternehmen im Personenverkehr

**Busfahrer**

- spezieller Busführerschein
- Führerscheinverlängerung alle 5 Jahre nur nach augen-/ärztlicher Untersuchung
- ab dem 50. Lebensjahr ist zusätzlich eine medizinisch-psychologische Untersuchung notwendig
- vorgeschriebene jährliche arbeitsmedizinische Betreuung
- strenge Lenk- und Ruhezeitenregelungen
- besondere Sorgfaltspflicht im Fahrdienst nach der BOKraft
- digitales Kontrollgerät (ab 2004)

**Omnibus**

- jährliche Hauptuntersuchung
- vierteljährliche Sicherheitsprüfung
- drei unabhängig voneinander wirkende Bremssysteme
- ABS ist Pflicht
- Antischlupfregelung/Retarder gehören zur Standardausstattung
- Tempobegrenzer auf max. 100 km/h
- Gurtausrüstungspflicht für erstmals in den Verkehr kommende Reisebusse (ab 1999)

**Prävention**

- regelmäßige Fahrerschulung und Sicherheitstraining
- interaktives Stresspräventionsprogramm für Busfahrer
- professionelles Krisenmanagement
- regelmäßige Seminare über Lenk- und Ruhezeitvorschriften
- Schulungsangebote für den Schülerverkehr
- regelmäßige Betriebsprüfungen durch Behörden
- Anweisungen für das Fahrpersonal
- regelmäßige Unternehmensschulungen

**Abb. 3: Die vier Säulen der Bussicherheit** (Quelle: Bundesverband Deutscher Omnibusunternehmer – bdo)

## Beförderung von in ihrer Mobilität beeinträchtigten Personen im ÖPNV

Nach dem Gleichstellungsgesetz des Bundes und den jeweiligen Vorschriften der Länder sind öffentlich zugängliche Verkehrsanlagen und Beförderungsmittel im öffentlichen Personenverkehr nach Maßgabe der einschlägigen Rechtsvorschriften barrierefrei zu gestalten. Hierbei handelt es sich um Zielvorstellungen des Gesetzgebers, die vor allem bei Neubauten beziehungsweise Neufahrzeugen berücksichtigt werden sollen. Aber auch bestehende Anlagen sollen schrittweise entsprechend den allgemein anerkannten Regeln der Technik so weit wie möglich und nach dem Verhältnismäßigkeitsprinzip vertretbar barrierefrei umgestaltet werden.

Hilfe bieten beispielsweise Fahrstühle, Einstiegshilfen, angepasste Bahnsteige, Niederflurfahrzeuge oder Ansagen von Fahrgastinformationen auf Anforderung.

Die Verkehrsunternehmen im Eisenbahnverkehr sind verpflichtet, Programme für eine möglichst weitreichende barrierefreie Gestaltung ihrer Anlagen und Fahrzeuge zu erarbeiten. Diese Programme sind vom Eisenbahnbundesamt zu genehmigen.

Die Beteiligung kommunaler Behindertenbeiräte und -beauftragter oder von Behindertenverbänden ist im Vorfeld entsprechender Maßnahmen gängige Verwaltungspraxis.

## Gesundheit und Umwelt

Für die Gesundheit der Verkehrsteilnehmer insgesamt spielt natürlich auch die Umweltverträglichkeit des jeweiligen Fortbewegungsmittels eine wichtige Rolle. Der Ausstoß von Schadstoffen beim Betrieb, der Abrieb der Bereifung, die Lärmbelastung und so weiter sind im Gesamtsaldo zu betrachten. Die Fahrzeugindustrie setzt im ÖPNV zeitnah entsprechende Innovationen bei der Fahrzeug- und Antriebstechnologie in neue Modelle um. Entsprechende Maßnahmen werden durch internationale Abkommen und die Bundesgesetzgebung flankiert. So sind beispielsweise steuerliche Anreize geeignet, die verkehrs- und umweltpolitisch gewünschte Entwicklung voranzubringen.

Der Energieverbrauch je Fahrgast ist im ÖPNV durch die im Durchschnitt gute Auslastung sehr gering. Es wird in Veröffentlichungen der Verkehrswirtschaft beim Dieselverbrauch ein Wert von 1 Liter je Fahrgast auf 100 Kilometer angenommen. Diese Erfolgswerte kann der motorisierte Individualverkehr (MIV) auch mit einem 3-Liter-Auto nicht erreichen. Da ein Pkw durchschnittlich mit 1,5 Personen besetzt ist, kann davon ausgegangen werden, dass bereits heute durch die Nutzung von Bus und Bahn jeden Tag 18,5 Millionen Autofahrten eingespart werden. Nicht zuletzt leistet jeder einzelne Fahrgast im ÖPNV durch die Nutzung dieses energieeffizienten Verkehrsmittels einen positiven Beitrag zum Klima- und Umweltschutz und trägt zur Vermeidung von Verkehrsstaus und Unfällen bei.

## Gesetze und Verordnungen

Berufskraftfahrer-Qualifikations-Gesetz (BKrFQG) vom 14.08.2006 (BGBl. I S. 1958) und Verordnung über den Erlass und die Änderung verkehrsrechtlicher Vorschriften zur Durchführung des BKrFQG vom 22.08.2006 (BGBl. I S. 2108)

Entscheidung der Kommission vom 21.12.2007 über die technische Spezifikation für die Interoperabilität bzgl. eingeschränkt mobiler Personen im konventionellen transeuropäischen Eisenbahnsystem und im transeuropäischen Hochgeschwindigkeitsbahnsystem (2008/164/EG) - TSI PRM = Amtsblatt der Europäischen Union vom 07.03.2008

Fahrerlaubnis-Verordnung (FeV) vom 13.12.2010 (BGBl. I S. 1980), die durch Art. 1 der Verordnung vom 17. Dezember 2010 geändert worden ist (BGBl. I S. 2279)

Gesetz zur Gleichstellung behinderter Menschen (BGG) vom 27.04.2002 (BGBl. I S. 1467, 1468), zuletzt geändert durch Artikel 12 des Gesetzes vom 29.12.2007 (BGBl. I S. 3024) sowie die entsprechenden Landesgesetze

## Vorschriften im Hinblick auf die Sitz- und Stehplätze im Bus

Die Straßenverkehrsordnung regelt das Verhaltensrecht: → § 21 a Abs. 1 Nr. 4 StVO (Anlegen von Sicherheitsgurten in Kraftomnibussen)

Die Straßenverkehrs-Zulassungs-Ordnung regelt die technische Ausstattung der Fahrzeuge: → § 35 a Abs. 6 StVZO (Ausrüstung mit Sicherheitsgurten) = Vorgaben der EG-Richtlinien 77/541/EWG und 96/36/EG

Die Verordnung über den Betrieb von Kraftfahrunternehmen im Personenverkehr regelt die Ausrüstung und Nutzung von Omnibussen im Linienverkehr: → § 34 BOKraft (Sitzplätze für sitzplatzbedürftige Personen)

Das Schulgesetz regelt die Beförderung der Schülerinnen und Schüler: → z.B. § 69 Abs. 5 SchulG Rheinland-Pfalz (zulässige Stehplätze)

## Literatur

Bundesministerium für Verkehr, Bau und Stadtentwicklung (BMVBS): Anforderungskatalog für Kraftomnibusse (KOM) und Kleinbusse (Pkw), die zur Beförderung von Schülern und Kindergartenkindern besonders eingesetzt werden. In: Verkehrsblatt vom 14. Juli 2005, S. 604

Sicherheit im Reisebusverkehr. In: Berichte der Bundesanstalt für Straßenwesen, Unterreihe Mensch und Sicherheit, Heft M 40, Bergisch Gladbach 1995

Statistisches Bundesamt: Unfallentwicklung auf deutschen Straßen 2009, Wiesbaden 2010/1

Statistisches Bundesamt: Verkehrsunfälle – Zweiradunfälle im Straßenverkehr 2009, Wiesbaden 2010/2

Verband der TÜV e.V. (Hrsg): TÜV-Bus-Report 2010/2011, Mit Sicherheit besser ankommen, Berlin 2010

## Weiterführende Literatur zur Analyse des Unfallgeschehens auf Straßen

Bakaba, J. E./Kühn, M.: Bekämpfung von Baumunfällen auf Landstraßen, Gesamtverband der Deutschen Versicherungswirtschaft e.V., Berlin 2009

Gesamtverband der Deutschen Versicherungswirtschaft e.V.: 4 Thesen zur Landstraßensicherheit, Berlin 2008

Kühn, M.: Analyse des Motorradunfallgeschehens, Gesamtverband der Deutschen Versicherungswirtschaft e.V., Berlin 2008

Maier, R./Schindler, V./Unger, M./Körner, M./Scholz, T./Kühn, M.: Unfallgefährdung von Motorradfahrern, Forschungsbericht der Unfallforschung der Versicherer, Gesamtverband der Deutschen Versicherungswirtschaft e.V., Berlin 2008

Menge, J.: Sicherheit an Bahnübergängen – eine gemeinschaftliche Aufgabe. In: EI – Der Eisenbahningenieur, 10/2007, S. 22–34

## Internet

Deutscher Verkehrssicherheitsrat www.dvr.de

Deutscher Verkehrssicherheitsrat: Sicherheit im Reisebus www.sicherheit-im-reisebus.de

Klaus Ruff

# Innerbetriebliche Unfallanalysen

**Abstract**
Aus Unfällen kann man lernen. Dies zeigen die Bemühungen im öffentlichen Verkehr. Beteiligt an Unfallanalysen sind dort neben dem Betreiber bei Straßenverkehrsunfällen die Unfallkommissionen, bei Eisenbahnunfällen die Eisenbahn-Unfalluntersuchungsstelle des Bundes (EUB) und bei Unfällen mit Luftfahrzeugen die Bundesstelle für Flugunfalluntersuchung (BFU). Auch die Anzahl innerbetrieblicher Unfälle lässt sich verringern, wenn die Ursachen für Unfälle beseitigt werden. Voraussetzung hierfür sind innerbetriebliche Vorgaben zu Meldung, Untersuchung und Analyse von Unfällen.

## Definition des Begriffs Unfallanalyse

Der Begriff „Unfallanalyse" wird in der Literatur nicht eindeutig verwendet, wie die beiden folgenden Definitionen zeigen:

„Die Unfallanalyse (oder auch Unfallrekonstruktion) umfasst die Rückrechnung von Fahrgeschwindigkeiten nach Unfällen aus Unfallspuren, die Untersuchung von Unfallabläufen, Vermeidbarkeitsbetrachtungen von Verkehrsunfällen, Betrugsaufklärung, Messtechnik (Licht, Geräusche, Beschleunigungen) und Biomechanik (vergleiche beispielsweise Schleudertrauma)." (Wikipedia, 2011)

„Inhalt und Zweck der Unfallanalyse ist zunächst die Zusammenfassung, Auswertung und Darstellung der Informationen, die bei Unfallerhebungen angefallen sind. Im wissenschaftlichen Bereich ist der Begriff Unfallanalyse weiter zu fassen, indem auch und vor allem die Ergebnisse der Unfallrekonstruktionen und Unfallaufklärungen einzubeziehen sind. Unfallanalyse bezieht sich – nach dem hier gewählten, nicht überall gebräuchlichen Sprachgebrauch – nicht auf den einzelnen Unfall, sondern auf die statistische Auswertung einer Vielzahl von Unfällen ..." (Appel u.a., 2002)

Für die Analyse des einzelnen Unfalls wird im Folgenden der Begriff Unfallrekonstruktion verwendet, für die Auswertung von Untersuchungen einer größeren Anzahl von Unfällen der Begriff Unfallanalyse.

## Warum werden Unfallrekonstruktionen und Unfallanalysen durchgeführt?

Die Durchführung von Unfallrekonstruktionen und -analysen kann verschiedenen Zielen dienen, die auch Einfluss auf Umfang und Tiefe der Analyse haben:

- Rechtsstreit
  Im Falle eines Rechtsstreits gilt es, den Verantwortlichen oder Schuldigen zu finden, um die Haftungsfrage zu klären. Auftraggeber für solche Untersuchungen sind überwiegend Zivil- und Strafgerichte, Versicherungen und Rechtsanwälte. In Deutschland führen insbesondere öffentlich bestellte und vereidigte Sachverständige derartige Unfalluntersuchungen und -rekonstruktionen durch.
- Prävention
  Unfallrekonstruktionen und -analysen aus Sicht der Arbeitssicherheit haben das Ziel, Erkenntnisse zu gewinnen, mit denen künftige Unfälle und Störungen vermieden werden können. Die Auswertungen, Schlussfolgerungen, Empfehlungen und gegebenenfalls Auflagen dienen nicht der Klärung von Schuld oder Haftung.

Unfallrekonstruktionen von einzelnen Unfällen im Betrieb dienen der Aufklärung der Interaktion der Unfallbeteiligten; das geschieht, indem der Ablauf des Unfalls und seine Ursachen rekonstruiert werden. Unfallanalysen einer Reihe von Unfällen werden durchgeführt, um präventive Maßnahmen nach dem Grundsatz T O P (technisch, organisatorisch, persönlich) zu finden oder zu entwickeln, damit ähnliche Unfälle vermieden werden.

### Wer führt Unfallrekonstruktionen in Betrieben durch?

Bei Unfällen mit Personenschaden führt oft die Polizei die Aufnahme des Unfalls durch. Dies geschieht – nach Maßgabe des Landesrechts –, da ansonsten die Durchsetzung von Ersatzansprüchen der Unfallbeteiligten vereitelt oder wesentlich erschwert würde. (Siehe dazu auch OLG Hamm vom 28.01.2000 – 11 U 163/99)

Auch dic staatlichen Arbeitsschutzbehörden untersuchen Arbeitsunfälle. Bestimmte Unfälle, die unter § 18 der Betriebssicherheitsverordnung (BetrSichV), § 19 der Gefahrstoffverordnung (GefStoffV) oder § 16 der Biostoffverordnung (BioStoffV) fallen, sind von den Unternehmen zu melden.

Darüber hinaus sind die Unternehmer oder Leiter von Betrieben, Organisationen oder Einrichtungen für die Auswertung von Arbeitsunfällen verantwortlich. Dies lässt sich aus den Grundpflichten des Arbeitgebers gemäß Arbeitsschutzgesetz (ArbSchG) ebenso ableiten wie aus den Hinweisen zur Gefährdungsbeurteilung (§ 5 ArbSchG). Sicherlich kann sich der Unternehmer bei der Unfalluntersuchung und -analyse auch beraten und unterstützen lassen. In bestimmten Fällen hat er dies auch durchzuführen, wie beispielsweise bei überwachungsbedürftigen Anlagen – siehe dazu BetrSichV, Abschnitt 3: Besondere Vorschriften für überwachungsbedürftige Anlagen.

Auch der Versicherer hat ein Interesse an der Aufklärung der Unfallumstände. So legt das Siebte Buch Sozialgesetzbuch (SGB VII) in § 19, Abs. 2, Nr. 7 fest, dass Aufsichtspersonen insbesondere befugt sind, „zu untersuchen, ob und auf welche betrieblichen Ursachen ein Unfall, eine Erkrankung oder ein Schadensfall zurückzuführen ist ...“. In Abs. 3 wird dann auf die Unterstützungspflicht des Unternehmers verwiesen.

Auch Sachversicherungen untersuchen Unfälle, insbesondere Großschäden. Wichtig hierbei ist neben der Prävention auch die Frage, ob Regressforderungen gegenüber Dritten bestehen können oder ob für die Versicherung überhaupt eine Einstandspflicht gegeben ist.

**Wann werden Unfallrekonstruktionen durchgeführt?**

Unfalluntersuchungen sollen grundsätzlich unmittelbar nach dem Unfall durchgeführt werden. Aber nicht nur Unfälle sollen untersucht werden. Auch Beinaheunfälle liefern gute Hinweise für Verbesserungen, da sie Möglichkeiten bieten, den Arbeits- und Gesundheitsschutz zu überprüfen. Wenn die Beinaheunfälle untersucht werden und man die Ursachen dafür abstellt, können echte Unfälle vermieden werden. Entsprechend nennt der 2002 durch die Bundesanstalt für Arbeitsschutz und Arbeitsmedizin (BAuA) herausgegebene „Leitfaden für Arbeitsschutzmanagementsysteme" die Beinaheunfälle in einem Atemzug mit Notfällen, arbeitsbedingten Verletzungen, Erkrankungen und Gesundheitsbeeinträchtigungen. All diese Ereignisse sind im Rahmen der Überwachung des Arbeitsschutzmanagementsystems (AMS) „ein Mittel ... um festzustellen, inwieweit Arbeitsschutzpolitik und -ziele umgesetzt, Gefährdungen und damit verbundene Risiken beseitigt oder minimiert werden".

Beinaheunfälle sollten auch dokumentiert werden. Eine einfache Form für die Dokumentation ist der Vordruck zur Aufzeichnung von kritischen Situationen/Beinaheunfällen des „Gewerbespezifischen Leitfadens Transport und Logistik" der ehemaligen Berufsgenossenschaft für Fahrzeughaltungen (BGF) – jetzt Berufsgenossenschaft für Verkehr und Transportwirtschaft (BG Verkehr), der dort in der Anlage 25 enthalten ist *(siehe Abb. 1)*.

Wichtig ist in diesem Zusammenhang, dass der Beinaheunfall nicht nur registriert wird, sondern dass auch Abhilfemaßnahmen durchgeführt werden. Dabei wird sowohl festgelegt, wer die Abhilfemaßnahme bis wann durchzuführen hat als auch eine verantwortliche Stelle benannt – hier die Sicherheitsfachkraft –, die die Abarbeitung kontrolliert.

Man sollte sogar Störungen und Vorfälle, die nur zu einer Unterbrechung und Behinderung des Arbeitsablaufs oder zu einer Qualitätsminderung geführt haben, als Vorboten eines Unfalls verstehen und diese deshalb systematisch untersuchen.

**Rekonstruktion eines einzelnen Unfalls**

Ein wichtiger Teil der Unfallrekonstruktion ist die Unfallaufnahme, da ohne eine solide Datenbasis die Rekonstruktion nicht möglich ist.

Die Unfallaufnahme ist die Dokumentation eines Unfalls an oder nahe der Unfallstelle. Unterstützend ist die Beweissicherung durch Beteiligte, Verantwortliche und Zeugen oft hilfreich, da diese im Falle eines Unfalls im Betrieb die Gegebenheiten und Besonderheiten der Unfallstelle gut kennen. Bei einer Unfallaufnahme können die „5 W" als Leitfaden dienen:

- Wer?
  Identität der Beteiligten und Zeugen klären und dokumentieren
- Was?
  Gegebenenfalls beteiligte Arbeitsmittel (Fahrzeuge) nach Anzahl und Art festhalten. Sichtbare Schäden schriftlich dokumentieren; Fotografien sind hier sinnvoll, ansonsten alles möglichst genau beschreiben, sodass spätere Fotografien damit abgeglichen werden können
- Wann?
  Tag und Zeit des Unfalls notieren
- Wo?
  Unfallort am besten durch eine von Hand erstellte Skizze dokumentieren. Fahrzeuge, Begrenzungen und Verkehrswege festhalten. Auch hier sind Fotografien zur Erläuterung hilfreich
- Wie?
  Standorte und Bewegungsrichtungen der

## Kritische Situation/Beinaheunfall

(Erfassung zur Vorbeugung gegen mögliche Unfälle)

Datum: ........................................

gemeldet durch: ........................................

Stichwort zum Hergang: ........................................

Folgende Gefährdungen wurden festgestellt:

........................................

........................................

........................................

Folgende Maßnahmen müssen durchgeführt werden:

**T**echnisch: ........................................

........................................

........................................

| Wer? (Name) | bis wann? (Datum) | erledigt (SiFa) |
|---|---|---|

**O**rganisatorisch: ........................................

........................................

........................................

| Wer? (Name) | bis wann? (Datum) | erledigt (SiFa) |
|---|---|---|

**P**ersönlicher Schutz: ........................................

........................................

........................................

| Wer? (Name) | bis wann? (Datum) | erledigt (SiFa) |
|---|---|---|

| Name | Unterschrift |
|---|---|

GLF - A025-V1

Je eine Kopie an die zur Erledigung benannten Personen 1/1

**Abb. 1: Muster für einen Vordruck zur Aufzeichnung von Beinaheunfällen** (Quelle: Berufsgenossenschaft für Fahrzeughaltungen, 2004)

Beteiligten darstellen, Spuren und Randbedingungen wie Sicht, Wetterbedingungen nicht vergessen

Ein strukturierter Unfallbericht hilft dabei, alle wichtigen Daten festzuhalten. Ein Beispiel für einen solchen Unfallbericht liefert der „Gewerbespezifische Leitfaden Transport und Logistik" (Berufsgenossenschaft für Fahrzeughaltungen, 2004). Dieser Unfallbericht enthält sowohl Felder, die einfach EDV-gestützt ausgewertet werden können (z.B. Augenzeuge ja/nein, Beginn und Ende der Arbeitszeit), als auch solche, bei denen aus der textlichen Beschreibung die relevanten Inhalte noch in entsprechende Informationen überführt werden müssen (Schilderung des Unfallhergangs). Dies stellt einen Kompromiss zwischen automatisierbarer Verwertbarkeit einerseits und Zumutbarkeit für denjenigen, der den Unfallbericht ausfüllt, andererseits dar (Downloadmöglichkeit des Vordrucks für den Unfallbericht bei der BG Verkehr).

Mit der Aufnahme, Untersuchung und Rekonstruktion eines Unfalls ist es aber nicht getan. Die Untersuchungsergebnisse sollten – gegebenenfalls anonymisiert – in den vorhandenen innerbetrieblichen Ausschüssen oder Arbeitskreisen diskutiert werden, um geeignete Empfehlungen aussprechen zu können. Die gefundenen Lösungen müssen realisiert und die Beteiligten informiert werden. Wenn es nötig ist, sind unternehmensinterne Handlungsanweisungen anzupassen.

### Analyse einer größeren Anzahl von Unfällen

Unfallanalysen werden durchgeführt, um aus einer größeren Anzahl von Unfällen Hinweise zu erhalten, wie Unfälle mit ähnlichen Merkmalen verhindert werden können. Beispiele für diese Merkmale sind:

- Verunfallte Person (Größe, Gewicht, Ausbildung, Erfahrung in der Tätigkeit, verletzte Körperteile usw.)
- Arbeitsmittel (Hubladebühne, Flurförderzeug usw.)
- Tätigkeit (bei der Ladungssicherung, beim Besteigen der Leiter usw.)
- Tageszeit (im Hinblick auf Helligkeit, Dunkelheit, aber auch Biorhythmus)
- Witterung (Regen, Schnee, Nebel usw.)

Um die Vielzahl der Merkmale berücksichtigen zu können, ist die Nutzung einer Datenbank notwendig. Darin sind die Unfälle hinsichtlich ihrer Merkmale verschlüsselt. Eine Suche nach bestimmten Merkmalen und deren statistische Auswertung sind möglich. Allerdings besteht auch hier der Zielkonflikt zwischen einer genauen, das heißt möglichst umfangreichen Datensammlung und dem Aufwand, diese Daten zu erheben und in die Datenbank einzugeben.

Eine Analyse einer größeren Anzahl von Unfällen wird im Arbeitspaket „Sicher fahren und transportieren" der Gemeinsamen Deutschen Arbeitsschutzstrategie (GDA) angestrebt. Ein Beispiel für einen strukturierten Unfallbericht ist der Fragebogen zu Unfällen mit Flurförderzeugen (einsehbar unter www.gda-portal.de). In diesem Fragebogen sind für viele Fragen bereits Antwortmöglichkeiten vorgegeben und der Fragebogen ist für eine EDV-gestützte Auswertung optimiert. Allerdings müssen auch hier einige Felder beschreibend ausgefüllt werden (Unfallhergang/Ursachen). Bei einer derartigen Gestaltung des Fragebogens ist durch die Einschränkung in der Antwortvorgabe eine Differenzierung nicht mehr möglich.

**Präventionsbeispiel für eine technische Änderung aufgrund von Unfallanalysen**

Betätigungseinrichtungen für Bremsanlagen von Anhängern mit Gelenkdeichsel (Drehschemel-Anhänger) wurden früher von allen Herstellern an der Zugeinrichtung oder am Drehschemel des Anhängers und damit im Gefahrenbereich angebracht. Fahrer, die den beabsichtigt oder unbeabsichtigt zum Rollen gebrachten Anhänger wieder abbremsen wollten, waren stark gefährdet, überrollt oder eingequetscht zu werden. Im langjährigen Mittel hatte die BGF durch derartige Unfälle zirka 25 Tote und etwa doppelt so viele schwerverletzte Versicherte zu verzeichnen. Dies wurde bei Unfalluntersuchungen festgestellt.

Aufgrund der fachlichen Beratung der europäischen Anhängerhersteller durch den Fachausschuss „Verkehr" konnte bei Neufahrzeugen seit etwa 2001 die Verlegung der Betätigungseinrichtungen an die Seite der Anhänger durchgesetzt werden. Dadurch konnte die Anzahl derartiger Unfälle deutlich vermindert werden.

## Gesetze und Verordnungen


Gesetz über die Durchführung von Maßnahmen des Arbeitsschutzes zur Verbesserung der Sicherheit und des Gesundheitsschutzes der Beschäftigten bei der Arbeit (Arbeitsschutzgesetz – ArbSchG)

Siebtes Buch Sozialgesetzbuch – Gesetzliche Unfallversicherung (SGB VII)

Verordnung über Sicherheit und Gesundheitsschutz bei der Bereitstellung von Arbeitsmitteln und deren Benutzung bei der Arbeit, über Sicherheit beim Betrieb überwachungsbedürftiger Anlagen und über die Organisation des betrieblichen Arbeitsschutzes (Betriebssicherheitsverordnung – BetrSichV)

Verordnung über Sicherheit und Gesundheitsschutz bei Tätigkeiten mit biologischen Arbeitsstoffen (Biostoffverordnung – BioStoffV)

Verordnung zum Schutz vor Gefahrstoffen (Gefahrstoffverordnung – GefStoffV)


## Literatur


Appel, H./Krabbel, G./Vetter, D.: Unfallforschung, Unfallmechanik und Unfallrekonstruktion, 2. Aufl., Verlag Information Ambs, Kippenheim 2002

Berufsgenossenschaft für Fahrzeughaltungen: Gewerbespezifischer Leitfaden – Transport und Logistik, Hamburg 2004

Börner, C. J./Schiefer, J.: Prävention lohnt sich – Kuppeln von Nutzfahrzeugen sicherer gemacht. In: Die BG, Nr. 4/2004, Berlin 2004

Bundesanstalt für Arbeitsschutz und Arbeitsmedizin (BAuA): Leitfaden für Arbeitsschutzmanagementsysteme, Dortmund 2002

OLG Hamm: Urteil vom 28.01.2000 – 11 U 163/99, einsehbar unter: http://www.iww.de


## Internet


Berufsgenossenschaft für Transport und Verkehrswirtschaft (BG Verkehr): Vordruck für Unfallbericht, Download unter http://www.bg-verkehr.de/service/downloads/versicherungsschutz

Gemeinsame Deutsche Arbeitsschutzstrategie (GDA): Sicher fahren und transportieren, einsehbar unter www.gda-portal.de

Wikipedia: Unfallanalyse http://de.wikipedia.org/wiki/Unfallanalyse (20.03.2011)

Wolfram Hell

# Unfälle – medizinische und technische Begutachtung

**Abstract**
Verkehrsunfälle stellen immer noch die häufigste Todes- und Invaliditätsursache für die unter 45-Jährigen dar. Zwischen 30 und 40 Prozent der schwerverletzten oder getöteten Insassen waren nicht angegurtet. Zur forensischen Aufklärung sind hier auch medizinisch-biomechanische Gutachten erforderlich. Bis zu 80 Prozent aller Personenschäden im Pkw betreffen die isolierte Halswirbelsäulen(HWS)-Distorsion. Auch hier können biomechanische Gutachten zur besseren Beurteilung dienen. Im folgenden Kapitel soll beispielhaft die komplexe technische sowie die medizinisch-biomechanische Beurteilung zur Analyse von Verkehrsunfallverletzungen dargestellt werden.

## Definition und Problemstellung

In Deutschland ereigneten sich im Jahr 2009 zirka 2,3 Millionen Verkehrsunfälle. Dabei wurden insgesamt 4.154 Personen getötet. Insgesamt starben danach immer noch elf Menschen pro Tag. Es kam zu 68.500 Schwerverletzten und zu 330.000 Leichtverletzten. Den größten Anteil an den Getöteten im Jahr 2009 hatten Pkw-Insassen mit rund 51 Prozent, motorisierte Zweiräder mit 16 Prozent und an dritter Stelle Fußgänger mit 14 Prozent. Unter Beteiligung von Güterkraftfahrzeugen wurden zirka 22 Prozent getötet.

Die Gurtanlegequote beim Pkw liegt nach Erhebungen der Bundesanstalt für Straßenwesen auf den Vordersitzen bei zirka 95 Prozent, auf den Rücksitzen bei zirka 82 Prozent, ist hier jedoch rückläufig. Beim Lkw liegt die Gurtquote noch deutlich geringer mit zirka 72 bis 82 Prozent. Die Effizienz des Gurtes als Lebensretter Nummer eins ist nach Erkenntnissen der Unfallforschung unbestritten, trotzdem sind zirka 30 bis 40 Prozent der Getöteten und ein erheblicher Anteil der Schwerverletzten nicht angegurtet. Für forensische Fragestellungen hat demnach zum Beispiel die Benutzung des Sicherheitsgurts eine sehr große Bedeutung, die am besten durch technische und biomechanische Gutachten bewertet werden kann.

Bei leichten Verletzungen dominiert die Halswirbelsäulendistorsionsverletzung (HWS-Schleudertrauma) mit insgesamt zirka 60 bis 80 Prozent der verletzten Insassen nach Pkw-Unfällen.

In Deutschland ereignen sich zirka 200.000 Heckkollisionen pro Jahr, bei denen Ansprüche geltend gemacht werden.

Hier ist in manchen Fällen die Plausibilität fraglich – demzufolge sind in solchen Fällen technisch-biomechanische Gutachten zur besseren Beurteilung indiziert.

Auch andere schwere Verkehrsunfälle, zum Beispiel Fußgängerunfälle, Motorradunfälle, Massenkarambolagen, Einschlafunfälle, erfordern in Einzelfällen ein „technisch-biomechanisch-medizinisches Gutachten“ zur sicheren Beurteilung des Hergangs und der Kausalität der Verletzungen anhand der Erkenntnisse der modernen Unfallrekonstruktion, Biomechanik und Unfallforschung. Hier ist ein sogenanntes interdisziplinäres Gutachten optimal, das heißt eine gemeinsam von jeweiligen Spezialisten, die sich gegenseitig verstehen, durchgeführte technische, biomechanische und medizinische Analyse. Ansonsten kann es zu Verständnisschwierigkeiten und im Extremfall zu einer Fehlbeurteilung des Falles kommen.

Da hierzu bislang noch wenige Standards zur Qualitätssicherung existieren, hat sich 2010 die Gesellschaft für medizinische und technische Traumabiomechanik (GMTTB e.V. www.traumabiomechanik-gmttb.de) gegründet. Sie besteht aus Experten aus der Schweiz, Österreich und Deutschland und erarbeitet einheitliche Qualitätsstandards und Leitlinien für technische, biomechanische und medizinische Verkehrsunfallgutachten.

**Das technische Gutachten**

Das technische Unfallgutachten beschreibt den technischen Sachverhalt und rekonstruiert die Kollisionsgeschwindigkeiten, gegebenenfalls die Vermeidbarkeit des Unfalls (Reaktionszeiten) und die Delta v (= Geschwindigkeitsänderung während der in der Regel zirka 100 Millisekunden dauernden Kollisionsphase. Sie entspricht, abgesehen von Sonderfällen, ungefähr der äquivalenten Wandaufprallgeschwindigkeit). Auch werden Beschleunigungen beziehungsweise Verzögerungen – Geschwindigkeitszunahme beziehungsweise -abnahme pro Zeiteinheit (a, Meter pro Sekunde im Quadrat {$m/s^2$} – für den jeweiligen Unfall bestimmt.

Auch der Kollisionswinkel, Einfach- oder Mehrfachkollisionen, Stoßzeit und Rotation sollten nachvollziehbar dargestellt werden. In der Regel sollten Wahrscheinlichkeitsbereiche mit oberem und unterem Wert angegeben werden.

Außerdem sollte eine gute und nachvollziehbare Unfallskizze mit Angaben von relevanten Spuren angegeben werden.

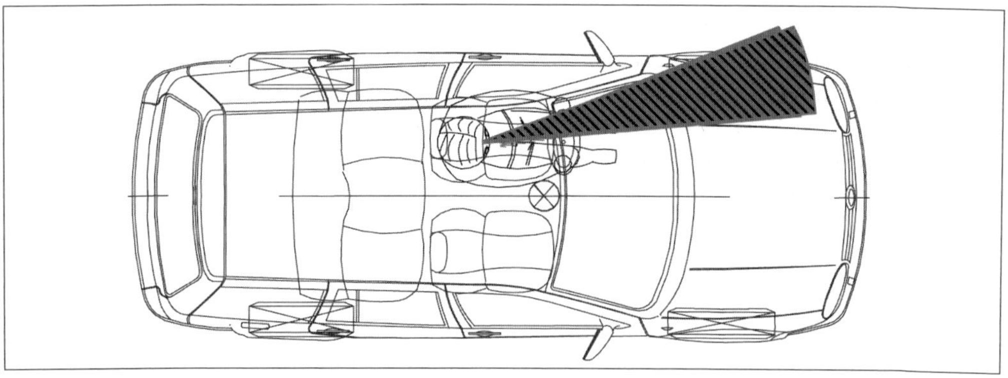

**Abb. 1: Skizze mit Bewegungsrichtung der Fahrzeuginsassen** (Quelle: GMTTB e.V.)

Nur eine reine Beschreibung der Schäden und die Angabe eines Delta-v Bereichs ohne Angabe der Richtung der Kollisionskräfte auf das Fahrzeug einerseits und der entsprechenden Bewegung des Insassen andererseits ermöglichen keine biomechanische Beurteilung.

*Beispiel mit vollständigen Anknüpfungspunkten für eine biomechanische Beurteilung:* Der VW Golf VI (Fahrer Herr Mustermann) prallte frontal mit rund 14 bis 21 Stundenkilometern (km/h), rund 75-prozentiger Überdeckung, einem seitlichen Versatz von rund 0,25 Metern nach rechts und schräg (Drehung der Fahrzeuglängsachse rund 11 Grad im Uhrzeigersinn gegenüber der Längsachse des Ford) gegen den Heckbereich des Ford Focus.

Infolge dieses Frontanpralls erfuhr der VW Golf VI eine kollisionsbedingte Geschwindigkeitsänderung (Delta v) von rund zehn bis 15,5 Stundenkilometern (bezogen auf den Fahrzeugschwerpunkt).

Kollisionsbedingt wurde der VW Golf abgebremst und in eine Rotation im Gegenuhrzeigersinn versetzt, die während der ersten 0,2 Sekunden nach der Kollision eine Drehung des Fahrzeugs um maximal zehn Grad zur Folge hatte. Diese Rotation führte dazu, dass die Belastungswerte an der Sitzposition von Herrn M. etwas von den vorgenannten Werten, die sich auf die Fahrzeugschwerpunkte beziehen, abwichen.

Es errechnet sich mittels spezieller Berechnungsmethoden an der Sitzposition des Lenkers im VW Golf VI eine kollisionsbedingte Geschwindigkeitsänderung (Geschwindigkeitsabnahme) von rund elf bis 17 Stundenkilometern und, bei einer Kollisionsdauer im üblichen Rahmen von rund 0,1 bis 0,15 Sekunden, eine mittlere Beschleunigung während der Stoßphase von rund 20 bis 47 Meter pro Sekunde im Quadrat ($s/m^2$).

Durch die Kollision bewegte sich Herr M. relativ zur Fahrzeuglängsachse in einem Winkel von etwa 10 bis 20 Grad nach vorne links in Richtung A-Säule.

Es liegen bei dieser Kollision keine weiteren technischen Besonderheiten vor.

**Anforderungen an eine technische Unfallanalyse für eine anschließende traumabiomechanische Bewertung**

Grundsatz: Logischer Aufbau und auch für Nicht-Fachleute nachvollziehbare und verständliche Ausführungen und Schlussfolgerungen.

1. Bezeichnung des Auftrags und des Auftraggebers
2. Ausführliche Angaben aller verfügbaren Grundlagen und Dokumente
3. Bisherige Angaben zum Unfallort und Unfallhergang inklusive Beschreibung der Umstände wie Fahrbahnverhältnisse, Witterung und so weiter
4. Ausführliche Beschreibung inklusive Fotografie der beteiligten Fahrzeuge und deren Schäden beziehungsweise Kontaktspuren. Auch Anhängerkupplungen sollten dokumentiert werden. Die beteiligten Fahrzeuge müssen klar und einheitlich bezeichnet werden
5. Darstellung der Kollisionskonstellation horizontal und vertikal
6. Detaillierte Stoßanalyse mit Angaben zu Unsicherheiten und Toleranzen der einzelnen Parameter (Kollisionsgeschwindigkeiten, Delta v, Fahrzeugbewegungen, Stoßzeit, mittlere Fahrzeugbeschleunigung). Bei starken Fahrzeugrotationen muss die kollisionsbedingte Geschwindigkeitsänderung (Delta v) auf die Sitzposition des Fahrzeuginsassen umgerechnet werden
7. Gegebenenfalls Auslaufanalyse bei Sekundärkollisionen mit Aussagen über das Zeitintervall zwischen den Kollisionen

8. Bewegungsabläufe der Fahrzeuginsassen und grafische Darstellung
9. Erklärung der Berechnungsgrundlagen für EES und k-Faktor
10. Stellungnahme zu Besonderheiten der vorhandenen Sitze und Kopfstützen und passive Sicherheitselemente (z.B. Gurtbenutzung, Airbags, aktive Kopfstütze, Schleudertraumaschutzsystem (Volvo Whiplash Protection System, WHIPS) usw.)
11. Fazit des Gutachtens auf einer Seite, einfach verständlich, möglichst mit Zeichnungen dokumentiert (Fahrzeugschema)
12. Schlüssige Beantwortung der Fragestellung

### Fotodokumentation

Für eine technische Unfallanalyse sollten am besten immer Fotografien *aller* beteiligten Fahrzeuge vorhanden sein. Es ist technisch relativ schwierig, bei einer Kollision von zwei Fahrzeugen mit Fotos von nur einem Fahrzeug eine präzise technische Analyse zu erstellen. Durch die zunehmende Verbreitung von Digitalkameras nimmt die Dokumentationsqualität zu. Für eine möglichst gute Fahrzeugfotodokumentation sind Richtlinien entwickelt worden (siehe Literatur). Mit einigen Computerprogrammen können mittels Maßstäben innerhalb des Fotos nachträgliche Messungen durchgeführt werden.

### Geeignete Fotoapparate

Grundsätzlich sind Spiegelreflexkameras mit Normal- oder Zoom-Objektiv (über 50 mm) am besten. Weitwinkelobjektive beziehungsweise auf kurze Brennweite eingestellte Zoomobjektive sind nicht geeignet, da Verzerrungen entstehen. In Mobiltelefonen eingebaute Kameras sind nur bedingt geeignet, da deren Optik meist eine schlechte Qualität aufweist. Bei Digitalkameras ist die Qualität der Fotos sofort nachprüfbar. Die Auflösung sollte mindestens drei Megapixel betragen.

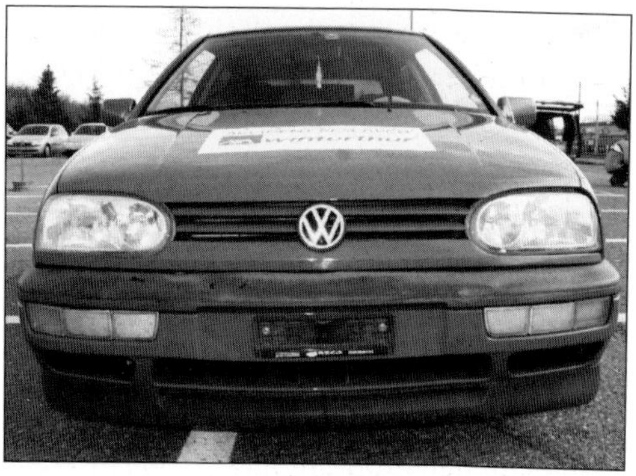

**Abb. 2: Beispiel für inadäquate Fotodokumentation** (Quelle: GMTTB e.V.)

Das Foto *(Abb. 2)* wurde mit zu kleiner Brennweite (Weitwinkel) gemacht. Dadurch ist es verzerrt.

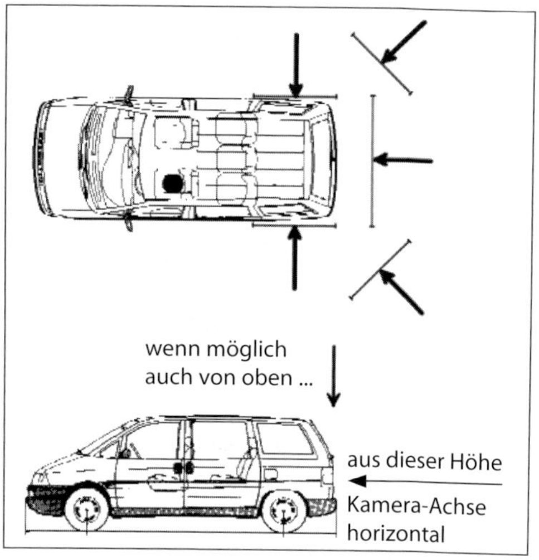


**Abb. 3: Gute Fotodokumentation**
(Quelle: GMTTB e.V.)

*Abbildung 3* (oben) zeigt die fünf Richtungen, aus denen der Schaden (Beispiel Heckaufprall) zu fotografieren ist. Die dünneren Linien quer zur Pfeilrichtung zeigen den darzustellenden Bildausschnitt an.

### Inspektion der Fahrzeuge

Vor allem bei Bagatellunfällen, bei denen nur wenige oder keine Schäden sichtbar sind, und besonders bei jüngeren und steiferen Fahrzeugen Folgendes beachten:

- Stoßfängerabdeckungen entfernen und die darunter liegenden Strukturen auf Verformungen untersuchen
- Kofferraum öffnen, Teppich abheben, Boden auf Verformungen untersuchen. Ist das Reserverad verklemmt? Lässt sich der Kofferraum (bei Kombis die Heckklappe, bei Frontalkollision die Motorhaube) einwandfrei schließen/öffnen? Sind Aggregate im Motorraum (z.B. Kühler usw.) verformt?
- Alle Türen auf einwandfreies Öffnen/Schließen testen. Ist der „Türspalt" verringert/vergrößert?
- Bei Angaben: „Rahmen verzogen", „Chassis verzogen" und so weiter zeigen lassen, was „verzogen" sein soll, und wie stark
- Bei Angaben: „Lenkgeometrie", „Radaufhängung verbogen, losgerissen" und so weiter ebenfalls fragen: Was ist um wie viel verbogen?
- Vorbestandene Schäden am Fahrzeug (z.B. Rost an Lackschadenstellen) angeben. Vor allem bei schlecht sichtbaren Schäden: Deformationstiefen messen/schätzen
- Bei Fahrzeugen auf dem Schrottplatz: Sind einige der Schäden eventuell beim Abtransport oder beim Lagern (Stapler, Kran usw.) entstanden?

### Technische Unfallanalyse und biomechanische Beurteilung

Grundsätzlicher Unterschied: Die technische Unfallanalyse als erster Schritt kann aufgrund des technischen Sachverhalts ermitteln, wie groß zum Beispiel der Delta-v-Bereich, die Beschleunigungen oder die Rotationen des Fahrzeugs waren. Zum Verletzungspotenzial eines spezifischen Insassen sagt sie nichts.

### Das biomechanische Gutachten

Die Biomechanik versucht anschließend, zwischen diesen technischen Angaben einerseits und den ärztlichen Attesten über die Beschwerden und Befunde andererseits einen Zusammenhang zu evaluieren, der auch die Besonderheiten der betroffenen Person (Besonderheit der Beschwerden, Alter, Vorschäden, geometrische Verhältnisse, „Out-of-position-Situationen" usw.) mit einbezieht. Ein Nicht-Rechtsmediziner oder Nicht-Biomechaniker kann eine technische Unfallanalyse nur in seltenen Fällen und mit Zusatzausbildung richtig interpretieren!

### Ausgangslage Biomechanik

Häufig nehmen Ärzte, Versicherungssachbearbeiter oder Juristen auch heute noch technische Unfallrekonstruktionen und biomechanische Beurteilungen bei verletzten Personen selbst vor, indem sie lediglich aufgrund von Schilderungen einer betroffenen Person und anhand der Unfallfotos sowie des Polizeiberichtes Feststellungen bezüglich der „Schwere" und des Ablaufes einer Kollision treffen. Bis vor einigen Jahren fehlten – mit wenigen Ausnahmen im Fachbereich Rechtsmedizin – in der Traumabiomechanik ausgebildete Fachpersonen. So lag die biomechanische Beurteilung, die auch umfassendes technisches Wissen und Kenntnisse über aktuelle Ergebnisse in der Unfallforschung erfordert, meist in den Händen von behandelnden und nicht entsprechend qualifizierten begutachtenden Ärzten mit dem Resultat schwerwiegender Verständnisfehler.

Bezüglich der Kausalität lassen sich Ärzte dabei meist allein von der zeitlichen Koinzidenz zwischen Kollisionsereignis und Angabe von Beschwerden leiten. Werden später eine oder mehrere Fachpersonen als Gutachter beigezogen, ist damit die Möglichkeit einer Kontroverse vorprogrammiert, da die einen von rein „medizinischen" Schätzungen der Kollisionsintensität ausgehen, während sich andere Gutachter auch auf technische Fakten stützen können. Die Folge davon ist, dass die Kontroversen, die dann fälschlicherweise als „Expertenstreit" dargestellt werden, gelegentlich in jahrelangen Verfahren auf dem Rücken des betroffenen Patienten ausgetragen werden. *Beispiel:*
Ein „weiches" Fahrzeug weist bei einem Crashtest eine hohe Deformation auf, eine „hartes" Fahrzeug bei dem gleichen Crashtest eine geringe oder gar keine Deformation. Der Laie (z.B. Mediziner, Jurist) würde für das weichere Fahrzeug eine deutlich höhere Unfall- und Verletzungsschwere annehmen und bei dem härteren Fahrzeug geringe oder sogar keine Belastungen für den Insassen erwarten. Tatsächlich ist es aber umgekehrt, das „weiche" Fahrzeug baut die Energie des Unfalls in der Deformation seiner Knautschzonen ab, der Fahrzeuginsasse wird prinzipiell gering(er) belastet. Das „harte" Fahrzeug baut die Unfallenergie deutlich weniger ab und gibt einen härteren Crashpuls mit gegebenenfalls höherem Verletzungsrisiko an den Insassen weiter.

Selbst in den klassischen medizinischen Fachbereichen, die an Universitäten gelehrt werden, besteht offenbar ein Qualitätsproblem der Gutachten/Gutachter: 1998 hat Meine 262 Gutachten aus dem Privatversicherungsbereich qualifiziert, wobei er 35 Prozent als einwandfrei taxierte, 36 Prozent als lückenhaft und 29 Prozent als schwer mangelhaft. Eine aktuelle Bewertung der Suva (selbstständiger Unfallversicherer des öffentlichen Rechts in der Schweiz) von 102 Gutachten ergab ein ebenso düsteres Bild. Die Mängel betrafen sowohl medizinische Sachverhalte als auch die rechtlichen Anforderungen an Gutachten.

Es ist somit ein Irrtum von Juristen, wenn sie glauben, von einem Arzt könnten sie sogar in technischen Bereichen, also außerhalb der Medizin, eine verifizierte „Diagnose" erhalten. Die als hilfreich vermutete „Erfahrung", auch eines etablierten Mediziners, kann hier nicht weiterhelfen, weil Erfahrung ja eine grundsätzliche Ausbildung im jeweiligen Fachbereich – hier Unfallmechanik und Traumabiomechanik mit dauernder Weiterbildung – voraussetzt.

Die traumabiomechanisch ausgebildeten Mediziner und entsprechend spezialisierten Experten nehmen sich dieses Problems an und stellen mit ihrer Beurteilung die Verbindung zwischen technischer Unfallrekonstruktion und ärztlicher Diagnose her.

Die technische und biomechanische Analyse kann insgesamt verhindern, dass die Beurteilung der Kausalität von Beschwerden auf falschen Grundlagen basiert. Sie kann – mit dem entsprechenden fachlichen Hintergrund und der gebotenen Vorsicht – für die korrekte Erarbeitung des Sachverhaltes sowie für das weitere diagnostische und therapeutische Vorgehen von hohem Nutzen sein.

### Anforderungen an das biomechanische Gutachten

Durch Gerichtsentscheide wurde festgelegt, was grundsätzlich von einem Gutachten inhaltlich zu verlangen ist, nämlich dass es für die streitigen Belange umfassend ist, auf allseitigen Untersuchungen beruht, auch die geklagten Beschwerden berücksichtigt, in Kenntnis der Vorakten (Anamnese) abgegeben worden ist, in der Beurteilung der medizinischen Zusammenhänge und in der Beurteilung der medizinischen Situation einleuchtet und dass die Schlussfolgerungen des Experten begründet sind.

Grundsätzlich müssen folgende rechtlichen und fachlichen Anforderungen erfüllt sein (Schröter/Tändler, 2006; Eisenmenger/Dörfler u.a, 2008; BVerfassG Az. 983/04):

- Vollständig, umfassend (oder gemäß Auftrag)
- Alle gestellten Fragen beantworten, falls nicht möglich:
  - deklarieren, warum nicht (fehlende Kompetenz, fehlende Unterlagen)
- Klar, vollständig, überprüfbar
- Versicherungsrechtliche Terminologiekenntnisse
- Offenlegung von medizinischen Diskrepanzen
- Nachvollziehbar, schlüssig, logisch
- Nicht aktenwidrig, keine Unterlassung
- Deklaration der Grundlagen
- Nach anerkannter Lehrmeinung (sonst: Aussagen als Hypothesen deklarieren)
- Nicht willkürlich, sine ira et studio (ohne Zorn und Eifer), objektiv

Es ist in jedem Fall darauf zu achten, dass die medizinische und technische Kompetenz abgedeckt ist.

### Anforderungen an den biomechanischen Gutachter

Der Gutachter muss objektiv und neutral an einen Fall herangehen und sollte keine Patientenbindung haben.

Bevor er zu biomechanischen Abläufen, Kausalitätsfragen und so weiter konkret gutachterlich Stellung nimmt, sollte er sich folgende Fragen stellen:

- Gehören diese fahrzeugtechnischen und biomechanischen Fragen in mein Fachgebiet?
- Habe ich wirklich genaue Kenntnisse über den Hergang, zum Beispiel Fahrzeugdaten, kollisionsbedingte Geschwindigkeitsänderung (Delta v), Beschleunigungen, Aufprallwinkel, Kollisionsdauer?
- Wenn ich die oben genannten Informationen vorliegen habe, kann ich diese Grundlagen korrekt interpretieren (Physik, Biomechanik)?

Wenn er nur eine Frage mit „Nein" beantworten muss, sollte er sich die Beantwortung dieser Spezialfragen ersparen und sich auf das eigene – rein klinisch medizinische oder rein technische – Fachgebiet konzentrieren.

Klassischerweise ist vor allem die Rechtsmedizin (früher gerichtliche Medizin) die medizinische Disziplin, die sich mit traumabiomechanischen Themen befasst. Aber so wie ein Rechtsmediziner auch nach einigen Jahren Tätigkeit an einem Institut für Rechtsmedizin nicht „automatisch" über genügende Kompetenzen zum Beispiel in der DNA-Analyse, der Toxikologie oder der Altersbestimmung verfügt, so ist er nur dann befähigt, traumabiomechanische Gutachten kompetent zu erstellen, wenn er die entsprechenden Kenntnisse in der jahrelangen Praxis von Grund auf erwerben konnte. Dies ist nicht in jedem Institut für Rechtsmedizin der Fall.

Experten, die eine langjährige Erfahrung in der Crash- und Unfallforschung und in Unfallkliniken aufweisen, können als Gutachter für Traumabiomechanik geeignet sein.

### Probleme des Biomechanikers

Aus Kostengründen wird heute vermehrt auf die anschließende biomechanische Beurteilung verzichtet, was dazu führt, dass biomechanisch nicht besonders ausgebildete Gutachter (Ärzte, Versicherungsinspektoren, Anwälte, Richter) die technische

Unfallanalyse als Grundlage ihrer weiteren Beurteilung der Kausalität verwenden. Wenn diesen Beurteilenden nicht sofort auf einfach verständliche Weise erläutert wird, was genau passiert ist, sind massive Fehlinterpretationen vorprogrammiert!

Die meisten Ärzte meinen immer noch, dass man sich bei einer Heckkollision nach vorne bewegt (weil es ihnen alle Patienten so schildern). Auch sind die wenigsten mit der Definition von Delta v vertraut. Sie kommen zum Beispiel bei einer Streifkollision mit 70 Stundenkilometern zu dem falschen Schluss, dass auch die Delta v (= Aufpralldifferenzgeschwindigkeit, Maß für die Unfallschwere) 70 Stundenkilometer betragen haben muss, obwohl sie in dem vorliegenden Beispiel einer Streifkollision auch Delta v ein bis zwei Stundenkilometer (z.B. durch Berühren der beiden Außenspiegel der entgegenkommenden Fahrzeuge, s.u.) betragen haben kann.

Eine reine Beschreibung der Schäden und die Angabe eines Delta-v-Bereichs ohne Angabe der Richtung der Kollisionskräfte auf das Fahrzeug einerseits und der entsprechenden Bewegung des Insassen andererseits ermöglicht ebenfalls keine biomechanische Beurteilung.

### Aufgabenfelder Medizinischer Biomechanik bei Verkehrsunfällen

Hier können nur einige Beispiele aufgeführt werden, die zum Teil unten näher erläutert werden:

- Plausibilität von unfallbedingten Verletzungen
  - Wirbelsäulendistorsion (insbesondere Halswirbelsäule)
  - Schulterverletzungen
  - Knieverletzungen
- Schwerstunfälle (Großschäden)
  - Verletzungsmuster mit und ohne Sicherheitsgurt in Pkw und Lkw
  - Verletzungsverstärkung von angegurteten Pkw-Frontinsassen durch nichtangegurtete Rücksitzpassagiere
  - Verletzungsmuster mit und ohne Helmnutzung für Motorrad- und Fahrradfahrer
  - Kollisionsgeometrie und -phasen bei Fußgängerunfällen

### Einzelbeispiele

### HWS-Distorsion

Die „Distorsion der Halswirbelsäule“ ist eine schwer zu objektivierende typische Verkehrsunfallverletzung (hauptsächlich nach Pkw-Unfällen), bei der insbesondere dem medizinischen Erstbefund besondere Bedeutung zur Beurteilung der Unfallkausalität zukommt. Aus diesem Grund wurde ein „medizinischer HWS-Diagnosestandard“ entwickelt, der bislang großflächig in der Schweiz eingesetzt wird (vgl. www.svv.ch) und auch in Deutschland via Internet zum Beispiel unter www.fachklinik-enzensberg.de heruntergeladen werden kann.

Der HWS-Diagnosestandard berücksichtigt die neueste Verletzungsdefinition nach der Kanadischen Quebec Task Force (QTF)-Klassifikation nach Spitzer u.a., 1995, die folgende Schweregrade postuliert:

- **Grad 0-I**
  - Beschwerden des Patienten an der HWS
  - Keine objektiven Befunde
- **Grad II**
  - Beschwerden
  - Objektive muskuloskelettale Befunde
- **Grad III**
  - Beschwerden
  - Objektive neurologische Befunde
- **Grad IV**
  - Beschwerden
  - Radiologische Befunde Fraktur/Dislokation

Als Erklärungsversuch der pathophysiologischen Abläufe kommt es bei Grad I zu einer Mikroläsion des Muskels, vergleichbar mit einem Muskelkater, bei dem die Läsion zu klein ist, um einen Muskelspasmus zu verursachen.

Bei Grad II wird eine Distorsion und Weichteileinblutung angenommen (Gelenkkapseln, Ligamentae, Sehnen und Muskeln) mit sekundärem Muskelspasmus nach Weichteilverletzung.

Bei Grad III ist das neurologische System (Nervenzellen, Ganglien) betroffen. Es kommt hier zu Irritationen durch Blutung oder Ödembildung. Für HWS-Langzeitverletzungen werden zum Beispiel auch „Defekte" an den Faszettengelenken angenommen.

Biomechanisch kommt es bei einer HWS-Distorsion zu einer Relativbewegung zwischen Kopf und Oberkörper, in der die oben genannten Strukturen mechanisch überbeansprucht werden können. Mittlerweile werden Pkw-Sitze durch einen dynamischen Sitztest für die Belastung nach Heckkollision optimiert und damit die Wirbelsäulenbelastung durch verbesserte Kopfstützen und Sitzlehnen deutlich reduziert. Für diese Fahrzeuggenerationen könnte also von reduzierten Inzidenzen ausgegangen werden, was aber wissenschaftlich noch geprüft werden muss

*Beispiel:*

Ein Volvo-WHIPS-Fahrzeugsitz führt zu deutlich geringeren Belastungen der Halswirbelsäule bei Heckkollision als ein konventionelles Sitzsystem, da die Sitzlehne zusammen mit der Kopfstütze parallel nach hinten nachgibt, um so eine deutlich reduzierte Kopf-Torso-Bewegung und damit eine reduzierte Belastung der Halswirbelsäule herzustellen. Es kann demzufolge in einem höheren Delta-v-Bereich Schutz erwartet werden als bei einem sehr einfach konstruierten Pkw-Sitz mit sehr einfacher und gegebenenfalls zu niedriger Kopfstütze.

Dennoch wird die HWS-Distorsion bei Rückgang der Schwerverletztenfälle durch moderne Fahrzeugsicherheitssysteme (hochfeste Fahrgastzelle, Gurtstraffer, Airbags) weiterhin bei Pkw-Kollisionen im Fokus stehen. Deshalb sollte gerade hier eine ausgewogene biomechanische Begutachtung unter Berücksichtigung der neuesten Forschungsergebnisse stattfinden, die zudem auf den jeweiligen Fahrzeuginsassen/Patienten individuell (Vorerkrankungen, Alter, Größe, Geschlecht) abgestimmt ist.

Eine Untersuchung des Patienten macht dann Sinn, wenn noch aktuelle unfallkausale Beschwerden beklagt werden. So kann zum Beispiel eine Reflexmessung der Muskulatur (Methode Prof. Kramer, Ulm, siehe Literatur) objektiv Einschränkungen an der Halswirbelsäule nachweisen, die nicht aggraviert werden können. Bei jahrelang zurückliegendem Unfall ohne aktuelle Beschwerden erscheint eine individuelle Untersuchung des Patienten jedoch nicht indiziert.

### Sicherheitsgurt

Der Gurt hat seit seiner Erfindung von Nils Bohlin in den 1950er Jahren zirka einer Million Menschen das Leben gerettet und wird als eine der für die Menschheit wichtigsten Erfindungen der letzten 100 Jahre angesehen.

### Rückhaltesystem: Wirkung

Nur in Verbindung mit einem Gurt kann die Wahrscheinlichkeit einer tödlichen Verletzung um das Zehnfache reduziert werden, und auch das Risiko einer schweren Verletzung kann beträchtlich gemindert werden.

Der Begriff Rückhaltesystem beschreibt die Gesamtheit der Vorrichtungen der passiven Sicherheit, die dazu geeignet sind, Fahrzeuginsassen auf ihrem Sitz zu fixieren und bei einem Unfall mit der Fahrzeugstruktur zu koppeln (Gurt, Gurtstraffer, Gurtkraftbegrenzer, Airbag). Diese Systeme sind aufeinander abgestimmt.

Rückhaltesysteme verfolgen zwei Ziele:

- Schutz der Fahrzeuginsassen durch das Fixieren auf dem Sitz vor zu großen Beschleunigungen durch Körperanprall
- Schutz vor dem Herausschleudern aus der Fahrgastzelle

### Nicht angegurtete Rücksitzpassagiere werden zur Gefahr

Wie Crashtests zeigen, gefährden nicht angeschnallte Insassen auf dem Rücksitz nicht nur sich selbst, sondern auch andere Passagiere, zum Beispiel angegurtete Vordersitzinsassen. Der Rücksitzinsasse wird mit dem 30- bis 60-fachen Körpergewicht auf den Vordersitzinsassen geschleudert. Ein Kind auf dem Rücksitz, das 27 Kilogramm wiegt, entwickelt bei einem Aufprall von 50 Stundenkilometern eine Gewichtskraft von 1,2 Tonnen, ein Erwachsener, der 70 Kilogramm wiegt, sogar eine Kraft von zwei bis vier Tonnen, was dem Gewicht eines Elefanten entspricht.

Hieraus resultieren dann durch die Nachlässigkeit des Rücksitzpassagiers hervorgerufene deutlich schwerere Verletzungen und auch Todesfälle bei Frontinsassen.

*Realer Beispielfall (verfremdet):*
Der angegurtete Beifahrer eines Fiat Punto stirbt noch an der Unfallstelle nach einer Frontalkollision mit Delta v 50 Stundenkilometer mit einem entgegenkommenden Pkw an einer Ruptur der Aorta (plötzlicher Verlust von drei Litern Blut). Der nicht angegurtete Rücksitzinsasse bleibt nahezu unverletzt (isolierte Knieprellung ohne Arztbesuch).

Durch den Aufprall des nicht angegurteten Rücksitzinsassen wurde der Beifahrer zusätzlich so schwer in seinem Thoraxbereich belastet, dass er die Kollision, die ohne Zusatzbelastung sonst voraussichtlich mit mittelschweren Thoraxverletzungen (z.B. Rippenfrakturen) ausgegangen wäre, durch die extreme Zusatzbelastung auf den Brustkorb durch den Rücksitzpassagier (Aortenruptur) nicht überlebt hat.

Durch den relativ „weichen" Aufprall gegen die Beifahrersitzlehne hatte sich der junge und stabile Rücksitzinsasse nur sehr gering verletzt, sich dafür aber der „fahrlässigen Tötung" seines Vordermanns mitschuldig gemacht. Wäre er angegurtet gewesen, hätte es bei der vorliegenden Un-

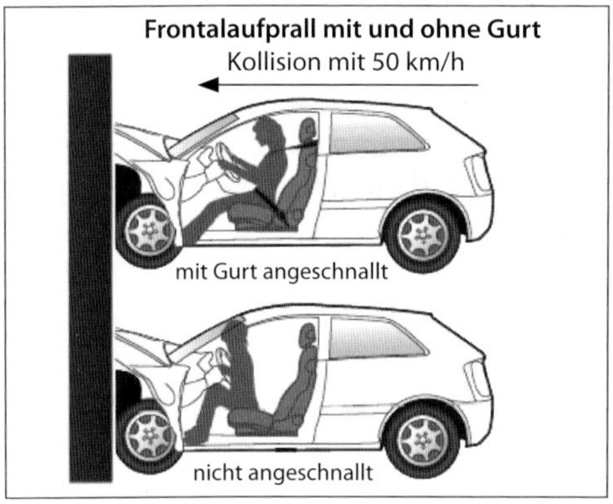


**Abb. 4: Frontalaufprall mit und ohne Gurt**
(Quelle: ADAC e.V., 2010, S. 5)

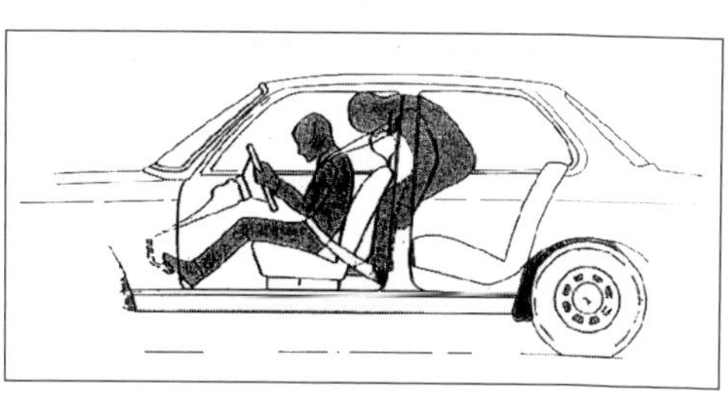

**Abb. 5: Nicht angegurteter Rücksitzinsasse belastet angegurteten Frontinsassen**
(Quelle: © Wolfram Hell)

fallschwere mit einem angegurteten Beifahrer und noch intakter Fahrgastzelle keine tödlichen Verletzungen (in einigen Realunfällen z.B. auch Querschnittslähmungen) gegeben.

### Biomechanisches Gurtgutachten

Bei der Begutachtung von Großschäden werden die tatsächlich aufgetretenen Verletzungen mit der Schutzfunktion des Sicherheitsgurtes in der jeweiligen Unfallsituation in Verbindung gebracht. Durch genaue Rekonstruktion und unter Berücksichtigung der aktuellen Unfallforschungsergebnisse werden die mit und/oder ohne Gurt auftretenden Verletzungen abgeleitet.

### Biomechanisches Helmgutachten

Ähnlich wie beim Gurt wird bei sogenannten Großschäden die Frage beantwortet, inwieweit das Verletzungsmuster bei der aktuellen Unfallkonstellation mit beziehungsweise ohne Helm ausgefallen wäre. Inzwischen geben einige deutsche Gerichte vereinzelt auch schon Gutachten zum Verletzungsmuster bei Nicht-Nutzung eines Fahrradhelms in Auftrag.

### Fußgängerunfall

Hier kann ein biomechanisches Gutachten Klarheit über Anstoßkonstellation und Aufprallkontaktpunkte liefern. Zum Beispiel gibt der sogenannte typische Messerer-Keil Aufschluss über die Anprallrichtung der Pkw-Stoßstange gegen den Unterschenkel.

### Medizinische Gutachten

Gerade bei den am häufigsten auftretenden HWS-Belastungen sind die Verletzungen vielfach unzureichend beschrieben; besonders mangelhaft ist oft die Dokumentation in Hinblick auf sogenannte HWS-Langzeitbeschwerdenverläufe. Bei objektiv klar zu erhebenden Verletzungen (z.B. Frakturen) sind in der Regel die Definition und der Verlauf klar. Deshalb wird in diesem Kapitel besonders auf die Medizinische Dokumentation von HWS-„Verletzungen" eingegangen.

Besonders bei HWS-„Verletzungen" ist, wie schon oben beschrieben, die Trennung von behandelndem Arzt, dem Patienten nahestehendem Partner und einem medizinischen Gutachter indiziert, sonst lassen sich Interessenskonflikte nicht vermeiden.

Insgesamt sollte aber die Beurteilung von biomechanischen Sachverhalten nur Fachleuten für Biomechanik vorbehalten sein, anderenfalls kann es zu Fehlinterpretationen kommen, die zu langwierigen Missverständnissen bei Patienten und Richtern führen können.

### Empfehlungen zur strukturierten medizinischen Dokumentation nach unfallbedingten HWS-Belastungen

Nicht selten ist die Erhebung von Anamnese, Beschwerden und Befunden bei Patienten, welche nach Unfällen über HWS-Beschwerden klagen und den Arzt aufsuchen, dürftig. Häufig werden einfach unzutreffende Diagnosen wie zum Beispiel „Schleudertrauma" verwendet. Zudem mangelt es an ausreichenden Befunden, da eine strukturierte Vorgehensweise bezüglich Diagnostik und Dokumentation fehlt.

Um diese Patienten besser zu erfassen wird das nachfolgende Vorgehen empfohlen:

a) Unfallhergang
b) Beschwerdebild
c) Muskuloskelettale Untersuchung
d) Neurologische Untersuchung
e) Bildgebende Diagnostik (fakultativ)
f) Befundergebnis/Diagnose

### a) Unfallhergang

Die Anamneseerhebung umfasst zum Beispiel Fragen nach der Art des Fahrzeugunfalles (Kollisionsort, Fahrzeugbewegungen, beteiligte Fahrzeuge). Wie und wo saß die geschädigte Person im verunfallten Fahrzeug? War ein Gurt angelegt? Befand sich ein Airbag im Fahrzeug und löste dieser aus? Wie war die Kopfhaltung bei Kollision (in Fahrtrichtung, Rechts-/Linksdrehung), gegebenenfalls die Haltung des Oberkörpers (Vorneige, Seitneige)? Kam es zum Beispiel zum Anprall des Kopfes an Fahrzeuginnenteile? Basisdaten wie Größe, Gewicht sowie Berufstätigkeit sollten ebenso dokumentiert werden.

*Kommentar:* Patientenangaben zu Geschwindigkeiten und Energieeinwirkungen sind subjektiv und lassen keine unfallmechanischen Interpretationen durch den behandelnden Arzt zu; diese sind nur nach einer genauen Abklärung durch Unfallexperten und Biomechaniker zulässig.

### b) Beschwerdebild

Zum Beschwerdebild gehören auch Fragen nach Beschwerdebeginn, Bewusstlosigkeit, Erinnerungslücken, früheren Unfällen mit HWS-Beteiligung, vorbestehende unfallunabhängige HWS-Beschwerden und Voroperationen an der Halswirbelsäule.

Hilfreich ist auch eine qualitative Beurteilung des Schmerzverlaufes, beispielsweise mit der Visuell Analog Skala (VAS). (In dieser Skala geben die Patienten ihr subjektives Schmerzempfinden auf einer Skala von 0–10 „maximal" an.) Man erhält hier auch für die Begutachtung wichtige Informationen über den Heilungsverlauf.

*Kommentar:* Beschwerden sind subjektive Äußerungen des Patienten über bemerkte Funktionsbeeinträchtigungen oder Schmerzen.

### c) Muskuloskelettale Untersuchung

Bei der muskuloskelettalen Untersuchung sollen die Halswirbelsäule und die seitlichen Halsweichteile abgetastet werden. Es ist zu dokumentieren, wo Schmerzen durch manuellen Druck zu provozieren sind. Dabei hat sich bewährt, den Befund nach Seitenzuordnung (rechts – mittig – links) und obere – mittlere – untere HWS topographisch zu beschreiben. Anschließend kann bei der Untersuchung ein Erschütterungstest/Stauchungstest vorgenommen werden. Weitere mögliche Verletzungszeichen im Bereich der Schultern, des Halses und des Kopfes sind zu dokumentieren (z.B. Prellmarke an der Stirn usw.).

Bei der Funktionsprüfung gilt es, Schmerzen und Funktionseinschränkungen bei aktiven Bewegungen in die verschiedenen Bewegungsrichtungen (Flexion, Extension, Rechts-/Linksdrehung, Rechtsseit-/Linksseitneigung) zu prüfen. Dabei ist es ausreichend, zum Beispiel die Überstreckung des Kopfes (Extension) wie folgt zu beschreiben: „Extension schmerzhaft, bis XX Grad (entsprechend Neutral-Null-Methode) möglich".

### d) Neurologische Untersuchung

Sie umfasst die Prüfung und Dokumentation der Sensibilität und Parästhesien (Dermatome), der Muskelkraft (Kennmuskeln) und der Sehnenreflexe.

Segmentale Pathologien weisen auf eine radikuläre Läsion oder Plexusläsion, Halbseitendefizite auf eine zerebrale oder medulläre Läsion hin.

Bei neurologischen Pathologien – auch anamnestische Angaben zu Bewusstseinsstörungen und Hirnnervenstörungen – ist in jedem Fall eine fachärztlich neurologische Untersuchung erforderlich.

### e) Bildgebende Diagnostik

Die bildgebende Diagnostik ist dann indiziert, wenn der Patient neu aufgetretene Beschwerden im Nacken-HWS-Bereich äußert oder/und wesentliche Bewegungseinschränkungen an der HWS vorliegen. Um keine relevanten HWS-Frakturen/-Luxationen zu übersehen, sollte die Indikation für eine Röntgenaufnahme sicherheitshalber großzügig gestellt werden. Die Basisdiagnostik stellen hierbei Röntgen-Standardaufnahmen der Halswirbelsäule (a.p., seitlich und Dens-spezial) dar. Der Röntgenbefund ist hinsichtlich Art, Ausmaß und anatomischer Lokalisation umfassend zu dokumentieren. Auch unfallfremde degenerative Veränderungen oder Fehlbildungen sind in analoger Weise festzuhalten.

Nur bei Verdacht oder Nachweis struktureller Verletzungszeichen (Fraktur, Luxation, Instabilität, Bandscheibenläsion) sind weitergehende bildgebende Untersuchungen zu veranlassen (HWS, Computertomographie = CT; Magnetresonanztomographie = MRT). Bei klinischen Hinweisen auf eine Funktionsstörung des zentralen Nervensystems können weitere Untersuchungsverfahren erforderlich werden, zum Beispiel Sonographie der Halsgefäße, MR-Angiographie, Myelographie.

### f) Befundergebnis/Diagnose

Alle Erhebungen aus den Abschnitten a) bis e) fließen in das Befundergebnis ein. So wird es möglich, eine Graduierung der Symptome und gegebenenfalls der Verletzungsschwere vorzunehmen.

*Beispiel:*

| | |
|---|---|
| | *„Keine Angabe zu Beschwerden im Nacken/HWS"* (QTF Grad 0) |
| oder: | *„Subjektiv Nackenschmerzen, Steifigkeit, Missempfindungen, objektiv keine klinischen Befundzeichen"* (QTF Grad I) |
| | *„Subjektiv Nackenbeschwerden, objektiv muskuloskelettales Defizit"* (QTF Grad II) |
| bis hin zu: | *„Subjektiv Nackenbeschwerden, objektiv neurologisches Defizit"* (QTF Grad III) |
| letztendlich: | *Beschreibung von „knöchernen Verletzungen"* (QTF Grad IV) |

### Strukturierter Behandlungsplan

Dieser ist in Abhängigkeit von den Beschwerden und den Befunden abzuleiten. Der Behandlungsplan soll Anmerkungen zur physikalisch-therapeutischen und medikamentösen Behandlung, zur Ruhigstellung, gegebenenfalls zu weiteren Behandlungen und einer konsiliarischen Vorstellung beinhalten. Je nach Befundergebnis ist schließlich eine Wiedereinbestellung des Patienten beziehungsweise Verweise zur Weiterbehandlung durch einen entsprechenden Facharzt zu tätigen.

Bei Fehlen von objektiven strukturellen Schäden bietet eine möglichst schnelle Wiederaufnahme der bisherigen Tätigkeiten (Freizeit, Haushalt, Beruf) die beste Prognose.

### Feststellung

Nur eine strukturierte Befunderhebung kann anhand der Details zu Unfallhergang, Beschwerdebild, muskuloskelettaler, neuro-

logischer und bildgebender Untersuchung eine Diagnose ergeben. Fehlen objektive strukturelle Verletzungsbefunde, sollte nur eine Verdachtsdiagnose formuliert werden.
*Beispielfall (fiktiv):*
Herr B. ist als Fahrer eines VW Golf VI unschuldig in einen Verkehrsunfall verwickelt worden. Er ist mit einer Geschwindigkeit von 70 Stundenkilometern frontal mit einem anderen Fahrzeug zusammengestoßen. Einen Tag nach dem Unfall geht er zu seinem Hausarzt und beschreibt mit Latenz von sieben Stunden nach dem Unfall subjektive Schmerzen in seiner Halswirbelsäule. Der Hausarzt schreibt seinen Patienten eine Woche prospektiv arbeitsunfähig. Nach einer Woche kommt Herr B., der inzwischen einen Anwalt konsultiert hat, wieder und schildert weiterhin subjektive HWS-Beschwerden. Der Hausarzt überweist ihn an einen niedergelassenen Chirurgen, der Chirurg überweist ihn an einen Neurologen. Beide können keine Befunde für eine höhergradige HWS-Distorsionsverletzung erheben, jedoch sehen beide eine massive degenerative Wirbelsäule mit Bandscheibenvorfällen.

Im Internet findet Herr B. einen HWS-Spezialisten (Chiropraktiker), der nach drei Wochen dem Patienten eine Vielzahl von eindeutig unfallkausalen Symptomen im neurologischen Bereich beschreiben kann. Der Chiropraktiker sagt seinem Patienten, dass die Erkrankung wohl einen sehr langwierigen Verlauf nehmen würde, schreibt ihn deshalb prospektiv für einige Monate berufsunfähig und empfiehlt eine aufwändige Spezialbehandlung bei seiner Ehefrau.

Herr B., der schon länger an chronischen Wirbelsäulenbeschweren leidet und sich deshalb schon vor dem Unfall gerne frühpensionieren lassen wollte, ist dankbar für die Zuwendung und möchte mithilfe seines Anwalts endlich eine Frühpensionierung durch den Verkehrsunfall erreichen.

*Analyse:* Aus medizinischer Sicht haben für eine Stadieneinteilung nach QTF immer die (gut dokumentierten) Erstbefunde Priorität. Hier wurden in den ersten zwei Wochen nur QTF-Grad-I-Befunde und unfallunabhängige Vorschäden dokumentiert, drei Wochen nach dem Unfall soll plötzlich eine QTF-Grad-III-Verletzung entstanden sein. Nachdem traumatische Ereignisse in der Regel zu einem Nachlassen von Symptomen führen sollen, erscheint hier ein logischer Bruch in der medizinischen Beurteilung. Ein Bandscheibenvorfall mit neurologischen Folgen ist in der Regel ein akut auftretendes Ereignis und kann nicht erst drei Wochen nach einem Unfall auftreten. Das plötzliche Auftauchen eines deutlich höheren Verletzungsschweregrades nach drei Wochen ist prinzipiell wenig plausibel, vielmehr sind hier gegebenenfalls unfallunabhängige degenerative Prozesse möglich.

Zusätzlich soll der Fall biomechanisch beurteilt werden. Eine Frontalstreifkollision mit einer Delta v von ein bis zwei Stundenkilometern liegt weit unter dem in der Wissenschaft üblichen Verletzungsbereich für frontale Kollisionen bei angegurtetem Insassen. Dieser ist bei zirka 20 bis 25 Stundenkilometer Delta v lokalisiert. Im vorliegenden Fall haben sich bei 70 Stundenkilometer Fahrgeschwindigkeit nur die Außenspiegel der gegnerischen Fahrzeuge berührt, somit handelt es sich um eine extrem leichte Kollision, die nicht einmal einer Bremsverzögerung entspricht. Auch die mittlere Beschleunigung von 0,5 bis 1 Meter $s/m^2$ erscheint sehr niedrig. Für diese biomechanischen Belastungsbereiche erscheint keine unfallkausale QTF-Grad-II- bis III-Verletzung plausibel.

Aktuelle Empfehlungen können von der GMTTB e.V. (Gesellschaft für Medizinische und Technische Traumabiomechanik) für die Bereiche technische Unfalldokumentation und Analyse, Biomechanik und Medizin auf der Internetseite www.trauma biomechanik-gmttb.de bezogen werden.

## Literatur


ADAC e.V.: Fahrzeuginsassen richtig sichern, München 2010

Eisenmenger, W./Dörfler, H. u.a.: Medizinisches Gutachten, Springer Verlag, Heidelberg 2008

EVU Tagung Schweiz, Vauffelin, 9. Mai 2003, update 1.7.2008

Gesellschaft für Medizinische und Technische Traumabiomechanik (GMTTB): Anleitung zur Dokumentation und Expertise von Unfallfahrzeugen, München/Winterthur 2010

Gesellschaft für Medizinische und Technische Traumabiomechanik (GMTTB): Technischer Konsens, München/Winterthur 2010

Kramer, M./Volker, H-U./Weikert, E. u.a.: Simultaneus measurement of intramuscular pressure and surface electromyography of the multifidus muscle. In: European Spine Journal 2004, Nr. 13, S. 530–536

Lang, C. J. G.: Leitlinien der Deutschen Gesellschaft für Neurologie, Beschleunigungstrauma der Halswirbelsäule. In: Leitlinien für Diagnostik und Therapie in der Neurologie, 4. überarbeitete Auflage, Georg Thieme Verlag, Stuttgart 2008

Ludwig, C.A.: Qualität fachärztlicher Gutachten im Bereich der sozialen Unfallversicherung, medizinische Mitteilung SUVA Nr. 77/2006 (Publikation Juni 2006)

MAA Whiplash Guidelines GP Summary, im Internet unter www.maa.nsw.gov.au→Publications Reports→MAA Guidelines→Injury Management Guidelines→Guides for professionals →Whiplash Guidelines (zugegriffen am 4. Oktober 2010)

Meine, J.: Ärztliche Begutachtung in der Schweiz – Erfüllt sie die heutigen Qualitätsanforderungen? In: Swiss Surgery 1998, Nr. 4, S. 53–57

Schröter, F./Tändler, P.: Gutachtenstellung – Was ist zu beachten? In: Trauma Berufskrankheit 2006, Nr. 8, S. 177–184

Spitzer, W.O./Skovron, M.L./Salmi, L.R./Cassidy, J.D./Duranceau, J./Suissa, S./Zeiss, E.: Scientific monograph of the Quebec Task Force on Whiplash-Associated Disorders: redefining "whiplash" and its management. In: Spine 1995, 20 (8 Suppl), 1S–73S

Strebel, H.M./Ettlin, Th./Annoni, J.M./Caravatti, M./Jan, S./Gianella, C./Keidel, M./ Saner, U./ Schwarz, H.: Diagnostisches und therapeutisches Vorgehen in der Akutphase nach kranio-zervikalem Beschleunigungstrauma (sog. Schleudertrauma). In: Schweizerisches Medizin-Forum 2002, Nr. 47, S. 1119–1125

Walz, F.: Biomechanische Aspekte der HWS-Verletzungen. In: Orthopäde 1994, Nr. 23, S. 262–267

Wyrwich, W./Heyde, C. E.: Gutachterliche Probleme nach Beschleunigungsverletzungen der Halswirbelsäule. In: Der Orthopäde 2006/3, S. 319–330


## Internet


Arbeitsgruppe für Unfallmechanik (AGU), Zürich www.agu.ch

Fachklinik Enzensberg www.fachklinik-enzensberg.de

(Dokumentationsbogen HWS, im Internet unter → Medizin → Unfallchirurgie)

Gesellschaft für Medizinische und Technische Traumabiomechanik e.V. (GMTTB) www.traumabiomechanik-gmttb.de

Institut für Rechtsmedizin der Universität München www.rechtsmedizin.med.uni-muenchen.de

Schweizerischer Versicherungsverband (SVV) www.svv.ch (Dokumentationsbogen für Erstkonsultation nach kranio-zervikalem Beschleunigungstrauma und dessen Anleitung, im Internet unter →Medizin→Formulare →„Erstdokubogen KZBT")

# Die Herausgeber

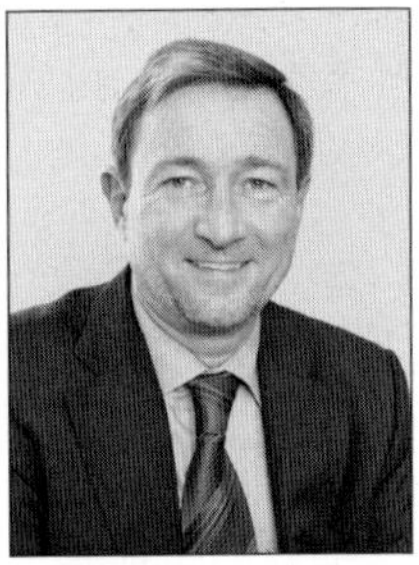

**Dr. Walter Eichendorf**
Präsident des Deutschen Verkehrssicherheitsrates (DVR) und stellvertretender Hauptgeschäftsführer der Deutschen Gesetzlichen Unfallversicherung (DGUV).

Bei der DGUV leitet er den Geschäftsbereich Prävention, zu dem auch die Verkehrssicherheitsarbeit zählt.

Der Physiker und Mathematiker stieß nach mehreren Auslandsjahren in der astrophysikalischen Forschung 1983 zum damaligen Hauptverband der gewerblichen Berufsgenossenschaften (HVBG).

Dort leitete er zunächst die Unfallstatistik, dann ab 1990 die Öffentlichkeitsarbeit und wurde 1998 stellvertretender Hauptgeschäftsführer.

Seit 2003 ist Dr. Eichendorf zudem Vizepräsident der Sektion Forschung und seit 2011 Vizepräsident der Sektion Präventionskultur der Internationalen Vereinigung für Soziale Sicherheit (IVSS). Er ist auch im Vorstand des Europäischen Verkehrssicherheitsrates (ETSC) aktiv und vertritt dort deutsche Interessen in Brüssel.

National und international wirkt er in Vorständen und Beiräten vieler Präventionsinstitutionen mit.

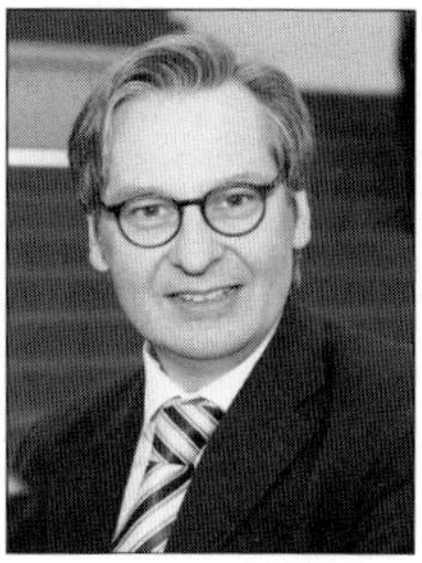

**Dr. Jörg Hedtmann**
Leiter des Geschäftsbereichs Prävention der Berufsgenossenschaft für Transport und Verkehrswirtschaft (BG Verkehr).

Dr. Hedtmann ist Arbeits- und Flugmediziner mit Stationen am Bundeswehrzentralkrankenhaus, dem NATO E3A-Verband (AWACS) und dem Flugmedizinischen Institut der Luftwaffe, wo er als stellvertretender Abteilungsleiter Ergonomie tätig war. Er beendete seine militärische Laufbahn 1997 als Dezernatsleiter Flugmedizin und Stellvertreter des Leitenden Betriebsarztes der Luftwaffe in Siegburg.

Bei der Berufsgenossenschaft für Fahrzeughaltungen in Hamburg baute er das Referat Arbeits- und Verkehrsmedizin auf, bevor er 2006 die Leitung des Geschäftsbereichs Prävention der heutigen BG Verkehr übernahm.

Dr. Hedtmann ist langjähriges Vorstandsmitglied und derzeitiger Vizepräsident der Deutschen Gesellschaft für Luft- und Raumfahrtmedizin, Leiter des DGUV-Fachbereichs „Verkehr und Landschaft“ sowie Obmann des DGUV-Arbeitskreises „Fahr-, Steuer- und Überwachungstätigkeiten“.

# Autorenverzeichnis

**Bundesminister a. D. Kurt Bodewig**
Präsident der Deutschen Verkehrswacht e.V.; Mitglied des Management Committee des EU-Projekts AVENUE; Vizepräsident des Deutschen Verkehrssicherheitsrates (DVR); Kolumnist der Zeitschrift „mobil und sicher"

**Dipl.-Soz. Michael Bretschneider-Hagemes**
Seit Juli 2009 wissenschaftlicher Mitarbeiter am Institut für Arbeitsschutz der Deutschen Gesetzlichen Unfallversicherung (IFA) mit dem Forschungsschwerpunkt „Belastungen und Beanspruchungen bei mobiler IT-gestützter Arbeit". Ausgebildeter Coach für Führungskräfte (GCW-zertifiziert). Autor des Fachbuchs „Intervention in komplexe Systeme – Eine systemtheoretische Betrachtung im Umfeld von Unternehmensberatung und Coaching". Beteiligung an verschiedenen Arbeitsgruppen zum Thema des Wohlbefindens und der Gesunderhaltung bei der Arbeit

**Prof. Dr. med. Thomas Brüning**
Facharzt für Arbeits- und Umweltmedizin, Apotheker, Direktor des Instituts für Prävention und Arbeitsmedizin der Deutschen Gesetzlichen Unfallversicherung – Institut der Ruhr-Universität Bochum (IPA) (seit 2/2001); Mitgliedschaften in verschiedenen wissenschaftlichen Institutionen, Gremien und Verbänden (u. a. AKs und AGs der MAK (DFG), AGS/AfAMed (BMAS), Gendiagnostik-Kommission, DGUV-Gremien, DGAUM-Vorstand, Leitung der Weiterbildungskurse für Arbeitsmedizin der ÄKWL/KVWL)

**Dipl.-Biol. Mark Brütting**
Wissenschaftlicher Mitarbeiter des Referats Arbeitswissenschaft, Ergonomie am Institut für Arbeitsschutz der Deutschen Gesetzlichen Unfallversicherung (IFA) in Sankt Augustin

**Prof. Dr. med. Jürgen Bünger**
Stiftungsprofessur für experimentelle Arbeitsmedizin im Institut für Prävention und Arbeitsmedizin der Deutschen Gesetzlichen Unfallversicherung – Institut der Ruhr-Universität Bochum (IPA). Stellv. Institutsdirektor und Leiter der Arbeitsgruppen Expositionslabor (ExpoLab) und In-vitro-Assays im Kompetenzzentrum Medizin. Facharzt für Arbeitsmedizin, Sozialmedizin, Umweltmedizin. Mitglied in verschiedenen Arbeits- und Umweltschutzgremien

**Prof. Dr. med. habil. Rolf Ebert**
Seit 1980 auf dem Gebiet der Verkehrsmedizin tätig, Leiter einer verkehrsmedizinischen Forschungspraxis in Dresden, Tätigkeitsschwerpunkte Forschung und ärztliche Begutachtung

**Dr. Walter Eichendorf**
Präsident des Deutschen Verkehrssicherheitsrates (DVR) und stellvertretender Hauptgeschäftsführer der Deutschen Gesetzlichen Unfallversicherung (DGUV)

**Dr. Christian Felten**
Leiter der Hauptabteilung Gesundheitsschutz, Berufsgenossenschaft für Transport und Verkehrswirtschaft (BG Verkehr), Hamburg

**Michael Fischer (M. A.)**
Wissenschaftlicher Assistent im Geschäftsbereich Prävention der Berufsgenossenschaft für Transport und Verkehrswirtschaft (BG Verkehr)

**Dipl.-Psych. Eva Flaspöler**
Wissenschaftliche Mitarbeiterin des Referats „Wissenschaftliche Kooperationen" am Institut für Arbeitsschutz der Deutschen Gesetzlichen Unfallversicherung (IFA)

**Dipl.-Psych. Gudrun Gericke**
Wissenschaftliche Mitarbeiterin am Lehrstuhl für Arbeits-, Betriebs- und Organisationspsychologie an der Friedrich-Schiller-Universität Jena

**Dr. med. Olaf Hagemeyer**
Facharzt für Arbeitsmedizin, Institut für Prävention und Arbeitsmedizin der Deutschen Gesetzlichen Unfallversicherung – Institut der Ruhr-Universität Bochum (IPA)

**Prof. Dr. rer. pol. Heinz Hautzinger**
Leiter des Instituts für angewandte Verkehrs- und Tourismusforschung e. V. (IVT) an der Hochschule Heilbronn

**Dr. Jörg Hedtmann**
Leiter des Geschäftsbereichs Prävention der Berufsgenossenschaft für Transport und Verkehrswirtschaft (BG Verkehr) und Vizepräsident der Deutschen Gesellschaft für Luft- und Raumfahrtmedizin (DGLRM)

**Dr. med. Wolfram Hell**
Leiter der Abteilung Medizinisch-Biomechanische Unfallanalyse (MBU) am Institut für Rechtsmedizin der Ludwig-Maximilians-Universität München

**Dr. Lothar Kaufmann**
Leiter der Abteilung Verkehr und Straßen im Ministerium des Innern, für Sport und Infrastruktur Rheinland-Pfalz

**Dipl.-Päd. Christian Kellner**
Hauptgeschäftsführer des Deutschen Verkehrssicherheitsrates (DVR)

**Prof. Dr.-Ing. Rainer von Kiparski**
Leiter Medizin und Technik der Region Südwest der IAS Institut für Arbeits- und Sozialhygiene Stiftung, Vorstandsvorsitzender des Verbandes Deutscher Sicherheitsingenieure e. V. (VDSI), Präsidiumsmitglied der Fachvereinigung Arbeitssicherheit e. V. (FASI), Vorstandsmitglied in der Bundesarbeitsgemeinschaft für Sicherheit und Gesundheit bei der Arbeit e. V. (Basi), Honorarprofessor am Institut für Arbeitswissenschaft und Betriebsorganisation des Karlsruher Instituts für Technologie (KIT)

**Dr. Rolf Kittel**
Leitender Arzt Ärztezentrum Südwest, Bundeseisenbahnvermögen, Facharzt für Arbeitsmedizin – Sozialmedizin – Umweltmedizin

**Prof. Dr. Hermann H. Klein**
Facharzt für innere Medizin, Schwerpunkt Kardiologie, Zusatzqualifikationen für Intensivmedizin und Diabetologie, Chefarzt der Med. Klinik II, Schwerpunkt Kardiologie und Pneumologie, Klinikum Idar-Oberstein

**Prof. Dr. med. Sylvia Kotterba**
Chefärztin der Klinik für Neurologie der Ammerland-Klinik GmbH Westerstede, akad. Lehrkrankenhaus der Universität Göttingen. Zusatzweiterbildungen: spezielle neurologische Intensivmedizin, klinische Geriatrie, Schlafmedizin und Palliativmedizin. Außerplanmäßige Professorin für Neurologie an der Ruhr-Universität Bochum. Mitgliedschaften in der Deutsche Gesellschaft für Neurologie (DGN), Arbeitsgemeinschaft für Neurologische Intensivmedizin (ANIM), Deutsche Gesellschaft für Klinische Neurophysiologie (DGKN), Deutsche Gesellschaft für Schlafforschung und Schlafmedizin (DGSM) (Vorsitzende in der Kommission Qualifikationsnachweis Somnologie), Arbeitsgemeinschaft Neurologische Begutachtung (ANB), American Sleep Society

**Dipl.-Phys. Martin Küppers**
Leiter der Abteilung Arbeitssicherheit im Geschäftsbereich Prävention der Berufsgenossenschaft für Transport und Verkehrswirtschaft (BG Verkehr) in Hamburg

**Dipl.-Päd. Jochen Lau**
Leiter des Referats Unfallprävention – Wege und Dienstwege beim Deutschen Verkehrssicherheitsrat (DVR)

**Dipl.-Psych. Gerhard Laub**
Fachpsychologe für Verkehrspsychologie, Fachlicher Leiter bei der TÜV SÜD Life Service GmbH; Federführer der VdTÜV-Kommission Fahreignung

**Jürgen Menge**
Referent für Verkehrssicherheit und Straßenbetrieb im Ministerium des Innern, für Sport und Infrastruktur Rheinland-Pfalz

**Dr. phil., Dipl.-Psych., Diplom-Betriebswirt (BA) Peter Nickel**
Wissenschaftlicher Mitarbeiter des Referats „Neue Technologien, Mensch und Technik" im Fachbereich „Unfallverhütung – Produktsicherheit" am Institut für Arbeitsschutz der Deutschen Gesetzlichen Unfallversicherung (IFA)

**Prof. Dr. med. Maritta Orth**
Internistin, Pneumologin, Allergologin, Schlafmedizinerin (inkl. Qualitätsnachweis Somnologie), Chefärztin der Medizinischen Klinik III: Pneumologie, Pneumologische Onkologie, Allergologie, Schlaf- und Beatmungsmedizin, Theresienkrankenhaus und St. Hedwig Klinik GmbH, Mannheim

**Dr.-Ing. Klaus Ruff**
Stellvertretender Leiter des Geschäftsbereichs Prävention der Berufsgenossenschaft für Transport und Verkehrswirtschaft (BG Verkehr), Leiter des Sachgebiets Fahrzeuge im Fachbereich Verkehr der Deutschen Gesetzlichen Unfallversicherung (DGUV)

**Rosemarie Sailer**
Rechtsanwältin mit dem Schwerpunkt medizinrechtliche Beratungstätigkeit, Arzthaftungsrecht, Berufs-, Vertrags- und Gesellschaftsrecht für Ärzte

**Dr. med. Giso Schmeißer**
Facharzt für Allgemeinmedizin und Facharzt für Arbeitsmedizin, Bereichsleiter Arbeits- und Betriebsmedizin, Leiter der Betriebsarztpraxis im Institut für Arbeit und Gesundheit der Deutschen Gesetzlichen Unfallversicherung (IAG)

**Prof. Dr. Karlheinz Schmidt**
Hauptgeschäftsführer Bundesverband Güterkraftverkehr Logistik und Entsorgung (BGL) e.V., Frankfurt/Main

**Michael Schué**
Referent für Öffentlichen Personennahverkehr (ÖPNV) im Ministerium des Innern, für Sport und Infrastruktur Rheinland-Pfalz

**Dipl.-Psych. Juliane Schupa**
Wissenschaftliche Mitarbeiterin am Lehrstuhl für Arbeits-, Betriebs- und Organisationspsychologie an der Friedrich-Schiller-Universität Jena

**Thomas Sye**
Referat Gefahrstoffe, Berufsgenossenschaft für Transport und Verkehrswirtschaft (BG Verkehr)

**Prof. Dr. Rüdiger Trimpop**
Inhaber des Lehrstuhls für Arbeits-, Betriebs- und Organisationspsychologie an der Friedrich-Schiller-Universität Jena

**Dr. iur. Albrecht Wienke**
Rechtsanwalt und Fachanwalt für Medizinrecht, Justiziar mehrerer medizinisch-wissenschaftlicher Fachgesellschaften, fachärztlicher Berufsverbände und Einrichtungen der Hochschulmedizin

**Prof. Dr. Dirk Windemuth**
Psychologe, Germanist und Gesundheitswissenschaftler, Direktor des Instituts für Arbeit und Gesundheit der Deutschen Gesetzlichen Unfallversicherung (IAG) und Professor für Case Management/Psychologie an der Hochschule Bonn-Rhein-Sieg. Seine Schwerpunkte sind die Themen psychische Belastungen und Beanspruchungen, Mobbing/Gewalt am Arbeitsplatz und in der Schule und Psychologie der Verkehrssicherheit

# Stichwortverzeichnis